Multiple-Choice-Überprüfungsfragen für Heilpraktiker

(Fragen aus 16 Überprüfungen 1997-2003)

Ca. 1040 Multiple-Choice-Überprüfungsfragen aus dem Prüfungsfragenkatalog der Gesundheitsämter

Baden-Württemberg, Bayern, Bremen, Berlin, Hamburg, Hessen, Nordrhein-Westfalen, Rheinland-Pfalz, Saarland, Sachsen-Anhalt

Ausgewertete Gedächtnisprotokolle mit kommentierten Antworten

Dr. Dr. Hartmut Hildebrand

HP Damir Lovric

bearbeitet von:

S. Geßner, H. Hildebrand, S. Jansen, I. Laubenthal, D. Lovric

Kreativität & Wissen

2004

Die Erkenntnisse der Medizin unterliegen laufendem Wandel: neue Diagnosemethoden, neue Forschungsergebnisse und neue klinische Erfahrungen erweitern ständig unser medizinisches Wissen. Dies mögen unsere Leser bedenken, wenn sie im medizinischen Bereich tätig sind und Verantwortung für Patienten übernehmen.
Wir haben große Sorgfalt darauf verwandt, dass unsere Angaben dem aktuellen Wissensstand bei Fertigstellung des Werkes entsprechen. Wir bitten unsere Leser, uns alle etwa auffallenden Ungenauigkeiten mitzuteilen.
Korrekturhinweise, Verbesserungsvorschläge, Ergänzungen und neue Überprüfungsfragen sind willkommen!
Anschrift der Verfasser:
Verlag Kreativität & Wissen, z. Hd. Hildebrand
Friedrichstr. 11, 74372 Sersheim, Tel.: 07042 830286, Fax: 07042 830287

DANKSAGUNG
Für konstruktive Kritik bedanken wir uns bei den vielen ausgezeichneten Dozenten von "Team Dr. Dr. Hildebrand", bei unseren zahlreichen Schülern und bei den Teilnehmern unserer Pauk-, Intensiv- und Prüfungsvorbereitungskurse. Besonderer Dank gilt den Schülern, die uns - sofort nach der Überprüfung beim Gesundheitsamt - ihre Prüfungsfragen aufgeschrieben haben. Ohne ihre tatkräftige Hilfe wäre dieses Buch nicht möglich gewesen.

8. überarbeitete und erweiterte Auflage 2004

ISBN 3-931865-49-5

Petra Hildebrand, Verlag Kreativität & Wissen, Sersheim

Printed in Germany
Druck und Verarbeitung: Gruner Druck GmbH, Sonnenstr. 23b, 91058 Erlangen

Ihr Weg zum Erfolg: Bücher und Karteikarten von **Kreativität & Wissen**

Unser Verlag ist auf Bücher für die **Ausbildung zum Heilpraktiker** und auf Bücher und Karteikarten zur **Vorbereitung auf die amtsärztliche Überprüfung für Heilpraktiker** spezialisiert.

Bitte fordern Sie unseren Gesamtprospekt an!
Wir informieren Sie laufend über unsere Neuauflagen!

Petra Hildebrand
Verlag **Kreativität & Wissen**
Friedrichstr. 11
D-74372 Sersheim
Tel.: 07042-830286
Fax: 07042-830287

Bestellung

1. Über den Buchhandel (Standardbuchnummer **ISBN 3-931865-49-5**)
2. Schriftliche Bestellung direkt beim Verlag mit **Einzugsermächtigung** zur einmaligen Abbuchung des Betrages von z. Zt. **39.- Euro** (Bank, Bankleitzahl, Kontonummer) an:
   - **Kreativität & Wissen**, Friedrichstr. 11, 74372 Sersheim),
   - Fax: 07042 830287,
   - e-mail: buch@kreawiverlag.de
3. Internet (online-bookshop): www.kreawiverlag.de
4. Bei Nachnahmeversand: zuzüglich 6.- Euro.

Achtung:
Die vollständige deutliche Absenderangabe ist unbedingt erforderlich.
Die Bücher werden in der Regel jährlich aktualisiert.
Bitte erkundigen Sie sich ggf. nach den aktuellen Preisen (Tel.: 07042-830286).

Bitte beachten Sie bei den folgenden Ausführungen und Antworten, dass am 1.1.2001 ein Gesetz in Kraft getreten ist, welches die Bestimmungen des Bundesseuchengesetzes und des Gesetzes zur Bekämpfung der Geschlechtskrankheiten in einem neuen ***Infektionsschutzgesetz*** *zusammenfasst.*

Hierdurch ergeben sich neue Regeln und Bestimmungen – unter anderem für die Meldepflicht von Krankheiten –, die für den Heilpraktiker (und damit für die Überprüfung beim Gesundheitsamt) von Belang sind.

Die Fragen und kommentieren Antworten dieses Multiple-Choice-Fragenbuches wurden nach den Vorgaben des neuen Gesetzes überarbeitet.

http://www.kreawi.de

Unter diesen Adressen finden sie weitere Prüfungsfragen und viele prüfungsrelevante Informationen.

INHALTSVERZEICHNIS

LÖSUNGSSCHLÜSSEL (MC-FRAGEN PRÜFUNG 1-16)

Nr	
1	C
2	C
3	C
4	A
5	A
6	B
7	E
8	D
9	E
10	D
11	A
12	D
13	D
14	C
15	B
16	A
17	C
18	E
19	E
20	E
21	D
22	B
23	C
24	E

25	C
26	D
27	B
28	C
29	D
30	D
31	E
32	D
33	C
34	E
35	C
36	D
37	D
38	C
39	C
40	A
41	D
42	D
43	E
44	A
45	E
46	D
47	C
48	C
49	C

50	B
51	D
52	D
53	D
54	C
55	E
56	A
57	B
58	D
59	D
60	B
61	B
62	A
63	D
64	D
65	B
66	B
67	A
68	C
69	C
70	E
71	C
72	B
73	C
74	B

75	D
76	E
77	E
78	C
79	C
80	D
81	D
82	A
83	E
84	D
85	A
86	D
87	D
88	E
89	E
90	A
91	D
92	D
93	E
94	C
95	D
96	D
97	D
98	D
99	A

100	E
101	B
102	E
103	C
104	E
105	D
106	A
107	E
108	E
109	E
110	C
111	D
112	E
113	A
114	D
115	A
116	C
117	E
118	E
119	A
120	B
121	B
122	B
123	A
124	D

125	A
126	A
127	E
128	E
129	E
130	B
131	A
132	C
133	C
134	D
135	D
136	E
137	D
138	C
139	C
140	E
141	B
142	C
143	C
144	E
145	E
146	B
147	E
148	E
149	B

150	E
151	A
152	A
153	A
154	A
155	D
156	B
157	A
158	A
159	B
160	B
161	C
162	D
163	D
164	C
165	E
166	D
167	B
168	D
169	B
170	E
171	B
172	C
173	B / D
174	A
175	B
176	D
177	A
178	C
179	D

180	D
181	B
182	D
183	A
184	D
185	C
186	E
187	E
188	E
189	D
190	B
191	D
192	D
193	D
194	C
195	A
196	D
197	A
198	B
199	E
200	B
201	D
202	C
203	C
204	E
205	D
206	D
207	B
208	A
209	B

210	B
211	D
212	A
213	B
214	B
215	C
216	D
217	C
218	B
219	A
220	B
221	E
222	C
223	D
224	B
225	E
226	B
227	C
228	D
229	C
230	E
231	B
232	A
233	A
234	C
235	E
236	E
237	A
238	A
239	B

240	B
241	B
242	B
243	D
244	D
245	C
246	A
247	D
248	A
249	E
250	D
251	A
252	C
253	C
254	E
255	B
256	D
257	B
258	B
259	B
260	D
261	C
262	C
263	C
264	E
265	D
266	E
267	C
268	E
269	E

270	A
271	C
272	D
273	D
274	E
275	B
276	A
277	E
278	C
279	C
280	B
281	A
282	A
283	A
284	E
285	B
286	B
287	B
288	C
289	C
290	A
291	D
292	A
293	D
294	D
295	C
296	E
297	B
298	C
299	A

300	C
301	D
302	E
303	A
304	A
305	E
306	D
307	B
308	A
309	A
310	B
311	A
312	C
313	E
314	E
315	E
316	C
317	B
318	C
319	C
320	E
321	B
322	C
323	B
324	B
325	C
326	C
327	A
328	B
329	E

330	C
331	C
332	D
333	D
334	E
335	D
336	E
337	C
338	E
339	E
340	B
341	E
342	B
343	C
344	D
345	E
346	E
347	A
348	E
349	A
350	B
351	D
352	D
353	A
354	E
355	D
356	C
357	B
358	A
359	D

360	A
361	D
362	E
363	E
364	E
365	C
366	C
367	A
368	A
369	E
370	E
371	A
372	A
373	A
374	D
375	E
376	B
377	C
378	C
379	D
380	A
381	D
382	C
383	D
384	A
385	A
386	E
387	B
388	D
389	B

390	A
391	E
392	E
393	D
394	E
395	E
396	E
397	D
398	B
399	C
400	B
401	C
402	C
403	C
404	C
405	C
406	C
407	D
408	B
409	D
410	C
411	C
412	E
413	B
414	B
415	D
416	D
417	D
418	C
419	D

420	D
421	C
422	C
423	B
424	D
425	B
426	D
427	E
428	C
429	C
430	D
431	B
432	B
433	E
434	D
435	D
436	E
437	E
438	E
439	E
440	E
441	B
442	B
443	E
444	C
445	C
446	E
447	D
448	C
449	D

450	B
451	D
452	D
453	D
454	B
455	C
456	D
457	C
458	B
459	C
460	B
461	C
462	D
463	C
464	E
465	E
466	C
467	D
468	B
469	D
470	E
471	B
472	D
473	A
474	A
475	D
476	E
477	E
478	E
479	C

480	B
481	A
482	A
483	E
484	B
485	D
486	C
487	D
488	D
489	C
490	E
491	D
492	C
493	B
494	D
495	E
496	D
497	D
498	A
499	A
500	B
501	B
502	C
503	B
504	C
505	D
506	C
507	C
508	D
509	D

510	D
511	A
512	D
513	C
514	C
515	C
516	E
517	D
518	B
519	C
520	D
521	C
522	A
523	C
524	A
525	E
526	B
527	C
528	C
529	B
530	D
531	D
532	B
533	B
534	A
535	C
536	C
537	C
538	C
539	D

540	E
541	D
542	A
543	C
544	C
545	D
546	A
547	E
548	D
549	C
550	C
551	E
552	B
553	C
554	B
555	E
556	C
557	E
558	C
559	B
560	A
561	D
562	D
563	A
564	D
565	D
566	D
567	C
568	C
569	B

570	B
571	C
572	B
573	E
574	A
575	E
576	C
577	E
578	C
579	C
580	D
581	E
582	B
583	E
584	B
585	B
586	D
587	C
588	C
589	C
590	A
591	D
592	D
593	A
594	E
595	E
596	D
597	D
598	E
599	D

600	C
601	A
602	A
603	B
604	E
605	D
606	D
607	D
608	A
609	D
610	C
611	E
612	D
613	E
614	B
615	E
616	E
617	B
618	E
619	E
620	C
621	C
622	A
623	E
624	A
625	B
626	C
627	B
628	B
629	E

630	A
631	D
632	E
633	D
634	C
635	D
636	E
637	C
638	B
639	C
640	C
641	C
642	D
643	D
644	A
645	D
646	D
647	E
648	E
649	B
650	C
651	E
652	A
653	A
654	D
655	A
656	D
657	A
658	D (E)
659	C

660	C
661	C
662	D
663	D
664	B
665	D
666	D
667	D
668	E
669	C
670	B
671	A
672	C
673	D
674	A
675	C
676	A
677	B
678	E
679	B
680	D
681	E
682	B
683	E
684	D
685	C
686	E
687	C
688	C
689	B

690	D
691	E
692	C
693	D
694	A
695	C
696	A
697	B
698	B
699	C
700	C
701	D
702	D
703	D
704	A
705	A
706	E
707	D
708	C
709	D
710	B
711	E
712	C
713	D
714	C
715	D
716	C
717	E
718	D
719	B

720	B
721	D
722	A
723	C
724	D
725	A
726	D
727	E
728	D
729	C
730	B
731	C
732	C
733	E
734	D
735	C
736	D
737	C
738	D
739	A
740	A
741	D
742	C
743	E
744	E
745	C
746	B
747	C
748	B
749	E

750	C
751	B
752	E
753	C
754	E
755	A
756	C
757	E
758	C
759	C
760	C
761	C
762	B
763	B
764	C
765	A
766	D
767	E
768	C
769	D
770	D
771	C
772	E
773	C
774	E
775	D
776	B
777	C
778	E
779	E

780	C
781	B
782	C
783	D
784	C
785	B
786	E
787	C
788	C
789	B
790	C
791	E
792	E
793	D
794	B
795	D
796	D
797	B
798	B
799	C
800	A
801	D
802	E
803	D
804	A
805	C
806	B
807	C
808	D
809	E

810	D
811	C
812	D
813	C
814	C
815	E
816	D
817	A
818	D
819	C
820	D
821	C
822	C
823	D
824	D
825	A
826	C
827	B
828	E
829	C
830	D
831	C
832	C
833	B
834	D
835	B
836	C
837	E
838	B
839	D

840	C
841	C
842	D
843	B
844	D
845	C
846	B
847	E
848	B
849	B
850	B
851	B
852	C
853	B
854	D
855	D
856	D
857	E
858	C
859	D
860	C
861	C
862	D
863	E
864	B
865	B
866	C
867	A
868	C
869	E

870	E
871	C
872	B
873	D
874	C
875	E
876	D
877	D
878	A
879	C
880	C
881	B
882	B
883	E
884	B
885	C
886	D
887	A
888	B
889	A
890	C
891	B
892	A
893	C
894	D
895	B
896	E
897	D
898	A
899	C

900	C
901	D
902	C
903	B
904	A
905	C
906	E
907	E
908	E
909	D
910	D
911	D
912	D (E)
913	D
914	A
915	C
916	C
917	D
918	C
919	A
920	E
921	C
922	D
923	E
924	D
925	D
926	E
927	B
928	A
929	E

930	E
931	B
932	A
933	C
934	C
935	C
936	B
937	C
938	C
939	D
940	A
941	E
942	A
943	D
944	E
945	C
946	C
947	C
948	D
949	D
950	C
951	D
952	B
953	D
954	C
955	E
956	A/C
957	D
958	C
959	E

960	C
961	CD(E)
962	B
963	C
964	E
965	A
966	D
967	D
968	B
969	E
970	C
971	E
972	E
973	A
974	B
975	C
976	D
977	D
978	A
979	A
980	B
981	C
982	D
983	A
984	D
985	D
986	B
987	D
988	B
989	B

990	E
991	C
992	C
993	D
994	E
995	E
996	BCE
997	C
998	E
999	A
1000	C
1001	A
1002	E
1003	C
1004	C
1005	A
1006	E
1007	D
1008	D
1009	B
1010	E
1011	D
1012	C
1013	C
1014	A
1015	B
1016	C
1017	D
1018	D
1019	D

1020	D
1021	C
1022	D
1023	C
1024	B
1025	C
1026	C
1027	C
1028	ABE
1029	D
1030	E
1031	A
1032	C
1033	D
1034	B
1035	C
1036	E
1037	E
1038	D
1039	C
1040	A
1041	A
1042	ADE
1043	D
1044	E

FRAGEN MC 1

Frage 1
Die neutrophilen Granulozyten

1) sind mit 70 % im Blutausstrich zu hoch, denn allein die normale Anzahl der Lymphozyten beträgt schon 25-40 %.
2) haben phagozytierende Eigenschaften
3) spielen bei den Abwehrvorgängen des Körpers eine Rolle, indem sie Antikörper gegen Bakterien und Viren bilden.
4) sind bei Infektionen in der ersten Phase der Krankheit erhöht.

A) nur 4 ist richtig
B) nur 2 und 3 sind richtig
C) nur 2 und 4 sind richtig
D) nur 1, 2 und 3 sind richtig
E) nur 2, 3 und 4 sind richtig

Frage 2
Eine Linksverschiebung im Blutbild liegt vor bei

1) einer Übersegmentierung der neutrophilen Granulozyten
2) einer Übersegmentierung der eosinophilen Granulozyten
3) einer Vermehrung der jugendlichen Formen der neutrophilen Granulozyten
4) bei manchen akuten bakteriellen Infektionen

A) nur 1 ist richtig
B) nur 1 und 4 sind richtig
C) nur 3 und 4 sind richtig
D) nur 1, 2 und 3 sind richtig
E) nur 2, 3 und 4 sind richtig

Frage 3
Ein 25-jähriger Mann hat seit einigen Tagen hohes Fieber. Er klagt über starke Mattigkeit, Abgeschlagenheit, Schwindel, Kopfschmerz, Schlaflosigkeit und Atemnot. Der Patient macht einen schwer kranken Gesamteindruck, er ist auffallend blass, hat Hautblutungen, Blutkrusten um die Nasenöffnungen, Schleimhautblutungen im Mund, eine Entzündung der Mundhöhle mit nekrotisierender Tonsillitis und Zahnfleischnekrosen. Bei der weiteren Untersuchung finden sie vergrößerte Lymphknoten am ganzen Körper, ein leicht vergrößerte Leber und eine fraglich vergrößerte Milz.
Für welches Krankheitsbild sprechen diese Symptome am ehesten?

A) M. Hodgkin (Lymphogranulomatose)
B) Mononukleose
C) Akute Leukämie
D) Syphilis Stadium II
E) Typhus abdominalis

Frage 4
Welche Aufzählung(en) listet/listen die Richtung des Blutkreislaufs in der richtigen Reihenfolge?

1) große Hohlvene, rechter Vorhof, Mitralklappe
2) Mitralklappe, Lungenarterie, rechte Kammer
3) Lungenarterie, Lunge, Aortenklappe
4) rechte Herzkammer, große Hohlvene, Herzkranzgefäße
5) Lungenvene, linker Vorhof, Trikuspidalklappe

A) 1-5, alle sind falsch
B) nur 1 ist richtig
C) nur 5 ist richtig
D) nur 1 und 5 sind richtig
E) nur 2, 3 und 4 sind richtig

Frage 5
Unterstützende Maßnahmen zur Behandlung einer Herzinsuffizienz sind:

1) sportliche, dosierte Aktivitäten
2) reichliche Flüssigkeitszufuhr
3) kaliumreiche Nahrungsmittel
4) regelmäßige Gewichtskontrollen

A) nur 4 ist richtig
B) nur 1 und 3 sind richtig
C) nur 1 und 4 sind richtig
D) nur 1, 2 und 3 sind richtig
E) 1-4, alle sind richtig

Frage 6
Welche Symptomengruppe spricht am ehesten für eine Herzmuskelentzündung?

A) Atemnot, Schmerzen hinter dem Brustbein, Beklemmungsgefühl, atemabhängiger Schmerz, Krankheitsgefühl
B) Schwäche, rasche Ermüdbarkeit, Atemnot, Fieber, Herzklopfen, Schmerzen in der Herzgegend, Gelenkschmerzen, Hypotonie, Tachykardie, Rhythmusstörungen, Herzerweiterung, Zeichen der Linksherzinsuffizienz
C) Schwäche, Nachtschweiß, subfebrile Temperaturen, Mikroembolien (Nagelbett, Schleimhaut, Augenhintergrund), Embolien, Anämie, Milzvergrößerung, Nierensymptome, Herzgeräusch
D) Grippale Symptome, evtl. mit Fieber, Nachtschweiß, chronischem Husten, Auswurf, Appetitlosigkeit, Gewichtsverlust, Leistungsknick, Bluthusten, Thoraxschmerz
E) hoch gewachsener, schlanker junger Mann, akuter, atemabhängiger, stechender, einseitiger Schmerz im Brustkorb, Atemnot

Frage 7
Extrasystolen

1) kann man am vorzeitigen Einfall eines Herzschlages und einer nachfolgenden kompensatorischen Pause erkennen
2) kann man evtl. an einem peripheren Pulsdefizit erkennen
3) treten zwischen 1. und 2. Herzton auf
4) sind die häufigsten Herzrhythmusstörungen

A) nur 1 ist richtig
B) nur 2 und 4 sind richtig
C) nur 1 und 3 sind richtig
D) nur 1, 2 und 3 sind richtig
E) 1-4, alle sind richtig

Frage 8
Welche Symptome können bei einem akuten Verschluss einer Oberschenkelarterie auftreten?

1) plötzlich einsetzender Schmerz
2) Parästhesien (Gefühlsstörungen)
3) Zyanose
4) abgeschwächte Fußpulse

A) nur 4 ist richtig
B) nur 2 und 3 sind richtig
C) nur 3 und 4 sind richtig
D) nur 1, 2 und 4 sind richtig
E) 1-4, alle sind richtig

Frage 9
Welche Aussage ist richtig?
Welche Symptomengruppe spricht am ehesten für einen Spontanpneumothorax?

A) Atemnot, Schmerzen hinter dem Brustbein, Beklemmungsgefühl, atemabhängiger Schmerz, Krankheitsgefühl
B) Schwäche, rasche Ermüdbarkeit, Atemnot, Fieber, Herzklopfen, Schmerzen in der Herzgegend, Gelenkschmerzen, Hypotonie, Tachykardie, Rhythmusstörungen, Herzerweiterung, Zeichen der Linksherzinsuffizienz
C) Schwäche, Nachtschweiß, subfebrile Temperaturen, Mikroembolien (Nagelbett, Schleimhaut, Augenhintergrund), Embolien, Anämie, Milzvergrößerung, Nierensymptome, Herzgeräusch
D) Grippale Symptome, evtl. mit Fieber, Nachtschweiß, chronischem Husten, Auswurf, Appetitlosigkeit, Gewichtsverlust, Leistungsknick, Bluthusten, Thoraxschmerz
E) hoch gewachsener, schlanker junger Mann, akuter, atemabhängiger, stechender, einseitiger Schmerz im Brustkorb, Atemnot

Frage 10
Welche Symptomengruppe spricht am ehesten für eine Tuberkulose?

A) Atemnot, Schmerzen hinter dem Brustbein, Beklemmungsgefühl, atemabhängiger Schmerz, Krankheitsgefühl
B) Schwäche, rasche Ermüdbarkeit, Atemnot, Fieber, Herzklopfen, Schmerzen in der Herzgegend, Gelenkschmerzen, Hypotonie, Tachykardie, Rhythmusstörungen, Herzerweiterung, Zeichen der Linksherzinsuffizienz
C) Schwäche, Nachtschweiß, subfebrile Temperaturen, Mikroembolien (Nagelbett, Schleimhaut, Augenhintergrund), Embolien, Anämie, Milzvergrößerung, Nierensymptome, Herzgeräusch
D) Grippale Symptome, evtl. mit Fieber, Nachtschweiß, chronischem Husten, Auswurf, Appetitlosigkeit, Gewichtsverlust, Leistungsknick, Bluthusten, Thoraxschmerz
E) hoch gewachsener, schlanker junger Mann, akuter, atemabhängiger, stechender, einseitiger Schmerz im Brustkorb, Atemnot

Frage 11
Welche Aussage ist richtig?

A) Die Leber liegt unterhalb des Zwerchfells.
B) Die Nieren liegen im kleinen Becken.
C) Der Kopf der Bauchspeicheldrüse liegt in der C-Schlinge des Ileums.
D) Das Blut der Leber fließt über die Pfortader ab.
E) Gallensäuren werden hauptsächlich im Duodenum resorbiert.

Frage 12
Welche folgende(n) Aussage(n) ist / sind richtig?

1) Der obere Magenanteil heißt Magenkuppel (Fundus).
2) Die Milz bekommt ihr Blut aus der Pfortader.
3) Der Zwölffingerdarm liegt außerhalb des Bauchfells (extraperitoneal).
4) Im Magen wird Salzsäure und Intrinsic factor gebildet.
5) Der Blinddarm (Zökum, Caecum) ist ein Teil des Dickdarms.

A) nur 1 und 5 sind richtig
B) nur 4 und 5 sind richtig
C) nur 2, 3 und 5 sind richtig
D) nur 1, 4 und 5 sind richtig
E) nur 1, 3, 4 und 5 sind richtig

Frage 13
Die Magenschleimhaut bildet mit dem Magensaft:

1) Schleim
2) Salzsäure
3) Pepsinogen
4) Extrinsic factor

A) nur 1 ist richtig
B) nur 1 und 3 sind richtig
C) nur 2 und 3 sind richtig
D) nur 1, 2 und 3 sind richtig
E) 1-4, alle sind richtig

Frage 14
Welche folgende(n) Aussage(n) ist / sind richtig?

1) Der Mageneingang heißt Pförtner (Pylorus).
2) Die Milz liegt im linken Oberbauch.
3) Der Zwölffingerdarm ist ca. 12 Finger lang.
4) Der Wurmfortsatz ist eine 6-10 cm lange Ausstülpung des Ileums.
5) Am Übergang vom Dünndarm in den Dickdarm befindet sich eine Klappe (Bauhin-Klappe oder Valvula ileocaecalis)

A) nur 1 und 2 sind richtig
B) nur 2 und 5 sind richtig
C) nur 2, 3 und 5 sind richtig
D) nur 2, 3 und 4 sind richtig
E) nur 1, 2, 3 und 4 sind richtig

Frage 15
Bei welcher folgende/n Aufzählung/en liegen alle Organe außerhalb des Bauchfells (extraperitoneal)?

1) Pankreas, Nieren, Nebennieren
2) Leber, Magen, Milz
3) Magen, Zwölffingerdarm, Dünndarm
4) Dünndarm, aufsteigender Dickdarm
5) Nieren, Nebennieren, Aorta

A) 1-5, alle sind falsch
B) nur 5 ist richtig
C) nur 1 und 5 sind richtig
D) nur 1, 2 und 4 sind richtig
E) 1-5, alle sind richtig

Frage 16
Typische Merkmale einer Colitis ulcerosa sind:

1) Durchfälle
2) Der befallene Darmabschnitt ist der Dickdarm.
3) Es werden alle Darmwandschichten befallen, bis in die Darmumgebung.
4) Komplikationen sind Fisteln.

A) nur 1 und 2 sind richtig
B) nur 2 und 3 sind richtig
C) nur 3 und 4 sind richtig
D) nur 1, 2 und 3 sind richtig
E) 1-4, alle sind richtig

Frage 17
Welche Symptomengruppe spricht für eine Lebensmittelvergiftung durch Staphylokokken?

A) blutig schleimig-eitriger Stuhl
B) Durchfall, evtl. Blut im Stuhl und Fieber
C) Erbrechen, Durchfall, wenige Stunden nach der Nahrungsaufnahme
D) plötzlich auftretenden Reiswasser-ähnliche Durchfälle
E) erbsbreiartige Durchfälle, relative Bradykardie, Roseolen

Frage 18
Ein Rektumkarzinom

1) fällt anamnestisch durch Schmerzen und Abgang von Blut im Stuhl auf.
2) kann bei der rektalen Untersuchung als prallelastischer beweglicher Tumor getastet werden.
3) kann man bei der rektalen Untersuchung als derbe Platte mit wallartigem Rand tasten
4) kann rektal nur bis zu einer Höhe von 8 cm getastet werden

A) nur 1 ist richtig
B) nur 2 und 4 sind richtig
C) nur 1 und 3 sind richtig
D) 1, 2 und 3 sind richtig
E) 1-4, alle sind richtig

Frage 19
Die Bauchspeicheldrüse ist beteiligt an der Verdauung von

1) Eiweißen
2) Kohlenhydraten
3) Fetten
4) Zellulose
5) Proteinen

A) nur 1 und 2 sind richtig
B) nur 3 und 5 sind richtig
C) nur 2, 3 und 5 sind richtig
D) nur 2, 3 und 4 sind richtig
E) nur 1, 2, 3 und 5 sind richtig

Frage 20
Die Leber

1) hat entgiftende Funktion
2) bildet Lipase für die Fettverdauung
3) bildet Gerinnungsfaktoren
4) verwandelt Nährstoffe in körpereigene Substanzen
5) baut Östrogene ab

A) nur 1 und 5 sind richtig
B) nur 1, 2 und 3 sind richtig
C) nur 2, 3 und 5 sind richtig
D) nur 1, 4 und 5 sind richtig
E) nur 1, 3, 4 und 5 sind richtig

Frage 21
Welche Symptomengruppe spricht am ehesten für ein Pankreaskarzinom?

A) Dauerhafte und rezidivierende Oberbauchschmerzen mit Ausstrahlung in den Rücken, Gewichtsabnahme, Patient läuft in gebückter Haltung, evtl. Entwicklung eines Diabetes mellitus
B) Epigastrische Schmerzen im rechten Oberbauch, Nüchternschmerz, Besserung nach Nahrungsaufnahme
C) Intermittierende Bauchschmerzen wechselnder Stärke, nie nachts, oft morgens, Nachlassen nach dem Stuhlgang, Stuhlverstopfung, Meteorismus, dyspeptische Beschwerden, Zunahme der Stuhlfrequenz und Abnahme der Stuhlkonsistenz bei Auftreten der Beschwerden
D) Gewichtsverlust, Appetitlosigkeit, Oberbauchschmerzen, Verdauungsstörungen, rezidivierende Thrombophlebitiden, Ikterus
E) Kolikartige Schmerzen im rechten Oberbauch mit Ausstrahlung in die rechte Schulter, verstärkt bei Aufnahme fettreicher Nahrung

Frage 22
Die Scheuermann-Krankheit

1) ist eine krankhafte Veränderung der Zwischenwirbelscheiben
2) tritt im jugendlichen Alter auf
3) kann durch Keilbildung zu einer fixierten Kyphose führen
4) kann zu Skoliosen führen

A) nur 1 und 2 sind richtig
B) nur 2 und 3 sind richtig
C) nur 3 und 4 sind richtig
D) nur 2, 3 und 4 sind richtig
E) 1-4, alle sind richtig

Frage 23
Der Spreizfuß

1) ist die häufigste Fußdeformation durch Absenkung des Längsgewölbes
2) kann Schmerzen bei Belastung (Gehen, Stehen) verursachen
3) führt sekundär zu Zehendeformationen (Hammerzehe, Krallenzehe)
4) kann durch einen operativen Eingriff dauerhaft aufgerichtet werden

A) nur 2 ist richtig
B) nur 1 und 3 sind richtig
C) nur 2 und 3 sind richtig
D) nur 1, 2 und 3 sind richtig
E) 1-4, alle sind richtig

Frage 24
Die Dupuytren-Kontraktur

1) ist eine Bindegewebsumwandlung der Sehnenscheiden mit narbiger Schrumpfung
2) führt zu einer Beugekontraktur der Finger
3) erkennt man an derben, druckempfindlichen Knötchen in der Hohlhand, die mit der darüber liegenden Haut verbacken sind und sie einziehen.
4) befällt vorzugsweise den 4. und 5. Finger.

A) nur 1 ist richtig
B) nur 1 und 3 sind richtig
C) nur 2 und 3 sind richtig
D) nur 1, 2 und 4 sind richtig
E) nur 2, 3 und 4 sind richtig

Frage 25
Welche der folgenden Antworten über Gelenkerkrankungen ist/sind richtig?

1) Die Arthrose beginnt mit Gelenkschmerzen nach akutem Krankheitsbeginn mit Fieber, Schüttelfrost und Hautrötung.
2) Eine anfallsartig, schmerzhafte Entzündung in einem Gelenk ist typisch für die rheumatoide Arthritis (chronische Polyarthritis).
3) Der M. Bechterew beginnt mit morgendlichen, tief sitzenden Kreuzschmerzen.
4) Die Lyme-Arthritis (Borreliose) tritt im fortgeschrittenen Stadium mit Schmerzen besonders in den großen Gelenken auf.

A) nur 1 und 2 sind richtig
B) nur 2 und 3 sind richtig
C) nur 3 und 4 sind richtig
D) nur 1, 2 und 3 sind richtig
E) 1-4, alle sind richtig

Frage 26
Der lumbale Bandscheibenvorfall

1) kann eine Kompression der Nervenenden hervorrufen
2) verursacht meist plötzlich auftretenden Schmerz (Lumbalgie, Hexenschuss), der in das Bein, das Gesäß, den Ober- und Unterschenkel ausstrahlt
3) kann sensible und motorische Ausfälle im Bein hervorrufen
4) kann zur Blasen- oder Mastdarmlähmung führen

A) nur 1 und 2 sind richtig
B) nur 2 und 3 sind richtig
C) nur 1, 2 und 3 sind richtig
D) nur 2, 3 und 4 sind richtig
E) 1-4, alle sind richtig

Frage 27
Welche Aussagen trifft / treffen für das Krankheitsbild der Multiplen Sklerose zu?

1) Das Erstsymptom ist oft eine Sehnervenentzündung
2) Die Krankheit verläuft nicht in Schüben.
3) Die Lähmungen sind meist spastisch.
4) typisches Begleitsymptom ist eine Depression

A) nur 4 ist richtig
B) nur 1 und 3 sind richtig
C) nur 3 und 4 sind richtig
D) nur 1, 3 und 4 sind richtig
E) 1-4, alle sind richtig

Frage 28
Bei Personen mit Demenz vom Alzheimer-Typ werden beobachtet:

1) Merkfähigkeitsstörungen
2) Urteilsschwäche
3) Wortfindungsstörungen
4) Verlust der äußeren Fassade als Frühsymptom
5) Perseveration (Haftenbleiben an Vorstellungen)

A) nur 1 und 2 sind richtig
B) nur 1 und 2 sind richtig
C) nur 1, 2 und 3 sind richtig
D) nur 1, 2, 3 und 5 sind richtig
E) 1-5, alle sind richtig

Frage 29
Dämmerzustände können bei folgenden Erkrankungen auftreten:

1) Epilepsie
2) pathologischer Rausch
3) Hysterie
4) Schädel-Hirn-Trauma

A) nur 1 und 2 sind richtig
B) nur 2 und 3 sind richtig
C) nur 3 und 4 sind richtig
D) nur 1, 2 und 4 sind richtig
E) 1-4, alle sind richtig

Frage 30
Bei welcher der folgenden Krankheiten sind Erinnerungslücken für die Zeit der Erkrankung besonders charakteristisch?

A) Schizophrenie
B) endogene Depression
C) schwere Zwangsneurose
D) pathologischer Alkoholrausch
E) Multiple Sklerose

Frage 31
Frühsymptome einer beginnenden Parkinson-Erkrankung können sein:

1) geringfügige Sprachveränderung (Murmeln)
2) leicht gebückte Haltung
3) vermindertes Armschwingen beim Gehen
4) Tremor bei emotionaler Belastung

A) nur 1 und 2 sind richtig
B) nur 2 und 3 sind richtig
C) nur 3 und 4 sind richtig
D) nur 2, 3 und 4 sind richtig
E) 1-4, alle sind richtig

Frage 32
Zur Intervallbehandlung einer Migräne eignen sich:

1) Akupunktur
2) Kürbissamen
3) Verzicht auf bestimmte Nahrungsmittel
4) Reduzierung von Stress

A) nur 1 ist richtig
B) nur 1 und 4 sind richtig
C) nur 2 und 3 sind richtig
D) nur 1, 3 und 4 sind richtig
E) 1-4, alle sind richtig

Frage 33
Ein Patient klagt über folgende Beschwerden in den Beinen:
Kribbeln, Ameisenlaufen, Brennen in den Fußsohlen, stechende Schmerzen in den Oberschenkeln, Überempfindlichkeit der Haut. Die Schmerzen treten besonders nachts auf und werden durch Kälte ausgelöst. Welches Krankheitsbild ist das wahrscheinlichste?

A) Neurosyphilis
B) Arterielle Verschlusskrankheit
C) Diabetische Polyneuropathie
D) Multiple Sklerose
E) Morbus Parkinson

Frage 34
Welche der folgenden Formen sind typisch für ein Alkoholentzugsdelir?

1) vegetative Zeichen (z. B. Schwitzen, Pulsbeschleunigung)
2) Desorientiertheit
3) optische (und seltener akustische) Halluzinationen
4) Amnesie nach Beendigung des Delirs (Erinnerungslücken für diesen Zeitraum)

A) nur 1 und 2 sind richtig
B) nur 2 und 3 sind richtig
C) nur 3 und 4 sind richtig
D) nur 1, 2 und 3 sind richtig
E) 1-4, alle sind richtig

Frage 35
Welche der folgenden Therapieformen würde man für die Behandlung einer isolierten phobischen Störung (z. B. Spinnen-/ Katzenphobie) am ehesten wählen, wenn ein symptomatisches Vorgehen vorgesehen ist?

A) Gesprächstherapie
B) Große Analyse
C) Verhaltenstherapie
D) Gruppentherapie
E) Autogenes Training

Frage 36
Kriterien für eine Bulimie (Anorexia nervosa) sind:

1) andauernde Beschäftigung mit Essen und Heißhungerattacken, bei denen große Mengen von Nahrung in kurzer Zeit konsumiert werden.
2) selbstinduziertes Erbrechen, Laxanzien-Abusus, restriktive Diät
3) krankmachende Furcht, dick zu werden
4) Übergewicht von mindestens 30 %

A) nur 1 ist richtig
B) nur 1 und 3 sind richtig
C) nur 2 und 3 sind richtig
D) nur 1, 2 und 3 sind richtig
E) nur 2, 3 und 4 sind richtig

Frage 37
Erhöhte Suizidgefährdung besteht bei Personen, die an folgenden Erkrankungen leiden:

1) Sucht
2) Schizophrenie
3) Herzneurose
4) endogene Depression

A) nur 1 und 4 sind richtig
B) nur 2 und 3 sind richtig
C) nur 2, 3 und 4 sind richtig
D) nur 1, 2 und 4 sind richtig
E) 1-4, alle sind richtig

Frage 38
Für welche Erkrankung sprechen die folgenden Symptome am ehesten? Hautrötung mit ödematöser Schuppung, anschließend Papeln und Bläschen, später nässende verkrustende und schuppende Flächen, Juckreiz, meist narbenlose Abheilung.

A) Masern
B) Röteln
C) akutes Kontaktekzem
D) Neurodermitis
E) Impetigo contagiosa

Frage 39
Für welche Krankheit sprechen die folgenden Symptome: Glanzlose und trockene Haut mit vergröbertem Oberflächenrelief; besonders im Bereich des Gesichtes, am Hals, im Nacken, an der Brust, den Schultern und an den Gelenkbeugen sieht man Knötchen mit zentraler Kruste und schuppender Hautrötung, quälender Juckreiz, besonders nachts.

A) Seborrhoisches Ekzem
B) Allergisches Ekzem
C) Neurodermitis
D) Psoriasis
E) Basaliom

Frage 40
Für welche Krankheit sprechen die folgenden Symptome:
Scharf begrenzte, unregelmäßig konfigurierte Hautrötung von Punkt- bis Handtellergröße, mit groblamellärer, silbrig glänzender Schuppung, vorwiegend an den Ellenbogen, den Knien, im Kreuz, am behaarten Kopf und in den Hautfalten?

A) Psoriasis
B) Neurodermitis
C) Hautpilz
D) Krätze
E) Vitiligo

Frage 41
Die Lyme-Borreliose

1) wird durch Zecken übertragen
2) führt im ersten Stadium zu einem Katarrh der oberen Luftwege
3) kann durch serologische Untersuchungen diagnostiziert werden
4) muss unter Umständen antibiotisch behandelt werden

A) nur 1 ist richtig
B) nur 1 und 4 sind richtig
C) nur 3 und 4 sind richtig
D) nur 1, 3 und 4 sind richtig
E) 1-4, alle sind richtig

Frage 42
Die Diphtherie

1) erkennt man an der Rachenrötung mit gelblichen, nicht abwischbaren Belägen
2) kann nur durch Antibiotika geheilt werden
3) ist eine Tröpfcheninfektion
4) führt häufig zum Tod durch Herz-Kreislaufversagen

A) nur 4 ist richtig
B) nur 3 ist richtig
C) nur 3 und 4 sind richtig
D) nur 1, 3 und 4 sind richtig
E) 1-4, alle sind richtig

Frage 43
Welche Gefahren bestehen bei einer subkutanen Injektion?

1) Spritzenabszess
2) Fettgewebsnekrose
3) Verletzung der Nerven mit Lähmung
4) Hautblutung

A) nur 1 ist richtig
B) nur 1 und 3 sind richtig
C) nur 2 und 3 sind richtig
D) nur 1, 2 und 3 sind richtig
E) 1-4, alle sind richtig

Frage 44
Wie kann man Venen für die Injektion besser sichtbar machen?

1) Reiben und Beklopfen der Extremität
2) Verwendung von viel Alkohol bei der Hautdesinfektion
3) Arm über Herzniveau anheben
4) Blutdruckmanschette anlegen und über den systolischen Blutdruck aufpumpen

A) nur 1 ist richtig
B) nur 1 und 3 sind richtig
C) nur 2 und 3 sind richtig
D) nur 1, 2 und 4 sind richtig
E) 1-4, alle sind richtig

Frage 45
An welcher der folgenden Stellen kann eine intrakutane Injektion (in die Haut) gemacht werden?

1) Unterarm
2) Bauch
3) Vorderseite des Oberschenkels
4) Rücken

A) nur 1 ist richtig
B) nur 1 und 3 sind richtig
C) nur 2 und 3 sind richtig
D) nur 1, 2 und 3 sind richtig
E) 1-4, alle sind richtig

Frage 46
Gründe für die intramuskuläre Verabreichung von Medikamenten sind:

1) Das Medikament wird nicht über den Darm aufgenommen
2) Das Medikament wirkt in den Venen stark reizend
3) Das Medikament soll verzögert wirken
4) Das Medikament soll schnell wirken

A) nur 1 ist richtig
B) nur 1 und 3 sind richtig
C) nur 2 und 3 sind richtig
D) nur 1, 2 und 3 sind richtig
E) 1-4, alle sind richtig

Frage 47
Zucker kann man im Urin nachweisen bei

1) Diabetes insipidus
2) Diabetes mellitus
3) Funktionsstörung der Tubuli
4) körperlicher Anstrengung

A) nur 2 ist richtig
B) nur 1 und 2 sind richtig
C) nur 2 und 3 sind richtig
D) nur 2, 3 und 4 sind richtig
E) 1-4, alle sind richtig

Frage 48
Das spezifische Gewicht des Urins steigt durch

1) Alkoholgenuss
2) Kaffeegenuss
3) Eiweiß im Urin
4) starkes Schwitzen

A) nur 1 und 3 sind richtig
B) nur 2 und 3 sind richtig
C) nur 3 und 4 ist richtig
D) nur 1, 2 und 3 sind richtig
E) 1-4, alle sind richtig

Frage 49
Bilirubin kann im Urin nachgewiesen werden bei

1) schweren Darmerkrankungen
2) hämolytischem Ikterus
3) Parenchymikterus (Lebererkrankungen)
4) Verschlussikterus (z. B. durch Gallenwegsentzündungen)

A) nur 4 ist richtig
B) nur 2 und 4 sind richtig
C) nur 3 und 4 sind richtig
D) nur 2, 3 und 4 sind richtig
E) 1-4, alle sind richtig

Frage 50
Für die Durchführung einer Blutsenkung nach WESTERGREN benötigt man

1) drei Teile Blut und ein Teil Natriumzitrat
2) vier Teile Blut und ein Teil Natriumzitrat
3) 1,5 ml Blut und 0,5 ml Natriumzitrat
4) 1,6 ml Blut und 0,4 ml Kalziumzitrat

A) 1-4, alle Angaben sind falsch
B) nur 2 ist richtig
C) nur 4 ist richtig
D) nur 1 und 3 sind richtig
E) nur 2 und 3 sind richtig

Frage 51
In welchem Urin sollte man das spezifische Gewicht messen, um über die Leistung der Niere eine Aussage zu erhalten?

A) Mittelstrahlurin
B) Morgenurin
C) Spontanurin
D) 24-Stunden-Urin
E) Katheterurin

Frage 52
Weiße Blutkörperchen werden im Urin vermehrt ausgeschieden bei

1) Leukämie
2) Infektion der Niere
3) akutem Harnwegsinfekt
4) Tuberkulose der Harnwege

A) nur 2 ist richtig
B) nur 2 und 3 sind richtig
C) nur 1, 2 und 3 sind richtig
D) nur 2, 3 und 4 sind richtig
E) 1-4, alle sind richtig

Frage 53
Welche der folgenden Aussage/n ist/sind richtig?

1) Bilirubin färbt den Urin rotbraun bis dunkelbraun.
2) Bei massiver Hämolyse sieht der Urin braunschwarz aus (kaffeefarben).
3) Dunkelgelber Urin ist typisch für einen Diabetes mellitus.
4) Durch Blut wird der Urin rot verfärbt und getrübt.

A) nur 1 ist richtig
B) nur 4 ist richtig
C) nur 1 und 3 sind richtig
D) nur 1, 2 und 4 sind richtig
E) 1-4, alle sind richtig

Frage 54
Welche der folgenden Mikroorganismen kann man im Urin unter dem Lichtmikroskop als Ursache einer Harnwegsinfektion sehen?

1) Bakterien
2) Viren
3) Pilze
4) Trichomonaden

A) nur 4 ist richtig
B) nur 1 und 3 sind richtig
C) nur 1 und 4 sind richtig
D) nur 1, 2 und 3 sind richtig
E) 1-4, alle sind richtig

Frage 55
Eine normale Blutsenkung kann man finden bei

1) gesunden Menschen
2) Krebspatienten
3) Tuberkulosepatienten
4) Polyglobulie

A) nur 1 ist richtig
B) nur 1 und 3 sind richtig
C) nur 2 und 3 sind richtig
D) nur 1, 2 und 3 sind richtig
E) 1-4, alle sind richtig

Frage 56
Eine Blutsenkung nach WESTERGREN wird verfälscht durch

1) Blutabnahme nach fettreichen Mahlzeiten
2) starke Flüssigkeitszufuhr
3) Desinfektion der Punktionsstelle mit Alkohol
4) Verwendung von 3,8 % Natriumzitrat

A) nur 2 ist richtig
B) nur 1 und 2 sind richtig
C) nur 2 und 3 sind richtig
D) nur 1, 2 und 3 sind richtig
E) nur 1, 3 und 4 sind richtig

Frage 57
Die Anzahl der weißen Blutkörperchen im Blut ist beim gesunden Erwachsenen mit

1) 3000 /µl erniedrigt
2) 4000 /µl erniedrigt
3) 4000 /µl normal
4) 9000 /µl erhöht

A) nur 1 ist richtig
B) nur 1 und 2 sind richtig
C) nur 2 und 4 sind richtig
D) nur 1, 2 und 4 sind richtig
E) nur 1, 3 und 4 sind richtig

Frage 58
Welcher Wert der Blutsenkung kann bei Frauen nach der zweiten Stunde noch als normal angesehen werden?

1) 8 mm
2) 10 mm
3) 20 mm
4) 30 mm

A) nur 1 ist richtig
B) nur 1 und 3 sind richtig
C) nur 2 und 3 sind richtig
D) nur 1, 2 und 3 sind richtig
E) nur 2, 3 und 4 sind richtig

Frage 59
Der Stimmfremitus

1) ist nur bei Männern zu hören
2) ist bei Pneumonie verstärkt
3) ist bei Pneumothorax und Pleuraerguss aufgehoben
4) ist bei Emphysem und Pleuraschwarte abgeschwächt

A) nur 3 ist richtig
B) nur 2 und 4 sind richtig
C) nur 3 und 4 sind richtig
D) nur 2, 3 und 4 sind richtig
E) 1-4, alle sind richtig

Frage 60
Bei der Perkussion findet man die unteren Lungengrenzen

1) beim Lungenemphysem tief stehend
2) bei Zwerchfelllähmung tief stehend
3) bei Pleuraerguss hoch stehend
4) normalerweise in Höhe des 10.-11. Brustwirbelkörpers

A) nur 1 ist richtig
B) nur 1 und 4 sind richtig
C) nur 1, 2 und 4 sind richtig
D) nur 2, 3 und 4 sind richtig
E) 1-4, alle sind richtig

Frage 61
Eine Bahnung schlecht auslösbarer Reflexe erreicht man durch

1) Dehnung des betreffenden Muskels
2) Aufforderung an den Patienten, den Muskel zu entspannen
3) Zusammenbeißen der Zähne
4) den Jendrassik-Handgriff

A) nur 4 ist richtig
B) nur 3 und 4 sind richtig
C) nur 1, 2 und 3 sind richtig
D) nur 2, 3 und 4 sind richtig
E) 1-4, alle sind richtig

Frage 62
Ein Patellarklonus ist sicher krankhaft bei

1) vereinzelten Schlägen
2) beiderseits erschöpfbaren Schlägen
3) unerschöpflichen Schlägen
4) Schlägen von wechselnder Intensität und Dauer

A) nur 3 ist richtig
B) nur 3 und 4 sind richtig
C) nur 1, 2 und 3 sind richtig
D) nur 2, 3 und 4 sind richtig
E) 1-4, alle sind richtig

Frage 63
Eine starke arterielle Blutung am Arm versorgt man durch

1) Flachlagerung des Patienten und des Armes
2) Anheben des Armes
3) Abdrücken der Arterie über dem Schlüsselbein
4) Anlegen eines Druckverbandes

A) nur 4 ist richtig
B) nur 2 und 4 sind richtig
C) nur 1, 2 und 3 sind richtig
D) nur 2, 3 und 4 sind richtig
E) 1-4, alle sind richtig

Frage 64
Sie finden einen Menschen auf dem Fußboden liegen. Was unternehmen Sie als Erstes?

A) stabile Seitenlage
B) Puls tasten
C) Atmung kontrollieren
D) Bewusstseinslage prüfen
E) Herzmassage durchführen

Frage 65
Bei einem Schock kann auftreten

1) eine Veränderung der Bewusstseinslage
2) eine Tachykardie
3) eine große Blutdruckamplitude
4) kalte, trockene Haut

A) nur 1 ist richtig
B) nur 1 und 2 sind richtig
C) nur 2 und 3 sind richtig
D) nur 1, 2 und 4 sind richtig
E) 1-4, alle sind richtig

Frage 66
Symptome einer Drucksteigerung im Kopf sind:

1) Apathie, Schläfrigkeit
2) Kopfschmerzen, besonders beim Husten und Pressen
3) Lichtempfindlichkeit
4) Erbrechen, nüchtern im Schwall

A) nur 1 ist richtig
B) nur 1 und 4 sind richtig
C) nur 2 und 3 sind richtig
D) nur 1, 2 und 3 sind richtig
E) 1-4, alle sind richtig

Frage 67
Welche folgende(n) Beschriftung(en) ist (sind) auf dem Praxisschild eines Heilpraktikers zulässig?

1) Heilpraktiker
2) Homöopath
3) Heilpraktiker, Homöopathie
4) Chiropraktiker
5) Psychotherapeut

A) nur 1 und 3 sind richtig
B) nur 1, 3 und 4 sind richtig
C) nur 2, 3 und 4 sind richtig
D) nur 1, 3, 4 und 5 sind richtig
E) 1-5, alle sind richtig

Frage 68
Ein Ausscheider nach dem Infektionsschutzgesetz ist eine Person, die Krankheitserreger

1) während der Inkubationszeit ausscheidet
2) während der Krankheit ausscheidet
3) ausscheidet ohne krank zu sein
4) ausscheidet ohne krankheitsverdächtig zu sein
5) krank ist ohne auszuscheiden

A) nur 1 und 3 sind richtig
B) nur 2 und 3 sind richtig
C) nur 3 und 4 sind richtig
D) nur 1, 3, 4 und 5 sind richtig
E) 1-5, alle sind richtig

Frage 69
Eine Flächendesinfektion ist die Desinfektion

1) der Hände des Untersuchers nach jeder Patientenuntersuchung
2) der Untersuchungsliege nach Untersuchung eines infektiösen Patienten
3) der Haut des Patienten vor einer Injektion
4) des Labortisches nach Untersuchung eines Patientenmaterials

A) nur 2 ist richtig
B) nur 1 und 3 sind richtig
C) nur 2 und 4 sind richtig
D) nur 2, 3 und 4 sind richtig
E) 1-4, alle sind richtig

Frage 70
Indikationen für eine Hautdesinfektion sind:

1) Injektion
2) Punktion
3) Blutabnahmen
4) Akupunktur

A) nur 1 ist richtig
B) nur 1 und 3 sind richtig
C) nur 2 und 3 sind richtig
D) nur 1, 2 und 3 sind richtig
E) 1-4, alle sind richtig

Frage 71
Wie lange ist die Einwirkzeit von Aldehyden bei einer Flächendesinfektion?

A) Sekunden
B) Minuten
C) Stunden
D) ca. 1 Tag
E) mehrere Tage bis 1 Woche

Frage 72
Gegenstände aus folgendem Material können in einem Heißluftsterilisator sterilisiert werden:

1) Metall
2) Textilien
3) Hartgummi
4) Glas

A) nur 1 ist richtig
B) nur 1 und 4 sind richtig
C) nur 2, 3 und 4 sind richtig
D) nur 1, 3 und 4 sind richtig
E) 1-4, alle sind richtig

Frage 73
Zur Händedesinfektion sollte das Desinfektionsmittel bereitstehen:

1) in einer Sprühflasche neben der Untersuchungsliege
2) in einer Flasche mit Stöpsel neben der Untersuchungsliege
3) in einem Ständer mit Fußbedienung am Waschbecken
4) in einem Ständer mit Ellbogenbedienung am Waschbecken

A) nur 4 ist richtig
B) nur 1 und 2 sind richtig
C) nur 3 und 4 sind richtig
D) nur 1, 3 und 4 sind richtig
E) 1-4, alle sind richtig

Frage 74
Was ist das Ziel einer Hautdesinfektion?

A) Abtötung aller Keime
B) Abtötung aller krankmachenden Keime
C) Abtötung aller Sporen bildenden Bakterien
D) Reduzierung der Hautkeime
E) Sterilität der Haut

Frage 75
Welche der folgende(n) Tätigkeit/en darf ein Heilpraktiker nicht durchführen?

1) Geburtshilfe gegen Bezahlung
2) Geburtshilfe ohne Bezahlung
3) Geburtshilfe im Notfall ohne Bezahlung
4) Geburtshilfe im Notfall gegen Bezahlung
5) Geburtshilfe gegen Bezahlung unter Aufsicht einer Hebamme

A) nur 5 ist richtig
B) nur 3 ist richtig
C) nur 2, 3 und 4 sind richtig
D) nur 1, 2, 4 und 5 sind richtig
E) 1-5, alle sind richtig

Frage 76
Ableitung auf die Haut durch diaphoretische Verfahren
1) ist z. B. die Bewegungstherapie
2) sind Saunaanwendungen
3) ist indiziert bei Erkältungskrankheiten
4) kann unterstützt werden durch schweißtreibende Tees (z. B. aus Salbeiblättern)

A) nur 1 ist richtig
B) nur 1 und 3 sind richtig
C) nur 2 und 3 sind richtig
D) nur 1, 2 und 3 sind richtig
E) 1-4, alle sind richtig

Frage 77
Welche Heilpflanzen oder deren Produkte sind zur Vorbeugung altersbedingter Gefäßerkrankungen und Fettstoffwechselstörungen geeignet?

1) Soja-Lecithin
2) Rosskastaniensamen
3) Ginseng-Wurzel
4) Knoblauchzwiebel

A) nur 1 ist richtig
B) nur 1 und 3 sind richtig
C) nur 2 und 3 sind richtig
D) nur 2, 3 und 4 sind richtig
E) 1-4, alle sind richtig

Frage 78
Heilpflanzen zur Behandlung einer Herzinsuffizienz sind:

1) Pfefferminzblätter
2) Kava-Kava-Wurzelstock
3) Maiglöckchenkraut
4) Weißdornblätter mit -blüten und -früchten

A) nur 1 ist richtig
B) nur 2 und 3 sind richtig
C) nur 3 und 4 sind richtig
D) nur 1, 2 und 3 sind richtig
E) 1-4, alle sind richtig

Frage 79
Heilpflanzen mit entzündungshemmender und spasmolytischer Wirkung zur Behandlung einer Magenschleimhautentzündung sind:

1) Johanniskraut
2) Kamillenblüten
3) Meerzwiebel
4) Melissenblätter

A) nur 1 ist richtig
B) nur 2 und 3 sind richtig
C) nur 2 und 4 sind richtig
D) nur 1, 2 und 3 sind richtig
E) 1-4, alle sind richtig

Frage 80
Kontraindikationen für eine Aderlasstherapie sind:

1) Anämie
2) erhöhter Hämatokrit
3) entzündliche Erkrankung der inneren Organe
4) Hypotonie

A) nur 1 ist richtig
B) nur 1 und 4 sind richtig
C) nur 1, 2 und 3 sind richtig
D) nur 1, 3 und 4 sind richtig
E) 1-4, alle sind richtig

FRAGEN MC 2

Frage 81
Welche Aussage(n) zur Milz trifft/treffen zu?

1) Lage im linken Oberbauch auf Rippenhöhe 9-11
2) Gewicht ca. 1000 g
3) Milzvene geht zur Pfortader
4) Lage intraperitoneal

A) nur 1 ist richtig
B) nur 3 und 4 sind richtig
C) nur 1, 2 und 4 sind richtig
D) nur 1, 3 und 4 sind richtig
E) 1-4, alle sind richtig

Frage 82
Was versteht man unter Hämatokrit?

A) Verhältnis von Zellvolumen zu Blutvolumen
B) Verhältnis von Zellvolumen zu Plasmavolumen
C) Verhältnis von Zellgewicht zu Plasmagewicht
D) Verhältnis von roten Blutkörperchen zu weißen Blutkörperchen im Venenblut
E) Verhältnis von roten Blutkörperchen zu Thrombozyten im Venenblut

Frage 83
Welche Symptome sprechen für eine Blutarmut infolge Vitamin-B12-Mangel?

A) brüchige Haare und Nägel
B) Sehstörungen
C) Teerstühle
D) Blutungsneigung
E) Kribbeln, Missempfindungen an Händen und Füßen

Frage 84
Eine Milzvergrößerung kann bei einem Kind entstehen:

1) häufig bei Pfeifer' schem Drüsenfieber (Mononukleose)
2) nach einem Trauma
3) häufig bei chronischen Leukämien
4) bei vermehrter Blutbildung
5) häufig bei hämolytischer Anämie

A) nur 1, 2 und 3 sind richtig
B) nur 2, 3 und 4 sind richtig
C) nur 1, 2 und 4 sind richtig
D) nur 1, 3, 4 und 5 sind richtig
E) 1-5, alle sind richtig

Frage 85
Eine verlängerte Blutgerinnungszeit ist ein Hinweis auf

A) Lebererkrankung
B) Blutgruppe 0
C) Thrombozytose
D) Magenschleimhautentzündung
E) Thrombopenie

Frage 86
Typische Zeichen für eine Rechtsherzinsuffizienz sind

1) Aszites
2) Ödeme in den Beinen
3) Halsvenenstauung
4) Lungenödem
5) Leberstauung

A) nur 1, 2 und 3 sind richtig
B) nur 2, 3 und 4 sind richtig
C) nur 2, 3, 4 und 5 sind richtig
D) nur 1, 2, 3 und 5 sind richtig
E) 1-5, alle sind richtig

Frage 87
Zeichen eines Herzinfarktes ist/sind

1) Rhythmusstörungen
2) Kaltschweißigkeit
3) Sofortige Besserung durch Gabe von Nitroglycerin
4) Schmerz wesentlich stärker als bei Angina pectoris
5) stärkster Schmerz, in den linken Arm ziehend

A) nur 1 und 2 sind richtig
B) nur 1, 2 und 4 sind richtig
C) nur 2, 3 und 4 sind richtig
D) nur 1, 2 und 5 sind richtig
E) 1-5, alle sind richtig

Frage 88
Welche Krankheiten führen zu einer Herzverbreiterung?

1) Anämie
2) Hyperthyreose
3) Tachykardie
4) arterielle Hypertonie
5) Aortenstenose

A) nur 1, 2 und 3 sind richtig
B) nur 1, 2 und 4 sind richtig
C) nur 2, 3 und 4 sind richtig
D) nur 1, 2, 4 und 5 sind richtig
E) 1-5, alle sind richtig

Frage 89
Ursache von Herzrhythmusstörungen können sein:

1) psychogen
2) Herzmuskelerkrankungen/koronare Herzkrankheit
3) Schilddrüsenüberfunktion
4) Kalium-Mangel
5) Digitalisüberdosierung

A) nur 1, 2 und 3 sind richtig
B) nur 2, 3 und 5 sind richtig
C) nur 1, 2 und 4 sind richtig
D) nur 1, 2, 3 und 5 sind richtig
E) 1-5, alle sind richtig

Frage 90
Welche Erkrankungen verursachen Beinödeme?

1) Herzerkrankungen
2) Nierenerkrankungen
3) Lebererkrankungen
4) Magenerkrankungen
5) Lungenerkrankungen

A) nur 1, 2 und 3 sind richtig
B) nur 2, 3 und 4 sind richtig
C) nur 1, 2 und 4 sind richtig
D) nur 1, 2, 4 und 5 sind richtig
E) 1-5, alle sind richtig

Frage 91
Ein bettlägeriger Patient klagt über 'Wasser in den Beinen'. Sie finden ein Ödem an nur einem Bein.
Welche Erkrankung könnte dieses Symptom am ehesten verursachen?

A) Herzinsuffizienz
B) Nephrotisches Syndrom
C) Erysipel
D) Tiefe Beinvenenthrombose
E) arterielle Verschlusskrankheit

Frage 92
Folge(n) eines Bluthochdrucks kann/können sein:

1) Glaukom
2) Arterienverkalkung
3) Diabetes mellitus
4) Herzinfarkt
5) Hirninfarkt

A) nur 1, 2 und 3 sind richtig
B) nur 2, 3 und 4 sind richtig
C) nur 1, 2 und 4 sind richtig
D) nur 2, 4 und 5 sind richtig
E) 1-5, alle sind richtig

Frage 93
Auf welche Erkrankungen könnte ein Husten, der länger als 5 Wochen besteht, hindeuten?

1) Tuberkulose
2) Bronchiektasen
3) Bronchialkarzinom
4) chronische Bronchitis
5) Linksherzinsuffizienz

A) nur 1, 2 und 3 sind richtig
B) nur 1, 2 und 4 sind richtig
C) nur 2, 3 und 4 sind richtig
D) nur 1, 2, 4 und 5 sind richtig
E) 1-5, alle sind richtig

Frage 94
Welche Aussage(n) zum Lungenemphysem ist/sind richtig?

1) häufig bei älteren Patienten
2) Inspektion zeigt einen Fassthorax
3) verursacht eine Verminderung der Gasaustauschfläche
4) ist eine entzündliche Erkrankung

A) nur 1 ist richtig
B) nur 2 und 4 sind richtig
C) nur 1, 2 und 3 sind richtig
D) nur 2, 3 und 4 sind richtig
E) 1-4, alle sind richtig

Frage 95
Ursache(n) von obstruktiven (verengenden) Lungenerkrankungen:

1) Schleimhautödem
2) Bronchialspasmus
3) übermäßige Schleimproduktion
4) Hypoxie

A) nur 1 und 2 sind richtig
B) nur 1 und 4 sind richtig
C) nur 2 und 3 sind richtig
D) nur 1, 2 und 3 sind richtig
E) 1-4, alle sind richtig

Frage 96
Was ist typisch für einen akuten tetanischen Anfall?

1) Der Patient ist bei vollem Bewusstsein.
2) Häufig findet sich eine Pfötchenstellung der Hände.
3) Der Anfall kann durch Hyperventilation ausgelöst werden.
4) Kribbeln an Händen und Füßen
5) Ursache ist eine Hypokaliämie

A) nur 1, 2 und 3 sind richtig
B) nur 2, 3 und 4 sind richtig
C) nur 2, 3 und 5 sind richtig
D) nur 1, 2, 3 und 4 sind richtig
E) 1-5, alle sind richtig

Frage 97
Typisch für ein Bronchialkarzinom sind:

1) Metastasierung nur über die Lymphgefäße
2) Heiserkeit
3) chronischer Husten mit blutigem Auswurf
4) rezidivierende Lungenentzündungen
5) evtl. Tumorzellen im Sputum

A) nur 2 ist richtig
B) nur 1 und 2 sind richtig
C) nur 1, 2 und 3 sind richtig
D) nur 2, 3, 4 und 5 sind richtig
E) 1-4, alle sind richtig

Frage 98
Welche Untersuchungsbefunde erwarten Sie bei Pneumonie?

1) Stimmfremitus verstärkt
2) Bronchophonie verstärkt
3) verschärftes Atemgeräusch
4) trockene Rasselgeräusche
5) gedämpfter Klopfschall

A) nur 1, 2 und 3 sind richtig
B) nur 2, 3 und 4 sind richtig
C) nur 1, 2 und 4 sind richtig
D) nur 1, 2, 3 und 5 sind richtig
E) 1-5, alle sind richtig

Frage 99
Eine 65-jährige Frau kommt zu Ihnen in die Praxis und klagt über Schmerzen im linken Unterbauch. Sie können eine wulstartige Verdickung tasten. Die Schmerzen strahlen nicht in die Leiste aus. Welche Erkrankung ist die wahrscheinlichste?

A) Sigmadivertikulitis
B) Harnleiterkolik
C) Colitis ulcerosa
D) Milzvenenthrombose
E) Eileiterschwangerschaft

Frage 100
Im Frühstadium des Magenkarzinoms ('early cancer') findet man meist:

A) Gewichtsabnahme
B) Beschleunigte BKS
C) Bohrende Schmerzen im Epigastrium
D) Teerstühle
E) Keine oder kaum klinische Symptome

Frage 101
Was ist zu tun bei eingeklemmtem Leistenbruch?

A) hoher Einlauf
B) sofortige Operation
C) Versuch, den Bruch mit der Hand zurückzuschieben
D) zunächst einige Stunden abwarten, ob es nicht von alleine besser wird.
E) krampflösende Medikamente spritzen

Frage 102
Welche Antwort ist falsch?
Folgen eines Pfortaderhochdrucks können sein:

A) Aszites
B) Leber- und Milzschwellung
C) Erweiterung der Speiseröhrenvenen
D) Caput medusae
E) Rechtsherzinsuffizienz

Frage 103
Welche Aussage(n) zur Hepatitis B ist/sind richtig?

1) Sie hat eine Inkubationszeit von bis zu 6 Monaten.
2) Der Stuhl ist schon in der Inkubationszeit infektiös.
3) Sie kann in eine chronische Hepatitis übergehen.
4) Die Übertragung erfolgt als Schmierinfektion.
5) Sie kann durch Geschlechtsverkehr übertragen werden.

A) nur 1, 2 und 3 sind richtig
B) nur 2, 3 und 4 sind richtig
C) nur 1, 3 und 5 sind richtig
D) nur 1, 3, 4 und 5 sind richtig
E) 1-5, alle sind richtig

Frage 104
Typische Zeichen einer Leberzirrhose sind

1) Spinnengefäße (vor allem im Halsbereich)
2) Ösophagusvarizen
3) Gynäkomastie
4) Ikterus
5) Caput medusae

A) nur 1, 2 und 3 sind richtig
B) nur 2, 3 und 4 sind richtig
C) nur 2, 4 und 5 sind richtig
D) nur 1, 2, 3 und 4 sind richtig
E) 1-5, alle sind richtig

Frage 105
Der Ductus choledochus ist mit einem Gallenstein verlegt.
Welche Symptome können sich ergeben?

1) Dunkelfärbung des Urins
2) Ikterus
3) heller Stuhl
4) Petechien

A) nur 1 und 2 sind richtig
B) nur 1 und 4 sind richtig
C) nur 2 und 3 sind richtig
D) nur 1, 2 und 3 sind richtig
E) 1-4, alle sind richtig

Frage 106
Welcher Laborwert ist typischerweise bei Gicht erhöht?

A) Harnsäure
B) Harnstoff
C) Hämatokrit
D) Cholesterin
E) Kalium

Frage 107
Ein Patient ist an einem Diabetes mellitus erkrankt. Der Hausarzt hält eine medikamentöse Behandlung noch nicht für nötig. Welche Empfehlungen würden Sie ihm im Rahmen einer allgemeinen Gesundheitsberatung geben?

1) Gewichtsreduktion bei Übergewicht
2) Bewegung
3) Kalorien (Joule) und BE der Nahrung ausrechnen
4) mehrere kleinere Mahlzeiten täglich
5) ballaststoffreiche Nahrung

A) nur 1 ist richtig
B) nur 1 und 2 sind richtig
C) nur 1, 3 und 4 sind richtig
D) nur 2, 3 und 5 sind richtig
E) 1-5, alle sind richtig

Frage 108
Komplikationen eines Diabetes mellitus sind

1) Atherosklerose
2) Polyneuropathie
3) Nephropathie
4) Fettleber
5) Embryopathie

A) nur 1, 2 und 3 sind richtig
B) nur 1, 2 und 4 sind richtig
C) nur 2, 3 und 4 sind richtig
D) nur 1, 2, 4 und 5 sind richtig
E) 1-5, alle sind richtig

Frage 109
Welche Komplikationen sind bei einem Diabetiker zu erwarten?

1) Bluthochdruck
2) Niereninsuffizienz
3) Sehstörungen
4) Atherosklerose
5) Darmbeschwerden

A) nur 1, 2 und 3 sind richtig
B) nur 2, 3 und 4 sind richtig
C) nur 1, 2 und 4 sind richtig
D) nur 1, 2, 4 und 5 sind richtig
E) 1-5, alle sind richtig

Frage 110
Was passt am wenigsten zur Hypoglykämie?

A) Hunger
B) Zittern
C) starker Durst
D) Sehstörungen
E) Bewusstseinsstörungen

Frage 111
Typische Symptome einer akuten Glomerulonephritis können sein:

1) Proteinurie
2) Hämaturie
3) Hypertonie
4) Ödeme
5) Klopfschmerz im Nierenlager

A) nur 1, 2 und 3 sind richtig
B) nur 2, 3 und 4 sind richtig
C) nur 1, 2 und 4 sind richtig
D) nur 1, 2, 3 und 4 sind richtig
E) 1-5, alle sind richtig

Frage 112
Welche Beschwerden kann eine Niereninsuffizienz verursachen?

1) Bluthochdruck
2) Anämie
3) Lungenödem
4) Osteoporose
5) Gewichtszunahme

A) nur 1, 2 und 3 sind richtig
B) nur 2, 3 und 4 sind richtig
C) nur 1, 2 und 4 sind richtig
D) nur 1, 2, 4 und 5 sind richtig
E) 1-5, alle sind richtig

Frage 113
Eine ca. 35-jährige Frau kommt mit wellenförmigen Schmerzen, die in den Rücken und in die Leiste ausstrahlen. Was vermuten Sie am ehesten?

A) Nierenkolik
B) Eileiterschwangerschaft
C) Gallenkolik
D) Bandscheibenvorfall
E) Appendizitis

Frage 114
Wo findet man physiologisch beim gesunden Menschen keine Bakterien?

A) Mundhöhle
B) obere Luftwege
C) Dickdarm
D) Harnblase
E) Haut

Frage 115
Auf welche Vorgänge im Körper nimmt die Niere hormonell Einfluss?

1) Darmmotilität
2) Erythrozytenbildung
3) Blutdruck
4) Galleproduktion
5) Kalziumhaushalt

A) nur 2 ist richtig
B) nur 2 und 3 sind richtig
C) nur 2 und 5 sind richtig
D) nur 2, 3 und 5 sind richtig
E) 1-5, alle sind richtig

Frage 116
Zeichen einer Nebennierenrindeninsuffizienz kann/können sein:

1) Bluthochdruck
2) verstärkte Pigmentierung der Haut
3) Diabetes mellitus
4) Schwäche und rasche Ermüdbarkeit

A) nur 2 ist richtig
B) nur 1 und 3 sind richtig
C) nur 2 und 4 sind richtig
D) nur 2, 3 und 4 sind richtig
E) 1-4, alle sind richtig

Frage 117
Zu den Symptomen eines M. Cushing gehören:

1) Diabetes mellitus
2) arterielle Hypertonie
3) Stammfettsucht
4) Vollmondgesicht

A) nur 2 ist richtig
B) nur 1 und 2 sind richtig
C) nur 3 und 4 sind richtig
D) nur 1, 2 und 3 sind richtig
E) 1-4, alle sind richtig

Frage 118
Folgen einer Kortison-Langzeit-Therapie können sein:

1) Bluthochdruck
2) Sehstörungen
3) Diabetes mellitus
4) Potenzstörungen
5) Kreuzschmerzen

A) nur 1, 2 und 3 sind richtig
B) nur 2, 3 und 4 sind richtig
C) nur 1, 2 und 4 sind richtig
D) nur 1, 2, 3 und 5 sind richtig
E) 1-5, alle sind richtig

Frage 119
Welche Erkrankung liegt bei einem Patienten vor, wenn er über morgendliche Anlaufschwierigkeiten in einem Gelenk klagt, die im Laufe weiterer Bewegung besser werden?

A) Arthrose
B) Gicht
C) Arthritis
D) akuter Schub einer chronischen Polyarthritis
E) Polyneuropathie

Frage 120
Welche Maßnahme ist bei einer schmerzhaften, degenerativen Schultererkrankung ungeeignet?

A) Eispackung
B) Ruhigstellung für 14 Tage (z. B. Armschlinge)
C) passive Bewegung
D) medikamentöse Schmerzstillung
E) Versuch einer Schmerzbehandlung mittels Akupunktur.

Frage 121
Ein 25-jähriger Mann mit nächtlichen Rückenschmerzen, Augenbeschwerden (Iridozyklitis), Fersenschmerzen, Versteifung an den Iliosakralgelenken und allgemeinem Steifheitsgefühl in der Wirbelsäule kommt zu Ihnen.
An welche Krankheit denken Sie zuerst?

A) M. Scheuermann
B) M. Bechterew
C) Wirbelgleiten
D) Bandscheibenvorfall
E) Osteoporose

Frage 122
Was sind Auswirkungen einer Hypokaliämie?

1) Herzrhythmusstörungen
2) Durchfälle
3) Obstipation
4) vermehrtes Schwitzen
5) Muskellähmungen

A) nur 1, 2 und 3 sind richtig
B) nur 1, 3 und 5 sind richtig
C) nur 2, 3 und 4 sind richtig
D) nur 1, 2, 4 und 5 sind richtig
E) 1-5, alle sind richtig

Frage 123
Für die Reflexe gilt/gelten

1) Der Achillessehnenreflex ist ein Eigenreflex.
2) Der Achillessehnenreflex ist ein Fremdreflex.
3) beidseitiger Reflexausfall ist pathologisch
4) Der Reflex ist links gegenüber rechts verstärkt, wenn links eine Neuropathie vorliegt
5) Beim Auslösen kommt es zu einer Dorsalflexion.

A) nur 1 ist richtig
B) nur 1 und 3 sind richtig
C) nur 1, 3 und 4 sind richtig
D) nur 2, 3 und 5 sind richtig
E) 1-5, alle sind richtig

Frage 124
Folgen einer Alkoholkrankheit können sein:

1) Gastritis
2) Herzmuskelschäden
3) Polyneuropathie
4) Niereninsuffizienz
5) Leberzirrhose

A) nur 1, 2 und 3 sind richtig
B) nur 2, 3 und 4 sind richtig
C) nur 3, 4 und 5 sind richtig
D) nur 1, 2, 3 und 5 sind richtig
E) 1-5, alle sind richtig

Frage 125
Ihr Patient hat Kopfschmerzen. Welche Krankheitsbilder gehen typischerweise mit Kopfschmerzen einher?

1) Migräne
2) Bluthochdruck
3) Glaukom
4) Diabetes mellitus
5) Multiple Sklerose

A) nur 1, 2 und 3 sind richtig
B) nur 1, 2 und 4 sind richtig
C) nur 2, 3 und 4 sind richtig
D) nur 1, 2, 3 und 5 sind richtig
E) 1-5, alle sind richtig

Frage 126
Diagnoserätsel:
Patient hat schlagartig einsetzende, stärkste Kopfschmerzen, Übelkeit, Erbrechen, Nackensteifigkeit und neurologische Ausfälle. Welches Krankheitsbild ist am wahrscheinlichsten?

A) subarachnoidale Blutung
B) FSME
C) tuberkulöse Meningitis
D) subdurale Blutung
E) Botulismus

Frage 127
Was kann zu Schlafstörungen führen?

1) Depression
2) Bluthochdruck
3) Atherosklerose
4) Schilddrüsenüberfunktion
5) psychische Belastungen

A) nur 1, 2 und 3 sind richtig
B) nur 2, 3 und 4 sind richtig
C) nur 1, 2 und 4 sind richtig
D) nur 1, 2, 4 und 5 sind richtig
E) 1-5, alle sind richtig

Frage 128
Ursache von Schwindel

1) Innenohrerkrankungen
2) Hypotonie
3) Hypertonie
4) Anämie
5) Durchblutungsstörungen im Gehirn

A) nur 1, 2 und 3 sind richtig
B) nur 2, 3 und 4 sind richtig
C) nur 1, 2, 3 und 4 sind richtig
D) nur 1, 2, 4 und 5 sind richtig
E) 1-5, alle sind richtig

Frage 129
Typische Symptome eines Alkoholentzugsdelirs sind:

1) Unruhe, Angst
2) Tachykardie
3) Schweißneigung
4) optische Halluzinationen
5) Fieber

A) nur 1, 2 und 3 sind richtig
B) nur 2, 3 und 4 sind richtig
C) nur 1, 2, 3 und 4 sind richtig
D) nur 1, 2, 4 und 5 sind richtig
E) 1-5, alle sind richtig

Frage 130
Wie leistet man Hilfe beim Grand-Mal-Anfall?

A) zuckende Gliedmaßen festhalten
B) Dafür sorgen, dass sich der Patient möglichst wenig verletzt
C) Schocklagerung
D) stabile Seitenlage
E) gewaltsames Öffnen des Mundes und Einbringen eines Mundkeils.

Frage 131
Diagnoserätsel:
Eine 35-jährige weibliche Patientin hat Schmerzen in der rechten Hohlhand und in den Fingern 1-4 rechts. Sie finden eine Daumenballenatrophie rechts.
Welche Diagnose halten Sie für die wahrscheinlichste?

A) Schädigung des N. medianus
B) HWS-Syndrom
C) Radialisparese
D) Schädigung des N. ulnaris
E) Keine der angegebenen Diagnosen ist wahrscheinlich.

Frage 132
Merkmale einer exogenen Psychose sind:

1) durch Auslandsaufenthalt erworben
2) kann durch Alkoholintoxikation bedingt sein
3) Bewusstseinsstörung
4) kann durch eine Stoffwechselstörung bedingt sein
5) stets durch eine psychotherapeutische Behandlung zu bessern

A) nur 3 und 4 sind richtig
B) nur 1, 2 und 5 sind richtig
C) nur 2, 3 und 4 sind richtig
D) nur 2, 3, 4 und 5 sind richtig
E) 1-5, alle sind richtig

Frage 133
Welche Aussage(n) zur Neurose trifft/treffen zu?

1) Eine medikamentöse Behandlung mit Tranquilizern (Benzodiazepinen) ist unumgänglich.
2) Eine Neurose zeigt immer eine Wahrnehmungsstörung
3) Eine Neurose entsteht durch Störung der Konfliktverarbeitung.
4) eine Psychotherapie ist oft hilfreich
5) kann mit körperlichen Symptomen einhergehen

A) nur 1, 2 und 3 sind richtig
B) nur 2, 3 und 4 sind richtig
C) nur 3, 4 und 5 sind richtig
D) nur 1, 2, 3 und 5 sind richtig
E) 1-5, alle sind richtig

Frage 134
Welche Aussagen zur Manie sind richtig?

1) fehlende Krankheitseinsicht
2) vermehrtes Schlafbedürfnis
3) oft vermehrtes Redebedürfnis.
4) übersteigertes Selbstwertgefühl
5) gesteigerter Antrieb

A) nur 1, 2 und 3 sind richtig
B) nur 2, 3 und 4 sind richtig
C) nur 1, 2 und 4 sind richtig
D) nur 1, 3, 4 und 5 sind richtig
E) 1-5, alle sind richtig

Frage 135
Welche Aussage zur Symptomatik bei Morbus Menière ist falsch?

A) Dreh- oder Schwankschwindelanfälle mit Übelkeit und Erbrechen
B) Ohrgeräusch
C) Schwerhörigkeit
D) einseitige Erkrankung des Mittelohres
E) psychische Belastungen, Föhn, Nikotin- und Alkoholabusus u. Ä. können Anfälle auslösen.

Frage 136
Welche Aussage zur Otitis media trifft zu?

A) häufigste Erreger sind Viren
B) muss lokal mit antibiotika- und kortisonhaltigen Ohrentropfen behandelt werden
C) hämorrhagische Bläschen auf dem Trommelfell sind in der Regel bakteriell bedingt.
D) Es besteht eine Schallempfindungsstörung
E) Schwellung und Druckschmerz hinter dem Ohr deutet auf eine Komplikation hin

Frage 137
Zeichen eines akuten Glaukomanfalls können sein:

1) Auge bei der Palpation steinhart
2) Kopfschmerzen
3) Übelkeit, Erbrechen
4) beidseitig weite, lichtstarre Pupillen
5) Nystagmus

A) nur 1 und 2 sind richtig
B) nur 1 und 5 sind richtig
C) nur 2 und 3 sind richtig
D) nur 1, 2 und 3 sind richtig
E) nur 2, 3 und 5 sind richtig

Frage 138
Welche der folgenden Krankheiten wird ausschließlich von Mensch zu Mensch übertragen?

A) Cholera
B) Botulismus
C) Hepatitis B
D) Malaria
E) Salmonellose

Frage 139
Wann würden Sie eine Tetanusimpfung für sinnvoll halten?

1) bei großflächigen Hautverbrennungen
2) vor einer Leistenbruchoperation
3) bei einer Verletzung durch einen Holzsplitter
4) bei einer Bagatellverletzung durch Gartenarbeit
5) Eine Tetanusimpfung ist in keinem Fall anzuraten.

A) nur 5 ist richtig
B) nur 2, 3 und 4 sind richtig
C) nur 1, 3 und 4 sind richtig
D) nur 1, 2, 4 und 5 sind richtig
E) 1-5, alle sind richtig

Frage 140
Welche Erreger können durch Geschlechtsverkehr übertragen werden?

1) Gonokokken
2) Chlamydien
3) Trichomonaden
4) Candida albicans (Soor)
5) Hepatitis B

A) nur 1, 2 und 3 sind richtig
B) nur 2, 3 und 4 sind richtig
C) nur 1, 2 und 4 sind richtig
D) nur 1, 2, 4 und 5 sind richtig
E) 1-5, alle sind richtig

Frage 141
Meldepflicht gemäß §6 des Infektionsschutzgesetzes besteht bei:

1) Typhus abdominalis
2) Diphtherie
3) Milzbrand
4) Leukämie
5) Mononukleose

A) nur 1 und 2 sind richtig
B) nur 1, 2 und 3 sind richtig
C) nur 2, 3 und 4 sind richtig
D) nur 1, 2, 3 und 5 sind richtig
E) 1-5, alle sind richtig

Frage 142
Welche der folgenden Infektionskrankheit(en) ist/sind meldepflichtig nach §6 des Infektionsschutzgesetzes?

1) M. Hodgkin
2) Tularämie
3) Botulismus
4) Influenza
5) akute Virushepatitis

A) nur 2 ist richtig
B) nur 1 und 2 sind richtig
C) nur 3 und 5 sind richtig
D) nur 1, 2 und 3 sind richtig
E) 1-5, alle sind richtig

Frage 143
Welche der folgenden Erkrankungen ist nach §6 des Infektionsschutzgesetzes bereits bei Krankheitsverdacht meldepflichtig?

A) Frühsommermeningoenzephalitis (FSME)
B) Tuberkulose
C) Masern
D) Gelbfieber
E) Influenza

Frage 144
In welchen Fällen muss bei Tollwut an das Gesundheitsamt gemeldet werden?

1) bei Verletzung durch ein tollwutkrankes Tier
2) bei Berührung eines tollwutkranken Tieres
3) bei Berührung eines tollwutverdächtigen Tieres
4) bei Berührung eines toten Tieres mit Tollwutverdacht
5) bei Berührung eines 'zahmen' Fuchses beim Waldspaziergang

A) nur 1, 2 und 3 sind richtig
B) nur 1, 3 und 4 sind richtig
C) nur 1, 2 und 4 sind richtig
D) nur 1, 2, 3 und 5 sind richtig
E) 1-5, alle sind richtig

Frage 145
Was versteht man nach dem Infektionsschutzgesetz unter einer übertragbaren Krankheit?

A) Nur Krankheiten die von Mensch zu Mensch übertragen werden.
B) Nur Krankheiten die von Mensch zu Tier übertragen werden.
C) Nur Krankheiten die von Tier zu Mensch übertragen werden.
D) Nur Krankheiten die von Tier zu Tier übertragen werden.
E) Keine der Aussagen ist richtig.

Frage 146
Typische(s) Zeichen für eine Shigellose (Shigellenruhr) ist/sind

1) Exsikkose
2) Roseolen-artiger Hautausschlag (v. a. am Rumpf)
3) systemische Infektion
4) Tenesmen (Krämpfe) im Unterleib
5) blutig-schleimige Durchfälle

A) nur 1, 2 und 3 sind richtig
B) nur 1, 4 und 5 sind richtig
C) nur 2, 3 und 4 sind richtig
D) nur 1, 2, 4 und 5 sind richtig
E) 1-5, alle sind richtig

Frage 147
Symptome der Influenza sind:

1) schleichender Beginn über mehrere Tage, wenig Fieber
2) plötzlicher Krankheitsbeginn, hohes Fieber
3) trockener Husten, Rhinitis, Pharyngitis
4) Komplikation: bakterielle Pneumonien
5) verzögerte Rekonvaleszenz (über Wochen und Monate anhaltende Schwäche und Müdigkeit)

A) nur 1 ist richtig
B) nur 2 und 3 sind richtig
C) nur 2, 3 und 4 sind richtig
D) nur 2, 3 und 5 sind richtig
E) nur 2, 3, 4 und 5 sind richtig

Frage 148
Zu einer Infektion mit Poliomyelitis-Viren passt am ehesten:

A) Durchfälle
B) häufig meningeale Reizerscheinungen
C) spastische Lähmungen
D) Sensibilitätsausfälle
E) verläuft häufig inapparent

Frage 149
Eine Patientin mit einer Fußmykose entwickelt plötzlich hohes Fieber. Am Unterschenkel findet sich eine schmerzhafte, scharf begrenzte, ödematöse Rötung mit flammenförmigen Ausläufern. Es handelt sich am ehesten um:

A) Psoriasis
B) Erysipel
C) Basaliom
D) Melanom
E) Neurodermitis

Frage 150
Welche Aussage(n) zum Krankheitsbild Röteln ist/sind richtig?

1) Rötelninfizierte sind schon ca. 1 Woche vor Ausbruch der Krankheit infektiös.
2) Schwangere können die Krankheit auf ihr ungeborenes Kind übertragen.
3) Typischerweise sind die nuchalen Lymphknoten geschwollen
4) Exanthem: blass-rötlich
5) Übertragung durch Tröpfcheninfektion

A) nur 1, 2 und 3 sind richtig
B) nur 2, 3 und 4 sind richtig
C) nur 1, 2 und 4 sind richtig
D) nur 1, 2, 4 und 5 sind richtig
E) 1-5, alle sind richtig

Frage 151
Welche Erkrankung mit segmentalem Befall ist nach früher durchgemachten Windpocken wahrscheinlich?

A) Herpes zoster
B) Windpocken
C) Herpes simplex
D) Mumps
E) Masern

Frage 152
Für welche Erkrankung ist Durchfall nicht typisch?

A) Botulismus
B) Infektion mit Rota-Viren
C) Shigellenruhr
D) Salmonellen
E) Amöben

Frage 153
Nennen Sie Folgekrankheiten nach einer Infektion mit Streptokokken:

1) Rheumatisches Fieber
2) Endokarditis
3) Glomerulonephritis
4) Orchitis
5) Angina pectoris

A) nur 1, 2 und 3 sind richtig
B) nur 2, 3 und 4 sind richtig
C) nur 1, 3 und 4 sind richtig
D) nur 1, 2, 3 und 5 sind richtig
E) 1-5, alle sind richtig

Frage 154
Welche Aussagen zur Harnblase treffen zu?

1) Das physiologische Fassungsvermögen beträgt 100-200ml.
2) Die beiden Harnleiter münden rechts und links im oberen Blasendrittel.
3) Die Blase ist ein mit Schleimhaut ausgekleideter Muskel.
4) Die Harnröhre hat ihren Abgang am Blasengrund.

A) nur 3 und 4 sind richtig
B) nur 2, 3 und 4 sind richtig
C) nur 1, 3 und 4 sind richtig
D) nur 1, 2, 3 und 4 sind richtig
E) 1-4, alle sind richtig

Frage 155
Welches ist der beste Injektionsort für die intramuskuläre Injektion?

A) oberer innerer Quadrant
B) unterer innerer Quadrant
C) unterer äußerer Quadrant
D) oberer äußerer Quadrant
E) Es spielt keine Rolle in welchem Quadranten i.m. injiziert wird.

Frage 156
Wie lagern Sie einen Bewusstlosen mit intakten vitalen Funktionen?

A) Schocklagerung
B) stabile Seitenlage
C) Rückenlage
D) Kopftieflage
E) Oberkörper aufgerichtet, Füße nach unten

Frage 157
Als sichere Todeszeichen gelten

1) Totenstarre (Rigor mortis)
2) Totenflecken (Livores)
3) Trübung der Kornea bei offenem Auge
4) weite, lichtstarre Pupillen
5) Herz-Kreislauf-Stillstand

A) nur 1 und 2 sind richtig
B) nur 2, 3 und 4 sind richtig
C) nur 1, 2 und 4 sind richtig
D) nur 1, 2, 3 und 5 sind richtig
E) 1-5, alle sind richtig

Frage 158
Welche der folgenden Krankheiten bzw. Krankheitserreger, die nach §6, 7 und 34 des Infektionsschutzgesetzes unter das Behandlungsverbot für Heilpraktiker fallen, ist nur in §34 erwähnt?

A) Krätze
B) Ornithose
C) Diphtherie
D) Lues
E) FSME

Frage 159
Welche Aussage ist richtig?

A) Ausübung der Heilkunde im Umherziehen ist im Umkreis von 30 km erlaubt.
B) Als Heilpraktiker dürfen Sie Arzneimittel zum Zweck der Anwendung (nicht der Abgabe) herstellen.
C) Über den Antrag zur berufsmäßigen Ausübung der Heilkunde ohne Bestallung entscheidet alleine das Gesundheitsamt.
D) Auch mit Einverständnis des Patienten dürfen Sie als Heilpraktiker keine Untersuchung der Geschlechtsorgane vornehmen.
E) Meldepflichtige Erkrankungen sind spätestens 48 Std. nach erlangter Kenntnis zu melden.

Frage 160
Wie sterilisieren Sie Ihre Instrumente (Pinzetten, Scheren usw.)

A) 30 min kochen
B) Dampfsterilisation (120°C, 30 min)
C) Einlegen in Desinfektionslösung
D) Bestrahlung mit UV-Licht
E) Heißluft 120 C, 30 min

FRAGEN MC 3

Frage 161
Welche Aussage trifft nicht zu?
Zu den allgemeinen Entzündungszeichen gehört

A) Schmerz
B) Schwellung
C) Schwitzen
D) Erwärmung
E) Rötung

Frage 162
Welches der folgenden Symptome spricht am ehesten für einen Vitamin-B12-Mangel?

A) brüchige Nägel und Haare
B) Mundwinkelrhagaden
C) Schweißneigung
D) Missempfindungen an Händen und Füßen
E) Blutungsneigung

Frage 163
Ein 40-jähriger Patient kommt in Ihre Praxis. Er klagt über häufig auftretendes Fieber (über 38°), Nachtschweiß, Gewichtsverlust, Juckreiz, Leistungsminderung, Lymphknotenschmerzen nach Alkoholgenuss. Klinisch finden sich schmerzlose, zu Paketen verbackene Lymphknoten im Halsbereich.
Die Verdachtsdiagnose lautet:

A) Pfeiffer-Drüsenfieber
B) Mandelentzündung
C) Toxoplasmose
D) Bösartige Erkrankung des lymphatischen Gewebes
E) Entzündung der Lymphknoten

Frage 164
Welche Symptome erwarten Sie bei einer reinen Rechtsherzinsuffizienz?

1) Lungenödem
2) Leberstauung
3) Spider naevi
4) Halsvenenstauung
5) Knöchelödeme

A) nur 1 und 5 sind richtig
B) nur 2 und 4 sind richtig
C) nur 2, 4 und 5 sind richtig
D) nur 2, 3, 4 und 5 sind richtig
E) 1-5, alle sind richtig

Frage 165
Beim Angina-pectoris-Anfall kann der Schmerz ausstrahlen in

1) Unterkiefer
2) Hals
3) rechter Arm
4) Oberbauch
5) linke Schulter

A) nur 1 und 5 sind richtig
B) nur 4 und 5 sind richtig
C) nur 1, 3 und 5 sind richtig
D) nur 2, 3 und 4 sind richtig
E) 1-5, alle sind richtig

Frage 166
Beim Herzinfarkt treffen folgende Aussagen zu:

1) Es entsteht eine Herzmuskelnekrose (Untergang von Herzmuskelzellen durch unzureichende Sauerstoffversorgung).
2) Es kann ein klinisch stummer Verlauf vorkommen.
3) Die Schmerzen sind stets stärker als beim Angina-pectoris-Anfall.
4) Nitropräparate führen meist zu einer schnellen Beseitigung der Symptomatik.
5) Es können lebensbedrohliche Herzrhythmusstörungen auftreten.

A) nur 1, 2 und 3 sind richtig
B) nur 3, 4 und 5 sind richtig
C) nur 2, 3 und 5 sind richtig
D) nur 1, 2 und 5 sind richtig
E) 1-5, alle sind richtig

Frage 167
Ursachen eines chronischen Cor pulmonale können sein:

1) akute Pneumonie
2) chronische Linksherzinsuffizienz
3) Pulmonalstenose
4) chronische Bronchitis mit Lungenemphysem
5) rezidivierende Lungenembolien

A) nur 1 und 3 sind richtig
B) nur 4 und 5 sind richtig
C) nur 2, 3 und 4 sind richtig
D) nur 2, 4 und 5 sind richtig
E) 1-5, alle sind richtig

Frage 168
Eine Bradykardie kann sich finden sich:

1) beim durchtrainierten Sportler
2) Typhus abdominalis
3) Digitalisvergiftung
4) Atropinvergiftung
5) Sick-Sinus-Syndrom

A) nur 1 und 4 ist richtig
B) nur 2 und 5 ist richtig
C) nur 1, 2 und 4 sind richtig
D) nur 1, 2, 3 und 5 sind richtig
E) 1-5, alle sind richtig

Frage 169
Welche Aussage zur Symptomatik der Claudicatio intermittens trifft zu?

A) Die Schmerzen werden beim Gehen besser.
B) Nach einer gewissen Wegstrecke treten Schmerzen auf, die sich in Ruhe bessern.
C) Übelkeit und Erbrechen
D) Angstanfälle
E) Ursache ist eine venöse Durchblutungsstörung

Frage 170
Welche sinnvollen Maßnahmen sind bei oberflächlicher Thrombophlebitis angezeigt?

1) tagsüber viel Bewegung
2) nachts Bein hochlagern
3) strikte Bettruhe
4) Kompressionsverband
5) kühle, feuchte Umschläge

A) nur 1 und 2 sind richtig
B) nur 3 und 4 sind richtig
C) nur 2, 3 und 4 sind richtig
D) nur 2, 3 und 5 sind richtig
E) nur 1, 2, 4 und 5 sind richtig

Frage 171
Welche Gefäße führen arterielles Blut?

1) Bauchaorta
2) Pfortader
3) Lungenvenen
4) obere Hohlvene
5) tiefe Beinvenen

A) nur 3 ist richtig
B) nur 1 und 3 sind richtig
C) nur 1, 2 und 3 sind richtig
D) nur 1, 2 und 4 sind richtig
E) 1-5, alle sind richtig

Frage 172
Welche Aussage über das 'Pulsdefizit' ist richtig? Ein Pulsdefizit

A) ist die Pulsdifferenz zwischen linken und rechten Arm.
B) ist die Pulsdifferenz zwischen unterer und oberer Extremität.
C) ist die Differenz zwischen dem zentral am Herzen auskultierten und dem an der A. radialis palpierten Puls.
D) ist die Differenz zwischen zwei Pulsmessungen in zeitlichem Abstand an der gleichen Stelle.
E) ist die Pulsdifferenz zwischen rechter und linker Körperhälfte.

Frage 173
Eine hohe Blutdruckamplitude findet sich bei:

A) Aortenklappenstenose
B) Aortenklappeninsuffizienz
C) Trikuspidalklappeninsuffizienz
D) offenem Ductus arteriosus Botalli
E) Pulmonalklappenstenose

Frage 174
Eine diastolische Grenzwerthypertonie hat Blutdruckmesswerte von

A) 90-95 mmHg
B) 95-105 mm Hg
C) 80-85 mm Hg
D) 70-75 mm Hg
E) 140-160 mm Hg

Frage 175
Das Atemzugvolumen eines Erwachsenen in Ruhe beträgt:

A) 300 ml
B) 500 ml
C) 1000 ml
D) 1500 ml
E) 2000 ml

Frage 176
Typische Symptome der Bronchiektasie sind:

1) exspiratorischer Stridor
2) Husten
3) morgendlicher reichlicher Auswurf
4) anfallsweise Atemnot
5) süßlich-fade riechendes, dreischichtiges Sputum

A) nur 2 und 3 sind richtig
B) nur 1, 2 und 3 sind richtig
C) nur 1, 3 und 4 sind richtig
D) nur 2, 3 und 5 sind richtig
E) 1-5, alle sind richtig

Frage 177
Welche Antwort ist falsch?
Die Lungenembolie-Gefahr durch Thrombenbildung wird begünstigt durch:

A) Rauchen
B) Bettlägerigkeit
C) Krampfadern
D) nach operativen Eingriffen
E) Kontrazeptiva-Einnahme

Frage 178
Ein junger Patient klagt während eines Fußballspiels über Atemnot und Schmerzen in der rechten Brust. Perkutorisch hypersonorer Klopfschall rechts, auskultatorisch abgeschwächtes Atemgeräusch rechts, RR 100/80, Puls 100/min.
Welches Krankheitsbild ist das wahrscheinlichste?

A) Herzinfarkt
B) Pleuritis
C) Spontanpneumothorax
D) Lungenembolie
E) Milzruptur

Frage 179
Die Komplikationen eines Duodenalulkus können sein:

1) Stenose
2) Penetration in ein anderes Organ
3) maligne Entartung
4) Blutung
5) Perforation in die freie Bauchhöhle

A) nur 2 und 5 sind richtig
B) nur 1, 2 und 4 sind richtig
C) nur 2, 3, 4 und 5 sind richtig
D) nur 1, 2, 4 und 5 sind richtig
E) 1-5, alle sind richtig

Frage 180
Welche der folgenden Krankheiten sind eng mit der Psyche verknüpft?

1) Herzinfarkt
2) Reizdarm
3) Asthma bronchiale
4) Herzneurose
5) Asthma cardiale

A) nur 2 und 4 sind richtig
B) nur 3 und 5 sind richtig
C) nur 1, 2 und 4 sind richtig
D) nur 2, 3 und 4 sind richtig
E) 1-5, alle sind richtig

Frage 181
Eine 85-jährige Frau klagt über Bauchschmerzen, Aufstoßen, Übelkeit, Erbrechen, Blähungen und Stuhl- und Windverhalt. Bei der Auskultation hören Sie keine Darmgeräusche, jedoch den Aortenpuls.
Welches Krankheitsbild ist das wahrscheinlichste?

A) Rechtsherzinsuffizienz mit Rückstau in die Mesenterialvenen
B) paralytischer Ileus
C) mechanischer Ileus
D) Bauchaortenaneurysma
E) Roemheld-Syndrom

Frage 182
Was trifft für ein Magenkarzinom zu?

1) evtl. Blutnachweis im Stuhl
2) Gewichtszunahme
3) evtl. vergrößerter Lymphknoten in der Schlüsselbeingrube (Virchow-Drüse)
4) anfänglich meist ohne Beschwerden
5) Abneigung gegen Fleisch

A) nur 4 und 5 sind richtig
B) nur 1, 3 und 5 sind richtig
C) nur 2, 3 und 4 sind richtig
D) nur 1, 3, 4 und 5 sind richtig
E) 1-5, alle sind richtig

Frage 183
Ein 28-jähriger Patient klagt über nächtliche Oberbauchschmerzen, die durch Nahrungsaufnahme kurzfristig gelindert werden können. Sie finden einen umschriebenen Druckschmerz in der Nabelgegend.

A) Ulcus duodeni (Zwölffingerdarmgeschwür)
B) Colon irritable (Reizkolon)
C) akute Pankreatitis
D) akute Cholezystitis
E) akute Appendizitis

Frage 184
Welche Symptome sind typisch für eine chronische Pankreatitis?

1) übel riechende Fettstühle
2) Vitamin-K-Mangel
3) unverdaute Nahrungsbestandteile im Stuhl
4) diabetische Stoffwechsellage
5) Gewichtszunahme

A) nur 1 und 3 sind richtig
B) nur 2, 3 und 4 sind richtig
C) nur 1, 3, 4 und 5 sind richtig
D) nur 1, 2, 3 und 4 sind richtig
E) 1-5, alle sind richtig

Frage 185
Folgen eines Pfortaderhochdrucks:

1) Ösophagusvarizen (Krampfadern der Speiseröhre)
2) Aszites (Bauchwassersucht)
3) Spider naevi (Gefäßsternchen)
4) Milzvergrößerung
5) Unterschenkelvarizen

A) nur 1 und 2 sind richtig
B) nur 4 und 5 sind richtig
C) nur 1, 2 und 4 sind richtig
D) nur 2, 3 und 5 sind richtig
E) 1-5, alle sind richtig

Frage 186
Welche Stoffe werden in der Leber gebildet?

1) Enzyme für den Kohlenhydratstoffwechsel
2) Enzyme für den Fettstoffwechsel
3) Enzyme zum Abbau von Östrogen
4) Stoffe zum Abbau von Medikamenten
5) Gerinnungsfaktoren

A) nur 4 und 5 sind richtig
B) nur 1, 2 und 3 sind richtig
C) nur 2, 3 und 5 sind richtig
D) nur 3, 4 und 5 sind richtig
E) 1-5, alle sind richtig

Frage 187
Welche Symptome erwarten Sie bei einem Verschlussikterus?

1) bierbrauner Urin
2) heller, entfärbter Stuhl
3) Juckreiz
4) Ikterus
5) Schmerzen im Oberbauch

A) nur 1, 2 und 4 sind richtig
B) nur 2, 4 und 5 sind richtig
C) nur 1, 2, 4 und 5 sind richtig
D) nur 2, 3, 4 und 5 sind richtig
E) 1-5, alle sind richtig

Frage 188
An welche Erkrankung müssen Sie denken, wenn es bei einem Patienten zur schmerzlosen Schwellung der Gallenblase und zu einer schmerzlosen Gelbsucht kommt, jedoch nie über Koliken geklagt wird?

A) Störung im Rahmen des Bilirubinabbaues
B) Gallensteine
C) Hepatitis B
D) Alkoholmissbrauch
E) Pankreaskopf-Karzinom

Frage 189
Bei einem Patienten besteht ein rezidivierender Ikterus ohne Koliken. Bei der körperlichen Untersuchung finden Sie eine schmerzlose, tastbare Gallenblase. Es handelt sich am ehesten um:

A) Leberabszess
B) Hepatitis
C) Lebermetastase
D) Pankreaskopfkarzinom
E) Gallensteine

Frage 190
Eine Broteinheit ist

A) 1 Brötchen
B) 12 g Kohlenhydrate
C) 50 g Kohlenhydrate
D) 1 Brot, 500 g
E) eine Scheibe Brot

Frage 191
Typische Komplikationen des Diabetes mellitus ist/sind:

1) Atherosklerose
2) Polyneuropathie
3) Nephropathie
4) Osteoporose
5) Retinopathie

A) nur 1 und 3 sind richtig
B) nur 1, 3 und 5 sind richtig
C) nur 2, 4 und 5 sind richtig
D) nur 1, 2, 3 und 5 sind richtig
E) 1-5, alle sind richtig

Frage 192
Welches Gelenk wird bei der Arthritis urica (Gicht) am ehesten befallen?

A) Kniegelenk
B) Schultergelenk
C) Sprunggelenk
D) Großzehengrundgelenk
E) Hand

Frage 193
Welche Faktoren begünstigen einen Diabetes mellitus?

1) Übergewicht
2) Vererbung
3) Cushing-Syndrom
4) vermehrter Alkoholgenuss
5) Bewegungsarmut

A) nur 1 und 5 sind richtig
B) nur 1, 2 und 3 sind richtig
C) nur 2, 3 und 4 sind richtig
D) 1, 2, 3 und 5 sind richtig
E) 1-5, alle sind richtig

Frage 194
Welche Krankheit werden in der Regel nicht durch Überernährung begünstigt?

A) Diabetes mellitus
B) Gicht
C) Ulcus ventriculi
D) Hypertonie
E) Hüftgelenksarthrose

Frage 195
Die sog. Kussmaul-Atmung kommt typischerweise vor bei:

A) hyperglykämischem Koma
B) hypoglykämischem Koma
C) schwerer Hirnschädigung
D) nach körperlicher Anstrengung
E) Hyperventilation

Frage 196
Zu den Symptomen der akuten Poststreptokokken-Glomerulonephritis gehört/gehören

1) Hypertonie
2) Hämaturie
3) Proteinurie
4) Zylinder im Harn
5) Nitrit im Harn erhöht

A) nur 2 und 3 sind richtig
B) nur 2 und 5 sind richtig
C) nur 1, 2 und 3 sind richtig
D) nur 1, 2, 3 und 4 sind richtig
E) 1-5, alle sind richtig

Frage 197
Eine 50-jährige Frau hat krampfartige wellenförmige Schmerzen, die vom Rücken ins Genitale ziehen, außerdem Übelkeit, Erbrechen, Stuhl- und Windverhalt. Welches Krankheitsbild ist das wahrscheinlichste?

A) Nierenkolik
B) Gebärmutterentzündung
C) Zystitis
D) Bandscheibenvorfall
E) Gallenkolik

Frage 198
Wo wird das Parathormon gebildet?

A) Schilddrüse
B) Nebenschilddrüse
C) Nebennierenrinde
D) Bauchspeicheldrüse
E) Niere

Frage 199
Die Nebennierenrinde bildet in der mittleren Schicht:

A) Mineralkortikoide (z. B. Aldosteron)
B) Erythropoetin
C) Katecholamine (z. B. Adrenalin, Noradrenalin)
D) Androgene
E) Glukokortikoide (z. B. Kortisol)

Frage 200
Welches Symptom ist untypisch für das Krankheitsbild der Hypothyreose?

A) Kälteempfindlichkeit
B) feuchte Haut
C) Heiserkeit
D) verlangsamte Reflexe
E) Obstipation

Frage 201
Ein Phäochromozytom ist ein Tumor

A) der Nebennierenrinde
B) der Niere
C) der Schilddrüse
D) des Nebennierenmarks
E) der Bauchspeicheldrüse

Frage 202
Zu den Symptomen des M. Addison gehören:

1) Abfall des Kortisolspiegels im Blut
2) arterielle Hypotonie
3) Pigmentierung der Haut und der Schleimhäute
4) Hyperglykämie
5) Stammfettsucht

A) nur 1 und 3 sind richtig
B) nur 2 und 5 sind richtig
C) nur 1, 2 und 3 sind richtig
D) nur 1, 3 und 4 sind richtig
E) 1-5, alle sind richtig

Frage 203
Welche Aussage zur rheumatischen Arthritis trifft/treffen zu?

1) Morgensteifigkeit der Gelenke
2) subkutane Knoten
3) symmetrischer Gelenkbefall
4) Schwellung der Fingerendgelenke
5) Anlaufschmerz

A) nur 1, 2 und 5 sind richtig
B) nur 2, 3 und 4 sind richtig
C) nur 1, 2 und 3 sind richtig
D) nur 2, 3, 4 und 5 sind richtig
E) 1-5, alle sind richtig

Frage 204
Welches Gelenk muss nach stattgefundenem Trauma besonders schell wieder mobilisiert werden?

A) Handgelenk
B) Sprunggelenk
C) Daumengrundgelenk
D) Kniegelenk
E) Schultergelenk

Frage 205
Welche Aussage zum M. Bechterew ist richtig?

A) Es besteht Beschwerdefreiheit.
B) Es erkranken vor allem Frauen, bevorzugt zwischen 15-45 Jahren.
C) Die Krankheit kommt in der Regel nach 5-6 Jahren zum Stillstand.
D) Der M. Bechterew befällt die Iliosakralgelenke.
E) Die Versteifung der Wirbelsäule ist nur durch intensive Krankengymnastik reversibel.

Frage 206
Welche Ursachen begünstigen eine Osteoporose?

1) Mangelernährung
2) Übergewicht
3) M. Cushing
4) Klimakterium
5) Inaktivität

A) nur 4 und 5 sind richtig
B) nur 1, 3 und 4 sind richtig
C) nur 3, 4 und 5 sind richtig
D) nur 1, 3, 4 und 5 sind richtig
E) 1-5, alle sind richtig

Frage 207
Wann tritt der typische Anlaufschmerz auf?

A) im akuten Schub einer rheumatoiden Arthritis
B) bei Arthrose
C) bei M. Bechterew
D) bei einer Polyarthritis
E) bei einer Infektarthritis

Frage 208
Ein sicheres Frakturzeichen ist:

A) Crepitatio
B) Schmerzen in Ruhe und bei Bewegung
C) abnorme Beweglichkeit
D) Schwellung
E) Hämatom

Frage 209
Was sind sichere Zeichen einer Fraktur?

1) Hämatom
2) Crepitatio
3) abnorme Beweglichkeit
4) Schwellung
5) Schmerz

A) nur 1 und 2 sind richtig
B) nur 2 und 3 sind richtig
C) nur 1, 2 und 3 sind richtig
D) nur 2, 3 und 5 sind richtig
E) 1-5, alle sind richtig

Frage 210
Das sog. Brillenhämatom ist ein Symptom für

A) Gehirnerschütterung
B) Schädelbasisbruch
C) Schlägerei unter Brillenträgern
D) typische Sportverletzung
E) Gesichtsprellung

Frage 211
Welche Aussagen zum vegetativen Nervensystem sind richtig?

1) Der Parasympathikus steuert die quer gestreifte Muskulatur.
2) Der Parasympathikus ist unwillkürlich.
3) Das vegetative Nervensystem steuert die Magensaftproduktion.
4) Der Sympathikus ist verantwortlich für den Geruchssinn.
5) Das vegetative Nervensystem wird in Sympathikus und Parasympathikus eingeteilt.

A) nur 3 ist richtig
B) nur 1 und 3 sind richtig
C) nur 1, 2 und 3 sind richtig
D) nur 2, 3 und 5 sind richtig
E) 1-5, alle sind richtig

Frage 212
Das Atemzentrum befindet sich im

A) verlängerten Rückenmark
B) Großhirn
C) Kleinhirn
D) Solarplexus
E) Lungenhilum

Frage 213
Welche Aussage zur Epilepsie ist richtig?

A) generalisierte Muskelatonie
B) Aura, Krämpfe, Harnabgang
C) Nystagmus
D) schwere Depression
E) auf eine Körperhälfte begrenzte Muskelzuckungen

Frage 214

Ein 60-jähriger Mann klagt über Gliederzittern vor allem in Ruhe. Bei Bewegung verschwinde dieses Zittern wieder. Auffällig sind bei dem Patienten eine monotone, leise Stimme, ein starr wirkendes Gesicht und ein kleinschrittiges Gangbild mit vornübergebeugtem Oberkörper. Die Verdachtsdiagnose lautet:

A) Multiple Sklerose
B) Morbus Parkinson
C) Alterszittern
D) Schilddrüsenüberfunktion
E) Lebererkrankung

Frage 215
Exogene Psychose

1) ist im Ausland erworben
2) Drogen können ein auslösender Faktor sein
3) zeigt Wahnvorstellungen
4) Psychotherapie ist immer notwendig
5) hirnorganische Schädigung

A) nur 3 und 4 sind richtig
B) nur 2 und 5 sind richtig
C) nur 2, 3 und 5 sind richtig
D) 2, 3, 4 und 5 sind richtig
E) 1-5, alle sind richtig

Frage 216
Welche Aussagen zur Manie sind richtig?

1) fehlende Krankheitseinsicht
2) vermehrtes Schlafbedürfnis
3) oft vermehrtes Redebedürfnis.
4) übersteigertes Selbstwertgefühl
5) gesteigerter Antrieb

A) nur 1, 2 und 3 sind richtig
B) nur 2, 3 und 4 sind richtig
C) nur 1, 2 und 4 sind richtig
D) nur 1, 3, 4 und 5 sind richtig
E) 1-5, alle sind richtig

Frage 217
Kein typisches Zeichen einer Sinusitis ist:

A) Eiterstraßen an der Rachenhinterwand
B) Kopfschmerzen, die sich beim Bücken verschlimmern
C) Enophthalmus
D) Geschmacksstörungen
E) Riechstörungen

Frage 218
Bei welchen der folgenden Krankheiten findet sich eine Angina tonsillaris?

1) Mumps
2) Pfeiffer-Drüsenfieber
3) Masern
4) Windpocken
5) Diphtherie

A) nur 2 ist richtig
B) nur 2 und 5 sind richtig
C) nur 1, 2 und 5 sind richtig
D) nur 1, 2 und 4 sind richtig
E) nur 2, 3 und 5 sind richtig

Frage 219
Welche Aussage zum Glaukom trifft nicht zu?

A) Es zeigt eine Engstellung der Pupillen (Miosis).
B) Es geht mit einem erhöhten Augeninnendruck einher.
C) Es werden farbige Lichter um Lichtquellen herum gesehen.
D) Das Auge fühlt sich bei der Palpation hart an.
E) Es geht häufig mit Kopfschmerzen einher.

Frage 220
Für das Basaliom trifft zu:

A) Es metastasiert schnell.
B) Es wuchert in Nebengewebe und sollte deshalb entfernt werden.
C) Es ist gutartig und muss nicht entfernt werden.
D) Mit Ausnahme des Ohrmuschel-Basalioms metastasiert es nicht.
E) Ein multiples Auftreten ist nicht möglich.

Frage 221
Ein Patient klagt über Juckreiz am ganzen Körper. Welche Ursachen kommen dafür in Frage?

1) Lebererkrankung
2) Lebensmittelallergie
3) Neurodermitis
4) Krätze
5) Psychisch bedingt

A) nur 2 und 4 sind richtig
B) nur 1, 3 und 4 sind richtig
C) nur 3, 4 und 5 sind richtig
D) nur 1, 2, 4 und 5 sind richtig
E) 1-5, alle sind richtig

Frage 222
Welche der folgenden Erkrankungen können nicht von Mensch zu Mensch übertragen werden?

1) Botulismus
2) Cholera
3) Tetanus
4) Hepatitis B
5) Malaria

A) nur 1 und 3 ist richtig
B) nur 3 und 5 sind richtig
C) nur 1, 3 und 5 sind richtig
D) nur 2, 4 und 5 sind richtig
E) nur 3, 4 und 5 sind richtig

Frage 223
Eine Epidemie

A) ist weder zeitlich noch örtlich begrenzt
B) ist zeitlich begrenzt, nicht örtlich begrenzt
C) ist örtlich begrenzt, nicht zeitlich begrenzt
D) ist sowohl zeitlich als auch örtlich begrenzt
E) ist die Ausbreitung einer Seuche über Länder und Kontinente hinweg

Frage 224
Welche Krankheit wird nicht durch Tröpfcheninfektion übertragen?

1) Masern
2) Diphtherie
3) Gasbrand
4) Röteln
5) Leptospirose

A) nur 1 und 4 sind richtig
B) nur 3 und 5 sind richtig
C) nur 1, 3 und 5 sind richtig
D) nur 2, 3 und 4 sind richtig
E) 1-5, alle sind richtig

Frage 225
Welche Erkrankungen werden durch kontaminiertes Wasser verursacht?

1) Cholera
2) Poliomyelitis
3) Typhus abdominalis
4) Hepatitis A
5) Shigellenruhr

A) nur 1, 2 und 3 sind richtig
B) nur 1, 3 und 4 sind richtig
C) nur 2, 3 und 4 sind richtig
D) nur 1, 3, 4 und 5 sind richtig
E) 1-5, alle sind richtig

Frage 226
Bei welcher Infektionskrankheit wird keine Impfung empfohlen?

A) Diphtherie
B) Scharlach
C) Masern
D) Poliomyelitis
E) Mumps

Frage 227
Auf welche typischen Komplikationen ist die Mutter eines an Mumps erkrankten 14-jährigen Jungen hinzuweisen?

1) Orchitis
2) Otitis media
3) Meningitis
4) Pneumonie
5) Pankreatitis

A) nur 1 und 5 sind richtig
B) nur 2, 3 und 4 sind richtig
C) nur 1, 3 und 5 sind richtig
D) nur 1, 2, 4 und 5 sind richtig
E) 1-5, alle sind richtig

Frage 228
Eine HIV-Infektion ist - nach heutigem Kenntnisstand - möglich durch

1) Geschlechtsverkehr
2) Händeschütteln
3) Blutübertragung
4) infizierte Kanülen
5) von der Mutter auf das Kind

A) nur 1, 3 und 4 sind richtig
B) nur 1, 3 und 5 sind richtig
C) nur 2, 4 und 5 sind richtig
D) nur 1, 3, 4 und 5 sind richtig
E) 1-5, alle sind richtig

Frage 229
Für eine Hepatitis B trifft zu:

1) Inkubationszeit bis 6 Monate
2) Hepatitis-B-Viren sind im Stuhl bereits während der Inkubationszeit nachweisbar
3) wird typischerweise durch Schmierinfektion verursacht
4) kann Krebs auslösen
5) kann chronisch werden

A) nur 1 und 4 sind richtig
B) nur 3 und 5 sind richtig
C) nur 1, 4 und 5 sind richtig
D) nur 2, 3 und 5 sind richtig
E) 1-5, alle sind richtig

Frage 230
Für die Masern trifft zu

1) Masern hinterlassen normalerweise eine lebenslange Immunität.
2) Die Infektion geschieht durch Tröpfcheninfektion.
3) Die Impfung wird vor allem angeraten wegen der Komplikationen Masernenzephalitis und Masernpneumonie.
4) Eine sehr seltene Komplikation ist die SSPE (subakute sklerosierende Panenzephalitis).

A) nur 1 und 3 sind richtig
B) nur 2 und 3 sind richtig
C) nur 1, 3 und 4 sind richtig
D) nur 2, 3 und 4 sind richtig
E) 1-4, alle sind richtig

Frage 231
Welche der folgenden Infektionskrankheiten hat die längste Inkubationszeit?

A) Botulismus
B) Tollwut
C) Cholera
D) Tetanus
E) Diphtherie

Frage 232
Was ist die gefürchtetste Komplikation einer Virusgrippe (Influenza)?

A) Pneumonie
B) Lungenembolie
C) Enzephalitis
D) Meningitis
E) Sepsis

Frage 233
16-jährige Patientin mit Fieber, Abgeschlagenheit, geschwollene Kieferwinkel-Lymphknoten, tastbarer Milz und einem typischen Blutbild. Welche Diagnose ist die wahrscheinlichste?

A) Mononukleose
B) Masern
C) Mumps
D) Diphtherie
E) Windpocken

Frage 234
2 Wochen nach einem Thailand-Urlaub bekommt ein Patient plötzlich Kopfschmerzen, Fieber, Diarrhoe. Zunächst Besserung der Beschwerden, dann erneuter Fieberanstieg nach 7 Tagen. Heute kommt er mit Lähmungserscheinungen am rechten Bein.
Welche der hier aufgelisteten Diagnosen ist die wahrscheinlichste?

A) Amöbenruhr
B) HIV-Infektion
C) Poliomyelitis
D) Malaria
E) Hepatitis

Frage 235
Was trifft für die Tuberkulose zu?

1) verläuft in mehreren Stadien
2) befällt ausschließlich die Lungen
3) verursacht eine Gewebsnekrose
4) hat Abgeschlagenheit und Nachtschweiß als Symptom
5) kann auch andere Organe (z. B. Niere) befallen

A) nur 1 und 3 sind richtig
B) nur 2 und 3 sind richtig
C) nur 1, 2 und 3 sind richtig
D) nur 1, 2, 3 und 4 sind richtig
E) nur 1, 3, 4 und 5 sind richtig

Frage 236
Kind mit Fieber, abwischbarem Tonsillenbelag, Exanthem am ganzen Körper, außer Mund-Kinn-Dreieck.
Welches Krankheitsbild ist das wahrscheinlichste?

A) Röteln
B) Masern
C) Diphtherie
D) Soor
E) Scharlach

Frage 237
5-jähriges Kind, blutende, grau-weißliche Beläge auf den Tonsillen, süßlicher Geruch. An welches Krankheitsbild denken Sie zunächst?

A) Diphtherie
B) Scharlach
C) Mononukleose
D) akute lymphatische Leukämie
E) Streptokokken-Angina

Frage 238
Welche Injektionsart bzw. welches Diagnoseverfahren ist bei einem Cumarin-behandelten Patienten kontraindiziert?

1) intramuskulär
2) Blutabnahme
3) intrakutan
4) intravenös
5) Sonografie

A) nur 1 ist richtig
B) nur 1, 2 und 4 sind richtig
C) nur 1, 3 und 4 sind richtig
D) nur 2, 3 und 4 sind richtig
E) 1-5, alle sind richtig

Frage 239
Welches ist der Normalwert des Nüchternblutzuckers (mg/dl)?

A) 35-45
B) 70-100
C) 70-160
D) 100-180
E) 150-180

Frage 240
Wie ist das Verhältnis von Beatmung und Herzdruckmassage bei zwei Helfern (Reanimation, Zwei-Helfer-Methode)?

A) 1:15
B) 2:15
C) 1:8
D) 1:10
E) 1:5

Frage 241
Symptome eines Hitzschlages (rotes Stadium) sind:

1) trockene Haut
2) schweißige Haut
3) Bewusstseinstrübung
4) Pulsbeschleunigung
5) blasse Haut

A) nur 5 ist richtig
B) nur 1 und 4 sind richtig
C) nur 2 und 4 sind richtig
D) nur 1, 3 und 5 sind richtig
E) nur 1, 3, 4 und 5 sind richtig

Frage 242
Wie sterilisieren Sie Ihre Instrumente (Pinzetten, Scheren usw.)?

A) 30 min kochen
B) Dampfsterilisation (120°C, 30 min)
C) Einlegen in Desinfektionslösung
D) Bestrahlung mit UV-Licht
E) Heißluft 120°C, 30 min

FRAGEN MC 4

Frage 243
Beim Herzinfarkt treffen folgende Aussagen zu:

1) Es entsteht eine Herzmuskelnekrose (Untergang von Herzmuskelzellen) durch unzureichende Sauerstoffversorgung).
2) Es kann ein klinisch stummer Verlauf vorkommen.
3) Die Schmerzen sind stets stärker als beim Angina-pectoris-Anfall.
4) Nitropräparate führen meist zu einer schnellen Beseitigung der Symptomatik.
5) Es können lebensbedrohliche Herzrhythmusstörungen auftreten

A) nur 1, 2 und 3 sind richtig
B) nur 3, 4 und 5 sind richtig
C) nur 2, 3 und 5 sind richtig
D) nur 1, 2 und 5 sind richtig
E) 1-5, alle sind richtig

Frage 244
Welche Aussagen zu den Tätigkeit des Heilpraktikers sind richtig?

1) Er darf Atteste und Bescheinigungen ausstellen.
2) Er darf übertragbare Krankheiten, die in den §§6, 7 und 34 des Infektionsschutzgesetzes genannt sind behandeln.
3) Er darf eine Beratung zur Kariesprophylaxe durchführen.
4) Die Untersuchung der primären Geschlechtsorgane ist dem Heilpraktiker grundsätzlich verboten.
5) Die Durchführung von Injektionen ist dem Heilpraktiker erlaubt.

A) nur 1 ist richtig
B) nur 2 ist richtig
C) nur 3 und 5 sind richtig
D) nur 1, 3 und 5 sind richtig
E) 1-5, alle sind richtig

Frage 245
Wie viele Leukozyten sind in 1 ml Blut enthalten?

A) weniger als 1000
B) 1000 - 1500
C) 4000-8000
D) 150000-200000
E) 3-5 Millionen

Frage 246
Was versteht man unter Hämatokrit?

A) Verhältnis von Zellvolumen zu Blutvolumen
B) Verhältnis von Zellvolumen zu Plasmavolumen
C) Verhältnis von Zellgewicht zu Plasmagewicht
D) Verhältnis von roten Blutkörperchen zu weißen Blutkörperchen im Venenblut
E) Verhältnis von roten Blutkörperchen zu Thrombozyten im Venenblut

Frage 247
Eine Eisenmangelanämie kann entstehen durch

1) falsche Ernährung
2) chronische Blutungen
3) Bildungsstörung der Erythrozyten
4) Resorptionsstörungen
5) Sichelzellanämie

A) nur 2 und 4 sind richtig
B) nur 2 und 5 sind richtig
C) nur 1, 2 und 3 sind richtig
D) nur 1, 2 und 4 sind richtig
E) nur 3, 4 und 5 sind richtig

Frage 248
1. Ein therapeutischer Aderlass kann bei Polyglobulie infolge von chronisch obstruktiver Bronchitis indiziert sein,
<u>weil</u>
2. es durch einen Aderlass zu einer Verbesserung der Sauerstoffversorgung im Körper kommen kann.

A) Aussage 1 richtig, Aussage 2 richtig, Verknüpfung richtig
B) Aussage 1 richtig, Aussage 2 richtig, Verknüpfung falsch
C) Aussage 1 richtig, Aussage 2 falsch
D) Aussage 1 falsch, Aussage 2 richtig
E) Aussage 1 falsch, Aussage 2 falsch

Frage 249
Welches Vitamin ist wichtig für die Bildung von Gerinnungsfaktoren?

A) Vitamin A
B) Vitamin B
C) Vitamin C
D) Vitamin E
E) Vitamin K

Frage 250
Ein Cumarin pflichtiger Patient (Quick 20 %) kommt zu Ihnen in die Praxis mit einer Ampulle Vitamin B12, die er rezeptfrei in der Apotheke erhalten hat. Er bittet Sie um eine i. m. Injektion. Was tun Sie?

Sie können diesem Patienten das Arzneimittel gefahrlos intramuskulär injizieren,
weil
sie als Heilpraktiker Injektionen verabreichen dürfen.

A) Aussage 1 richtig, Aussage 2 richtig, Verknüpfung richtig
B) Aussage 1 richtig, Aussage 2 richtig, Verknüpfung falsch
C) Aussage 1 richtig, Aussage 2 falsch
D) Aussage 1 falsch, Aussage 2 richtig
E) Aussage 1 falsch, Aussage 2 falsch

Frage 251
In welchem Teil des Reizleitungssystems des Herzens entsteht normalerweise die Erregung der Herzmuskulatur?

A) Sinusknoten
B) AV-Knoten
C) His' sches Bündel
D) Purkinje-Fasern
E) Herzmuskelzellen

Frage 252
Dem Saunabesuch eines älteren Menschen kann am ehesten zugestimmt werden bei

A) Linksherzinsuffizienz mit Rückstau in die Lunge
B) Angina pectoris in Ruhe
C) Herzinfarkt vor 1 Jahr; seither beschwerdefrei
D) chronischem Cor pulmonale
E) Aortenklappenstenose mit Synkopen

Frage 253
Eine ältere Patientin klagt bei Ihnen über nächtliche Atemnot, Husten und nächtliches Wasserlassen. Auch brauche Sie mehrere Kissen zum Schlafen. Auskultatorisch feuchte Rasselgeräusche über beiden Lungen. Welche Diagnose ist die wahrscheinlichste?

A) Rechtsherzinsuffizienz
B) Lungenödem
C) Linksherzinsuffizienz mit Rückstau in die Lunge
D) Angina-pectoris-Anfälle
E) Lungenemphysem

Frage 254
Beinödeme können entstehen durch

1) Rechtsherzinsuffizienz
2) Hypothyreose
3) Leberzirrhose
4) Eiweißmangelernährung
5) Nierenerkrankungen

A) nur 1 und 5 sind richtig
B) nur 3 und 5 sind richtig
C) nur 1, 3 und 5 sind richtig
D) nur 1, 3, 4 und 5 sind richtig
E) 1-5, alle sind richtig

Frage 255
Wie viele Tropfen einer wässrigen Lösung ergeben 1 ml?

A) 10-15 Tropfen
B) 20-25 Tropfen
C) 30-35 Tropfen
D) 40-50 Tropfen
E) 70-80 Tropfen

Frage 256
70-jährige Patientin, 'digitalispflichtig', kommt in die Praxis. Welche Symptome passen zu einer Digitalisüberdosierung?

1) Übelkeit und Erbrechen
2) Farbensehen
3) Verwirrtheit
4) unregelmäßiger Herzschlag
5) Atemnot

A) nur 1 und 2 sind richtig
B) nur 1, 3 und 4 sind richtig
C) nur 2, 3 und 4 sind richtig
D) nur 1, 2, 3 und 4 sind richtig
E) 1-5, alle sind richtig

Frage 257
Zu den Risikofaktoren der Arteriosklerose gehören:

1) Diabetes mellitus
2) Hyperthyreose (Schilddrüsenüberfunktion)
3) Pfortaderhochdruck
4) Nikotinabusus (Nikotinmissbrauch)
5) Diabetes insipidus

A) nur 1 und 2 sind richtig
B) nur 1 und 4 sind richtig
C) nur 1, 2 und 4 sind richtig
D) nur 1, 3 und 4 sind richtig
E) 1-5, alle sind richtig

Frage 258
Der Schellong-Test ist ein Verfahren zur Funktionsprüfung

A) der Herzleistung
B) der Kreislaufregulation
C) der Vitamin-B12-Resorption im Darm
D) der Lagereaktion beim Säugling
E) der Wirbelsäulenbeweglichkeit

Frage 259
Ordnen Sie der reinen Aortenklappeninsuffizienz (Schließunfähigkeit der Aortenklappen) den charakteristischen Auskultationsbefund zu!

A) Systolisches Spindel- bzw. Bandgeräusch
B) Diastolisches Decrescendogeräusch (abschwellendes Geräusch)
C) Systolisches Decrescendogeräusch
D) Systolisches Intervallgeräusch
E) Systolisch-diastolisches Spindelgeräusch

Frage 260
Klinische Zeichen der schweren Lungenembolie sind:

1) Dyspnoe (Atemnot), Tachypnoe (beschleunigtes Atmen)
2) Husten
3) Tachykardie (schneller Herzschlag)
4) Thoraxschmerzen
5) Blutdruckanstieg

A) nur 1 ist richtig
B) nur 1, 2 und 4 sind richtig
C) nur 1, 3 und 4 sind richtig
D) nur 1, 2, 3 und 4 sind richtig
E) 1-5, alle sind richtig

Frage 261
Wann herrscht nach WHO-Kriterien ein Bluthochdruck?

1) 120/90
2) 130/95
3) 140/90
4) 160/95
5) 180/85

A) nur 2 und 5 sind richtig
B) nur 4 und 5 sind richtig
C) nur 2, 4 und 5 sind richtig
D) nur 2, 3 und 4 sind richtig
E) 1-5, alle sind richtig

Frage 262
Wie verhalten Sie sich bei einer starken venösen Blutung einer Extremität?

A) Abbinden des betroffenen Gliedes bis zur Höchstdauer von 120 Minuten
B) Gabe von blutstillenden Medikamenten intravenös
C) Druckverband und Hochlagern
D) Abklemmen der blutenden Gefäße
E) Anbringen einer Gefäßklemme

Frage 263
Welche Symptome sind typisch für einen akuten Arterienverschluss?

1) rote und heiße Extremität
2) starke Schmerzen
3) blasse und kühle Extremität
4) keine tastbaren Pulse nach der Verschlussstelle
5) bläulich-livide Verfärbung

A) nur 1 und 2 sind richtig
B) nur 1, 2 und 4 sind richtig
C) nur 2, 3 und 4 sind richtig
D) nur 1, 2, 4 und 5 sind richtig
E) 1-5, alle sind richtig

Frage 264
Bei welcher Erkrankung kann eine Lungenentzündung entstehen?

1) Ornithose
2) Influenza / Virusgrippe
3) Q-Fieber
4) Legionärskrankheit
5) AIDS

A) nur 1 und 2 sind richtig
B) nur 1, 2 und 4 sind richtig
C) nur 2, 3 und 4 sind richtig
D) nur 1, 2, 3 und 4 sind richtig
E) 1-5, alle sind richtig

Frage 265
Bei den meisten obstruktiven (verstopfenden, verlegenden) Atemwegserkrankungen ist bei der klinischen Untersuchung des Thorax nachweisbar:

A) Verstärkte Bronchophonie
B) Verlängertes Inspirium
C) Beidseitige Dämpfung
D) Giemen, Pfeifen, Brummen
E) Bronchialatmen

Frage 266
Schwangeren sollte prophylaktisch hochdosiert Vitamin A gegeben werden,
<u>weil</u>
Vitamin A in sehr hohen Dosen den Fetus vor Schäden bewahren kann (antiteratogene Wirkung).

A) Aussage 1 richtig, Aussage 2 richtig, Verknüpfung richtig
B) Aussage 1 richtig, Aussage 2 richtig, Verknüpfung falsch
C) Aussage 1 richtig, Aussage 2 falsch
D) Aussage 1 falsch, Aussage 2 richtig
E) Aussage 1 falsch, Aussage 2 falsch

Frage 267
Mit welcher klinischen Untersuchung erhärten Sie den Verdacht auf eine Appendizitis?

1) Temperaturmessung
2) Palpation der Bauchdecke
3) manuelle Austastung des Enddarms
4) Bestimmung der Leukozytenzahl
5) Messung des Bauchumfanges

A) nur 1, 2 und 3 sind richtig
B) nur 1, 3 und 4 sind richtig
C) nur 1, 2, 3 und 4 sind richtig
D) nur 2, 3, 4 und 5 sind richtig
E) 1-5, alle sind richtig

Frage 268
Im Frühstadium des Magenkarzinoms ('early cancer') findet man meist:

A) Gewichtsabnahme
B) Beschleunigte BKS
C) Bohrende Schmerzen im Epigastrium
D) Teerstühle
E) Keine oder kaum klinische Symptome

Frage 269
Sprue oder Zöliakie

1) entsteht durch allergische Reaktion auf Getreideeiweiß (Gluten).
2) Erkrankte können sich mit Mais- und Reismehlprodukten glutenfrei ernähren.
3) Erkrankte können sich mit Kartoffeln u. Sojaprodukten glutenfrei ernähren.
4) Die Aufnahme fettlöslicher Vitamine ist gestört.
5) ist gekennzeichnet durch übelriechende Fettstühle.

A) nur 1, 2 und 3 sind richtig
B) nur 1, 3 und 4 sind richtig
C) nur 1, 2, 3 und 4 sind richtig
D) nur 2, 3, 4 und 5 sind richtig
E) 1-5, alle sind richtig

Frage 270
Älterer Patient mit chronischer Obstipation, klagt plötzlich über Blähungen Aufstoßen, Übelkeit, Erbrechen, Stuhl- und Windverhalt; bei der Auskultation ist die Bauchaorta zu hören, sonst keine Darmgeräusche. Welche Diagnose stellen Sie?

A) paralytischer Ileus
B) Peritonitis
C) chronische Magenschleimhautentzündung
D) chronische Bauchspeicheldrüsenentzündung
E) Reizkolon

Frage 271
Blutungen aus den oberen Verdauungswegen zeigen sich typischerweise im Stuhl:

A) als hellrotes Blut
B) als Blutgerinnsel
C) als dunkles (teerfarbenes) Blut
D) durch Hellverfärbung des Stuhls
E) Diese Blutungen können im Stuhl nicht wahrgenommen werden

Frage 272
Ein Stein verschließt den Ductus cysticus. Welche Auswirkungen entstehen am ehesten?

A) Ikterus
B) Anstieg der Gallensäuren
C) dunkler Urin
D) kolikartige Schmerzen im rechten Oberbauch
E) weißer (acholischer) Stuhl

Frage 273
Welche Symptome erwarten Sie bei einer chronischen Pankreatitis?

1) Fettstühle
2) diabetische Stoffwechsellage
3) starke Oberbauchschmerzen
4) Bauchzeichung der oberflächlichen Venen
5) Alkoholabusus

A) nur 1, 2 und 3 sind richtig
B) nur 1, 2 und 4 sind richtig
C) nur 2, 3 und 4 sind richtig
D) nur 1, 2, 3 und 5 sind richtig
E) 1-5, alle sind richtig

Frage 274
An welche Erkrankung müssen Sie denken, wenn es bei einem Patienten zur schmerzlosen Schwellung der Gallenblase und zu einer schmerzlosen Gelbsucht kommt, jedoch nie über Koliken geklagt wird?

A) Störung im Rahmen des Bilirubinabbaus
B) Gallensteine
C) Hepatitis B
D) Alkoholmissbrauch
E) Pankreaskopf-Karzinom

Frage 275
Welche Nahrungs- bzw. Genussmittel sollten Gichtkranke weitgehend meiden?

A) Teigwaren
B) Innereien
C) alkoholische Getränke
D) Fleisch und Fisch
E) Milch und naturbelassene Milchprodukte

Frage 276
Diabetes mellitus kann zu einer Gefühlsstörung der Beine führen,
weil
die Nervenzellen durch die Zuckerkrankheit geschädigt werden können.

A) Aussage 1 richtig, Aussage 2 richtig, Verknüpfung richtig
B) Aussage 1 richtig, Aussage 2 richtig, Verknüpfung falsch
C) Aussage 1 richtig, Aussage 2 falsch
D) Aussage 1 falsch, Aussage 2 richtig
E) Aussage 1 falsch, Aussage 2 falsch

Frage 277
Ein Ihnen bekannter insulinpflichtiger Diabetiker bricht in Ihrer Praxis bewusstlos zusammen. Was tun Sie?

1) Rückenlage (Patient in Rückenlage bringen bis der Notarzt eintrifft)
2) Glukose i. v.
3) Zuckerlösung zu trinken geben
4) das vom Patienten mitgebrachte Insulin spritzen
5) Venenzugang (Venenverweilkanüle) legen

A) nur 1 ist richtig
B) nur 3 ist richtig
C) nur 4 ist richtig
D) nur 1 und 4 sind richtig
E) nur 2 und 5 sind richtig

Frage 278
Welche Symptome treten typischerweise beim nephrotischen Syndrom auf?

1) Ödeme
2) große Proteinurie (> 3g/Tag)
3) Anämie
4) erniedrigter Bluteiweißspiegel (Hypoproteinämie)
5) erhöhte Blutfettwerte (Hyperlipidämie)

A) nur 1, 2 und 3 sind richtig
B) nur 1, 2 und 4 sind richtig
C) nur 1, 2, 4 und 5 sind richtig
D) nur 2, 3, 4 und 5 sind richtig
E) 1-5, alle sind richtig

Frage 279
Wie sind die Symptome bei Kaliummangel (z. B. durch Diuretika)?

1) Herzrhythmusstörungen
2) Muskelschwäche
3) Verstopfung (Obstipation)
4) gesteigerte Reflexe

A) nur 1 ist richtig
B) nur 2 und 3 sind richtig
C) nur 1, 2 und 3 sind richtig
D) nur 2, 3 und 4 sind richtig
E) 1-4, alle sind richtig

Frage 280
Welche Symptome treten typischerweise bei einer akuten Pyelonephritis auf?

1) Flankenschmerz
2) Schwellung im Gesicht
3) Fieber, evtl. Schüttelfrost
4) starke Proteinurie
5) Leukozyturie

A) nur 1 und 5 sind richtig
B) nur 1, 3 und 5 sind richtig
C) nur 1, 2, 3 und 4 sind richtig
D) nur 1, 2, 3 und 5 sind richtig
E) 1-5, alle sind richtig

Frage 281
Auf welche Vorgänge im Körper nimmt die Niere hormonell Einfluss?

1) Darmmotilität
2) Erythrozytenbildung
3) Blutdruck
4) Galleproduktion
5) Kalziumhaushalt

A) nur 2 ist richtig
B) nur 2 und 3 sind richtig
C) nur 2 und 5 sind richtig
D) nur 2, 3 und 5 sind richtig
E) 1-5, alle sind richtig

Frage 282
Folgende Symptome lassen auf eine Hyperthyreose schließen:

1) Tremor (Zittern) der Hände
2) Bradykardie (langsame Herztätigkeit, unter 55 Schläge pro Minute)
3) Raue Stimme
4) Kühle, trockene Haut
5) Schweißneigung

A) nur 1 und 5 sind richtig
B) nur 2 und 4 sind richtig
C) nur 1, 2 und 4 sind richtig
D) nur 1, 3 und 5 sind richtig
E) 1-5, alle sind richtig

Frage 283
Welche Auswirkungen hat eine Überfunktion der Nebenschilddrüse?

1) Krämpfe
2) Nierensteine
3) Linsentrübung
4) Missempfindungen
5) Haar- und Nagelwuchsstörungen

A) nur 2 ist richtig
B) nur 1, 2 und 4 sind richtig
C) nur 2, 3 und 4 sind richtig
D) nur 1, 2, 3 und 4 sind richtig
E) 1-5, alle sind richtig

Frage 284
Mögliche Komplikationen eines offenen Knochenbruchs sind

1) Fettembolie
2) Nervenverletzung
3) Gefäßverletzung
4) infektiöse Osteomyelitis
5) Arthrose als Spätfolge, wenn Gelenkflächen betroffen sind

A) nur 1 und 2 sind richtig
B) nur 1, 2 und 4 sind richtig
C) nur 2, 3 und 4 sind richtig
D) nur 1, 2, 3 und 4 sind richtig
E) 1-5, alle sind richtig

Frage 285
Ein 25-jähriger Mann mit nächtlichen Rückenschmerzen, Augenbeschwerden (Iridozyklitis), Fersenschmerzen, Versteifung an den Iliosakralgelenken und allgemeinem Steifheitsgefühl in der Wirbelsäule kommt zu Ihnen.
An welche Krankheit denken Sie zuerst?

A) M. Scheuermann
B) M. Bechterew
C) Wirbelgleiten
D) Bandscheibenvorfall
E) Osteoporose

Frage 286
Was sind sichere Zeichen einer Fraktur?

1) Hämatom
2) Crepitatio
3) abnorme Beweglichkeit
4) Schwellung
5) Schmerz

A) nur 1 und 2 sind richtig
B) nur 2 und 3 sind richtig
C) nur 1, 2 und 3 sind richtig
D) nur 2, 3 und 5 sind richtig
E) 1-5, alle sind richtig

Frage 287
Das sog. Brillenhämatom ist ein Symptom für

A) Gehirnerschütterung
B) Schädelbasisbruch
C) typische Sportverletzung bei Boxern
D) Prellung des Gesichtsschädels
E) Keine der vorstehenden Antworten ist richtig

Frage 288
Sie kommen zu einem Unfall. Auf der Straße liegt ein bewusstloser Mann mit Schädel-Hirn-Trauma und Blutung aus Ohr und Nase. Welche Diagnose ist am wahrscheinlichsten?

A) Gehirnerschütterung (Commotio cerebri)
B) Gehirnquetschung (Contusio cerebri)
C) Contusio cerebri mit Schädelbasisbruch
D) Subarachnoidalblutung (Blutung aus der Spinnwebenhaut)
E) Keine der Aussagen ist richtig

Frage 289
Welche Aussagen sind richtig?

1) Sympathikus und Parasympathikus bilden den größten Teil des vegetativen Nervensystems.
2) Sympathikus und Parasympathikus beeinflussen die unwillkürliche Muskulatur.
3) Sympathikus und Parasympathikus beeinflussen vorwiegend die quergestreifte Muskulatur.
4) Teile des Parasympathikus regen die Bildung von Magensäure an.

A) nur 1 und 2 sind richtig
B) nur 1, 2 und 3 sind richtig
C) nur 1, 2 und 4 sind richtig
D) nur 1, 3 und 4 sind richtig
E) 1-4, alle sind richtig

Frage 290
Das Karpaltunnelsyndrom

1) umfasst anfangs sensible und später auch motorische Störungen.
2) manifestiert sich hauptsächlich an den ersten drei Fingern (Daumen, Zeige-, Mittelfinger)
3) ist anfangs gekennzeichnet durch besonders nachts auftretende Schmerzen
4) ist ein Kompressionssyndrom des Nervus ulnaris
5) führt zu Durchblutungsstörungen der Hand

A) nur 1, 2 und 3 sind richtig
B) nur 1, 2 und 5 sind richtig
C) nur 1, 3 und 4 sind richtig
D) nur 2, 3 und 5 sind richtig
E) 1-5, alle sind richtig

Frage 291
Zu einem durch einen lumbalen (dem Lendenbereich zugeordneten) Bandscheibenvorfall verursachten Wurzelkompressionssyndrom können gehören:

1) Radikulärer Schmerz (Nervenwurzelreiz mit Schmerzsymptomatik)
2) Pathologische Reflexsteigerung
3) Parese (Muskelschwäche, Erschlaffung)
4) Reflexverlust

A) nur 1 und 2 sind richtig
B) nur 3 und 4 sind richtig
C) nur 1, 2 und 3 sind richtig
D) nur 1, 3 und 4 sind richtig
E) 1-4, alle sind richtig

Frage 292
Ein hirnorganisches Psychosyndrom zeigt typischerweise folgende drei Symptome:

A) geistige Verwirrung, Orientierungsverlust, Gedächtnisbeeinträchtigung
B) geistige Verwirrung, Halluzination, Denkstörung
C) Depression, akustische Halluzination, Verwirrung
D) Depression, optische Halluzination, Denkstörung
E) Verarmungswahn, nächtliche Unruhezustände, aggressive Verhaltensweisen

Frage 293
Bei Patientinnen mit Anorexia nervosa (Magersucht) gilt (gelten) folgende Auffälligkeit(en) als typisch:

1) Appetitstörung
2) Sekundäre Amenorrhö (Ausbleiben der Regelblutung nach früher schon erfolgter Regelblutung)
3) Promiskuitives Verhalten (häufig wechselnde geschlechtliche Beziehungen)
4) Provoziertes Erbrechen
5) Laxanzien-Abusus (Missbrauch von Abführmitteln)

A) nur 1 ist richtig
B) nur 1 und 2 sind richtig
C) nur 1, 2 und 3 sind richtig
D) nur 1, 2, 4 und 5 sind richtig
E) 1-5, alle sind richtig

Frage 294
Für die Schizophrenie gilt

1) Geruchs- und Geschmacksstörungen können vorkommen
2) Gefühlsausbrüche ohne erkennbaren Grund können vorkommen
3) als Therapeut versucht man am besten, dem Patienten die Wahnideen auszureden
4) eine sofortige Unterbringung in einer psychiatrischen Klinik ist gegebenenfalls möglich
5) Der Therapeut sollte den Patienten im Gespräch möglichst von seinen krankhaften Gedanken ablenken und zu anderen, unverfänglichen Themen führen.

A) nur 1 und 2 sind richtig
B) nur 1, 2 und 4 sind richtig
C) nur 2, 3 und 4 sind richtig
D) nur 1, 2, 4 und 5 sind richtig
E) 1-5, alle sind richtig

Frage 295
Patient mit endogener Depression.
Welche Symptome sind zu erwarten?

1) antriebslos
2) geistesabwesend
3) redet sehr viel
4) Schlafstörungen
5) Suizidgedanken

A) nur 2 und 4 sind richtig
B) nur 1, 2 und 4 sind richtig
C) nur 1, 2, 4 und 5 sind richtig
D) nur 2, 3 und 4 sind richtig
E) 1-5, alle sind richtig

Frage 296
Typische Komplikationen bei Patienten mit Alkoholkrankheit sind

1) Krampfanfälle
2) chronische Bauchspeicheldrüsenentzündung (Pankreatitis)
3) chronische Magenschleimhautentzündung (Gastritis)
4) Herzmuskelschwäche
5) Gedächtnisstörungen

A) nur 1 und 2 sind richtig
B) nur 1, 3 und 5 sind richtig
C) nur 2, 3 und 5 sind richtig
D) nur 1, 2, 3 und 4 sind richtig
E) 1-5, alle sind richtig

Frage 297
Die Eustach' sche Röhre (Tuba auditiva)

A) dient der Ableitung von Ohrsekret
B) verbindet Rachen- und Mittelohr
C) dient dem Druckausgleich zwischen Mittel- und Innenohr
D) dient der Stimmbildung
E) ist die Bezeichnung für den äußeren Gehörgang

Frage 298
Die Tränenflüssigkeit

A) wird über den Tränen-Nasen-Gang (Ductus nasolacrimalis) in den venösen Kreislauf zurückgeführt
B) erhält die Transparenz der Hornhaut
C) hat durch Lysozymanteile antibakterielle Wirkung
D) schwemmt Fremdkörper von der Iris weg
E) führt, wenn sie fehlt, typischerweise durch das trockene Auge zur Netzhautablösung

Frage 299
Sofortmaßnahme bei Verätzungen des Auges?

A) Ausführliches Spülen des Bindehautsacks
B) sterilen Verband
C) Verabreichung von Augentropfen
D) Erhebung der Anamnese
E) Auswischen mit sterilem Tupfer

Frage 300
Ein Glaukom (grüner Star) kann zur Erblindung führen,
<u>weil</u>
durch den erhöhten Augeninnendruck die Durchblutung der Linse gestört ist.

A) Aussage 1 richtig, Aussage 2 richtig, Verknüpfung richtig
B) Aussage 1 richtig, Aussage 2 richtig, Verknüpfung falsch
C) Aussage 1 richtig, Aussage 2 falsch
D) Aussage 1 falsch, Aussage 2 richtig
E) Aussage 1 falsch, Aussage 2 falsch

Frage 301
Behandlungsprinzipien der Erstversorgung von Verbrühungen und Verbrennungen am Unfallort sind:

1) Hitzeeinwirkung möglichst schnell durch Spülung mit kaltem Wasser unterbrechen
2) Den Patienten versuchen zu beruhigen, wenn Schmerzmittel verfügbar: Schmerzbekämpfung
3) Intravenösen Zugang für Flüssigkeitszufuhr (zur Schockprophylaxe) legen
4) Größere Wunden mit sterilem oder zumindest sauberen Tuch abdecken
5) Mehl oder Puder auftragen

A) nur 1, 2 und 4 sind richtig
B) nur 1, 3 und 5 sind richtig
C) nur 2, 4 und 5 sind richtig
D) nur 1, 2, 3 und 4 sind richtig
E) 1-5, alle sind richtig

Frage 302
Eine Patientin kommt in die Praxis und hat auf dem Rücken ein Muttermal, welches sich verändert hat.
Welche Veränderungen können Hinweis auf eine maligne Entartung des Muttermals sein?

1) Blutung
2) entzündeter, roter Hof um das Muttermal
3) Juckreiz
4) Vergrößerung des Muttermals
5) Ausbildung einer höckerigen Oberfläche

A) nur 1, 2 und 3 sind richtig
B) nur 1, 3 und 4 sind richtig
C) nur 1, 2, 3 und 4 sind richtig
D) nur 2, 3, 4 und 5 sind richtig
E) 1-5, alle sind richtig

Frage 303
Was bezeichnet man als Inkubationszeit?

A) die Zeit von der Ansteckung bis zum Ausbruch der Krankheit
B) den Krankheitsverlauf
C) die Zeit vom Eintritt des Erregers bis zum Ende der Krankheit
D) den Zeitpunkt, ab dem keine Antikörper mehr im Blut nachweisbar sind
E) den Zeitraum bis andere Menschen angesteckt werden

Frage 304
Wenn die Patienten eine Mumpserkrankung überstanden haben, sind sie immun

A) lebenslang
B) für einige Jahre
C) für einige Monate
D) für einige Wochen
E) keine Immunität

Frage 305
Für eine HIV-Infektion gilt:

1) einige Wochen nach der Infektion kann sich ein grippeähnliches Krankheitsbild entwickeln
2) monate- bis jahrelange beschwerdefreie Zeit in einem HIV- Stadium kann vorkommen
3) Erkrankung mit opportunistischen Erregern ist typisch für ein Stadium der HIV-Infektion
4) Tumoren im Endstadium (häufig ist die Haut betroffen)
5) kann 10 Jahre symptomlos und trotzdem ansteckend sein

A) nur 1, 2 und 3 sind richtig
B) nur 1, 3 und 4 sind richtig
C) nur 2, 3 und 4 sind richtig
D) nur 2, 4 und 5 sind richtig
E) 1-5, alle sind richtig

Frage 306
Das Masernexanthem

1) tritt erst nach einem Prodromalstadium auf
2) beginnt in der Leistenbeuge und breitet sich von dort über den Körper aus
3) großfleckig, später zusammenlaufend
4) hinterlässt Narben
5) hinterlässt keine Narben

A) nur 1 und 5 sind richtig
B) nur 3 und 5 sind richtig
C) nur 1, 2 und 5 sind richtig
D) nur 1, 3 und 5 sind richtig
E) nur 1, 2, 3 und 4 sind richtig

Frage 307
Eine Mutter kommt mit Ihrem 4-jährigen Jungen in die Praxis. Er hat Fieber (39°C) und klagt über Halsschmerzen und Ohrenschmerzen. Bei der Inspektion des Mundes entdecken Sie weiße, kalkspritzerartige Flecken in der Wangenschleimhaut. Welche Diagnose ist am wahrscheinlichsten?

A) Scharlach
B) Masern
C) Mumps
D) Röteln
E) Diphtherie

Frage 308
Wodurch ist Hepatitis A gekennzeichnet?

1) Nach überstandener Krankheit besteht in der Regel lebenslange Immunität.
2) geht oft in eine chronische Verlaufsform über (Leberzirrhose)
3) wird in der Regel durch Blut übertragen
4) Inkubationszeit 7-28 Tage
5) häufig sexuelle Übertragung

A) nur 1 und 4 sind richtig
B) nur 2 und 4 sind richtig
C) nur 1, 4 und 5 sind richtig
D) nur 2, 3 und 4 sind richtig
E) 1-5, alle sind richtig

Frage 309
Die Tuberkulose

1) ist ausschließlich eine Lungenerkrankung
2) ist bei Krankheitsverdacht nach §6 des Infektionsschutzgesetzes meldepflichtig
3) ist nur ansteckend, wenn Tuberkelbakterien beim Hustenstoß nach außen gelangen
4) kann zahlreiche Organe befallen
5) ist nur ansteckend, wenn Tuberkelbakterien im Blut nachgewiesen werden

A) nur 4 ist richtig
B) nur 5 ist richtig
C) nur 1 und 2 sind richtig
D) nur 2 und 5 sind richtig
E) nur 3 und 4 sind richtig

Frage 310
Der Tetanus (Wundstarrkrampf)

1) wird durch einen akuten Kalziummangel verursacht
2) stellt eine harmlose Infektionskrankheit dar
3) wird durch widerstandsfähige Sporenbildner hervorgerufen
4) entsteht nur bei großflächigen Verletzungen
5) wird direkt von Mensch zu Mensch übertragen

A) Keine der Aussagen ist richtig
B) nur 3 ist richtig
C) nur 3 und 5 sind richtig
D) nur 1, 2 und 3 sind richtig
E) nur 3, 4 und 5 sind richtig

Frage 311
Welche Krankheiten können in Europa durch Zecken übertragen werden?

1) FSME
2) Lyme- Borreliose
3) Meningokokkenenzephalitis
4) Herpesenzephalitis
5) Staphylodermie

A) nur 1 und 2 sind richtig
B) nur 2 und 3 sind richtig
C) nur 1, 2 und 3 sind richtig
D) nur 2, 3 und 4 sind richtig
E) 1-5, alle sind richtig

Frage 312
Aktive Impfung ist gekennzeichnet durch

1) Übertragung von Antikörpern im Mutterleib auf das Kind
2) sofortigen Wirkungseintritt
3) lang anhaltende Immunität
4) Injektion von Antikörpern
5) Injektion von abgeschwächten Krankheitserregern

A) nur 2 und 4 sind richtig
B) nur 3 und 4 sind richtig
C) nur 3 und 5 sind richtig
D) nur 1, 2 und 4 sind richtig
E) nur 1, 2, 4 und 5 sind richtig

Frage 313
Welche der folgenden Laborwerte sind Normalwerte bei Männern?

1) Magnesium: 0,73 - 1,03 mmol/l (1,9 - 2,5 mval)
2) Kalium: 3,6 - 5,4 mmol/l (3,6-5,4 mval)
3) Cholesterin: 2,62 -7,67 mmol/l (115 -260 mg/dl)
4) Harnsäure: 120 - 400 μmol/l (2-6,7 mg/dl)
5) gamma-GT: 4 - 28 U/l

A) nur 1 und 2 sind richtig
B) nur 1, 2 und 4 sind richtig
C) nur 2, 3 und 4 sind richtig
D) nur 1, 2, 4 und 5 sind richtig
E) 1-5, alle sind richtig

Frage 314
Welche Möglichkeiten gibt es, um eine Blutungsneigung festzustellen?

1) Quick-Wert
2) partielleThromboplastinzeit
3) Blutungszeit
4) Blutgerinnungszeit
5) Rumpel-Leede-Test

A) nur 1 und 5 sind richtig
B) nur 3 und 5 sind richtig
C) nur 1, 3 und 5 sind richtig
D) nur 1, 3, 4 und 5 sind richtig
E) 1-5, alle sind richtig

Frage 315
Die gamma-GT ist erhöht bei

1) toxischer Leberschaden durch Alkohol
2) chronischer Hepatitis
3) akuter Hepatitis
4) Leberkarzinom
5) Verschlussikterus

A) nur 1, 2 und 3 sind richtig
B) nur 1, 3 und 4 sind richtig
C) nur 1, 2, 3 und 4 sind richtig
D) nur 2, 3, 4 und 5 sind richtig
E) 1-5, alle sind richtig

Frage 316
Sie kommen zu einem Patienten, der ohne Atmung, Kreislauf und ohne Bewusstsein ist. Die richtige Vorgehensweise ist

A) Atemwege frei machen, beatmen, Herzdruckmassage; Zwei-Helfer-Methode: 15x Beatmen, 2x Herzmassage
B) Atemwege frei machen, beatmen, Herzdruckmassage; Ein-Helfer-Methode: 1x Beatmen, 5x Herzmassage
C) Atemwege frei machen, beatmen, Herzdruckmassage; Ein-Helfer-Methode: 2x Beatmen, 15x Herzmassage
D) Faustschlag auf das Brustbein, dann Herzmassage, Atemwege frei machen, beatmen.
E) Atemwege frei machen, beatmen, Herzdruckmassage; Zwei-Helfer-Methode: 2x Beatmen, 5x Herzmassage

Frage 317
Die Medikamentenherstellung bei Mengen unter 1000 Stück ist dem Heilpraktiker

1) erlaubt, nach Anmeldung beim Gesundheitsamt
2) erlaubt, nach Anmeldung beim Apotheker
3) erlaubt, nur bei Herstellung für die eigenen Patienten
4) erlaubt, nur bei eigenen Rezepten
5) nicht erlaubt

A) nur 3 ist richtig
B) nur 5 ist richtig
C) nur 3 und 4 sind richtig
D) nur 1, 3 und 4 sind richtig
E) nur 2, 3 und 4 sind richtig

Frage 318
Pflichten eines Heilpraktikers sind

1) Wirtschaftlichkeit
2) regelmäßige Fortbildung
3) Überprüfung der eigenen Fähigkeiten
4) Residenzpflicht
5) Führen der Berufsbezeichnung Heilpraktiker

A) nur 1 und 2 sind richtig
B) nur 1, 2 und 4 sind richtig
C) nur 2, 3 und 5 sind richtig
D) nur 2, 3, 4 und 5 sind richtig
E) 1-5, alle sind richtig

Frage 319
Wie entsorgen Sie in der Regel eitriges Verbandsmaterial?

A) Sondermüll
B) nach thermischer Desinfektion in den Hausmüll
C) gut verpackt in den Hausmüll
D) in Krankenhäusern abgeben
E) Verbrennen

Frage 320
Die Berufsordnung der Heilpraktikerverbände

A) ist eine rechtsverbindliche Ordnung aller Heilpraktikerverbände
B) regelt die Zusammenarbeit zwischen Heilpraktikern und Ärzten
C) regelt die Therapieeinschränkungen für Heilpraktiker
D) ist eine rechtsverbindliche Ordnung des Bundes und der Länder
E) ist eine unverbindliche Berufsordnung mehrerer Heilpraktikerverbände

Frage 321
Ab welcher Potenz darf ein Heilpraktiker Schlafmohn (Papaver somniferum) verordnen?

A) ab C4
B) ab D4
C) ab D6
D) ab C20
E) ab D12

Frage 322
Ihre Hände sind nach einer Behandlung versehentlich mit Eiter und Blut verschmiert. Was tun Sie?

A) Hände 3 min lang mit einer haushaltsüblichen Seife waschen
B) Hände desinfizieren und dann mit Seife waschen.
C) Eiter und Blut mit Desinfektionsmittel getränktem Zellstofftuch entfernen, Hände desinfizieren, mit Seife waschen und nochmals desinfizieren.
D) Eiter und Blut mit Tupfer entfernen, mit Seife waschen und Hände mit alkoholhaltigem Desinfektionsmittel desinfizieren.
E) Hände mit möglichst heißem Wasser waschen um so viele Keime wie möglich abzutöten

Frage 323
Welche der nachfolgend aufgeführten Krankheiten können durch Kanülenstichverletzungen übertragen werden.

1) HIV
2) Hepatitis A
3) Hepatitis B
4) Hepatitis C
5) Tuberkulose

A) nur 1 und 2 sind richtig
B) nur 1, 3 und 4 sind richtig
C) nur 2, 3 und 4 sind richtig
D) nur 1, 2, 3 und 4 sind richtig
E) 1-5, alle sind richtig

Frage 324
Welche Lösung wird normalerweise zur Herstellung homöopathischer Arzneimittel verwendet?

A) Wasser
B) Äthanol-Wasser-Gemisch
C) Glyzerin
D) Äther
E) Kochsalzlösung

82

64 V

118

FRAGEN MC 5

Frage 325
Welche der folgenden Aussagen zu den durch Legionellen ausgelösten Erkrankungen sind richtig?

1) Die Legionärskrankheit wird hauptsächlich in dichten Menschenansammlungen übertragen (wie Grippe)
2) Legionellen bewirken häufig fiebrige grippeähnliche Erkrankungen.
3) Die Legionärskrankheit wurde erstmals bei den Legionären des Kaisers Augustus diagnostiziert.
4) Bei Legionärskrankheit besteht nach §6 des Infektionsschutzgesetzes Meldepflicht.
5) Legionellen werden hauptsächlich durch kontaminierte Aerosole übertragen.

A) nur 5 ist richtig
B) nur 1 und 2 sind richtig
C) nur 2 und 5 sind richtig
D) nur 2, 4 und 5 sind richtig
E) 1-5, alle sind richtig

Frage 326
Bei einem 18-jährigen Patienten kommt es nach einem Virusinfekt zu Polyurie, Polydipsie und Gewichtsabnahme. Was ist die wahrscheinlichste Diagnose?

A) Linksherzinsuffizienz
B) Nierenbeckenentzündung
C) Diabetes mellitus
D) Hyperkalzämie
E) Diabetes insipidus

Frage 327
Ein Patient leidet unter anfallsweise auftretender Hypertonie mit Zittern, Unruhe, blasser Haut und Schwitzen.
Die Symptome sprechen für

A) Überfunktion des Nebennierenmarks
B) Unterfunktion der Nebennierenrinde
C) Überfunktion der Hypophyse
D) Hypothyreose
E) Hyperthyreose

Frage 328
Ungünstige Voraussetzung(en) für die perkutorische Erfassung einer Lungeninfiltration ist (sind) bei der allgemeinen körperlichen Untersuchung:

1) Abstand zwischen innerer Brustwand und Infiltration ca. 6 cm
2) Sehr dicke subkutane Fettgewebsschicht im Bereich der Perkussionsstelle
3) Perkussion mit der Methode der indirekten Perkussion

A) nur 2 ist richtig
B) nur 1 und 2 sind richtig
C) nur 1 und 3 sind richtig
D) nur 2 und 3 sind richtig
E) 1-3, alle sind richtig

Frage 329
Bei Lungenödem soll der Patient liegend gelagert werden,
<u>weil</u>
man eine Blutdruckerhöhung im kleinen Kreislauf erreichen muss.

A) Aussage 1 richtig, Aussage 2 richtig, Verknüpfung richtig
B) Aussage 1 richtig, Aussage 2 richtig, Verknüpfung falsch
C) Aussage 1 richtig, Aussage 2 falsch
D) Aussage 1 falsch, Aussage 2 richtig
E) Aussage 1 falsch, Aussage 2 falsch

Frage 330
Nach einem Motorradunfall ist der Verunglückte bei Bewusstsein, wach und ansprechbar. Sie diagnostizieren eine geschlossene Unterschenkelfraktur. Was tun Sie im Rahmen der Erstversorgung?

1) stabile Seitenlage
2) Druckverband proximal der Fraktur
3) in Rückenlage liegen lassen
4) Stabilisieren der Fraktur

A) nur 1 ist richtig
B) nur 2 und 4 sind richtig
C) nur 3 und 4 sind richtig
D) nur 1, 2 und 3 sind richtig
E) 1-4, alle sind richtig

Frage 331
Als präventive Maßnahmen bei der Varikosis-Therapie werden empfohlen:

1) Tragen von Stützstrümpfen (Kompressionstherapie)
2) tagsüber viel Gehen und Laufen (Muskelpumpe)
3) keine abschnürenden Kleidungsstücke
4) Tragen von hohen Absätzen zur Förderung der Durchblutung
5) warme Bäder zur Verbesserung der Durchblutung

A) nur 1 und 3 sind richtig
B) nur 1 und 4 sind richtig
C) nur 1, 2 und 3 sind richtig
D) nur 2, 4 und 5 sind richtig
E) 1-5, alle sind richtig

Frage 332
Als Maßnahme der Ersten Hilfe bei starkem Nasenbluten ist angezeigt:

A) Injektion von Vitamin K
B) Zurücklegen des Kopfes und warme Umschläge auf die Stirn
C) Injektion von gerinnungsfördernden Mitteln
D) sitzend lagern, Kopf nach vorne, Nasenflügel zusammendrücken

Frage 333
Zu den auslösenden Faktoren des Angina-pectoris-Schmerzes gehört (gehören):

1) Körperliche Belastung
2) Kälte
3) Psychische Erregung, Stress
4) Üppige Mahlzeit
5) Interkostalneuralgie

A) nur 2 ist richtig
B) nur 1, 2 und 5 sind richtig
C) nur 1, 3 und 4 sind richtig
D) nur 1, 2, 3 und 4 sind richtig
E) 1-5, alle sind richtig

Frage 334
1. Die Prognose bei Basaliomen der Haut im Kopf-Hals-Bereich ist auch bei adäquater Therapie ungünstig,
weil
2. die Basaliome rasche Wachstumstendenz aufweisen und häufig metastasieren.

A) Aussage 1 richtig, Aussage 2 richtig, Verknüpfung richtig
B) Aussage 1 richtig, Aussage 2 richtig, Verknüpfung falsch
C) Aussage 1 richtig, Aussage 2 falsch
D) Aussage 1 falsch, Aussage 2 richtig
E) Aussage 1 falsch, Aussage 2 falsch

Frage 335
Typische Untersuchungsbefunde beim ausgeprägten Lungenemphysem sind:

1) Fassförmiger Thorax
2) Verminderte Atemdifferenz des Brustumfanges
3) Verstärkter Stimmfremitus
4) Hypersonorer Klopfschall
5) Verkleinerung der absoluten Herzdämpfung

A) nur 1 und 2 sind richtig
B) nur 1, 2 und 4 sind richtig
C) nur 3, 4 und 5 sind richtig
D) nur 1, 2, 4 und 5 sind richtig
E) 1-5, alle sind richtig

Frage 336
Faktoren der unspezifischen antimikrobiellen Resistenz (Körperabwehr) sind:

1) Normalflora
2) Fettsäuremantel der Haut
3) Niedriger pH-Wert (Magen, Vagina)
4) Lysozym

A) nur 1 und 2 sind richtig
B) nur 3 und 4 sind richtig
C) nur 1, 2 und 4 sind richtig
D) nur 1, 3 und 4 sind richtig
E) 1-4, alle sind richtig

Frage 337
Welches Vitamin fehlt bei der perniziösen Anämie?

A) Vitamin A
B) Vitamin B6
C) Vitamin B12
D) Vitamin C
E) Vitamin K

Frage 338
Sehstörungen werden beobachtet bei

1) akuter Methanolvergiftung
2) Multiple Sklerose
3) Überdosierung herzwirksamer Glykoside
4) Einnahme von Muskelrelaxanzien
5) akuter Iritis (Regenbogenhautentzündung)

A) nur 2 und 5 sind richtig
B) nur 1, 2 und 3 sind richtig
C) nur 1, 3, 4 und 5 sind richtig
D) nur 1, 2, 3 und 5 sind richtig
E) 1-5, alle sind richtig

Frage 339
Zu einer Urtikaria kann es kommen durch:

1) Medikamente
2) Inhaltsstoffe von Konservierungsmitteln bei Nahrungsmittelzusätzen
3) Insektenstich
4) Kontaktreiz
5) Kältereiz

A) nur 1 und 3 sind richtig
B) nur 2 und 3 sind richtig
C) nur 2, 3 und 5 sind richtig
D) nur 1, 2, 3 und 5 sind richtig
E) 1-5, alle sind richtig

Frage 340
Welche Erkrankung kann Doppelbilder machen?

A) Typhus abdominalis
B) Botulismus
C) Tetanus
D) Milzbrand
E) Ornithose

Frage 341
Für welchen Herzklappenfehler ist eine große Blutdruckamplitude (Differenz zwischen systolischem und diastolischen Blutdruck) typisch?

A) Trikuspidalklappenstenose (Stenose = Verengung)
B) Aortenklappenstenose
C) Pulmonalklappeninsuffizienz (Insuffizienz = Schlussunfähigkeit)
D) Mitralklappeninsuffizienz
E) Aortenklappeninsuffizienz

Frage 342
Ursache von Herzklappenfehlern

1) Rheumatisches Fieber
2) Endokarditis durch bakterielle Streuung, ausgehend von einem Zahnherd
3) Leberzirrhose
4) angeboren
5) Angina pectoris

A) nur 1 und 4 sind richtig
B) nur 1, 2 und 4 sind richtig
C) nur 2, 3 und 4 sind richtig
D) nur 1, 2, 4 und 5 sind richtig
E) 1-5, alle sind richtig

Frage 343
Ein isoliertes Ödem an einem Unterschenkel tritt auf bei?

1) dekompensierter Rechtsherzinsuffizienz (Rechtsherzmuskelschwäche)
2) Nephrotischem Syndrom (Eiweißverlustniere)
3) Erysipel (Wundrose)
4) tiefer Beinvenenthrombose
5) Lymphabflussstörung

A) nur 3 und 4 sind richtig
B) nur 1, 2 und 5 sind richtig
C) nur 3, 4 und 5 sind richtig
D) nur 2, 3, 4 und 5 sind richtig
E) 1-5, alle sind richtig

Frage 344
Was darf der HP?

1) Atteste und Bescheinigungen ausstellen
2) Untersuchung der weiblichen Brust
3) Vortrag über Karies-Prophylaxe
4) Er darf verkehrs- und verschreibungsfähige Betäubungsmittel in der D2 (der homöopathischen Potenz 1:100) verordnen.
5) i.v. - Injektionen durchführen

A) nur 1 und 3 sind richtig
B) nur 1, 2 und 3 sind richtig
C) nur 1, 3 und 4 sind richtig
D) nur 1, 2, 3 und 5 sind richtig
E) 1-5, alle sind richtig

Frage 345
Welches ist die typische, allgemein gebräuchliche Methode zur Prüfung des Stimmfremitus?

A) den Patienten während der Thoraxauskultation wiederholt „66“ sagen lassen
B) den Patienten während der Thoraxauskultation wiederholt mit hoher Stimme „66“ sagen lassen
C) den Patienten während der Thoraxauskultation wiederholt „99“ flüstern lassen
D) den Patienten während der Thoraxauskultation wiederholt mit „zischender“ Stimme „66“intonieren lassen
E) Keine der vorstehenden Aussagen ist richtig

Frage 346
Zur Karies-Prophylaxe gehört/gehören

1) Mundhygiene
2) Rohrzucker vermeiden
3) Einnahme von Fluoriden

A) nur 1 ist richtig
B) nur 2 ist richtig
C) nur 1 und 2 sind richtig
D) nur 2 und 3 sind richtig
E) 1-3, alle sind richtig

Frage 347
Beim hyperkinetischen Syndrom des Kindesalters findet (finden) sich zumeist:

1) Einer enge Assoziation mit ausgeprägter Oligophrenie
2) einem Schädel-Hirn-Trauma als auslösender Faktor
3) Ein Auftreten der ersten Symptome nach dem 10. Lebensjahr.

A) Keine der Aussagen ist richtig
B) nur 1 ist richtig
C) nur 2 ist richtig
D) nur 3 ist richtig
E) nur 2 und 3 sind richtig

Frage 348
Für den Furunkel gilt:

1) Es handelt sich um eine tief sitzende knotige Entzündung mit eitriger Einschmelzung.
2) Die Erreger sind in der Regel Staphylokokken.
3) Störungen der Immunabwehr begünstigen das Auftreten.
4) Vom Oberlippenbereich kann die Infektion über Venen verschleppt werden und zu einer Hirnhautentzündung führen

A) nur 4 ist richtig
B) nur 2 und 3 sind richtig
C) nur 1, 2 und 3 sind richtig
D) nur 2, 3 und 4 sind richtig
E) 1-4, alle sind richtig

Frage 349
Hepatitis B

1) ist eine anerkannte Berufskrankheit bei Personal im Gesundheitswesen
2) kann nach monatelanger Inkubationszeit ohne Symptome verlaufen
3) sie heilt nach Manifestation einer Gelbsucht immer aus
4) wird im Kindergarten häufig fäkal-oral übertragen
5) es besteht eine Meldepflicht nach §6 des Infektionsschutzgesetzes nur bei Küchenpersonal, Kantinenpersonal und Personen, die mit Lebensmittelproduktion zu tun haben

A) nur 1 und 2 sind richtig
B) nur 2 und 3 sind richtig
C) nur 1, 2 und 3 sind richtig
D) nur 2, 4 und 5 sind richtig
E) 1-5, alle sind richtig

Frage 350
Bei einer strukturellen (echten) Skoliose der Brustwirbelsäule kommt es zu folgendem Symptom:

A) Muskulärer Schiefhals
B) Asymmetrie der Taillendreiecke
C) Beidseitiger Schulterhochstand
D) Absolute Beinlängendifferenz
E) Schmerzen der Brustwirbeldornfortsätze

Frage 351
Welche Aussage zur Anatomie der Lunge ist richtig?

A) die Pleura besitzt zwei Blätter, ein viszerales und ein parietales, welche großflächig miteinander verwachsen sind
B) besitzt rechts zwei Lappen
C) besitzt links drei Lappen
D) der Gasaustausch findet in den Alveolen statt
E) ein aspirierter Fremdkörper geht hauptsächlich in den linken Bronchus, weil dieser steiler steht

Frage 352
Womit ist zu rechnen, wenn der langjährige Lebenspartner eines Menschen stirbt?

1) Die Mortalität bei verbliebenen Partnern ist im Folgejahr erhöht.
2) Das Immunsystem ist geschwächt.
3) Eine Suizid-Tendenz verstärkt sich.
4) Ein plötzlicher Tod ist leichter zu verkraften als der Tod nach einer langen chronischen Erkrankung.

A) nur 2 ist richtig
B) nur 2 und 3 sind richtig
C) nur 3 und 4 sind richtig
D) nur 1, 2 und 3 sind richtig
E) 1-4, alle sind richtig

Frage 353
Welcher Inspektionsbefund begründet den Verdacht auf eine Fettstoffwechselstörung?

A) gelbe Hauteinlagerungen am Augenlid
B) Knoten am Großzeh
C) Knoten an den Fingerendgelenken
D) Hämatom an den Streckseiten der Gelenke
E) Melaninpigmentierungen an den Lippen

Frage 354
Was kann noch auftreten bei Kreislaufstillstand mit fehlendem Karotispuls bei weiten, lichtstarren Pupillen?

1) Schnappatmung
2) Krämpfe
3) Atemstillstand

A) nur 1 ist richtig
B) nur 3 ist richtig
C) nur 1 und 3 sind richtig
D) nur 2 und 3 sind richtig
E) 1-3, alle sind richtig

Frage 355
Für die Salmonellose trifft zu:

1) Sie wird hervorgerufen durch Salmonellen-Toxine, die sich in Lebensmitteln befinden (Intoxikation) und durch Salmonellen selbst.
2) Sie kann durch die Erreger Salmonella enteritidis und Salmonella typhimurium ausgelöst werden.
3) Sie ist meldepflichtig nur bei Schulkindern und Küchenpersonal.
4) Ein gesunder erwachsener Mensch erkrankt nur, wenn er eine sehr hohe Keimzahl (> als 10 hoch 5) aufnimmt.
5) Sie wird typischerweise durch Milch oder Produkte von Hühnern (Fleisch, Eier) übertragen.

A) nur 1 und 3 sind richtig
B) nur 2 und 4 sind richtig
C) nur 1, 2 und 5 sind richtig
D) nur 1, 2, 4 und 5 sind richtig
E) 1-5, alle sind richtig

Frage 356
Ein Heilpraktiker muss meldepflichtige Infektionskrankheiten nach §6 Infektionsschutzgesetz einem Arzt, der sie melden muss, zur Behandlung überlassen,
weil
ein Heilpraktiker nicht meldepflichtig ist.

A) Aussage 1 richtig, Aussage 2 richtig, Verknüpfung richtig
B) Aussage 1 richtig, Aussage 2 richtig, Verknüpfung falsch
C) Aussage 1 richtig, Aussage 2 falsch
D) Aussage 1 falsch, Aussage 2 richtig
E) Aussage 1 falsch, Aussage 2 falsch

Frage 357
Ein süßlich-faulig-erdiger Geruch entsteht bei

A) chronischer Gastritis
B) Leberausfall
C) Pleuritis exsudativa
D) Hypoglykämie
E) Niereninsuffizienz

Frage 358
Welche der folgenden Aussagen über die konkrete Prüfung und Dokumentation des Lasègue-Zeichens trifft (treffen) zu?

1) Ein positives Lasègue-Zeichen wird mit einer Winkelangabe (in Grad) dokumentiert.
2) Das Knie bleibt während der Untersuchung gebeugt
3) Der Patient soll während der Prüfung mit erhöhtem Oberkörper sitzen und sich mit den Armen abstützen

A) nur 1 ist richtig
B) nur 3 ist richtig
C) nur 1 und 2 sind richtig
D) nur 1 und 3 sind richtig
E) nur 2 und 3 sind richtig

Frage 359
Welche Aussage(n) trifft (treffen) zur Psoriasis vulgaris (Schuppenflechte) zu?

1) Schleimhäute sind häufig befallen.
2) Prädilektionsstellen sind Ellbogen, Knie und Kreuzbeinregion
3) Psoriasisherde sind scharf begrenzt und rot mit silberweißer Schuppung.
4) Als Komplikation der Psoriasis kann es zu einem Gelenkbefall kommen.

A) nur 3 ist richtig
B) nur 2 und 4 sind richtig
C) nur 3 und 4 sind richtig
D) nur 2, 3 und 4 sind richtig
E) 1-4, alle sind richtig

Frage 360
Bei der Auskultation eines Bronchospasmus hört man typischerweise:

A) Giemen und Brummen
B) bronchovesikuläres Atmen ohne Nebengeräusche
C) die Bronchophonie ist verstärkt
D) der Stimmfremitus ist erhöht
E) Lederknarren

Frage 361
Für den Aderlass gilt:

1) Er ist angezeigt bei Polyglobulie durch chronische Bronchitis.
2) Er kann bei manchen Erkrankungen die Fließeigenschaften des Blutes verbessern.
3) Er kann bei Hämochromatose eine Besserung bewirken.
4) Bei manchen Erkrankungen ist ein therapeutischer Effekt durch mehrmalige Durchführung zu erzielen.
5) Es sollten mindestens 1500 ml entnommen werden.

A) nur 1 und 3 sind richtig
B) nur 3 und 5 sind richtig
C) nur 1, 3, 4 und 5 sind richtig
D) nur 1, 2, 3 und 4 sind richtig
E) 1-5, alle sind richtig

Frage 362
Beim Asthma-bronchiale-Anfall soll der Patient in Rückenlage gebracht werden,
weil
dann in Rückenlage die Atemhilfsmuskulatur besser aktiviert werden kann.

A) Aussage 1 richtig, Aussage 2 richtig, Verknüpfung richtig
B) Aussage 1 richtig, Aussage 2 richtig, Verknüpfung falsch
C) Aussage 1 richtig, Aussage 2 falsch
D) Aussage 1 falsch, Aussage 2 richtig
E) Aussage 1 falsch, Aussage 2 falsch

Frage 363
Eine Vergrößerung der Schilddrüse ist beweisend für

A) eine Überfunktion der Schilddrüse
B) eine Unterfunktion der Schilddrüse
C) ein Schilddrüsen-Karzinom
D) eine Rechtsherzinsuffizienz
E) Keine der vorstehenden Aussagen ist richtig.

Frage 364
Welche Krankheiten können in der Schwangerschaft von der Mutter auf das Kind übertragen werden?

1) Lues
2) Röteln
3) Listeriose
4) Cytomegalie
5) HIV

A) nur 1 und 3 sind richtig
B) nur 1 und 4 sind richtig
C) nur 1, 2 und 3 sind richtig
D) nur 3, 4 und 5 sind richtig
E) 1-5, alle sind richtig

Frage 365
Ein Patient berichtet über Rückenschmerzen. Welche Schilderung entspricht am ehesten einem Notfall?

A) Rückenschmerzen, die sich beim Husten, Pressen und Niesen verschlimmern
B) Rückenschmerzen und Gefühlsstörungen an den Unterschenkeln beider Beine
C) Rückenschmerzen mit Blasenentleerungsstörungen und Gefühlsstörungen an der Oberschenkelinnenseite
D) nachts plötzlich auftretende Kreuzschmerzen
E) Kreuzschmerzen, ausstrahlend in beide Beine

Frage 366
Bei einer Fastenkur zur Gewichtsreduktion kann bzw. muss der Behandler damit rechnen, dass

A) die erzielte Gewichtsabnahme über mindestens ein bis zwei Jahre stabil bleibt
B) das Gewicht anfänglich langsam und danach rascher abnimmt
C) bei einzelnen Patienten depressive Verstimmungen auftreten
D) eine nachfolgende Therapie für die Stabilisierung der Gewichtsreduktion entbehrlich ist
E) Keine der vorstehenden Aussagen ist richtig

Frage 367
Bei einem Patienten mit Herzneurose muss man rechnen mit:

1) erhöhtem Infarktrisiko
2) Ohnmachtsanfällen durch Kreislaufkollaps
3) zunehmender hypochondrischer Selbstbeobachtung und Aktivitätsminderung
4) der Gefahr für die Entwicklung einer Alkoholabhängigkeit
5) der Gefahr für Sucht nach Beruhigungsmitteln

A) nur 3 ist richtig
B) nur 3 und 5 sind richtig
C) nur 2, 3 und 5 sind richtig
D) nur 1, 2, 3 und 4 sind richtig
E) 1-5, alle sind richtig

Frage 368
Das Schober-Zeichen

1) wird mit der Maßeinheit 'cm' dokumentiert
2) dient ausschließlich der Untersuchung der Halswirbelsäule
3) wird beim Stehen an der Wand als Abstand von der Wand dokumentiert
4) wird zur Überprüfung des Kreuzbandes eingesetzt

A) nur 1 ist richtig
B) nur 1 und 3 sind richtig
C) nur 1, 2 und 3 sind richtig
D) nur 2, 3 und 4 sind richtig
E) 1-4, alle sind richtig

Frage 369
Zu den Symptomen einer Hirndrucksteigerung gehören:

1) Kopfschmerzen
2) motorische Unruhe
3) Stauungspapille
4) Pupillenerweiterung

A) nur 1 und 2 sind richtig
B) nur 1 und 4 sind richtig
C) nur 1, 2 und 4 sind richtig
D) nur 2, 3 und 4 sind richtig
E) 1-4, alle sind richtig

Frage 370
Für einen 12 Monate alten, gesunden Säugling gilt in der Regel:

1) Er ist etwa 90 cm lang.
2) Er hat sein Geburtsgewicht etwa verdoppelt.
3) Er sitzt seit mindestens 3 Monaten frei.
4) Er steht kurze Zeit ohne Festhalten.
5) Er spricht einzelne Wörter.

A) nur 2 und 4 sind richtig
B) nur 1, 2 und 3 sind richtig
C) nur 1, 2 und 4 sind richtig
D) nur 1, 3 und 5 sind richtig
E) nur 3, 4 und 5 sind richtig

Frage 371
Wie dokumentiert man nach der Neutral-Null-Methode Flexion und Extension bei dem abgebildeten Patienten: (Abgebildet war ein Patient mit einer Streckhemmung von 20° im Ellbogengelenk.)

A) Flex/Ext: 130 - 20 - 0
B) Flex/Ext: 130 - 0 - 20
C) Flex/Ext: 0 - 20 - 130
D) Flex/Ext: 20 - 0 - 130
E) Flex/Ext: -20 - 130 - 0

Frage 372
Beim positiven Trendelenburg-Zeichen zeigt sich typischerweise

A) (beim Einbeinstand) ein Absinken des Beckens auf die Spielbeinseite
B) eine Schwäche des M. iliopsoas
C) das schmerzhafte Absinken des Beckens bei einseitiger Coxarthrose
D) eine Hüftbeugekontraktur der betreffenden Seite im Einbeinstand
E) eine (einseitige) anatomische Beinverkürzung am deutlichsten

Frage 373
Bei einer tiefen Beinvenenthrombose kommt es zu einer Symptomatik, die auf eine Lungenembolie schließen lässt. Welches Symptom passt am wenigsten zu dieser Diagnose?

A) Bradypnoe
B) Tachykardie
C) periphere arterielle Hypotonie
D) Synkope
E) Zyanose

Frage 374
Typische Symptome bei einer akuten Glomerulonephritis sind:

1) Blut im Urin
2) Schmerzen beim Wasserlassen
3) Lidödem
4) Hypertonie
5) Proteinurie

A) nur 1 und 2 sind richtig
B) nur 2 und 4 sind richtig
C) nur 3, 4 und 5 sind richtig
D) nur 1, 3, 4 und 5 sind richtig
E) 1-5, alle sind richtig

Frage 375

Für das Lymphgefäßsystem trifft zu:

1) Die Flussrichtung wird durch Klappen bestimmt.
2) Der Lymphfluss wird durch rhythmische Kontraktion der Gefäßmuskulatur unterstützt.
3) Am Tag werden 2-3 Liter Lymphe transportiert.
4) Abflussstörungen der Lymphe können ein Ödem verursachen.
5) Transport durch Muskelpumpe

A) nur 1 und 3 sind richtig
B) nur 1 und 4 sind richtig
C) nur 1, 2 und 3 sind richtig
D) nur 1, 2, 3 und 4 sind richtig
E) 1-5, alle sind richtig

Frage 376

Typisch für eine Harnleiterkolik ist:

1) gürtelförmige Ausstrahlung der Schmerzen in Oberbauch und Rücken
2) wellenförmig an- und abschwellende Schmerzen
3) Schmerzausstrahlung in den Unterbauch
4) durch Harnrückstau kann ein Ödem entstehen

A) nur 3 ist richtig
B) nur 2 und 3 sind richtig
C) nur 3 und 4 sind richtig
D) nur 1, 2 und 4 sind richtig
E) 1-4, alle sind richtig

Frage 377

Im Folgenden sind den Formen der Prävention jeweils Maßnahmen gegenübergestellt.
Welche Zuordnung ist nicht zutreffend?

A) primäre Prävention - Maßnahmen zur Gesundheitsförderung
B) primäre Prävention - Maßnahmen zur Krankheitsverhütung durch Veränderung gesundheitlich ungünstiger Verhaltensweisen
C) sekundäre Prävention - Krankheitsverhütung durch Veränderung gesundheitlich ungünstiger Lebensbedingungen
D) sekundäre Prävention - Maßnahmen der Früherkennung von Krankheiten und anschließende Behandlung
E) tertiäre Prävention - Maßnahmen zur Verhütung von Rückfällen oder Folgeschäden bei bereits manifester Erkrankung

Frage 378

Welche Symptome sind typisch für das Krankheitsbild Typhus abdominalis?

1) Milzschwellung
2) Tachykardie
3) Leukopenie (Verminderung der Leukozytenzahl)
4) Leukozytose (Vermehrung der Leukozytenzahl)
5) Roseolen (kleine rosarote Flecken), vor allem an der Bauchwand

A) nur 1 und 3 sind richtig
B) nur 2 und 4 sind richtig
C) nur 1, 3 und 5 sind richtig
D) nur 1, 4 und 5 sind richtig
E) nur 1, 2, 3 und 5 sind richtig

Frage 379

Welche Aussage(n) über das thermo regulatorische Schwitzen des ruhenden Menschen trifft (treffen) zu?

1) Schweißsekretion wird durch sympathische Nervenfasern gesteuert.
2) Vorübergehend kann mehr als 0,5 l Schweiß pro Stunde gebildet werden.
3) Schweiß muss von der Haut verdunsten, um einen Kühleffekt zu erzielen.
4) Verdunsten des Schweißes von der Haut erfolgt nur, wenn die Umgebungstemperatur höher ist als die Hauttemperatur.

A) nur 3 ist richtig
B) nur 1 und 3 sind richtig
C) nur 2 und 4 sind richtig
D) nur 1, 2 und 3 sind richtig
E) 1-4, alle sind richtig

Frage 380
Welche Krankheiten können von Mensch zu Mensch übertragen werden?

1) Tetanus
2) Botulismus
3) Malaria
4) Shigellen

A) nur 4 ist richtig
B) nur 1 und 4 sind richtig
C) nur 2 und 4 sind richtig
D) nur 1, 2 und 3 sind richtig
E) 1-4, alle sind richtig

Frage 381
Welche Aussagen zum vegetativen Nervensystem sind richtig?

1) Der Parasympathikus steuert die quer gestreifte Muskulatur.
2) Der Parasympathikus ist unwillkürlich.
3) Das vegetative Nervensystem steuert die Magensaftproduktion.
4) Der Sympathikus ist verantwortlich für den Geruchsinn.
5) Das vegetative Nervensystem wird in Sympathikus und Parasympathikus eingeteilt.

A) nur 3 ist richtig
B) nur 1 und 3 sind richtig
C) nur 1, 2 und 3 sind richtig
D) nur 2, 3 und 5 sind richtig
E) 1-5, alle sind richtig

56

117 √ 39

FRAGEN MC 6

Frage 382
Welche Aussagen zur Virusgrippe (Influenza) sind richtig?

1) Die Übertragung erfolgt durch Tröpfcheninfektion von Mensch zu Mensch.
2) Die durchgemachte Erkrankung hinterlässt eine lebenslange Immunität gegenüber zukünftigen Influenzaausbrüchen
3) Die Inkubationszeit beträgt ca. 4 Wochen.
4) Unterschiedliche Verlaufsformen sind möglich, von leichter Grippe bis zu schweren Krankheitsverläufen mit Herzmuskelentzündung und Hirnhautentzündung.
5) Eine aktive Schutzimpfung ist möglich und wird vor allem Personen mit Herz-Kreislauf-Lungenerkrankungen und alten Menschen empfohlen.

A) nur 1 und 4 sind richtig
B) nur 1, 2 und 4 sind richtig
C) nur 1, 4 und 5 sind richtig
D) nur 2, 3 und 5 sind richtig
E) 1-5, alle sind richtig

Frage 383
Ein 40-jähriger Patient kommt in Ihre Praxis. Er klagt über häufig auftretendes Fieber (über 38°), Nachtschweiß, Gewichtsverlust, Juckreiz, Leistungsminderung, Lymphknotenschmerzen nach Alkoholgenuss. Klinisch finden Sie schmerzlose, zu Paketen verbackene Lymphknoten im Halsbereich.
Die Verdachtsdiagnose lautet:

A) Pfeiffer-Drüsenfieber
B) gutartige Lymphknotenentzündung
C) Toxoplasmose
D) Bösartige Erkrankung des lymphatischen Gewebes
E) Entzündung der Lymphknoten

Frage 384
Als sicheres (sichere) Todeszeichen gilt (gelten):

1) Leichenflecke
2) Fehlender Karotispuls
3) Bewusstlosigkeit
4) Atemstillstand
5) weite, reaktionslose Pupillen

A) nur 1 ist richtig
B) nur 1 und 2 sind richtig
C) nur 1, 2 und 4 sind richtig
D) nur 1, 2, 4 und 5 sind richtig
E) 1-5, alle sind richtig

Frage 385
Welche Tätigkeit darf der Heilpraktiker durchführen?

A) Untersuchung der Prostata im Rahmen der Krebsvorsorgeuntersuchung
B) Behandlung eines Kindes mit Kopfläusen
C) Ausübung der Geburtshilfe
D) Ausübung der Zahnheilkunde
E) Keine der vorstehenden Aussagen ist richtig

Frage 386
1.Einer schmerzhaften Schwellung am Mittelfuß eines Wanderers nach einer 30 km-Wanderung kann kein Knochenbruch zugrunde liegen,
<u>weil</u>
2. ein Knochenbruch immer durch direkte Gewalteinwirkung verursacht wird.

A) Aussage 1 richtig, Aussage 2 richtig, Verknüpfung richtig
B) Aussage 1 richtig, Aussage 2 richtig, Verknüpfung falsch
C) Aussage 1 richtig, Aussage 2 falsch
D) Aussage 1 falsch, Aussage 2 richtig
E) Aussage 1 falsch, Aussage 2 falsch

Frage 387
Ein grauer Star

1) kommt nie bei Kindern vor
2) ist eine Trübung der Linse
3) entsteht durch eine Druckerhöhung der vorderen Augenkammer
4) kann im akuten Anfall zur Erblindung führen
5) ist in jedem Fall behandlungsbedürftig

A) nur 1 ist richtig
B) nur 2 ist richtig
C) nur 1 und 2 sind richtig
D) nur 3, 4 und 5 sind richtig
E) 1-5, alle sind richtig

Frage 388
1. Rotavirusinfektionen kommen überwiegend bei älteren Menschen vor,
<u>weil</u>
2. mit zunehmendem Alter das Immunsystem an Kompetenz für die Abwehr von Krankheitserregern verliert.

A) Aussage 1 richtig, Aussage 2 richtig, Verknüpfung richtig
B) Aussage 1 richtig, Aussage 2 richtig, Verknüpfung falsch
C) Aussage 1 richtig, Aussage 2 falsch
D) Aussage 1 falsch, Aussage 2 richtig
E) Aussage 1 falsch, Aussage 2 falsch

Frage 389
Welche der folgenden bewegungstherapeutischen Maßnahmen ist im Sinne einer möglichen Prävention von Herz-Kreislaufkrankheiten am zweckmäßigsten?

A) Atemgymnastische Übungen mit vertieftem Inspirium
B) Täglich submaximale Ausdauerübung von ca. 10 Minuten
C) Passive Bewegungsübungen
D) Rein isometrisches Muskeltraining
E) Schnellkraftübungen

Frage 390
Der Musculus iliopsoas besteht aus M. psoas major und M. iliacus.
Er ist zuständig für

A) Beugung im Hüftgelenk
B) Beugung im Kniegelenk
C) Strecken des Rumpfes
D) Streckung des Beines im Hüftgelenk
E) Anspannen der Achillessehne

Frage 391
Welche der folgenden Aussagen zum Bluthochdruck trifft (treffen) zu?

1) Von Grenzwerthochdruck spricht man, wenn der Blutdruck - gemessen nach Riva-Rocci (RR) - dauerhaft systolisch zwischen 140 und 160 mm/Hg und diastolisch zwischen 90 und 95 mm/Hg liegt.
2) In den meisten Fällen ist die Ursache des Hochdrucks unklar.
3) Eine mögliche Ursache sind Nierenerkrankungen.
4) Mögliche Ursachen sind Tumore der Nebenniere.
5) Mögliche Ursachen sind Tumore der Hirnanhangdrüse (Hypophyse).

A) nur 1 ist richtig
B) nur 1 und 3 sind richtig
C) nur 1, 2 und 3 sind richtig
D) nur 1, 3, 4 und 5 sind richtig
E) 1-5, alle sind richtig

Frage 392
Welches Symptom ist typisch für eine Überfunktion der Nebenschilddrüse?

A) Krämpfe
B) Missempfindungen (Prickeln, Ameisenlaufen) vor allem um den Mund herum
C) Linsentrübungen
D) Haar- und Nagelwuchsstörungen
E) Nierensteine

Frage 393
Welche der folgenden Aussagen zur Psoriasis vulgaris (Schuppenflechte) ist (sind) richtig?

1) Die Psoriasis kann vererbt werden.
2) Die Psoriasis weist eine deutliche Abhängigkeit von Umweltfaktoren (z. B. Sonnenstrahlen) auf.
3) Endogene Zustandsänderungen (z. B. nach fieberhafter Angina oder Grippe) können eine Psoriasis verschlimmern.
4) Bei Psoriasis vulgaris finden sich häufig Tüpfelnägel.
5) Typischerweise finden sich Psoriasisherde häufig an den Beugeseiten der Extremitäten.

A) nur 3 ist richtig
B) nur 2 und 3 sind richtig
C) nur 2, 3 und 5 sind richtig
D) nur 1, 2, 3 und 4 sind richtig
E) 1-5, alle sind richtig

Frage 394
Bei der Anamneseerhebung bei erwachsenen Patienten mit pathologischem Herzgeräusch sind folgende Angaben bzw. Beschwerden von Bedeutung:

1) Hämoptyse (Bluthusten)
2) Synkopen (kurze Bewusstlosigkeit)
3) Nykturie (nächtliches Wasserlassen)
4) Husten

A) nur 2 und 3 sind richtig
B) nur 3 und 4 sind richtig
C) nur 1, 2 und 3 sind richtig
D) nur 1, 2 und 4 sind richtig
E) 1-4, alle sind richtig

Frage 395
Welche(s) der genannten Symptome gibt (geben) abklärungsbedürftige Hinweise auf ein Melanom? Bei einem Naevus (Muttermal) findet man:

1) Einen roten Hof
2) Eine unregelmäßige Begrenzung
3) Eine Verkrustung
4) Nässen
5) Bläulich-schwärzliche Verfärbung

A) nur 1 ist richtig
B) nur 1 und 2 sind richtig
C) nur 2, 4 und 5 sind richtig
D) nur 1, 2, 4 und 5 sind richtig
E) 1-5, alle sind richtig

Frage 396
Häufige(s) Symptom(e) bei endogener Depression ist (sind):

1) Schuldwahn
2) Psychomotorische Hemmung
3) Denkhemmung

A) nur 1 ist richtig
B) nur 1 und 2 sind richtig
C) nur 1 und 3 sind richtig
D) nur 2 und 3 sind richtig
E) 1-3, alle sind richtig

Frage 397
Zu einem großen epileptischen Anfall gehört typischerweise:

1) Ein tonisch-klonisches (rasch aufeinander folgende kurz dauernde Zuckungen von gegenwirkenden Muskeln) Krampfstadium
2) Das Hinstürzen des Patienten zu Beginn des Krampfanfalls
3) Zungenbiss kann auftreten
4) Volle Erinnerung des Patienten an das gesamte Krampfgeschehen
5) Die Ansprechbarkeit des Patienten während des Krampfes ist meist eingeschränkt.

A) nur 2 und 5 sind richtig
B) nur 3 und 4 sind richtig
C) nur 1, 2 und 3 sind richtig
D) nur 1, 2, 3 und 5 sind richtig
E) 1-5, alle sind richtig

Frage 398
Nach Trinken von zwei Schluck eines WC-Reinigers (laugenhaltig) ist die Erstmaßnahme am Ort der Vergiftung bei einem Kind:

A) Erbrechen induzieren
B) Reichlich Wasser trinken lassen
C) Magenspülen mit einem Neutralisationsmittel
D) Verabreichung von Aktivkohle
E) Verabreichen von Analgetika

Frage 399
Patienten mit frischer tiefer Beinvenenthrombose

A) haben häufig ein 'offenen Bein' (Ulcus cruris)
B) haben häufig gangränöse Veränderungen der Zehen
C) sind gefährdet durch Lungenembolien
D) neigen zu rezidivierenden kurzen Fieberschüben
E) haben keine tastbaren Fußpulse

Frage 400
1. Einem Gehirnschlag geht häufig ein langjähriger Bluthochdruck voraus,
weil
2. das Gebiet für die zentrale Blutdruckregulation im zentralen Nervensystem liegt.

A) Aussage 1 richtig, Aussage 2 richtig, Verknüpfung richtig
B) Aussage 1 richtig, Aussage 2 richtig, Verknüpfung falsch
C) Aussage 1 richtig, Aussage 2 falsch
D) Aussage 1 falsch, Aussage 2 richtig
E) Aussage 1 falsch, Aussage 2 falsch

Frage 401
Die Frequenz der Atemspende soll bei einem Erwachsenen betragen (im Zuge von Erste-Hilfe-Maßnahmen)?

A) 4-6/min
B) 6-8/min
C) 12-16/min
D) 20-25/min
E) 30-40/min

Frage 402
Welche der folgenden Aussagen treffen zu?
Die Hydrotherapie nach Kneipp umfasst:

1) Wechselfußbäder
2) Kalte Waschungen
3) Wassertreten
4) Kalte Leibwickel
5) Kolonhydrotherapie

A) nur 1, 2 und 3 sind richtig
B) nur 1, 2 und 5 sind richtig
C) nur 1, 2, 3 und 4 sind richtig
D) nur 2, 3, 4 und 5 sind richtig
E) 1-5, alle sind richtig

Frage 403
Beim Hantieren mit einer Stechpalme kam es zu einem Fremdkörpergefühl im Auge. Welche der folgenden Aussagen ist (sind) richtig?

1) Es genügt mit dem bloßen Auge zu untersuchen, ob ein Fremdkörper im Auge ist.
2) Mit einer speziellen Untersuchung (Spaltlampenuntersuchung) kann eine Hornhautperforation festgestellt und ausgeschlossen werden.
3) Auch eine kleine Hornhautperforation kann Ursache für eine schwerste Augenschädigung sein.
4) Durch Pflanzen kommt es nie zu schweren Augenverletzungen.
5) Das Fremdkörpergefühl lässt auf eine vorübergehende Irritation der Hornhaut schließen und bedarf keiner weiteren Therapie.

A) nur 5 ist richtig
B) nur 1 und 5 sind richtig
C) nur 2 und 3 sind richtig
D) nur 1, 4 und 5 sind richtig
E) nur 2, 3, 4 und 5 sind richtig

Frage 404
Als Folge eines Dickdarmkarzinoms können auftreten:

1) Stuhlunregelmäßigkeiten
2) Diabetes mellitus
3) Chronische Anämie
4) Arteriosklerose
5) Gewichtsabnahme

A) nur 1 und 5 sind richtig
B) nur 3 und 4 sind richtig
C) nur 1, 3 und 5 sind richtig
D) nur 1, 2, 4 und 5 sind richtig
E) 1-5, alle sind richtig

Frage 405
1. Der Tuberkulintest (nach Mendel-Mantoux) hat diagnostische und epidemiologische Bedeutung,
weil
2. eine positive Reaktion beim Tuberkulintest stets Zeichen einer frischen Infektion ist.

A) Aussage 1 richtig, Aussage 2 richtig, Verknüpfung richtig
B) Aussage 1 richtig, Aussage 2 richtig, Verknüpfung falsch
C) Aussage 1 richtig, Aussage 2 falsch
D) Aussage 1 falsch, Aussage 2 richtig
E) Aussage 1 falsch, Aussage 2 falsch

Frage 406
Typische Zeichen für eine chronische obstruktive (verlegende, verstopfende) Bronchitis sind:

1) Erschwerte Ausatmung
2) Giemen, Pfeifen, Brummen
3) Blutig-gefärbtes Sputum
4) Verstärkung der Atembeschwerden bei Nacht
5) Linksherzinsuffizienz

A) nur 1 und 3 sind richtig
B) nur 4 und 5 sind richtig
C) nur 1, 2 und 4 sind richtig
D) nur 1, 2, 4 und 5 sind richtig
E) 1-5, alle sind richtig

Frage 407
Für die Entstehung eines Blutgerinnsels an einer Venenwand spielen grundsätzlich folgende Faktoren eine Rolle:

1) Erhöhter Thrombingehalt in den roten Blutkörperchen
2) Verlangsamte Strömungsgeschwindigkeit
3) Geschädigte Venenwand
4) Änderung der Zusammensetzung des Blutes

A) nur 2 ist richtig
B) nur 1 und 2 sind richtig
C) nur 1, 2 und 3 sind richtig
D) nur 2, 3 und 4 sind richtig
E) 1-4, alle sind richtig

Frage 408
Welche Befunde sprechen bei einem Patienten für eine typische bakterielle Lobärpneumonie?

1) Bei Perkussion gedämpfter Klopfschall
2) Beim Ausatmen Giemen
3) Verschärftes Atemgeräusch
4) Trockene Rasselgeräusche
5) Verstärkter Stimmfremitus

A) nur 2 und 3 sind richtig
B) nur 1, 3 und 5 sind richtig
C) nur 3, 4 und 5 sind richtig
D) nur 1, 3, 4 und 5 sind richtig
E) 1-5, alle sind richtig

Frage 409
Für eine bakterielle Hirnhautentzündung spricht (sprechen)::

1) Lichtscheu
2) Eigenreflexe nicht auslösbar
3) Heftige Kopfschmerzen
4) Nackensteifigkeit
5) Lasègue-Zeichen positiv

A) nur 1 ist richtig
B) nur 1 und 4 sind richtig
C) nur 2, 3 und 5 sind richtig
D) nur 1, 3, 4 und 5 sind richtig
E) 1-5, alle sind richtig

Frage 410
Bei den Stadien der Sprachentwicklung gesunder Kinder gibt es - abgesehen von einer gewissen Variationsbreite - bestimmte orientierende Richtwerte hinsichtlich des jeweiligen Durchschnittsalters.
In welchen Lebensalter beginnt in diesem Sinne das Stadium der Zweiwortsätze?

A) 4.-6. Lebensmonat
B) 9.-12. Lebensmonat
C) 2. Lebensjahr
D) 3. Lebensjahr
E) 4. Lebensjahr

Frage 411
Sie verordnen ein flüssiges Arzneimittel. Welche der folgenden Aussagen ist (sind) richtig?

1) Der Inhalt eines Esslöffels entspricht ca. 5 ml
2) Der Inhalt eines Esslöffels entspricht ca. 15 ml
3) Der Inhalt eines Esslöffels entspricht ca. 25 ml
4) Der Inhalt eines Teelöffels entspricht ca. 1 ml
5) Der Inhalt eines Teelöffels entspricht ca. 5 ml

A) nur 1 ist richtig
B) nur 4 ist richtig
C) nur 2 und 5 sind richtig
D) nur 3 und 5 sind richtig
E) keine ist richtig

Frage 412
1. Beim Piercing an der Unterlippe mit unzureichend sterilisierten Materialien kommt als seltene, aber typische Komplikation eine Hirnhautentzündung vor,
weil
2. eine Entzündung der Unterlippe typischerweise über die Augenhöhlenvenen zu den Hirnhautgefäßen fortgeleitet wird.

A) Aussage 1 richtig, Aussage 2 richtig, Verknüpfung richtig
B) Aussage 1 richtig, Aussage 2 richtig, Verknüpfung falsch
C) Aussage 1 richtig, Aussage 2 falsch
D) Aussage 1 falsch, Aussage 2 richtig
E) Aussage 1 falsch, Aussage 2 falsch

Frage 413
Bei einem 50-jährigen übergewichtigen Mann mit deutlichen Krampfadern, Schwellung der Beine und einem kleinen Geschwür über dem linken Innenknöchel tritt Fieber und Frösteln auf. Am linken Unterschenkel zeigt sich eine scharf begrenzte schmerzhafte Rötung und Schwellung. Die Haut ist glatt, gespannt und fühlt sich heiß an. Welche Verdachtsdiagnose stellen Sie?

A) Nesselsucht
B) Wundrose (Erysipel)
C) Venenentzündung
D) Borkenflechte
E) Venenthrombose

Frage 414
Zeichen einer akuten Thrombose der tiefen Oberschenkelvenen sind:

1) Ödeme am Unterschenkel
2) Livide Verfärbung am Unterschenkel
3) Vergrößerung des Unterschenkelumfanges
4) Schweregefühl im Bein
5) Intermittierendes Hinken

A) nur 1 und 3 sind richtig
B) nur 1, 2, 3 und 4 sind richtig
C) nur 1, 2, 4 und 5 sind richtig
D) nur 2, 3, 4 und 5 sind richtig
E) 1-5, alle sind richtig

Frage 415
1. Das HI-Virus, der Erreger von AIDS, wird offensichtlich des öfteren auch beim Küssen übertragen,
weil
2. HIV im Speichel bei Infizierten enthalten und nachweisbar sein kann.

A) Aussage 1 richtig, Aussage 2 richtig, Verknüpfung richtig
B) Aussage 1 richtig, Aussage 2 richtig, Verknüpfung falsch
C) Aussage 1 richtig, Aussage 2 falsch
D) Aussage 1 falsch, Aussage 2 richtig
E) Aussage 1 falsch, Aussage 2 falsch

Frage 416
Welche Risikofaktoren für eine Lungenembolie gibt es?

1) Längere Bettlägerigkeit
2) Krampfadern der Beine
3) Nikotinmissbrauch
4) Einnahme von Ovulationshemmern ('Pille')
5) Bösartige Tumore (z. B. Pankreas- und Prostata-Ca)

A) nur 1 ist richtig
B) nur 1 und 2 sind richtig
C) nur 2 und 5 sind richtig
D) nur 1, 2, 4 und 5 sind richtig
E) 1-5, alle sind richtig

Frage 417
Was ist die häufigste Ursache für die Entstehung des Bronchialkarzinoms?

A) Allgemeine Luftverschmutzung
B) Radioaktive Verseuchung der Luft
C) Berufsnoxen
D) Inhalationsrauchen
E) Rota-Viren

Frage 418
Roseolen als Zeichen eines Typhus abdominalis findet man vor allem an folgender Körperstelle:

A) Oberschenkel
B) Wange
C) Bauchhaut
D) Schultergegend
E) Handrücken

Frage 419
Was versteht man unter Simultanimpfung bei der Tetanus-Prophylaxe?

A) Gleichzeitige aktive Immunisierung mit Virus- und Bakterienantigenen.
B) Gleichzeitige passive Immunisierung mit verschiedenen Hyperimmunglobulinen.
C) Kombination von Lebend- und Totimpfstoff.
D) Gleichzeitige aktive und passive Immunisierung.
E) Kombination von Tetanus- und Diphtherie-Toxoid.

Frage 420
1. Ein Bandscheibenvorfall der Bandscheibe L4/L5 hat nie funktionelle bzw. neurologische Ausfälle zur Folge,
weil
2. das Rückenmark bereits in Höhe des 2. Lendenwirbels endet.

A) Aussage 1 richtig, Aussage 2 richtig, Verknüpfung richtig
B) Aussage 1 richtig, Aussage 2 richtig, Verknüpfung falsch
C) Aussage 1 richtig, Aussage 2 falsch
D) Aussage 1 falsch, Aussage 2 richtig
E) Aussage 1 falsch, Aussage 2 falsch

Frage 421
1. Bei einer Herzleistungsschwäche klagen die Patienten über Atemnot bei Belastung,
weil
2. bei einer Herzleistungsschwäche das Blutvolumen durch Ödembildung vermindert ist.

A) Aussage 1 richtig, Aussage 2 richtig, Verknüpfung richtig
B) Aussage 1 richtig, Aussage 2 richtig, Verknüpfung falsch
C) Aussage 1 richtig, Aussage 2 falsch
D) Aussage 1 falsch, Aussage 2 richtig
E) Aussage 1 falsch, Aussage 2 falsch

Frage 422
1. Das Zeichen nach Lasègue (Nervenwurzeldehnungsschmerz) ist bei der Diagnostik eines Bandscheibenvorfalls im unteren LWS-Bereich ein wichtiges Zeichen,
weil
2. der Nachweis des Ischiasdehnungsschmerzes die genaue Höhenlokalisation eines Bandscheibenvorfalls innerhalb des unteren LWS-Bereichs ermöglicht

A) Aussage 1 richtig, Aussage 2 richtig, Verknüpfung richtig
B) Aussage 1 richtig, Aussage 2 richtig, Verknüpfung falsch
C) Aussage 1 richtig, Aussage 2 falsch
D) Aussage 1 falsch, Aussage 2 richtig
E) Aussage 1 falsch, Aussage 2 falsch

Frage 423
Welche der folgenden Aussagen zum primären M. Raynaud sind richtig?

1) Betroffen können alle Finger sein, bevorzugt tritt die Erkrankung an den Daumen auf.
2) Ursache ist ein arterieller Verschluss durch eine ausgeprägte Arteriosklerose.
3) Die Erkrankung befällt vor allem junge Frauen.
4) Es besteht eine typische dreiphasige Farbreaktion der betroffenen Finger: Blässe - Zyanose - Rötung
5) Eine gefürchtete Komplikation ist das Entstehen einer Gangrän (Gewebszerstörung).

A) nur 1 und 2 sind richtig
B) nur 3 und 4 sind richtig
C) nur 1, 4 und 5 sind richtig
D) nur 2, 3 und 4 sind richtig
E) 1-5, alle sind richtig

Frage 424
Eine Halsvenenstauung im Sitzen

1) hat klinisch keine Bedeutung
2) findet man bei raumfordernden Prozessen im oberen Mediastinum (Mittelfellraum)
3) ist typisch für eine Linksherzinsuffizienz
4) findet man bei Pericarditis constrictiva (Panzerherz)

A) nur 1 ist richtig
B) nur 3 ist richtig
C) nur 2 und 3 sind richtig
D) nur 2 und 4 sind richtig
E) nur 2, 3 und 4 sind richtig

Frage 425
Der Esmarch-Handgriff (Vorschieben des Unterkiefers bei rekliniertem Kopf) dient zur

A) Erleichterung der Intubation
B) Frei halten der Atemwege bei Bewusstlosen
C) Vermeidung der Aspiration
D) Bergung eines Verletzten
E) Überstreckung der Halswirbelsäule

Frage 426
Welche Aussage zum Tinnitus (Ohrgeräusch) ist richtig

A) Der Tinnitus ist eine Geräuschwahrnehmung auf einen akustischen Reiz.
B) Der Tinnitus geht meistens nicht mit einem Hörverlust einher.
C) Häufig sind Kinder betroffen.
D) Durchblutungsfördernde Medikamente werden im Frühstadium des akuten Tinnitus als Erstmaßnahme eingesetzt.
E) Weitestgehende Stille in der Umgebung wird von Tinnituspatienten meistens als erleichternd empfunden.

Frage 427
Bei Fernreisen nach Afrika, Südostasien oder in die Karibik besteht ein erhöhtes HIV-Infektionsrisiko weil:

1) Es dort andere und unter Umständen aggressivere Subtypen des HI-Virus gibt als hier.
2) Die Durchseuchung sehr hoch ist.
3) Die Infektion nicht überwiegend in Risikogruppen, sondern auch in der Normalbevölkerung vorkommt.
4) Im Verletzungsfall der medizinische Hygienestandard schlechter ist, als hier.
5) Manche Urlauber sexuelle Abenteuer suchen und sich dabei nicht vorsichtig verhalten.

A) nur 1 und 5 sind richtig
B) nur 4 und 5 sind richtig
C) nur 2, 4 und 5 sind richtig
D) nur 2, 3, 4 und 5 sind richtig
E) 1-5, alle sind richtig

Frage 428
Ein Stein im Ductus choledochus (abführender Gallengang) ist häufig Ursache von:

1) Koliken
2) Petechiale Hautblutungen (punktförmige Hautblutungen)
3) Teerstuhl
4) Ikterus (Gelbsucht)
5) Dunklem Urin

A) nur 1, 2 und 3 sind richtig
B) nur 1, 3 und 4 sind richtig
C) nur 1, 4 und 5 sind richtig
D) nur 2, 4 und 5 sind richtig
E) 1-5, alle sind richtig

Frage 429
Sie werden zu Hilfe gerufen, weil sich der Nachbar beim Hantieren mit der Kreissäge den Daumen abgetrennt hat. Wie behandeln Sie - abgesehen von der Erstversorgung der Verletzung - das Amputat, wenn sich z. B. das Eintreffen der ärztlichen Notversorgung durch besondere Umstände verzögert?

1) Einlegen in feuchte, möglichst sterile Kompressen
2) Einlegen in trockene, möglichst sterile Kompressen
3) Amputat mit Kompressen in Plastiktüte geben
4) Luftzufuhr muss gewährleistet sein (nicht in Plastiktüte geben)
5) Bei Transport Aufrechterhalten der Körpertemperatur, evtl. durch Wärmflaschen, gewährleisten
6) Transport möglichst nahe dem Gefrierpunkt, z. B. in Kühlbox, gewährleisten

A) nur 1 und 5 richtig
B) nur 2 und 4 sind richtig
C) nur 1, 3 und 6 sind richtig
D) nur 2, 3 und 6 sind richtig
E) nur 2, 4 und 5 sind richtig

Frage 430
1. Bei Ihrem 50-jährigen Patienten kommt es immer wieder zum Auftreten von einem Hagelkorn (Chalazion) am rechten Unterlid. Dies erfordert keine weiteren Maßnahmen,
weil
2. sich kleine Hagelkörner von selbst zurückbilden können.

A) Aussage 1 richtig, Aussage zwei richtig, Verknüpfung richtig
B) Aussage 1 richtig, Aussage zwei richtig, Verknüpfung falsch
C) Aussage 1 richtig, Aussage 2 falsch
D) Aussage 1 falsch, Aussage 2 richtig
E) Aussage 1 falsch, Aussage 2 falsch

Frage 431
Welche der nachfolgenden Aussagen zur vasovagalen Synkope ist richtig?

A) Es besteht eine Tachykardie.
B) Es besteht eine Bradykardie.
C) Der arterielle Blutdruck ist erhöht.
D) Das Herzminutenvolumen ist erhöht.
E) Sie wird durch abrupten Lagewechsel verursacht.

Frage 432
Der so genannte 'Rosenkranz' bei Rachitis hat folgende Lokalisation:

A) Entlang der Schlüsselbeine
B) Knorpel-Knochen-Grenze der Rippen
C) Distale Enden von Tibia und Fibula
D) Am Os parietale (Scheitelbein)
E) Am Os occipitale (Hinterhauptsbein)

Frage 433
1. Die aktive Diphtherieimpfung wird heute nicht mehr empfohlen,
weil
2. im Frühstadium (Vorliegen einer Angina mit Diphtherieverdacht) eine chemotherapeutische Behandlung in der Regel zur raschen Ausheilung ohne Folgen führt.

A) Aussage 1 richtig, Aussage 2 richtig, Verknüpfung richtig
B) Aussage 1 richtig, Aussage 2 richtig, Verknüpfung falsch
C) Aussage 1 richtig, Aussage 2 falsch
D) Aussage 1 falsch, Aussage 2 richtig
E) Aussage 1 falsch, Aussage 2 falsch

Frage 434
Zu den Symptomen einer Exsikkose gehören:

1) Trockene Haut und Schleimhäute
2) Alveoläres Lungenödem
3) Verminderter Hautturgor (Turgor = Spannungszustand)
4) Häufig Durstgefühl

A) nur 1 und 2 sind richtig
B) nur 1 und 3 sind richtig
C) nur 2 und 3 sind richtig
D) nur 1, 3 und 4 sind richtig
E) nur 2, 3 und 4 sind richtig

X
Frage 435
Gegen folgende Infektionskrankheiten gibt es gut wirksame Impfungen:
M

1) Scharlach
2) Mumps
3) Hepatitis C
4) Masern
5) Poliomyelitis (Kinderlähmung)

A) nur 2 und 5 sind richtig
B) nur 1, 3 und 4 sind richtig
C) nur 2, 3 und 4 sind richtig
D) nur 2, 4 und 5 sind richtig
E) nur 2, 3, 4 und 5 sind richtig

Frage 436
Sie stellen bei einer(m) Patientin(en) erstmals erhöhte Nüchtern-Blutzuckerwerte über 160 mg/dl fest.
Welche ursächlichen Faktoren können vorliegen?

1) Übergewicht
2) Schwangerschaft
3) Schilddrüsenüberfunktion
4) Erkrankung der Bauchspeicheldrüse
5) Medikamente wie Kortison

A) nur 1 und 2 sind richtig
B) nur 1, 2 und 3 sind richtig
C) nur 1, 4 und 5 sind richtig
D) nur 1, 3, 4 und 5 sind richtig
E) 1-5, alle sind richtig

Frage 437
1. Eine im 8. Lebensjahr durchgemachte Röteln-Infektion kann bei einer späteren Schwangerschaft auf den Embryo übergehen,
<u>weil</u>
2. die Röteln-Infektion nach Abklingen der akuten Erkrankung latent weiterbesteht und jederzeit exazerbieren kann.

A) Aussage 1 richtig, Aussage 2 richtig, Verknüpfung richtig
B) Aussage 1 richtig, Aussage 2 richtig, Verknüpfung falsch
C) Aussage 1 richtig, Aussage 2 falsch
D) Aussage 1 falsch, Aussage 2 richtig
E) Aussage 1 falsch, Aussage 2 falsch

Frage 438
1. Das Schlafapnoe-Syndrom ist nicht behandlungsbedürftig,
<u>weil</u>
2. es sich beim Schlafapnoe-Syndrom um eine physiologisch sinnvolle Ruheanpassung der Atemregulation handelt.

A) Aussage 1 richtig, Aussage 2 richtig, Verknüpfung richtig
B) Aussage 1 richtig, Aussage 2 richtig, Verknüpfung falsch
C) Aussage 1 richtig, Aussage 2 falsch
D) Aussage 1 falsch, Aussage 2 richtig
E) Aussage 1 falsch, Aussage 2 falsch

Frage 439
1. Klinisch inapparente Verlaufsformen einer Infektion spielen für die Weiterverbreitung von Infektionserregern keine Rolle,
<u>weil</u>
2. nur der an einer manifesten Infektionskrankheit Erkrankte virulente Erreger ausscheidet.

A) Aussage 1 richtig, Aussage zwei richtig, Verknüpfung richtig
B) Aussage 1 richtig, Aussage zwei richtig, Verknüpfung falsch
C) Aussage 1 richtig, Aussage 2 falsch
D) Aussage 1 falsch, Aussage 2 richtig
E) Aussage 1 falsch, Aussage 2 falsch

Frage 440
1. Der Stich von einer Schildzecke und ihrer Vorstufen (Larven, Nymphen) wird von Patienten meist sofort bemerkt,
<u>weil</u>
2. er in der Regel zu einer FSME (Frühsommer-Meningoenzephalitis) führt.

A) Aussage 1 richtig, Aussage 2 richtig, Verknüpfung richtig
B) Aussage 1 richtig, Aussage 2 richtig, Verknüpfung falsch
C) Aussage 1 richtig, Aussage 2 falsch
D) Aussage 1 falsch, Aussage 2 richtig
E) Aussage 1 falsch, Aussage 2 falsch

Frage 441
Welche der folgenden Begriffe gehören zum Bild der Epilepsie?

1) Aura
2) Erhöhung der Konzentrationsfähigkeit
3) Krampfanfälle
4) Verbesserung der Intelligenzleistung

A) nur 1 und 2 sind richtig
B) nur 1 und 3 sind richtig
C) nur 1 und 4 sind richtig
D) nur 2 und 3 sind richtig
E) 1-4, alle sind richtig

FRAGEN MC 7

Frage 442
Das Pulsdefizit berechnet sich üblicherweise aus

A) zentralem und peripherem Puls
B) zentraler Herzaktion und peripherem arteriellen Puls
C) zeitlicher Abstand zwischen der Pulsfrequenz der Arteria radialis (Speichenarterie) und der Arteria dorsalis pedis (Fußrückenarterie)
D) Differenz zwischen systolischem Blutdruckwert und Pulsfrequenz
E) Differenz zwischen der Pulsfrequenz unter Belastung und in Ruhe.

Frage 443
Bei welchen Infektionskrankheiten können die Erreger von der Mutter während der Schwangerschaft oder Geburt auf das Kind übertragen werden?

1) Lues
2) Röteln
3) Listeriose
4) Zytomegalie
5) AIDS

A) nur 1 und 2 sind richtig
B) nur 3 und 4 sind richtig
C) nur 1, 2 und 5 sind richtig
D) nur 1, 2, 3 und 4 sind richtig
E) 1-5, alle sind richtig

Frage 444
Bei einer Fastenkur zur Gewichtsreduktion kann bzw. muss der Behandler damit rechnen, dass

A) die erzielte Gewichtsabnahme über mindestens 1 bis 2 Jahre stabil bleibt
B) das Gewicht anfänglich langsam und danach rascher abnimmt
C) bei einzelnen Patienten depressive Verstimmungen auftreten
D) nachfolgende Maßnahmen (z. B. Psychotherapie, Teilnahme an einer Selbsthilfegruppe ...) für die Stabilisierung der Gewichtsreduktion entbehrlich sind
E) Keine der vorstehenden Aussagen ist richtig

Frage 445
Welche Herzerkrankung ist mit dem Leben nicht vereinbar?

A) Bradykardie kleiner als 50
B) Tachykardie größer als 120
C) Kammerflimmern
D) Extrasystolen
E) Absolute Arrhythmie (Vorhofflimmern)

Frage 446
Welche Organe können von der Tuberkulose (Tbc) befallen werden?

1) Lunge
2) Darm
3) Nieren
4) Knochen
5) Haut

A) nur 1, 2 und 5 sind richtig
B) nur 1, 3 und 4 sind richtig
C) nur 1, 2, 3 und 4 sind richtig
D) nur 1, 3, 4 und 5 sind richtig
E) 1-5, alle sind richtig

Frage 447
Welche Lagerung ist bei Erstversorgung eines Patienten mit einer hypertensiven Krise anzustreben:

A) Tieflagerung des Oberkörpers und Hochlagerung der Beine
B) Tieflagerung des Oberkörpers und Tieflagerung der Beine
C) Hochlagerung des Oberkörpers und Hochlagerung der Beine
D) Hochlagerung des Oberkörpers und Tieflagerung der Beine
E) Flachlagerung des Oberkörpers und Hochlagerung der Beine

Frage 448
Ein junger Mann kommt in die Praxis mit Schmerzen und Rötung im Kniegelenk, außerdem klagt er über Schmerzen beim Wasserlassen und Ausfluss. Welches ist die wahrscheinlichste Diagnose?

A) Arthrose
B) Gicht (Arthritis urica)
C) Gonorrhoe (Tripper)
D) Arthritis bei Tuberkulose
E) Entzündung der Harnröhre (Urethritis)

Frage 449
Zur orientierenden Schockdiagnostik am Notfallort gehören:

1) Invasive Messung des zentralen Venendruckes
2) Messung der Pulsfrequenz
3) Beurteilung der Hautdurchblutung
4) Messung des systolischen und diastolischen Blutdruckes
5) Beurteilung des Füllungszustandes der Venen

A) nur 1 und 2 sind richtig
B) nur 2 und 4 sind richtig
C) nur 3, 4 und 5 sind richtig
D) nur 2, 3, 4 und 5 sind richtig
E) 1-5, alle sind richtig

Frage 450
Bei Schizophrenie sind typischerweise gestört:

1) Bewusstsein
2) Orientierung
3) Affektivität
4) Denken
5) Gedächtnis

A) nur 1 und 5 sind richtig
B) nur 3 und 4 sind richtig
C) nur 1, 2 und 3 sind richtig
D) nur 1, 2 und 4 sind richtig
E) nur 1, 2 und 5 sind richtig

Frage 451
Welches Vitamin fehlt bei perniziöser Anämie?

A) Vitamin C
B) Vitamin B1
C) Vitamin B6
D) Vitamin B12
E) Vitamin A

Frage 452
Der Heilpraktiker darf keine anale digitale Untersuchung im Zuge einer Krebsvorsorge (Darmkrebs) oder bei Abklärung eines Hämorrhoidalleidens durchführen,
weil
er während der Untersuchung auch die Prostata durch die Darmwand berühren kann.

A) Aussage 1 richtig, Aussage 2 richtig, Verknüpfung richtig
B) Aussage 1 richtig, Aussage 2 richtig, Verknüpfung falsch
C) Aussage 1 richtig, Aussage 2 falsch
D) Aussage 1 falsch, Aussage 2 richtig
E) Aussage 1 falsch, Aussage 2 falsch

Frage 453
Bei Anzeichen eines anaphylaktischen Schocks während einer Infusion oder Injektion muss die Nadel sofort entfernt werden,
weil
die Maßnahme der Injektion bzw. Infusion bei Anzeichen eines anaphylaktischen Schocks sofort unterbrochen werden muss.

A) Aussage 1 richtig, Aussage 2 richtig, Verknüpfung richtig
B) Aussage 1 richtig, Aussage 2 richtig, Verknüpfung falsch
C) Aussage 1 richtig, Aussage 2 falsch
D) Aussage 1 falsch, Aussage 2 richtig
E) Aussage 1 falsch, Aussage 2 falsch

Frage 454
Versehentliche Verabreichung eines intramuskulär zu spritzenden Mittels in das Unterhautfettgewebe kann vor allem bei einer öligen Substanz in erster Linie zu folgenden Komplikationen führen

1) Schockzustand
2) Fettgewebsnekrose (Gewebstod)
3) generalisierter Hautausschlag
4) Verletzung eines motorischen Nervs

A) nur 1 ist richtig
B) nur 2 ist richtig
C) nur 1 und 2 ist richtig
D) nur 1, 2 und 4 sind richtig
E) nur 2, 3 und 4 sind richtig

Frage 455
Gegen welche der folgenden Infektionskrankheiten gibt es eine aktive Immunisierung durch Impfung?

1) Hepatitis A
2) Hepatitis B
3) Varizellen
4) Scharlach
5) Pertussis

A) nur 1 ist richtig
B) nur 1 und 4 sind richtig
C) nur 1, 2, 3 und 5 sind richtig
D) nur 1, 2, 4 und 5 sind richtig
E) 1-5, alle sind richtig

Frage 456
Welche(s) der folgenden Abführmittel enthalten Wirkstoffe, die bei längerem Gebrauch Schaden setzen und deshalb nur kurzfristig und vor allen Dingen nicht in der Schwangerschaft eingenommen werden soll (sollen)?

1) Leinsamen
2) Rhabarber (verwendet wird der Wurzelstock)
3) Aloe
4) Sennes

A) nur 2 ist richtig
B) nur 1 und 2 sind richtig
C) nur 2 und 3 sind richtig
D) nur 2, 3 und 4 sind richtig
E) 1-4, alle sind richtig

Frage 457
Bei einem Patienten, der ein Antidepressivum einnimmt, sollten Sie beachten, dass

1) die zusätzliche Einnahme weiterer Medikamente die Wirkung in der Regel nicht beeinflusst
2) zu Behandlungsbeginn das Reaktionsvermögen im Straßenverkehr herabgesetzt sein kann
3) Nebenwirkungen wie Mundtrockenheit und Schwitzen mit der Dauer der Behandlung zunehmen
4) die Hemmung lösende Wirkung eine latente Suizidalität aktivieren kann

A) nur 3 ist richtig
B) nur 1 und 3 sind richtig
C) nur 2 und 4 sind richtig
D) nur 2, 3 und 4 sind richtig
E) 1-4, alle sind richtig

Frage 458
Welche der folgenden Aussagen zur Schilddrüse und Jodversorgung sind richtig?

1) Schwangere benötigen vermehrt Jod.
2) besonders viel Jod ist außer Seefisch auch in Gemüse zu finden
3) Jodsalz sollte in der Regel an Stelle von Normalsalz im Haushalt Verwendung finden
4) Neugeborene können keine vergrößerte Schilddrüse haben

A) Keine Aussage ist richtig
B) nur 1 und 3 sind richtig
C) nur 1 und 4 sind richtig
D) nur 2 und 3 sind richtig
E) 1-4, alle sind richtig

Frage 459
Welche Aussage trifft zu?
Beim paralytischen Ileus findet man in typischer Weise

A) klingende Darmgeräusche
B) spritzende Darmgeräusche
C) Fehlen von Darmgeräuschen
D) sichtbare peristaltische Kontraktionen
E) keine der oberen Aussagen ist richtig

Frage 460
Welches Symptom ist typisch bei einem Verschlussikterus (Gallengangsverschluss)?

A) Aszites
B) entfärbter Stuhl
C) Ödeme
D) dunkelbrauner Stuhl
E) Blutarmut

Frage 461
Welche der aufgeführten Übertragungswege führt möglicherweise zu einer HIV-Infektion?

A) Tröpfcheninfektion beim Anniesen oder Anhusten
B) Handkontakt zwischen Infizierten und Nicht-Infizierten
C) gemeinsames Benutzen von Rasierklingen
D) gemeinsame Benutzung von Geschirr
E) Benutzen öffentlicher Toiletten

Frage 462
Welche der folgenden Aussagen zum Morbus Bechterew trifft (treffen) zu?

1) Männer sind häufiger betroffen als Frauen
2) regelmäßige Krankengymnastik hat einen günstigen Einfluss auf den Krankheitsverlauf
3) oft sind Iliosakralgelenke betroffen
4) es ist eine Krankheit, die überwiegend im hohen Lebensalter auftritt
5) Bei fortgeschrittener Krankheit entsteht eine Bambusstab-Wirbelsäule (Überbrückung benachbarter Wirbel durch Knochenspangen und somit Versteifung der Wirbelsäule)

A) nur 1 ist richtig
B) nur 2 und 3 sind richtig
C) 1, 2, 3 und 4 sind richtig
D) nur 1, 2, 3 und 5 sind richtig
E) 1-5, alle sind richtig

Frage 463
Die in der Anamnese bei einem 18-jährigen Patienten erhobenen Angaben von Gewichtsabnahme, Durst und Polyurie lassen am ehesten denken an

A) Rechtsherzinsuffizienz
B) Bronchial-Karzinom
C) Diabetes mellitus
D) Lungen-Tuberkulose
E) Fettleber

Frage 464
Welche der folgenden Phänomene passen zur Diagnose akute Bronchitis?

1) normaler Klopfschall
2) Auskultation: Giemen, Brummen, Pfeifen
3) Beim Husten Schmerzen hinter dem Brustbein

A) nur 3 ist richtig
B) nur 1 und 2 sind richtig
C) nur 1 und 3 sind richtig
D) nur 2 und 3 sind richtig
E) 1-3, alle sind richtig

Frage 465
Ihrem Patienten Herrn Meier (über 65 Jahre) ist nicht zu einer Impfung gegen Grippe (Influenza) zu raten,
weil
Herr Meier durch eine gesicherte Grippeerkrankung (Influenza-Virus-Erkrankung) vor zwei Jahren keine Grippe (Influenza) mehr bekommen kann.

A) Aussage 1 richtig, Aussage 2 richtig, Verknüpfung richtig
B) Aussage 1 richtig, Aussage 2 richtig, Verknüpfung falsch
C) Aussage 1 richtig, Aussage 2 falsch
D) Aussage 1 falsch, Aussage 2 richtig
E) Aussage 1 falsch, Aussage 2 falsch

Frage 466
Welche der folgenden Aussagen über die Magensäure treffen zu?

1) Die Magensäure hat einen pH-Wert von 7.
2) Die Magensäure aktiviert Pepsinogen.
3) Die Magensäure denaturiert Eiweiß.
4) Die Magensäure spaltet Eiweiß zu Aminosäuren.
5) Die Magensäure hat eine bakterizide (Bakterien abtötende) Wirkung.

A) nur 4 und 5 sind richtig
B) nur 1, 2 und 3 sind richtig
C) nur 2, 3 und 5 sind richtig
D) nur 1, 2, 3 und 4 sind richtig
E) nur 1, 2, 4 und 5 sind richtig

Frage 467
Bei einem Säugling mit akutem Brechdurchfall sprechen welche der folgenden Aussagen für eine Dehydratation (Flüssigkeitsverlust) schweren Grades?

1) Gewichtsverlust von etwa drei Prozent des Körpergewichts
2) tachykarder Puls
3) stehende Hautfalten
4) Stark verminderte oder fehlende Urinproduktion
5) tief eingesunkene Fontanelle

A) nur 1, 2 und 4 sind richtig
B) nur 1, 2 und 5 sind richtig
C) nur 1, 2, 3 und 4 sind richtig
D) nur 2, 3, 4 und 5 sind richtig
E) 1-5, alle sind richtig

Frage 468
Für welche der folgenden Erreger ist die Übertragung von Mensch zu Mensch durch Tröpfcheninfektion typisch?

1) Influenza-Viren
2) Masern-Viren
3) Legionella pneumophila (Legionärskrankheit)
4) Neisseria meningitidis (Meningokokken-Meningitis)
5) Plasmodien (Malaria)

A) nur 3 und 4 sind richtig
B) nur 1, 2 und 4 sind richtig
C) nur 1, 2, 3 und 4 sind richtig
D) nur 1, 2, 4 und 5 sind richtig
E) 1-5, alle sind richtig

Frage 469
Zu den typischen diabetischen Spätfolgen gehört (gehören):

1) ein schlecht heilendes Ulcus (Geschwür) am Fuß
2) Auftreibungen an der Knorpel-Knochengrenze der Rippen
3) Blutungen in der Retina (Netzhaut)
4) Blasenentleerungsstörungen ohne Prostatahypertrophie (Vergrößerung der Vorsteherdrüse)

A) nur 1 ist richtig
B) nur 1 und 4 sind richtig
C) nur 3 und 4 sind richtig
D) nur 1, 3 und 4 sind richtig
E) 1-4, alle sind richtig

Frage 470
Bei symptomlosem Verlauf einer Hepatitis A kommt es nicht zur Virusausscheidung mit dem Stuhl,
weil
bei symptomlosen Verlauf der Hepatitis A keine Virämie auftritt.

A) Aussage 1 richtig, Aussage 2 richtig, Verknüpfung richtig
B) Aussage 1 richtig, Aussage 2 richtig, Verknüpfung falsch
C) Aussage 1 richtig, Aussage 2 falsch
D) Aussage 1 falsch, Aussage 2 richtig
E) Aussage 1 falsch, Aussage 2 falsch

Frage 471
Bei Masern zeigt der Ausbruch des Exanthems an:

A) Die Abheilung
B) das Stadium der Generalisation
C) einen malignen Verlauf der Krankheit
D) den Beginn der Ansteckungsfähigkeit
E) das Ende der Ansteckungsfähigkeit

Frage 472
Im Sekundärstadium ist die Syphilis nie infektiös,
weil
die Patienten im Sekundärstadium der Syphilis luesspezifische Antikörper besitzen.

A) Aussage 1 richtig, Aussage 2 richtig, Verknüpfung richtig
B) Aussage 1 richtig, Aussage 2 richtig, Verknüpfung falsch
C) Aussage 1 richtig, Aussage 2 falsch
D) Aussage 1 falsch, Aussage 2 richtig
E) Aussage 1 falsch, Aussage 2 falsch

Frage 473
Welche Aussage trifft zu?
Als Schockindex wird bezeichnet:

A) Pulsfrequenz geteilt durch systolischen Blutdruck
B) Herzminutenvolumen geteilt durch Körperoberfläche
C) Systolischer Blutdruck minus diastolischer Blutdruck
D) Herzminutenvolumen geteilt durch Sauerstoffaufnahme
E) Herzminutenvolumen geteilt durch Pulsfrequenz

Frage 474
Welche Erstmaßnahme führen sie am Unfallort bei einem bewusstlosen Patienten durch, bei dem sie den Verdacht haben, dass er erbrochen hat?

A) Inspektion von Mund- und Rachenraum und möglichst vollständige Ausräumung der Mundhöhle
B) Tieflagerung des Kopfes
C) Spülen des Mund- und Rachenraumes mit physiologischer Kochsalzlösung
D) Intubation
E) Heimlich-Handgriff

Frage 475
Welche der folgenden Erkrankungen können typischerweise Ursache für eine Leberzirrhose sein?

1) Virushepatitis A
2) Alkoholmissbrauch
3) Chronische Verlegung und Infektion der Gallengänge
4) Stoffwechselkrankheiten z. B. Eisen- oder Kupferspeicherkrankheit

A) nur 1 und 4 sind richtig
B) nur 2 und 3 sind richtig
C) nur 1, 2 und 3 sind richtig
D) nur 2, 3 und 4 sind richtig
E) 1-4, alle sind richtig

Frage 476
Welche der folgenden Aussagen trifft (treffen) zu? Schleimbeutel

1) wirken als Druckverteiler
2) enthalten in ihrem Lumen Synovialflüssigkeit
3) können sich durch Dauerbelastung entzünden
4) können mit Gelenken kommunizieren

A) nur 1 ist richtig
B) nur 2 und 3 sind richtig
C) nur 1, 2 und 4 sind richtig
D) nur 2, 3 und 4 sind richtig
E) 1-4, alle sind richtig

Frage 477
Förderlich für die Entstehung der Osteoporose sind

1) länger andauernde Immobilisation oder Inaktivität
2) Erkrankung der Nebenschilddrüse
3) längere Verabreichung von Kortison
4) chronischer Kalzium-Mangel im Blut
5) hormonelle Veränderung nach der Menopause

A) nur 3 und 4 sind richtig
B) nur 2, 4 und 5 sind richtig
C) nur 1, 2, 4 und 5 sind richtig
D) nur 1, 3, 4 und 5 sind richtig
E) 1-5, alle sind richtig

Frage 478
Antriebs-Enthemmung (unkontrollierte Steigerung des Antriebes) wird beobachtet bei:

1) organischen Wesensveränderung
2) affektiven Durchgangssyndromen
3) manischen Psychosen
4) Alkoholismus
5) Gabe oder bei Missbrauch von Substanzen des Amphetamintyps

A) nur 1 und 2 sind richtig
B) nur 1 und 3 sind richtig
C) nur 1, 2 und 4 sind richtig
D) nur 1, 3 und 4 sind richtig
E) 1-5, alle sind richtig

Frage 479
Bei der kardiopulmonalen Reanimation (eines Erwachsenen) durch eine Person sollte folgendes Verhältnis zwischen Beatmung und Herzdruckmassage angestrebt werden

A) 1 zu 1
B) 2 zu 1
C) 2 zu 15
D) 3 zu 2
E) 6 zu 3

Frage 480
Nicht selten klagen Patienten beim Heilpraktiker über "Nervosität".
Welches der folgenden Symptome spricht im Rahmen einer differentialdiagnostischen Klärung hierbei am ehesten für eine Hyperthyreose?

A) Antriebsschwäche
B) verstärkter Appetit
C) häufiges Frösteln
D) trockene Haut
E) kühle Akren

Frage 481
Sichere Todeszeichen sind:

A) Leichenflecke
B) fehlender Karotispuls
C) Bewusstlosigkeit
D) Atemstillstand
E) weite, reaktionslose Pupillen

Frage 482
Bei einem Kreislaufstillstand werden die Pupillen in der Regel erweitert

A) innerhalb der ersten 4 Minuten
B) nach 7-9 Minuten
C) nach 10-15 Minuten
D) nach 1 Std.
E) nach 4-5 Std.

Frage 483
Eine 45-jährige Frau mit einer aktiven chronischen Polyarthritis (rheumatoide Arthritis), Blutkörperchensenkung 80/110 mm (nach Westergren), kommt zum Heilpraktiker und möchte auf eigene Kosten zu einer Fangokur in ein Thermalbad reisen.
Welchen Rat geben Sie ihr?

A) Sie können fahren, sollten aber die Kurdauer auf 14 tage beschränken.
B) Sie dürfen nur jeden 2. Tag heißen Fango anwenden.
C) Bei engmaschigen Kontrollen durch den Kollegen vor Ort bestehen keine Bedenken.
D) Verzichten Sie auf heißen Fango und baden Sie stattdessen täglich in heißen Quellen.
E) Eine Fangobadekur ist wegen der hohen Aktivität der Erkrankung kontraindiziert.

Frage 484
Nikotinmissbrauch bei jungen Frauen, die Ovulationshemmer nehmen, begünstigt venöse Thrombosebildung,
weil
Nikotinmissbrauch zur arteriellen Verschlusskrankheit führen kann..

A) Aussage 1 richtig, Aussage 2 richtig, Verknüpfung richtig
B) Aussage 1 richtig, Aussage 2 richtig, Verknüpfung falsch
C) Aussage 1 richtig, Aussage 2 falsch
D) Aussage 1 falsch, Aussage 2 richtig
E) Aussage 1 falsch, Aussage 2 falsch

Frage 485
Sie verordnen ein Placebo, das sie von der Apotheke als Praxisbedarf bezogen haben. Zusammensetzung von 100 ml dieses Placebo: 1 ml Kirschsirup ergänzt 99 ml destilliertes Wasser.
Ein Tropfen dieses Placebos

A) wiegt ca. 1 g
B) wiegt ca. 1 mg
C) entspricht ca. 1 ml
D) entspricht ca. 0,05 ml
E) keine der Aussagen ist richtig

Frage 486
Welche Symptome und Zeichen sprechen für das Vorliegen eines akuten Herzinfarktes?

1) heftiger retrosternaler Schmerz und Vernichtungsgefühl
2) Pleurareiben
3) rasche Besserung der Schmerzen nach sublingualer Gabe von Nitroglycerin
4) Übelkeit u. Brechreiz bzw. Erbrechen

A) nur 1 und 2 sind richtig
B) nur 1 und 3 sind richtig
C) nur 1 und 4 sind richtig
D) nur 2 und 3 sind richtig
E) nur 1, 3 und 4 sind richtig

Frage 487
Ein 17-jähriges Mädchen (Größe 168 cm, Gewicht 39 Kilo) mit Verdacht auf Magersucht (kommt zu Ihnen in die Praxis.
Welche Aussagen treffen bei diesem Krankheitsbild zu?

5) Ausbleiben der Monatsblutung (Amenorrhoe)
6) niedriger Blutdruck.
7) Elektrolytveränderungen im Blut
8) akute Lebensgefahr kann auftreten
9) in der Regel heilt die Krankheit spontan aus

A) nur 1 und 5 sind richtig
B) nur 2 und 3 sind richtig
C) nur 1, 2 und 3 sind richtig
D) nur 1, 2, 3 und 4 sind richtig
E) 1-5, alle sind richtig

Frage 488
Welche der folgenden Aussagen treffen zu?
Ursache eines Teerstuhls können sein

1) Analkarzinom
2) Ulcus ventriculi
3) Ösophagus-Varizen
4) Erosionen der Magenschleimhaut
5) Magenkarzinom

A) nur 1 und 2 sind richtig
B) nur 1 und 5 sind richtig
C) nur 2, 3 und 4 sind richtig
D) nur 2, 3, 4 und 5 sind richtig
E) 1-5, alle sind richtig

Frage 489
Bei welchem (welchen) der nachfolgenden Zustände mit Atemnot bessert sich die Atemnot durch Aufsitzen?

1) schwere Anämie
2) kardiales Lungenödem
3) Asthma bronchiale
4) Volumenmangelschock

A) nur 3 ist richtig
B) nur 1 und 2 sind richtig
C) nur 2 und 3 sind richtig
D) nur 1, 3 und 4 sind richtig
E) 1-4, alle sind richtig

Frage 490
Die Paukenhöhle des Mittelohrs ist mit Endolymphe gefüllt,
weil
die Endolymphe des Mittelohrs die Schwingungen der Gehörknöchelchen Hammer, Amboss und Steigbügel verstärkt, und die Schwingungen somit besser über das ovale Fenster an die Sinneszellen des Cortischen Organs weitergegeben werden.

A) Aussage 1 richtig, Aussage 2 richtig, Verknüpfung richtig
B) Aussage 1 richtig, Aussage 2 richtig, Verknüpfung falsch
C) Aussage 1 richtig, Aussage 2 falsch
D) Aussage 1 falsch, Aussage 2 richtig
E) Aussage 1 falsch, Aussage 2 falsch

Frage 491
Welche der folgenden Aussagen zur Tränenflüssigkeit sind richtig?

1) Sie dient der Ernährung der Hornhaut.
2) Sie hat (wegen ihres Lysozymgehaltes) eine gegen Bakterien gerichtete Wirkung
3) Sie schwemmt Fremdkörper von der Augenoberfläche weg.
4) Die Tränen werden über den Ductus nasolacrimalis (ableitenden Tränenweg) in den venösen Kreislauf abgeleitet.
5) Eine verminderte Tränenproduktion tritt gehäuft bei älteren Menschen auf.

A) nur 2 und 5 sind richtig
B) nur 1, 3 und 4 sind richtig
C) nur 1, 2, 3 und 4 sind richtig
D) nur 1, 2, 3 und 5 sind richtig
E) 1-5, alle sind richtig

Frage 492
Manien sind gekennzeichnet durch

1) Fehleinschätzung der eigenen Möglichkeiten
2) Gedankeneinengung
3) Rededrang
4) vermindertes Schlafbedürfnis
5) Desorientierung über Zeit und Ort

A) nur 4 ist richtig
B) nur 1 und 5 sind richtig
C) nur 1, 3 und 4 sind richtig
D) nur 2, 3 und 5 sind richtig
E) 1-5, alle sind richtig

Frage 493
Charakteristische Phänomene bei Zwangsneurosen sind:

1) quälende - nicht unterdrückbare Gedanken, anderen etwas angetan zu haben oder antun zu müssen; eine Distanzierung von den Gedanken ist nicht möglich.
2) anhaltende, unkorrigierbare Überzeugung, von Parasiten befallen zu sein
3) häufiges Händewaschen (z. B. 50 mal am Tag), um vermeintlichen Schmutz zu beseitigen
4) Angstgefühl, wenn Kontrollrituale nicht ausgeführt werden können

A) nur 1 und 2 sind richtig
B) nur 3 und 4 sind richtig
C) nur 1, 3 und 4 sind richtig
D) nur 2, 3 und 4 sind richtig
E) 1-4, alle sind richtig

Frage 494
Welche der folgenden Krankheiten fallen unter die Meldepflicht nach dem Infektionsschutzgesetz (§ 6)?

1) Virushepatitis C
2) Masern
3) Milzbrand
4) Tollwut
5) Rachitis

A) nur 1 und 4 sind richtig
B) nur 1, 2 und 5 sind richtig
C) nur 2, 4 und 5 sind richtig
D) nur 1, 2, 3 und 4 sind richtig
E) 1-5, alle sind richtig

Frage 495
Welche(r) der folgenden Befunde passt (passen) zu der Diagnose akute tiefe Beinvenenthrombose einer unteren Extremität?

1) Sichtbare Schwellung der Extremität
2) Palpationsschmerz entlang der tiefen Venen im betroffenen Bereich
3) Pathologische Verfärbung der Haut am herabhängenden erkrankten Bein
4) Besserung der Beschwerden durch Hochlagerung des Beines

A) nur 2 ist richtig
B) nur 1 und 2 sind richtig
C) nur 1, 3 und 4 sind richtig
D) nur 2, 3 und 4 sind richtig
E) 1-4, alle sind richtig

Frage 496
Einem bewusstlosen insulinpflichtigen Diabetiker muss als Sofortmaßnahme Insulin gespritzt werden,
weil
ein Coma diabeticum für den Patienten eine akute Gefährdung ist.

A) Aussage 1 richtig, Aussage 2 richtig, Verknüpfung richtig
B) Aussage 1 richtig, Aussage 2 richtig, Verknüpfung falsch
C) Aussage 1 richtig, Aussage 2 falsch
D) Aussage 1 falsch, Aussage 2 richtig
E) Aussage 1 falsch, Aussage 2 falsch

Frage 497
Wahnhafte und andere psychotische Erlebnisse äußern sich in verschiedener Weise im Verhalten des Patienten. Welche der folgenden Aussagen trifft (treffen) zu?

1) Um dem im Wahn erlebten drohenden Schicksal zu entgehen, können Kranke mit Verfolgungs- oder Schuldwahn Suizidversuche unternehmen.
2) Wahnkranke werden wahrscheinlich während ihres Lebens psychotisch motivierte Gewalttaten begehen und sind deshalb für andere immer gefährlich.
3) Wahnkranke fallen in ihrer Umgebung, im akuten Stadium, durch auffällige Verhaltensweisen auf.
4) An Verfolgungswahn leidende Kranke suchen manchmal Schutz und Hilfe bei der Polizei.

A) nur 1 ist richtig
B) nur 2 und 4 sind richtig
C) nur 1, 2 und 3 sind richtig
D) nur 1, 3 und 4 sind richtig
E) 1-4, alle sind richtig

Frage 498
Risikofaktoren für einen Herzinfarkt sind:

1) Nikotinmissbrauch
2) Fettstoffwechselstörungen
3) mäßiger Alkoholkonsum
4) Hypotonie
5) Kachexie (Auszehrung)

A) nur 1 und 2 sind richtig
B) nur 2 und 3 sind richtig
C) nur 1, 2 und 4 sind richtig
D) nur 3, 4 und 5 sind richtig
E) 1-5, alle sind richtig

Frage 499
Ein Kompressionsverband ist nicht indiziert bei

A) schwerer peripherer arterieller Verschlusskrankheit (PAVK)
B) chronischem Lymphödem
C) postthrombotischem Syndrom
D) Thrombophlebitis
E) tiefer Venenthrombose

Frage 500
Welche Aussage zur Pfortader trifft zu?

1) Sie ist die Arterie, die das Blut aus der Aorta in die Leber leitet.
2) Sie ist die Vene, die das Nährstoff beladene Blut des Magen-Darm-Trakts der Leber zuführt
3) Sie ist die Arterie, aus der der Pylorus (Magenpförtner) mit Blut versorgt wird.
4) Sie mündet in den rechten Venenwinkel.
5) Sie mündet in den rechten Vorhof des Herzens.

A) nur 1 ist richtig
B) nur 2 ist richtig
C) nur 1 und 4 sind richtig
D) nur 2 und 5 sind richtig
E) nur 2, 3 und 5 sind richtig.

Frage 501
Die Inkubationszeit beträgt bei Scharlach meist

A) weniger als 24 Stunden
B) 2-5 Tage!
C) 8-12 Tage
D) 2-3 Wochen
E) mehr als 3 Wochen

60
16 √54

FRAGEN MC 8

Frage 502

Welche der folgenden Aussagen über die Ernährung mit Eiweiß trifft (treffen) zu?

1) Die empfohlene tägliche Eiweißaufnahme beträgt für den gesunden Erwachsenen 0,2 g pro kg Körpergewicht.
2) Die Aufnahme von Kartoffeln mit Ei gewährleistet eine hochwertige Versorgung mit essentiellen Aminosäuren.
3) Die Resorption der Aminosäuren erfolgt vorzugsweise im Dickdarm.
4) Bei ausreichender Zufuhr von Vitaminen kann der Mensch seinen Bedarf an Aminosäuren und Eiweiß aus Kohlenhydraten und Fetten selbst synthetisieren.
5) Der physiologische Brennwert von 1 g Eiweiß beträgt etwa 17 kJ (4,1 kcal) und ist dem von 1 g Kohlenhydraten vergleichbar.

A) nur 2 ist richtig
B) nur 1 und 5 sind richtig
C) nur 2 und 5 sind richtig
D) nur 2, 4 und 5 sind richtig
E) 1-5, alle sind richtig

Frage 503

Welche Aussage zu Lage und Gestalt des Ösophagus eines durchschnittlich großen gesunden Erwachsenen trifft zu?

A) Die Gesamtlänge beträgt ca. 50 cm.
B) Er besitzt drei natürliche Einengungen.
C) Er liegt vor der Luftröhre und hinter der Wirbelsäule.
D) Er verbindet den Pylorus (Pförtner) des Magens mit dem Rachenraum.
E) Er mündet in den Pylorus des Magens in Höhe des 4. Halswirbels.

Frage 504

Welcher(r) Erreger ist (sind) in der Regel bei der Übertragung auf den Menschen von Arthropoden als Vektor abhängig?

1) Malaria-Erreger
2) Tetanus-Erreger
3) Diphtherie-Erreger
4) Borreliose-Erreger
5) Polio-Erreger

A) Keine der Aussagen ist richtig
B) nur 1 ist richtig
C) nur 1 und 4 sind richtig
D) nur 1, 2 und 4 sind richtig
E) nur 1, 2 und 5 sind richtig

Frage 505

Welche(s) Symptome spricht (sprechen) für eine Herzmuskelschwäche?

1) Schlafstörung aufgrund erschwerter Atmung
2) Schwellung der Beine
3) Tinnitus (Ohrgeräusch)
4) Häufiges nächtliches Wasserlassen
5) Obstipation (Verstopfung)

A) nur 4 ist richtig
B) nur 1 und 2 sind richtig
C) nur 1 und 4 sind richtig
D) nur 1, 2 und 4 sind richtig
E) Alle Aussagen sind richtig

Frage 506

Welche der folgende Aussagen zum Leber-Galle-Systems trifft (treffen) zu?

1) Mit der Galle können auch körperfremde Stoffe ausgeschieden werden.
2) Gallensteine führen bei Verlegung des Ductus cysticus (Gallenblasengang) zum Ikterus.
3) Faktoren wie weibliches Geschlecht, Adipositas und Diabetes mellitus vermindern das Risiko der Entstehung von Gallensteinen.
4) Bei Gallensteinleiden ist die Konzentration von Gallensäuren in der Gallenflüssigkeit erhöht.
5) Gallensteine können einen Ileus verursachen.

A) nur 5 ist richtig
B) nur 1 und 2 sind richtig
C) nur 1 und 5 sind richtig
D) nur 1, 2 und 4 sind richtig
E) nur 2, 3 und 5 sind richtig

Frage 507
Welche der folgenden Aussagen zu Suizidalität und Suizid bei Kindern und Jugendlichen trifft (treffen) zu?

1) Bei Drogenabhängigen besteht ein hohes Suizidrisiko.
2) Suizidversuche von Jugendlichen werden nur selten durch familiäre Konflikte verursacht.
3) Bei den Suizidversuchen sind Mädchen wesentliche häufiger vertreten als Jungen.

A) nur 2 ist richtig
B) nur 1 und 2 sind richtig
C) nur 1 und 3 sind richtig
D) nur 2 und 3 sind richtig
E) 1-3, alle sind richtig

Frage 508
Welche der folgenden Aussagen bezüglich der Beeinflussung der Magenschleimhautfunktion beim Gesunden treffen zu?

1) Koffein steigert die Magensaftsekretion
2) Alkohol hemmt die Magensaftsekretion
3) Gastrin steigert die Magensaftsekretion
4) Magendehnung steigert die Magensaftsekretion
5) Konditionierte Reflexe (z. B. appetitanregender Geruch) steigert die Magensaftsekretion.

A) nur 1 und 2 sind richtig
B) nur 1, 2 und 3 sind richtig
C) nur 1, 2, 3 und 5 sind richtig
D) nur 1, 3, 4 und 5 sind richtig
E) 1-5, alle sind richtig

Frage 509
Eine Herzmuskelschwäche kann verursacht sein durch

1) Bluthochdruck
2) Schilddrüsenüberfunktion
3) Lungenfibrose
4) Herzklappenfehler
5) Herzneurose

A) nur 1 und 4 sind richtig
B) nur 2 und 3 sind richtig
C) nur 1, 3 und 4 sind richtig
D) nur 1, 2, 3 und 4 sind richtig
E) 1-5, alle sind richtig

Frage 510
Welche der folgenden Aussagen zum Nervensystem trifft (treffen) zu?

1) In der Medulla oblongata (verlängertes Mark) liegen das Atemzentrum und das Herz-Kreislauf-Zentrum.
2) Das Kleinhirn steuert als übergeordnetes Koordinationszentrum die vegetativen Funktionen.
3) Das Sehzentrum liegt im Stirnlappen des Großhirns (Endhirns).
4) Der Parasympathikus bewirkt eine Beschleunigung der Darmperistaltik (-bewegung).
5) Ein positives Babinski-Zeichen ist im 1. Lebensjahr physiologisch.

A) Keine der Aussagen ist richtig
B) nur 3 ist richtig
C) nur 2 und 4 sind richtig
D) nur 1, 4 und 5 sind richtig
E) 1-5, alle sind richtig

Frage 511
Welche der folgenden Aussagen über symptomatische Psychosen (Begleitpsychosen) bei Infektionskrankheiten trifft (treffen) zu?

1) Beim Typhus abdominalis kommt es in einem Teil der Fälle zu symptomatischen Psychosen.
2) Bei Tuberkulose werden häufig symptomatische Psychosen beobachtet.
3) Symptomatische Psychosen, die durch Erregertoxine bedingt sind, und solche, denen eine Enzephalitis zugrunde

liegt, lassen sich im Allgemeinen anhand des psychopathologischen Bildes differentialdiagnostisch unterscheiden.

A) nur 1 ist richtig
B) nur 3 ist richtig
C) nur 1 und 2 sind richtig
D) nur 1 und 3 sind richtig
E) 1-3, alle sind richtig

Frage 512
Ursachen für eine Epilepsie können sein:

1) Traumatische Hirnschädigung
2) Raumfordernde Prozesse
3) Entzündliche Erkrankungen des Gehirns
4) Traumatisierende Erlebnisse in der frühen Kindheit
5) Stoffwechselstörungen und Missbildungen des Nervensystems

A) nur 1 und 2 sind richtig
B) nur 1, 3 und 4 sind
C) nur 3, 4 und 5 sind richtig
D) nur 1, 2, 3 und 5 sind richtig
E) 1-5, alle sind richtig

Frage 513
Ein 58-jähriger Mann kommt erstmals in Ihre Praxis und berichtet:
Vor fünf Jahren sei seine Frau gestorben, er habe keine Kinder, keine Angehörigen mehr, keine Freunde. Er lebe alleine, zurückgezogen. Seine Arbeit, zu der er tägliche gehe, mache ihm keinen Spaß mehr. Er wisse überhaupt nicht mehr, was er hier solle. Er nütze keinem, er muss für niemanden sorgen. Sein Leben sei inhaltslos geworden. Schon seit einem Jahr mache er sich Gedanken darüber, was ihn noch in diesem Leben halte. Seit ungefähr einem halben Jahr überlege er sich auch, wie er den aus dem Leben scheiden könne. Er habe sich dafür eine Pistole zugelegt, die immer geladen zu Hause in seinem Schreibtisch liegt.
Daraufhin raten Sie ihrem Patienten, er solle doch in eine psychiatrische Klinik gehen und sich beraten lassen.
Ihr Patient steht danach auf und sagt mit tief trauriger Stimme: "Ich gehe doch nicht zu den Verrückten und im Übrigen ist mir jetzt klar, dass auch sie mir nicht helfen können".
Dann verlässt ihr Patient wortlos die Praxis. Was machen Sie?

A) sie lassen ihn gehen, da seine Suizidalität nur gering ist und der Patient sich bei Verschlechterung seiner Situation wieder an sei wenden kann.
B) Sie informieren den Hausarzt, damit er Medikamente verschreiben kann.
C) Sie informieren die Polizei.
D) Sie informieren den für den Wohnort Ihres Patienten zuständigen Gemeindepfarrer, damit dieser sich um den Betreffenden kümmert.
E) Sie informieren vorsichtshalber die Rettungsleitstelle (Notarzt und Rettungswagen) an.

Frage 514
1. Bei darnieder liegendem Kreislauf, besonders im Schockzustand, sollte grundsätzlich nicht intramuskulär gespritzt werden,
weil
2. bei darnieder liegendem Kreislauf, besonders im Schockzustand, das gespritzte Mittel dann am Injektionsort höchstwahrscheinlich einen Spritzenabszess auslöst.

A) Aussage 1 richtig, Aussage 2 richtig, Verknüpfung richtig
B) Aussage 1 richtig, Aussage 2 richtig, Verknüpfung falsch
C) Aussage 1 richtig, Aussage 2 falsch
D) Aussage 1 falsch, Aussage 2 richtig
E) Aussage 1 falsch, Aussage 2 falsch

Frage 515
Zum Bild einer diabetischen Neuropathie im Bereich der unteren Extremitäten passt:

A) Kühle Haut
B) Blässe und Berührungsschmerz
C) Schmerzloses Ulkus im Fußbereich
D) Fehlen der Fußpulse
E) Claudicatio intermittens

Frage 516
Welche Aussagen zur Rötelninfektion treffen zu?

1) Die Ansteckungsfähigkeit (Infektiosität) kann bereits vor Ausbruch des Exanthems beginnen.
2) Bei einer Infektion im ersten Drittel der Schwangerschaft kommt es häufig zur Schädigung des Embryos.
3) Im Blut kann festgestellt werden, ob Schutz gegen eine Rötelninfektion besteht.
4) Die Inkubationszeit beträgt 3-5 Tage.
5) Typisch ist eine generalisierte Lymphknoten-Schwellung, besonders im Kopf-Hals-Gebiet

A) nur 2 und 3 sind richtig
B) nur 1, 2 und 3 sind richtig
C) nur 2, 3 und 4 sind richtig
D) nur 1, 2, 3 und 4 sind richtig
E) nur 1, 2, 3 und 5 sind richtig

Frage 517
Welche Symptome können in Folge einer primären Nierenerkrankung auftreten?

1) Lackartig glatte und glänzende Lippen und Zunge
2) Anämie
3) Schwellung im Gesicht
4) Bluthochdruck
5) Symmetrische Hautrötung an den Handtellern und Fußsohlen

A) nur 1 und 2 sind richtig
B) nur 1 und 5 sind richtig
C) nur 2 und 4 sind richtig
D) nur 2, 3 und 4 sind richtig
E) 1-5, alle sind richtig

Frage 518
Welche Aussagen über Infektionen mit Hepatitis-A-Virus treffen zu?

1) Die Durchseuchung ist bei der jungen einheimischen Bevölkerung niedrig.
2) Ikterische Verläufe treten in der Regel auf.
3) Das Virus wird bereits vor Beginn der Erkrankung im Stuhl ausgeschieden.
4) Bei Erkrankung mit dem Hepatitis-A-Virus besteht für den Heilpraktiker keine Meldepflicht.
5) Bei einer Hepatitis-A-Virusinfektion kommt es in der Regel zur Ausheilung

A) nur 1 und 2 sind richtig
B) nur 1, 3 und 5 sind richtig
C) nur 2, 3 und 4 sind richtig
D) nur 1, 3 , 4 und 5 sind richtig
E) 1-5, alle sind richtig

Frage 519
Welche der folgenden Übertragungswege sind typisch?

1) Alimentäre Übertragung bei Hepatitis A
2) Tröpfcheninfektion bei Röteln
3) Übertragung durch Vektor bei Rota-Virus-Enteritis
4) Sexuelle Übertragung bei Hepatitis B
5) Übertragung durch Kontakt der unverletzten Haut mit Tetanussporen.

A) nur 1 und 2 sind richtig
B) nur 1, 2 und 3 sind richtig
C) nur 1, 2 und 4 sind richtig
D) nur 2, 3, 4 und 5 sind richtig
E) 1-5, alle sind richtig

Frage 520
Wann kann eine Pupillenerweiterung eintreten?

1) Typischerweise als Reaktion auf Lichteinfall
2) Bei Angst, Erregung
3) Beim Koma
4) Beim akuten Glaukomanfall (Glaukom = Grüner Star)
5) Bei Missbrauch von Drogen (z. B. Haschisch)

A) nur 1 ist richtig
B) nur 1 und 4 sind richtig
C) nur 2 und 3 sind richtig
D) nur 2, 3, 4 und 5 sind richtig
E) 1-5, alle sind richtig

Frage 521
Welche der genannten Veränderungen können typischerweise durch eine Rechtsherzinsuffizienz verursacht werden?

1) Stauungsleber
2) Lungenödem
3) Druckerhöhung im kleinen Kreislauf
4) Fußknöchelödeme
5) Venenstauung der Halsvenen

A) nur 1 und 2 sind richtig
B) nur 1, 3 und 4 sind richtig
C) nur 1, 4 und 5 sind richtig
D) nur 1, 3, 4 und 5 sind richtig
E) nur 2, 3, 4 und 5 sind richtig

Frage 522
Das nephrotische Syndrom geht typischerweise einher mit

1) Dysurie
2) Nephrolithiasis
3) Ödemen
4) Subkutanen Verkalkungen
5) Tophi

A) nur 3 ist richtig
B) nur 1 und 3 sind richtig
C) nur 2 und 3 sind richtig
D) nur 2, 3 und 5 sind richtig
E) nur 1, 2, 3 und 4 sind richtig

Frage 523
Als Ursache(n) einer Sinustachykardie kommt (kommen) in Frage?

1) Fieber
2) Hyperthyreose
3) Schock
4) Erhöhter Vagotonus
5) Anämie

A) nur 2 ist richtig
B) nur 2 und 4 sind richtig
C) nur 1, 2, 3 und 5 sind richtig
D) nur 1, 2, 4 und 5 sind richtig
E) 1-5, alle sind richtig

Frage 524
Welche der folgenden Aussagen aus der allgemeinen Muskellehre trifft (treffen) zu?

1) Alle quer gestreifte Muskeln werden von Spinalnervenästen versorgt.
2) Ein quer gestreifter Muskel wird immer willkürlich bewegt.
3) Bei Überdehnung glatter Muskulatur erfolgt eine reflektorische Kontraktion.
4) Muskelkrämpfe treten nur bei quer gestreifter Muskulatur auf.
5) Die Zugrichtung eines Muskels, dessen Sehne über ein Hypomochlion (Dreh- bzw. Unterstützungspunkt eines Hebels) läuft, wird durch die Zugrichtung der Sehne zwischen Muskel und Hypomochlion bestimmt.

A) nur 3 ist richtig
B) nur 2 und 5 sind richtig
C) nur 1, 2 und 3 sind richtig
D) nur 3, 4 und 5 sind richtig
E) 1-5, alle sind richtig

Frage 525
Bei welcher der angeführten Erkrankungen und Faktoren ist mit einer gestörten bzw. verzögerten Wundheilung zu rechnen?

1) Schwere Granulozytopenien
2) Cushing-Syndrom
3) Diabetes mellitus
4) Vitamin-C-Mangel
5) Hohes Alter

A) nur 1 und 4 sind richtig
B) nur 2 und 3 sind richtig
C) nur 1, 3 und 4 sind richtig
D) nur 2, 3, 4 und 5 sind richtig
E) 1-5, alle sind richtig

Frage 526
Welche Symptomenkette spricht für eine Hypothyreose (Schilddrüsenunterfunktion)?

A) Durchfall, Kälteintoleranz, Gewichtszunahme, geistige Verlangsamung
B) Depression, geistige Verlangsamung, Stuhlverstopfung, teigig infiltrierte Haut
C) Depression, Wärmeintoleranz, Stuhlverstopfung, Gewichtszunahme
D) Geistige Verlangsamung, Gewichtszunahme, teigig infiltrierte Haut, gesteigerte Reflextätigkeit
E) Stuhlverstopfung, Kälteintoleranz, verlangsamte Reflextätigkeit, Gewichtsabnahme

Frage 527
Welche der folgenden Aussagen zu durch Legionellen ausgelösten Erkrankungen (z. B. Legionärskrankheit) ist (sind) richtig?

1) Die Legionärskrankheit wird hauptsächlich in dichten Menschenansammlungen übertragen (ähnlich wie Grippe).
2) Legionellen bewirken häufig fiebrige grippeähnliche Erkrankungen.
3) Die Legionärskrankheit wurde erstmals bei Römischen Legionen, die Jerusalem belagerten, diagnostiziert.
4) Eine Infektion mit Legionellen führt meist zu lebensbedrohlichen Pneumonien.
5) Legionellen werden hauptsächlich durch kontaminierte wässrige Aerosole übertragen.

A) nur 5 ist richtig
B) nur 1 und 2 sind richtig
C) nur 2 und 5 sind richtig
D) nur 2, 4 und 5 sind richtig
E) 1-5, alle sind richtig

Frage 528
Welche Aussage trifft für die Dupuytren-Erkrankung zu?

A) Nach operativer Versorgung treten keine Rezidive mehr auf.
B) Schon beim ersten Auftreten eines Knotens in der Hohlhand sollte dieser unbedingt entfernt werden.
C) Sie geht mit einer Verkürzung der Beugesehne einher.
D) Bei entstehenden Kontrakturen sind Daumen und Zeigefinger am häufigsten befallen.
E) Frauen sind häufiger betroffen als Männer.

Frage 529
Der Steppergang beruht in erster Linie auf einer

A) Störung der Beugung des Fußes in Richtung Fußsohle
B) Störung der Hebung des Fußes in Richtung Fußrücken
C) Isolierte Störung der Adduktion des Fußes
D) Parese (oder nichtparetische funktionelle Beeinträchtigung der Hüftabduktoren)
E) Parese der Streckmuskulatur am Oberschenkel

Frage 530
Der Befund einer vergrößerten Zunge ist insbesondere charakteristisch bei:

A) Eisenmangel-Erkrankungen
B) Polycythaemia vera
C) Scharlach
D) Bestimmten hormonellen Störungen (z. B. Akromegalie)
E) Perniziöser Anämie

Frage 531

Ein Apotheker darf ein von einem Heilpraktiker ausgestelltes Rezept, auf dem Opium oder dessen Wirkstoffe verschrieben werden, nur annehmen und das entsprechende Arzneimittel abgeben, wenn folgende Voraussetzung(en) erfüllt ist (sind):

1) Opium darf nur in steriler Lösung für Injektionen (Ampulle zu 1 mg/ml) abgegeben werden.
2) Die Endkonzentration der Zubereitung von Opium darf die 6. Dezimalpotenz nicht übersteigen.
3) Die Endkonzentration der Zubereitung von Papaver somniferum (Schlafmohn) darf die 4. Dezimalpotenz nicht übersteigen.
4) Morphin als Abkömmling des Opiums darf nur in Ampullen abgegeben werden.
5) Morphin darf in Tablettenform verordnet werden, wenn der Patient des Heilpraktikers an heftigsten Tumorschmerzen leidet.

A) Keine der Aussagen ist richtig.
B) nur 1 ist richtig
C) nur 5 ist richtig
D) nur 2 und 3 sind richtig
E) nur 3 und 4 sind richtig

Frage 532

Die Durchführung eines Schellong-Testes ist besonders indiziert bei Verdacht auf

A) arterielle Hypertonie
B) orthostatische Kreislaufregulationsstörungen
C) chronische venöse Insuffizienz
D) Herzinsuffizienz
E) arterielle Verschlusskrankheit

Frage 533

Welche Aussage zum Arcus senilis (Gerontoxon) trifft zu?

A) Der Begriff wird synonym verwendet für bogenförmig angeordnete Xanthelasmen am Oberlid.
B) Es handelt sich um eine ringförmige Trübung in der Hornhautperipherie des Auges.
C) Es handelt sich um eine ringförmige Pigmentierung der Augenlinse.
D) Es handelt sich um eine harmlose umschriebene ringförmige Pigmentierung der Iris.
E) Die Veränderung beruht im Regelfall auf einem Diabetes mellitus.

Frage 534

Welche der folgenden Aussagen zur Folsäure trifft (treffen) zu?

1) Sie findet sich in Innereien, insbesondere in der Leber.
2) Bei ausschließlich vegetarischer Ernährung ist eine ausreichende Folsäureversorgung nicht möglich.
3) Schwangere sollten auf Folsäure-arme Kost achten.
4) Bei Männern ist sie erst mit 1 g pro Tag ausreichend dosiert.
5) Sie wird bei oraler Gabe nicht resorbiert.

A) nur 1 ist richtig
B) nur 1 und 2 sind richtig
C) nur 1, 2 und 3 sind richtig
D) nur 1, 2, 3 und 4 sind richtig
E) 1-5, alle Aussagen sind richtig

Frage 535

Welche der folgenden Aussagen trifft (treffen) zu?

Eine periphere Atemlähmung kann bei Wirbelsäulenfrakturen mit Rückenmarkschädigung erwartet werden in Höhe des

1) 12. Brustwirbelkörpers
2) 4. Brustwirbelkörpers
3) 2. Brustwirbelkörpers
4) 3. Halswirbelkörpers

A) Keine der Aussagen ist richtig.
B) nur 1 ist richtig
C) nur 4 ist richtig
D) nur 1 und 2 sind richtig
E) nur 2 und 3 sind richtig

Frage 536
In welchem/n Abschnitt(en) des Verdauungssystems werden dem Speisebrei Kohlenhydrat spaltende Enzyme zugeführt?

1) In der Mundhöhle
2) Im Ösophagus
3) Im Magen
4) Im Duodenum (Zwölffingerdarm)
5) Im Colon transversum (quer verlaufender Dickdarm)

A) nur 2 ist richtig
B) nur 1 und 2 sind richtig
C) nur 1 und 4 sind richtig
D) nur 1, 3 und 5 sind richtig
E) nur 3, 4 und 5 sind richtig

Frage 537
Der Alkohol Isopropanol kann als Hautdesinfektionsmittel verwendet werden. Welche Konzentration bzw. welcher Konzentrationsbereich ist hierfür am besten geeignet?

A) 10 Vol.%
B) 20-30 Vol.%
C) 60-70 Vol.%
D) 96 Vol.%
E) 100 Vol. %

Frage 538
Auf eine pathologische Abweichung vom Gesunden weist bei Kindern am stärksten folgender der genannten Befunde hin:

A) Ein Säugling hat sein Geburtsgewicht bis zum Ende des 12. Lebensmonats verdreifacht.
B) Die Körperlänge liegt am Ende des 12 Lebensmonats bei 75 cm.
C) Der Ruhepuls beträgt beim 10-jährigen Kind 120/min.
D) Geburtsgewicht bei Knaben: 3500 g
E) Körperlänge eines Mädchens bei Geburt: 50 cm

Frage 539
Welche der folgenden Aussagen über Borrelia burgdorferi trifft (treffen) zu?

1) Borrelia burgdorferi wird durch Zecken übertragen.
2) Ist als Lyme-Arthritis nach § 6 Infektionsschutzgesetz meldepflichtig.
3) Borrelia burgdorferi ist der Erreger der Erythema chronicum migrans (Lyme-Borreliose).
4) Wochen bis Monate nach der Infektion können neurologische Krankheitserscheinungen auftreten.
5) Eine akute Infektion kann auch zu einer Frühsommer-Meningoenzephalitis (FSME) führen.

A) nur 1 ist richtig
B) nur 1 und 2 sind richtig
C) nur 1, 2 und 3 sind richtig
D) nur 1, 3 und 4 sind richtig
E) nur 1, 3, 4 und 5 sind richtig

Frage 540
1. Ein Heilpraktiker, der eine Injektion, die zwangsläufig zu einer Verletzung der Haut führt, durchführt, muss vorher seine Hände sterilisieren,
weil
2. Eingriffe, die diese Verletzung bedingen, mit desinfizierten Geräten vorgenommen werden müssen.

A) Aussage 1 richtig, Aussage 2 richtig, Verknüpfung richtig
B) Aussage 1 richtig, Aussage 2 richtig, Verknüpfung falsch
C) Aussage 1 richtig, Aussage 2 falsch
D) Aussage 1 falsch, Aussage 2 richtig
E) Aussage 1 falsch, Aussage 2 falsch

Frage 541
Welche der folgenden Faktoren treffen für die posttraumatische Belastungsstörung zu?

1) Manifestation in den meisten Fällen ca. 1-2 Jahre nach dem Trauma.
2) Eine typische Ursache sind Situationen katastrophenartigen Ausmaßes.
3) Typisch ist ein Gefühl emotionaler Stumpfheit.
4) Häufig treten Ängste auf.
5) Gewöhnlich tritt ein Zustand vegetativer Übererregtheit auf.

A) nur 1 und 2 sind richtig
B) nur 1 und 4 sind richtig
C) nur 2, 3 und 4 sind richtig
D) nur 2, 3, 4 und 5 sind richtig
E) 1-5, alle Aussagen sind richtig

Frage 542
Ein ansprechbarer Patient mit isolierter Halswirbelsäulenverletzung ohne Schockzeichen sollte transportiert werden:

A) in einfacher Rückenlage
B) Liegend in stabiler Seitenlagerung
C) Liegend mit angehobenem Kopf und unterstützten Beinen
D) In Kopftieflagerung mit Hochlagerung der Beine
E) In Seitenlagerung mit überstrecktem Kopf

Frage 543
Manien sind gekennzeichnet durch:

1) Fehleinschätzung der eigenen Möglichkeiten
2) Gedankeneinengung
3) Rededrang
4) Vermindertes Schlafbedürfnis
5) Desorientierung über Zeit und Ort

A) nur 4 ist richtig
B) nur 1 und 5 sind richtig
C) nur 1, 3 und 4 sind richtig
D) nur 2, 3 und 5 sind richtig
E) 1-5, alle sind richtig

Frage 544
Zu welchem Untersuchungszweck wird üblicherweise der Schober-Test (Prüfung des Schober-Index) eingesetzt?

A) Beurteilung der HWS-Rotation
B) Überprüfung des Außenmeniskus am Kniegelenk
C) Überprüfung der LWS-Beweglichkeit beim Vorwärtsbeugen
D) Überprüfung der Hüftbeweglichkeit am stehenden Patienten
E) Überprüfung der Beinlängendifferenz rechtes/linkes Bein

Frage 545
Zur Überprüfung des Sterilisationserfolges bei Dampf- und Heißluftsterilisationsverfahren werden verwendet:

A) Unbehüllte Viren
B) Vegetative Bakterien
C) Nosokomiale Infektionserreger
D) Bacillus stearothermophilus Sporen
E) Sporen von Pilzen

Frage 546
Welche Aussage zum Herz ist richtig?

A) Während der Systole wird sauerstoffarmes Blut aus dem rechten Ventrikel (Herzkammer) in die Pulmonalarterie (Lungenarterie) gepumpt.
B) Während der Systole öffnen sich die Mitralklappe und die Pulmonalklappe.
C) Der Herzmuskel ist aus glattem Muskelgewebe aufgebaut.
D) Die rechte Herzhälfte versorgt den Körperkreislauf.
E) Die obere und die untere Hohlvene münden in den linken Vorhof.

Frage 547
Welche der folgenden Aussagen über den sensitiven Beziehungswahn treffen zu?

1) Auslösend sind oft Erfahrungen eigener psychischer Niederlagen.
2) Oft liegt eine überstarke sexuelle Triebhemmung vor.
3) Der Beginn der Erkrankung liegt häufig im 4. Lebensjahrzehnt.
4) Differentialdiagnostisch muss an den Beginn einer schizophrenen Krankheit gedacht werden.

A) nur 1 und 4 sind richtig
B) nur 2 und 3 sind richtig
C) nur 3 und 4 sind richtig
D) nur 1, 2 und 3 sind richtig
E) 1-4, alle sind richtig

Frage 548
Bei einem Patienten, der ein Antidepressivum einnimmt, sollten Sie beachten, dass

1) bei schlagartigem Absetzen nach lang dauernder Einnahme Absetzerscheinungen vorkommen können.
2) zu Behandlungsbeginn das Reaktionsvermögen im Straßenverkehr stark herabgesetzt sein kann
3) das Trinken von Alkohol die Wirkung von Antidepressiva nicht beeinflusst
4) die Hemmung lösende Wirkung eine latente Suizidalität aktivieren kann

A) nur 3 ist richtig
B) nur 1 und 2 sind richtig
C) nur 1 und 3 sind richtig
D) nur 1, 2 und 4 sind richtig
E) 1-4, alle Aussagen sind richtig

Frage 549
Bei einem Patienten, der in der Sprechstunde über nächtlichen Juckreiz klagt, finden Sie in den Fingerzwischenräumen, an Hand- und Ellenbogengelenken, in den Axillen sowie im Bauchnabel- und Brustwarzenbereich jeweils einige mehrere Millimeter lange ekzemartige Veränderungen mit jeweils einer leichten Erhabenheit am Ende.

Welche Verdachtsdiagnose stellen Sie?

A) Exsikkationsekzem
B) Flohstiche
C) Skabies
D) Pediculosis
E) Atopisches Ekzem

Frage 550
Welches Symptom ist typisch für eine akute tiefe Beinvenenthrombose?

A) Blässe des betroffenen Beines
B) Fußpulse nicht tastbar
C) Besserung der Beschwerden durch Hochlagerung des Beines
D) Kälte, Gefühllosigkeit und Bewegungsunfähigkeit des betroffenen Beines
E) Plötzlicher heftiger Schmerz

Frage 551
Hinsichtlich der Soziotherapie und Rehabilitation schizophrener Kranker gilt:

1) Die so genannten Minus-Symptome, z. B. Affekt-, Antriebs- und Sprachverarmung, werden durch soziale Stimulation verringert.
2) Die Gefahr der Auslösung psychotischer Rezidive wird durch soziale Überstimulation erhöht.
3) Besonderheiten der prämorbiden Persönlichkeitsstruktur im Kommunikationsverhalten beeinflussen Verlauf und Rehabilitationschancen.

A) nur 3 ist richtig
B) nur 1 und 2 sind richtig
C) nur 1 und 3 sind richtig
D) nur 2 und 3 sind richtig
E) 1-3, alle sind richtig

Frage 552
Eine signifikante Bakteriurie im Mittelstrahlurin liegt schon vor bei einer Keimzahl/ml von:

A) 10^{12} Keimen/ml
B) 10^{6} Keimen/ml
C) 10^{2} Keimen/ml
D) 10 Keimen/ml
E) 1 Keim/ml

Frage 553
Charakteristisches Zeichen der akuten Linksherzinsuffizienz sind:

1) Rasselgeräusche
2) Blutdruckabfall
3) Lebervergrößerung
4) Unterschenkelödeme
5) Ruhedyspnoe

A) nur 1 und 4 sind richtig
B) nur 2 und 5 sind richtig
C) nur 1, 2 und 5 sind richtig
D) nur 1, 2, 4 und 5 sind richtig
E) 1-5, alle Aussagen sind richtig

Frage 554
Welche Aussage trifft zu?
Beurteilen Sie die phytotherapeutischen Zuordnungen von Phytopharmakon und Diagnose:

A) Rauwolfia (Schlangenwurz) innerlich – Gicht
B) Arnika äußerlich – Stumpfe Traumen
C) Brennnessel äußerlich – Herzinsuffizienz
D) Mutterkorn innerlich – Scharlach
E) Rosskastanie innerlich – Rheuma

Frage 555
Bei einem Patienten finden Sie bei der Untersuchung des Urins mit dem Mehrfach-Teststreifen: Nitrit positiv.
Welche Diagnose vermuten Sie?

A) Diabetes mellitus (Zuckerkrankheit)
B) Hepatitis A
C) Glomerulonephritis (Entzündung der Nierenkörperchen)
D) Gicht
E) Nierenbeckenentzündung

Frage 556
Ein 43-jähriger Patient klagt über nachlassende Initiative, verminderten Antrieb, schlechten Schlaf mit frühem Erwachen, mit Schweißausbruch verbundenen Herzklopfen ohne Anlass, Erstickungsgefühl mit Engegefühl im Hals und Todesangst; zeitweise bestehe ein brennendes Gefühl an einer umschriebenen Stelle am Rücken oder an den Oberschenkeln, ein taubes Gefühl am Fuß, das komme und gehe; er habe keinen Appetit, verliere an Gewicht.
Bei dem Patienten liegt am ehesten vor:

A) Organische Persönlichkeitsveränderung
B) Hypochondrische Entwicklung (Störung)
C) Depression
D) Psychose aus dem schizophrenen Formenkreis
E) Hirngefäßprozess

Frage 557
Welche der folgenden Aussagen zur perniziösen Anämie treffen zu?

1) Ursache kann eine Autoimmunerkrankung sein, bei welcher Antikörper gegen die Belegzellen bzw. gegen den Intrinsic factor gebildet werden.
2) Es findet sich eine chronische atrophische Korpusgastritis.
3) Das Magenkrebs-Risiko ist erhöht.
4) Im Dünndarm besteht eine Resorptionsstörung von Vitamin B12.
5) Im Magen besteht Säuremangel (Anazidität).

A) nur 1 und 3 sind richtig
B) nur 2 und 3 sind richtig
C) nur 2 und 5 sind richtig
D) nur 1, 2 und 4 sind richtig
E) 1-5, alle sind richtig

Frage 558
Welcher der folgenden Erreger ist am ehesten gegen Austrocknung widerstandsfähig und wird als „Trocken- oder Luftkeim" bezeichnet?

A) Neisseria meningitidis
B) E. coli
C) Staphylococcus aureus
D) Pseudomonas aeruginosa
E) Legionella pneumophila

Frage 559
Das Denken eines Patienten ist beschleunigt, einfallsreich, leicht durch Außenreize ablenkbar. Das Denkziel wird ständig gewechselt, wobei häufig nur lockere assoziative Brücken erkennbar sind.

Welche Störung des formalen Denkablaufs wird durch die vorstehende Beschreibung am zutreffendsten charakterisiert?

A) Denkzerfahrenheit
B) Ideenflucht
C) Gedankenabreißen
D) Wortneubildungen
E) Gespreizte Ausdrucksweise

Frage 560
Wann darf ein Heilpraktiker in der Geburtshilfe tätig sein?

A) Grundsätzlich nie
B) Grundsätzlich immer
C) nur mit Erlaubnis des zuständigen Amtsarztes nach vorherigem Qualifikationsnachweis.
D) Nur mit Einwilligung der Schwangercn
E) Nur wenn eine unkomplizierte Geburt zu erwarten ist.

Frage 561
32-jähriger Mann (180 cm groß, 100 kg schwer) kommt zu Ihnen in die Praxis. Er klagt über nächtliche, starke Schmerzen mit Rötung und Schwellung am Großzehengrundgelenk.
Wahrscheinlichste Diagnose?

A) Mycosis
B) Diabetes mellitus
C) Tiefe Beinvenenthrombose
D) Gicht
E) Venöse Insuffizienz

FRAGEN MC 9

Frage 562
Das Masernexanthem

A) ist immer mit Juckreiz verbunden
B) neigt nicht zur Konfluenz
C) beginnt am Stamm
D) ist makulopapulös (rote leicht erhabene Effloreszenzen)
E) heilt häufig narbig ab

Frage 563
Dupuytren´sche Kontraktur

A) ist eine Fingerbeugekontraktur und beruht auf einer Verkürzung der Sehnenplatte der Handinnenfläche
B) Beugekontraktur am Bein nach Schlaganfall
C) beruht auf einer Störung des Nervus radialis
D) betrifft vorzugsweise den 1.-3. Finger
E) Hüftbeugekontraktur infolge Hüftgelenkerkrankung

Frage 564
Behandlungsprinzipien der Erstversorgung von Verbrühungen und Verbrennungen am Unfallort sind:

1) Hitzeeinwirkung möglichst schnell durch Spülung mit kaltem Wasser unterbrechen
2) Den Patienten versuchen zu beruhigen, wenn Schmerzmittel verfügbar: Schmerzbekämpfung
3) Intravenösen Zugang für Flüssigkeitszufuhr (zur Schockprophylaxe) legen
4) Größere Wunden mit sterilem oder zumindest sauberen Tuch abdecken
5) Mehl oder Puder auftragen

A) nur 1, 2 und 4 sind richtig
B) nur 1, 3 und 5 sind richtig
C) nur 2, 4 und 5 sind richtig
D) nur 1, 2, 3 und 4 sind richtig
E) 1-5, alle sind richtig

Frage 565
Ein Patient mit manifestem Volumenmangel zeigt typischerweise folgende Symptome

1) Blässe
2) kaltschweißige Haut
3) innere Unruhe
4) Oligurie
5) Anisokorie (ungleiche Pupillenweite)

A) nur 1 und 3 sind richtig
B) nur 1 und 4 sind richtig
C) nur 1, 2 und 3 sind richtig
D) nur 1, 2, 3, und 4 sind richtig
E) 1-5, alle sind richtig

Frage 566
Welche Tätigkeit darf der Heilpraktiker durchführen?

1) Ausstellen von Attesten und Bescheinigungen
2) Behandlung von übertragbaren Krankheiten, die in den §§ 6, 7 und 34 des Infektionsschutzgesetzes genannt sind
3) Beratung wegen Kariesprophylaxe
4) Untersuchung von Geschlechtsorganen
5) Durchführung von Injektionen

A) nur 1 ist richtig
B) nur 2 ist richtig
C) nur 3 und 5 sind richtig
D) nur 1, 3, 4 und 5 sind richtig
E) 1-5, alle sind richtig

Frage 567
Sie finden einen jungen Mann nach einem Motorradunfall. Er ist wach und ansprechbar. Ihre orientierende Untersuchung ergibt eine geschlossene Unterschenkelfraktur. Welche Maßnahmen sind angezeigt?

1) stabile Seitenlagerung
2) Druckverband oberhalb der Fraktur
3) Belassen des Patienten in Rückenlage
4) Stabilisierung der Unterschenkelfraktur

A) nur 1 und 2 sind richtig
B) nur 2 und 3 sind richtig
C) nur 3 und 4 sind richtig
D) nur 1, 2 und 4 sind richtig
E) 2, 3 und 4 sind richtig

Frage 568
Wie verhalten Sie sich bei einer starken venösen Blutung einer Extremität?

A) Abbinden des betroffenen Gliedes bis zur Höchstdauer von 120 Minuten
B) Gabe von blutstillenden Medikamenten intravenös
C) Druckverband und Hochlagern
D) Abklemmen der blutenden Gefäße
E) Anbringen einer Gefäßklemme

Frage 569
Ein Mann kommt zu Ihnen und berichtet über Gewichtsverlust, Leistungsminderung, verstärkten Durst, verstärkte Urinausscheidung, Infektanfälligkeit und Juckreiz. Welche Diagnose ist am wahrscheinlichsten?

A) Konsumierende Krankheit
B) Manifester Diabetes mellitus
C) Morbus Cushing
D) Phäochromozytom
E) Hyperthyreose

Frage 570
Welche Funktion hat die Gallenblase

A) Produktion von Bilirubin
B) Speicherung von Gallenflüssigkeit
C) Produktion von Gallenflüssigkeit
D) Fettverdauung
E) Bildung von Verdauungsfermenten

Frage 571
Als präventive Maßnahmen bei der Varikosis-Therapie werden empfohlen:

1) Tragen von Stützstrümpfen (Kompressionstherapie)
2) tagsüber viel Gehen und Laufen (Muskelpumpe)
3) keine abschnürenden Kleidungsstücke
4) tragen von hohen Absätze zur Förderung der Durchblutung
5) warme Bäder zur Verbesserung der Durchblutung

A) nur 1 und 3 sind richtig
B) nur 1 und 4 sind richtig
C) nur 1, 2 und 3 sind richtig
D) nur 2, 4 und 5 sind richtig
E) 1-5, alle sind richtig

Frage 572
Bei welchem Krankheitsbild findet man das ´Maskengesicht´?

A) Hyperthyreose
B) Morbus Parkinson
C) Tetanus
D) Morbus Cushing
E) Morbus Addison

Frage 573
Ein 40-jähriger Patient kommt zwei Tage nach der Rückkehr von einer sechswöchigen Keniareise Trekking-Urlaub mit intensivem Kontakt zur einheimischen Bevölkerung) in Ihre Behandlung. Er klagt über aufgetretene Beschwerden mit Durchfall, Kopfschmerzen und Fieber. In der Anamnese berichtet Ihr Patient, dass er zur Verhütung von Reisekrankheiten konsequent eine homöopathische Malariaprophylaxe durchgeführt hat. Des weiteren berichtet er, dass er von seinem früheren Heilpraktiker Nosodenpräparate gegen Hepatitis, Salmonellen und Poliomyelitis erhalten habe. (Nosoden: Homöopathisch zubereitete Substanzen, die aus Krankheitserregern, -produkten oder erkranktem Gewebe hergestellt werden). Mit welcher der folgenden Krankheiten müssen Sie aufgrund der Vorgeschichte rechnen?

1) Hepatitis A
2) Typhus
3) Malaria
4) Enteritis infectiosa
5) akute HIV-Infektion

A) nur 1 und 2 sind richtig
B) nur 2 und 4 sind richtig
C) nur 4 und 5 sind richtig
D) nur 1, 2, 4 und 5 sind richtig
E) 1-5, alle sind richtig

X y

Frage 574
Für die Hepatitis A gilt:

1) sie hinterlässt eine lebenslange Immunität
2) sie neigt zur Chronifizierung mit der Gefahr der Ausbildung einer Leberzirrhose
3) Dauerausscheider werden häufig beobachtet
4) wird in der Regel sexuell übertragen
5) kann eine lebenslange Infektiosität hinterlassen

A) nur 1 ist richtig
B) nur 1 und 5 sind richtig
C) nur 1, 2 und 3 sind richtig
D) nur 2, 4 und 5 sind richtig
E) 1-5, alle sind richtig

Frage 575
1. Der Stich von einer Schildzecke und ihrer Vorstufen (Larven, Nymphen) wird von Patienten meist sofort bemerkt,
weil
2. er in der Regel zu einer FSME (Frühsommer-Meningoenzephalitis) führt.

A) Aussage 1 richtig, Aussage 2 richtig, Verknüpfung richtig
B) Aussage 1 richtig, Aussage 2 richtig, Verknüpfung falsch
C) Aussage 1 richtig, Aussage 2 falsch
D) Aussage 1 falsch, Aussage 2 richtig
E) Aussage 1 falsch, Aussage 2 falsch

Frage 576
1. Als Ursache für die Entstehung von Nierensteinen ist auch an einen Hyperparathyreoidismus (Überfunktion der Nebenschilddrüse) zu denken,
weil
2. das Parathormon den Serumkalziumspiegel durch Abbau des im Knochen gespeicherten Kalziums senkt.

A) Aussage 1 richtig, Aussage 2 richtig, Verknüpfung richtig
B) Aussage 1 richtig, Aussage 2 richtig, Verknüpfung falsch
C) Aussage 1 richtig, Aussage 2 falsch
D) Aussage 1 falsch, Aussage 2 richtig
E) Aussage 1 falsch, Aussage 2 falsch

Frage 577
Nach der typischen Schmerzausstrahlung in den linken Arm können bei Angina pectoris auch folgende Ausstrahlungsmuster auftreten:

1) Kiefer
2) Hals
3) linke Schulter
4) rechter Oberbauch
5) rechter Arm

A) nur 1 und 3 sind richtig
B) nur 1 und 4 sind richtig
C) nur 1, 2 und 3 sind richtig
D) nur 2, 4 und 5 sind richtig
E) 1-5, alle sind richtig

Frage 578
Zur Behandlung des Morbus Bechterew (Spondylitis ankylosans) sind folgende Maßnahmen angezeigt:

1) Atemgymnastik
2) Wirbelsäulengymnastik
3) Thermalbewegungsbäder
4) Tägliche starke apparative Extension der Wirbelsäule
5) Gabe nichtsteroidaler Antiphlogistika

A) nur 1 und 2 sind richtig
B) nur 2, 3 und 4 sind richtig
C) nur 1, 2, 3 und 5 sind richtig
D) nur 2, 3, 4 und 5 sind richtig
E) 1-5, alle sind richtig

Frage 579
Welche Aussagen zur Prostata sind richtig?

1) Die Drüsenausführgänge münden in die Urethra (Harnröhre)
2) Sie kann rektal (vom Mastdarm aus) getastet werden
3) Sie bildet das männliche Sexualhormon Testosteron
4) Ihr Sekret vermischt sich bei der Ejakulation (Samenerguss) mit den Spermien (Samenzellen).
5) Sie speichert die unreifen Spermien (Samenzellen)

A) nur 1 ist richtig
B) nur 2 und 5 sind richtig
C) nur 1, 2 und 4 sind richtig
D) nur 2, 3, 4 und 5 sind richtig
E) 1-5, alle sind richtig

Frage 580
Bei der Anorexia nervosa kommen als typische Symptome vor:

1) Störung des Körperschemas
2) Laxanzien-Abusus
3) Induzieren von Erbrechen
4) Promiskuität
5) sekundäre Amenorrhoe (Ausbleiben der Regelblutung nachdem sie schon einmal vorhanden war)

A) nur 1 und 3 sind richtig
B) nur 2 und 4 sind richtig
C) nur 1, 2 und 3 sind richtig
D) nur 1, 2, 3 und 5 sind richtig
E) 1-5, alle sind richtig

Frage 581
Bei Glaukom (Grüner Star) kommt es durch Netzhautablösung zur Erblindung,
weil
beim Glaukom durch eine Verlegung des Tränenkanals der Augeninnendruck erhöht wird.

A) Aussage 1 richtig, Aussage 2 richtig, Verknüpfung richtig
B) Aussage 1 richtig, Aussage 2 richtig, Verknüpfung falsch
C) Aussage 1 richtig, Aussage 2 falsch
D) Aussage 1 falsch, Aussage 2 richtig
E) Aussage 1 falsch, Aussage 2 falsch

Frage 582
Welche der folgenden Aussagen zur Tränenflüssigkeit ist (sind) richtig?

1) Die Tränenflüssigkeit dient unter anderem zur Aufrechterhaltung der Transparenz (Durchsichtigkeit) der Hornhaut.
2) Die Tränenflüssigkeit hat wegen ihres Lysozymgehaltes eine gegen Bakterien gerichtete Wirkung.
3) Tränenflüssigkeit schwemmt Fremdkörper von der Augenoberfläche weg.
4) Über den Ductus nasolacrimalis (ableitenden Tränenweg) werden die Tränen in den venösen Kreislauf abgeleitet.
5) Eine typische frühzeitige Folge des permanent trockenen Auges (Mangel an Tränenflüssigkeit) ist die Netzhautablösung.

A) nur 3 ist richtig
B) nur 2 und 3 sind richtig
C) nur 1, 2 und 3 sind richtig
D) nur 1, 2, 3 und 5 sind richtig
E) 1-5, alle sind richtig

Frage 583
Was sind Bestandteile der unspezifischen Körperabwehr gegen Mikroorganismen?

1) Normalflora
2) Fettsäureschutzmantel der Haut
3) niedriger pH-Wert (Magen und Vagina)
4) Lysozym

A) nur 1 und 2 sind richtig
B) nur 2 und 3 sind richtig
C) nur 1, 2 und 3 sind richtig
D) nur 2, 3 und 4 sind richtig
E) 1-4, alle sind richtig

Frage 584
Der tägliche Energiebedarf beim gesunden Erwachsenen sollte idealerweise gemäß folgender Aufschlüsselung gedeckt werden:

A) Etwa 80% Kohlenhydrate, 10% Fett und 10% Eiweiß
B) Etwa 55-60% Kohlenhydrate, 25-30% Fett und 10-15% Eiweiß
C) Etwa 35-40% Kohlenhydrate, 55-60% Fett und 10-15% Eiweiß
D) Etwa 55-60% Kohlenhydrate, 5-10% Fett und 35-40% Eiweiß
E) Etwa 20-35% Kohlenhydrate, 10-15% Fett und 65-70% Eiweiß

Frage 585
Welche Symptome finden Sie bei einem akuten arteriellen Verschluss der unteren Extremität?

1) livide bis bläuliche Verfärbung
2) Rotfärbung
3) Ödem
4) schwache bis nicht tastbare Fußpulse
5) Blässe und Schmerz

A) nur 1 und 3 sind richtig
B) nur 4 und 5 sind richtig
C) nur 1, 2 und 3 sind richtig
D) nur 2, 4 und 5 sind richtig
E) 1-5, alle sind richtig

Frage 586
Flashback ist eine typische Bezeichnung für

A) eine bei alkoholintoleranten Individuen nach Alkoholzufuhr auftretende hypertensive Krise mit auffälliger Gesichtsrötung
B) eine auffällige Gesichtsrötung als Symptom eines hormonaktiven Darmtumors
C) eine während der Alkoholentziehungskur auftretende Symptomatik aus anfallsartiger Gesichtsrötung, Schwitzen und Erbrechen
D) eine einige Tage bis Wochen nach LSD-Konsum auftretenden Nachhallzustand
E) eine Rötung der Rückenhaut als Ausdruck einer allergischen Reaktion

Frage 587
Typische Symptome des nephrotischen Syndroms sind:

1) große Proteinurie (größer als 3 g/d)
2) Hypolipidämie
3) Hypoproteinämie
4) Ödeme
5) Anämie

A) nur 1 und 3 sind richtig
B) nur 1 und 4 sind richtig
C) nur 1, 3 und 4 sind richtig
D) nur 2, 4 und 5 sind richtig
E) 1-5, alle sind richtig

Frage 588
Folgende Befunde können für eine Hyperthyreose sprechen:

1) Gewichtsabnahme bei gutem Appetit
2) kleine Blutdruckamplitude und Tachykardie
3) gesteigerte Reflexe
4) Kälteintoleranz
5) Glanzauge und weite Lidspalte

A) nur 1 und 3 sind richtig
B) nur 1 und 4 sind richtig
C) nur 1, 3 und 5 sind richtig
D) nur 2, 4 und 5 sind richtig
E) 1-5, alle sind richtig

Frage 589
Die Druckläsion des Nervus fibularis communis (Nervus peronaeus communis) äußert sich in

A) Krallenzehen
B) Pronationsstellung des Fußes
C) Fußheberschwäche
D) Kniebeugerschwäche
E) Hüftbeugerschwäche

Frage 590
Bei einem 10-jährigen Mädchen mit Fieber, Hals- und Schluckschmerzen, sieht man auf beiden, stark geschwollenen Gaumenmandeln weißlich-gelbliche Stippchen. Die Gaumenmandeln, ihre Umgebung und die Rachenhinterwand sind hochrot. Palpatorisch finden sich druckschmerzhafte und geschwollene Kieferwinkellymphknoten. Es handelt sich am wahrscheinlichsten um eine

A) Streptokokken-Angina
B) Tetanus
C) Tonsillitis Plaut-Vincent
D) Diphtherie
E) Gingivostomatitis herpetica (Mundfäule)

Frage 591
Der Musculus quadriceps femoris (vierköpfiger Oberschenkelmuskel)

A) beugt den Unterschenkel im Kniegelenk
B) streckt den Oberschenkel im Hüftgelenk
C) beugt den Oberschenkel im Hüftgelenk und rollt den Oberschenkel nach außen
D) beugt den Oberschenkel im Hüftgelenk und streckt den Unterschenkel im Kniegelenk
E) beugt den Oberschenkel im Hüftgelenk und beugt den Unterschenkel im Kniegelenk

Frage 592
Welche Mechanismen können Ursachen von Gewebsödemen sein?

1) Störung des venösen Abflusses
2) Erhöhung der Plasma-Albumin-Konzentration
3) Erhöhung des hydrostatischen Drucks in den Kapillaren
4) Störung des Lymphabflusses
5) Erhöhung des zentralen Venendrucks

A) nur 1 und 3 sind richtig
B) nur 1, 2 und 3 sind richtig
C) nur 1, 2, 3 und 4 sind richtig
D) nur 1, 3, 4 und 5 sind richtig
E) 1-5. alle sind richtig

Frage 593
Das Karpaltunnel-Syndrom

1) umfasst anfangs sensible und später auch motorische Störungen
2) manifestiert sich hauptsächlich an den ersten drei Fingern (Daumen, Zeige-Mittelfinger)
3) ist anfangs gekennzeichnet durch besonders nachts auftretende Schmerzen
4) ist ein Kompressionssyndrom des Nervus ulnaris
5) führt zu Durchblutungsstörungen der Hand

A) nur 1, 2 und 3 sind richtig
B) nur 1, 2 und 5 sind richtig
C) nur 1, 3 und 4 sind richtig
D) nur 2, 3 und 5 sind richtig
E) 1-5, alle sind richtig

Frage 594
Erbrechen

1) kann durch starke Dehnung (Überfüllung) des Magens hervorgerufen werden,
2) ist ein häufiges Symptom in der Schwangerschaft
3) kann ein Symptom eines erhöhten Hirndrucks sein
4) dient auch als Schutzreflex
5) kann, wenn es länger andauert, zu einer (metabolischen) Alkalose führen

A) nur 1, 3 und 4 sind richtig
B) nur 2, 4 und 5 sind richtig
C) nur 1, 2, 4 und 5 sind richtig
D) nur 2, 3, 4 und 5 sind richtig
E) 1-5, alle sind richtig

Frage 595
Welche der folgenden Erkrankungen kommt/Kommen als Ursache für Kopfschmerzen in Frage?

1) Verschleißerscheinungen der Halswirbelsäule
2) Mittelohrkatarrh
3) Bluthochdruck
4) Unterzuckerung
5) Grüner Star

A) nur 1 ist richtig
B) nur 1 und 3 sind richtig
C) nur 1, 2 und 3 sind richtig
D) nur 1, 2, 3 und 5 sind richtig
E) 1-5, alle sind richtig

Frage 596
Keloidbildung

1) gehört zu den Wundheilungsstörungen
2) betrifft die Haut
3) kann nach Verbrennungen auftreten
4) gehört zur Gruppe der aggressiven, invasiven Fibromatosen
5) ist eine überschießende Fibroblasten-Proliferation (Fibroblasten: Bindegewebsstammzellen, Proliferation: Vermehrung)

A) nur 1 und 3 sind richtig
B) nur 2 und 4 sind richtig
C) nur 1, 2 und 3 sind richtig
D) nur 1, 2, 3 und 5 sind richtig
E) 1-5, alle sind richtig

Frage 597
Beim Lungenemphysem kommt es zur Vergrößerung der inneren Atmungsoberfläche (Gasaustauschfläche von Sauerstoff/Kohlendioxid),
weil
beim Lungenemphysem das Lungenvolumen vergrößert ist.

A) Aussage 1 richtig, Aussage 2 richtig, Verknüpfung richtig
B) Aussage 1 richtig, Aussage 2 richtig, Verknüpfung falsch
C) Aussage 1 richtig, Aussage 2 falsch
D) Aussage 1 falsch, Aussage 2 richtig
E) Aussage 1 falsch, Aussage 2 falsch

Frage 598
Schwangeren sollte prophylaktisch hochdosiert Vitamin A gegeben werden,
weil
Vitamin A in sehr hohen Dosen den Fetus vor Schäden bewahren kann (antiteratogene Wirkung).

A) Aussage 1 richtig, Aussage 2 richtig, Verknüpfung richtig
B) Aussage 1 richtig, Aussage 2 richtig, Verknüpfung falsch
C) Aussage 1 richtig, Aussage 2 falsch
D) Aussage 1 falsch, Aussage 2 richtig
E) Aussage 1 falsch, Aussage 2 falsch

Frage 599
Ein digitalisierter Patient bekommt wegen einer Allergie Kalzium injiziert. Wie beurteilen Sie dieses Vorgehen?

A) Die beiden Medikamente können ohne Bedenken eingenommen werden.
B) Digitalis und Kalzium sind Antagonisten und heben sich somit in der Wirksamkeit nahezu auf.
C) Kalzium vermindert die Wirkung von Digitalis; Digitalis muss deshalb höher dosiert werden.
D) Kalzium kann die Digitalis-Wirkung verstärken und dadurch Herzrhythmusstörungen hervorrufen.
E) Kalzium darf bei Allergien nicht verabreicht werden.

Frage 600
Für Zwangserlebnisse im Rahmen einer Neurose gilt, dass

1) die Phänomene u. a. als Gedankenentzug, Gedankenausbreitung und so genannte Willensbeeinflussung auftreten können
2) die Patienten Bewusstseinsinhalte nicht beiseite schieben können
3) die eigenen seelischen Vorgänge als von anderen und außen gemacht erlebt werden
4) als Erklärung oft Suggestion oder Hypnose genannt werden
5) die sich aufdrängenden Bewusstseinsinhalte als unsinnig oder als ohne Grund dominierend und beharrend beurteilt werden.

A) nur 2 ist richtig
B) nur 1 und 4 sind richtig
C) nur 2 und 5 sind richtig
D) nur 2, 3 und 5 sind richtig
E) nur 1, 2, 3 und 4 sind richtig

Frage 601
Wozu dient der Esmarch-Handgriff (Zungenunterkieferanhebung bei rekliniertem Kopf)?

A) Freihalten der Atemwege bei Bewusstlosen
B) Bergung eines Verletzten
C) Vermeiden der Aspiration
D) Überstrecken der Halswirbelsäule
E) Griff zum Herauswürgen von Verschlucktem

Frage 602
Eine Verlegung der oberen Atemwege ist durch folgende Ursache oder Schädigung möglich:

A) Zurückfallende Zunge bei tiefer Bewusstlosigkeit
B) Lungenembolie mit AV-Shunts (arteriovenöser Kurzschluss)
C) Zwerchfellhochstand
D) Phrenikusschädigung
E) Atelektasen

Frage 603
Inhaltliche Denkstörung(en) ist (sind)?

1) Ideenflucht
2) Zwangsidee
3) Inkohärenz (unzusammenhängendes Denken)
4) Zerfahrenheit
5) Perseveration (Haftenbleiben an Vorstellungen)

A) nur 1 ist richtig
B) nur 2 ist richtig
C) nur 1, 2 und 3 sind richtig
D) nur 1, 2, 3 und 5 sind richtig
E) 1-5, alle sind richtig

Frage 604
Aktive Impfung ist gekennzeichnet durch

A) Übertragung von Antikörpern im Mutterleib auf das Kind
B) sofortigen Wirkungseintritt
C) nur kurz anhaltende Immunität
D) Injektion von Antikörpern
E) Injektion von abgeschwächten Krankheitserregern

Frage 605
Was tun sie bei Epistaxis (Nasenbluten)?

A) stabile Seitenlage
B) Kopf nach hinten mit einer warmen Kompresse im Nacken
C) Verabreichen von Vitamin K
D) Kopf nach vorne und Zusammenpressen der Nasenlöcher
E) herbeigerufener Arzt legt eine Nasentamponade

Frage 606
An was müssen Sie denken, wenn Sie einen Patienten mit einer schmerzlos gefüllten Gallenblase und einem Ikterus ohne Koliken untersuchen?

A) Alkoholintoxikation
B) Gallensteine
C) Bilirubinsynthesestörung
D) Pankreaskopfkarzinom
E) Hepatitis B

Frage 607
Was finden Sie bei einem Verschlussikterus vor?

1) Aszites
2) dunkler Stuhl
3) Braunfärbung des Urins
4) heller Stuhl
5) Juckreiz

A) nur 1 und 3 sind richtig
B) nur 1 und 4 sind richtig
C) nur 1, 3 und 4 sind richtig
D) nur 3, 4 und 5 sind richtig
E) 1-5, alle sind richtig

Frage 608
Bei der allgemeinen körperlichen Untersuchung eines jungen Erwachsenen findet (finden) sich über der normalen gesunden Lunge typischerweise welche/r Befund/e?

1) Vesikuläratmen
2) Tympanitischer Perkussionsschall
3) Amphorisches Atmen
4) Die unteren Lungengrenzen sind ca. 1 cm atemverschieblich
5) Bei der Exspiration über den Lungenflügel Pfeifen

A) nur 1 ist richtig
B) nur 1 und 4 sind richtig
C) nur 1, 2 und 3 sind richtig
D) nur 1, 2 und 4 sind richtig
E) nur 1, 4 und 5 sind richtig

Frage 609
Bei einer intramuskulären Injektion in das Gesäß wählen Sie, um Schädigungen (insbesondere Nervenverletzungen) zu vermeiden, folgende Injektionsstelle:

A) unterer, innerer Quadrant
B) unterer äußerer Quadrant
C) oberer, innerer Quadrant
D) oberer äußerer Quadrant
E) Die Injektionsstelle ist gleichgültig, weil bei der i.m.-Injektion keine Schädigung möglich ist

Frage 610
Eine Mutter, die schon seit einiger Zeit bei Ihnen in Behandlung ist, ruft Sie wegen ihrem dreijährigen Kind an: dieses hat ein Wochenende bei den Großeltern auf dem Land verbracht, die sich nicht-vegetarisch ernähren. Das Kind wird sonst rein vegetarisch ernährt. Das Kind erbricht, hat seit 2-3 Tagen Durchfall, hat innerhalb dieser Zeit von 15 auf 13 Kilo abgenommen und ist nun schläfrig. Seit einem Tag hat es keine Urinausscheidung mehr. Welche Maßnahme ergreifen Sie?

A) sofort wieder auf vegetarische Ernährung umstellen
B) Cola mit Salzstangen
C) sofortige Klinikeinweisung
D) Verabreichung von Heilnahrung
E) Termin mit dem Kinderarzt vereinbaren

Frage 611
Bei einer reversiblen organischen Psychose im Sinne eines Durchgangssyndroms können folgende psychopathologische Erscheinungen auftreten:

1) Größenideen
2) Halluzinationen
3) Depressiver Verstimmungszustand
4) Verfolgungswahn

A) nur 1 und 2 sind richtig
B) nur 1 und 3 sind richtig
C) nur 1, 2 und 4 sind richtig
D) nur 2, 3 und 4 sind richtig
E) 1-4, alle sind richtig

Frage 612
Symptome eines Delirs stellen dar:

1) optische Halluzinationen
2) In der Regel tiefe Bewusstlosigkeit
3) grobschlägiger Tremor (grobschlägiges Zittern)
4) Schwitzen

A) nur 1 ist richtig
B) nur 1 und 2 sind richtig
C) nur 1, 2 und 3 sind richtig
D) nur 1, 3 und 4 sind richtig
E) 1-4, alle sind richtig

Frage 613
Im Rahmen einer Alkoholkrankheit kann es kommen zu:

1) Krampfanfällen
2) Gedächtnisstörungen
3) chronische Bauchspeicheldrüsenentzündung
4) Herzmuskelschwäche
5) chronische Magenschleimhautentzündung

A) nur 1 und 2 sind richtig
B) nur 3 und 5 sind richtig
C) nur 1, 2 und 4 sind richtig
D) nur 2, 3, 4 und 5 sind richtig
E) 1-5, alle sind richtig

Frage 614
Welche Nahrungs- bzw. Genussmittel sollten Gichtkranke meiden?

1) Teigwaren
2) Steinobst
3) Alkoholische Getränke
4) Fleisch und Innereien
5) Milch und naturbelassene Milchprodukte

A) nur 4 ist richtig
B) nur 3 und 4 sind richtig
C) nur 2, 3 und 4 sind richtig
D) nur 3, 4 und 5 sind richtig
E) 1-5, alle sind richtig

Frage 615
Welche Organe können von der Tuberkulose (Tbc) befallen werden?

1) Lunge
2) Darm
3) Nieren
4) Knochen
5) Haut

A) nur 1, 2 und 5 sind richtig
B) nur 1, 3 und 4 sind richtig
C) nur 1, 2, 3 und 4 sind richtig
D) nur 1, 3, 4 und 5 sind richtig
E) 1-5, alle sind richtig

Frage 616
Zum Furunkel gilt:

1) es ist eine tief sitzende knotige Veränderung mit eitriger Einschmelzung
2) es wird in der Regel durch Staphylokokken verursacht
3) seine Ausbildung wird durch eine Immunschwäche begünstigt
4) Bei Auftreten im Gesichtsbereich kann als Komplikation eine Sinus-cavernosus-Thrombose entstehen
5) Bei Lokalisation über der Oberlippe kann es durch den venösen Abfluss zu einer Hirnhautentzündung führen

A) nur 2 und 4 sind richtig
B) nur 1, 2 und 4 sind richtig
C) nur 3, 4 und 5 sind richtig
D) nur 1, 3, 4 und 5 sind richtig
E) 1-5, alle sind richtig

Frage 617
Die Durchführung eines Schellong-Testes ist besonders indiziert bei Verdacht auf

A) arterielle Hypertonie
B) orthostatische Kreislaufregulationsstörungen
C) chronische venöse Insuffizienz
D) Herzinsuffizienz
E) arterielle Verschlusskrankheit

Frage 618
Welche der folgenden Aussagen zum vegetativen Nervensystem treffen zu?

1) Sympathikus und Parasympathikus sind wesentliche Bestandteile des vegetativen Nervensystems.
2) Das vegetative Nervensystem wird auch als das autonome, unwillkürliche Nervensystem bezeichnet.
3) Das vegetative Nervensystem hat vorwiegend Einfluss auf die quer gestreifte Muskulatur (Willkürmotorik).
4) Das vegetative Nervensystem regelt hauptsächlich den Geruchsinn des Menschen.
5) Das vegetative Nervensystem hat steuernden Einfluss auf die Bildung von Magensäure.

A) nur 1 und 2 sind richtig
B) nur 1 und 4 sind richtig
C) nur 2 und 3 sind richtig
D) nur 1, 2 und 3 sind richtig
E) nur 1, 2 und 5 sind richtig

Frage 619
Welche der folgenden Aussagen beschreibt am zutreffendsten das positive Lasègue-Zeichen?

A) Der Patient stützt schmerzbedingt beide Hände hinter seinem Rücken auf, während er Hüfte und Knie gebeugt hält.
B) Der Patient kann nach Aufforderung den Kopf schmerzbedingt nicht bis zu den Knien beugen.
C) Bei passiver Kopfneigung werden die Hüft- und Kniegelenke zur Entlastung gebeugt.
D) Die passive Streckung des Hüftgelenkes aus Hüftbeugestellung heraus löst heftige Schmerzen aus.
E) Das passive Anheben des gestreckten Beins am Patienten in Rückenlage wird schmerzreflektorisch gehemmt

Frage 620
Für Patienten mit Depression gilt:

1) Aufmerksamkeit und Konzentration sind vermindert
2) sie haben oft Schuldgefühle
3) häufig findet man Suizidalität
4) Gedankenlautwerden ist ein typisches Symptom

A) nur 2 ist richtig
B) nur 2 und 4 sind richtig
C) nur 1, 2 und 3 sind richtig
D) nur 1, 2 und 4 sind richtig
E) 1-4, alle sind richtig

Frage 621
Welche der folgenden Feststellungen trifft (treffen) für Patienten mit einer schweren depressiven Symptomatik zu?

1) Wegen ihrer Antriebslosigkeit und ihres Initiativemangels muss man endogen depressive Patienten ständig antreiben, alle Kräfte zusammenzunehmen.
2) Durchschlafstörungen, Appetitlosigkeit und Stuhlverstopfung sind häufige Körpersymptome bei Patienten mit schweren Depressionen.
3) Die klassische Durchschlafstörung aller depressiver Patienten ist allein die Einschlafstörung.
4) Die unbewältigte Tageslast drückt sich bei depressiven Patienten in einem abendlichen Befindungstief aus.
5) Bei der so genannten Involutionsdepression (Altersdepression) kommt es wegen ausgeprägter Antriebsstörung nahezu nie zum Suizidversuch.

A) Keine der vorstehenden Aussagen ist richtig
B) nur 1 ist richtig
C) nur 2 ist richtig
D) nur 1 und 3 sind richtig
E) nur 2, 4 und 5 sind richtig

FRAGEN MC 10

Frage 622
Ein Ihnen bekannter Patient mit schwerem Diabetes mellitus fällt in Ihrer Praxis bewusstlos um.
Welche Maßnahmen ergreifen Sie?

1) Bis zum Transport in die Klinik Patienten auf dem Rücken lagern
2) Zuckerlösung trinken lassen
3) Glukose spritzen
4) Das vom Patienten mitgebrachte Insulin als Notmaßnahme spritzen
5) Venenzugang legen

A) nur 3 und 5 sind richtig
B) nur 4 und 5 sind richtig
C) nur 1, 2 und 5 sind richtig
D) nur 1, 3 und 5 sind richtig
E) nur 1, 4 und 5 sind richtig

Frage 623
Bei der Bulimia nervosa finden sich:

1) Zahnveränderungen
2) Elektrolytstörungen
3) Herzrhythmusstörungen
4) Laxanzienabusus

A) nur 2 ist richtig
B) nur 1 und 2 sind richtig
C) nur 1, 3 und 4 sind richtig
D) nur 2, 3 und 4 sind richtig
E) 1-4, alle sind richtig

Frage 624
Sie stellen ein physikalisches Therapiekonzept für einen Patienten mit rheumatoider Arthritis (hohe Krankheitsaktivität, Entzündungsparameter CRP stark erhöht) auf. Welche der folgenden Maßnahmen ist kontraindiziert?

A) Überwärmungsbad
B) Kryotherapie
C) Hilfsmittelversorgung durch die Ergotherapie
D) Versuch der intensiven Kältetherapie in der Kältekammer
E) Bewegungstherapie unter fachlicher Anleitung

Frage 625
Hinsichtlich Patienten mit einer depressiven Störung gilt:

1) Es besteht kein erhöhtes Risiko hinsichtlich suizidaler Handlungen.
2) Bei depressiven allein stehenden alten Menschen besteht ein erhöhtes Risiko hinsichtlich suizidaler Handlungen.
3) Der depressive allein stehende alte Mensch plant und durchführt die suizidale Handlung in der Regel so sorgfältig und konsequent, dass eine Rettung unwahrscheinlich ist.
4) Im Patientengespräch sollte nach evtl. Suizidgedanken lieber nicht gefragt werden.

A) nur 1 ist richtig
B) nur 2 ist richtig
C) nur 1 und 2 sind richtig
D) nur 1, 2 und 4 sind richtig
E) 1-4, alle sind richtig

Frage 626
Welche Reihenfolge ist beim Umgang mit gebrauchten und nicht übermäßig verschmutzten Instrumenten (kein Einwegmaterial) einzuhalten?

A) Reinigen - Desinfizieren - Sterilisieren
B) Reinigen - Sterilisieren
C) Desinfizieren - Reinigen - Sterilisieren
D) Desinfizieren - Sterilisieren
E) Nur Sterilisieren

Frage 627
Welche der folgenden Krankheiten wird (werden) typischerweise durch nicht sterilisierte Spritzennadeln übertragen?

1) HIV
2) Tuberkulose
3) Hepatitis B
4) Hepatitis A
5) Wundstarrkrampf

A) nur 1 ist richtig
B) nur 1 und 3 sind richtig
C) nur 1, 3 und 4 sind richtig
D) nur 1, 3, 4 und 5 sind richtig
E) 1-5, alle Aussagen sind richtig

Frage 628
Für die gezielte Prüfung der Kollateralbandfestigkeit (Seitenbänder) des Kniegelenks wird in erster Linie

A) in 30°-Beugung eine anterio-posteriore Auslenkung geprüft
B) in leicht gebeugter Stellung (ca. 5 °) eine Ab- und Adduktionsbewegung des Unterschenkels verursacht
C) der Schubladentest bevorzugt
D) der Unterschenkel in 90°-Flexion (Beugung) rotiert
E) bei maximaler Kniegelenksflexion eine Ab- und Adduktionsbewegung versucht

Frage 629
Vor der Deponierung auf einer Hausmülldeponie muss eine Desinfektion Ihres Praxismülls durchgeführt werden,
weil
der Praxismüll der Abfallgruppe C zuzuordnen ist.

A) Aussage 1 richtig, Aussage 2 richtig, Verknüpfung richtig
B) Aussage 1 richtig, Aussage 2 richtig, Verknüpfung falsch
C) Aussage 1 richtig, Aussage 2 falsch
D) Aussage 1 falsch, Aussage 2 richtig
E) Aussage 1 falsch, Aussage 2 falsch

Frage 630
Die Behandlung der Spondylitis ankylosans (Morbus Bechterew) stützt sich auf

A) aktive Bewegungstherapie
B) kochsalzarme Diät
C) Gefäßtraining nach Schoop
D) Bindegewebsmassage
E) Antihistaminika

Frage 631
Ein Ihnen bekannter Patient, der mit Cumarinen (Gerinnung hemmende Mittel) behandelt wird (Quick = 20%), kommt zu Ihnen in die Praxis mit einer Ampulle eines Vitamin-B12-Präpartes zur intramuskulären Injektion, das er rezeptfrei in der Apotheke erhalten habe. Er bittet Sie, ihm dieses Medikament intramuskulär zu spritzen, da er wisse, dass Sie sehr gut injizieren.
Sie können dem Patienten das Mittel intramuskulär injizieren,
weil
Injektionen dem Heilpraktiker erlaubt sind.

A) Aussage 1 richtig, Aussage 2 richtig, Verknüpfung
B) Aussage 1 richtig, Aussage 2 richtig, Verknüpfung falsch
C) Aussage 1 richtig, Aussage 2 falsch
D) Aussage 1 falsch, Aussage 2 richtig
E) Aussage 1 falsch, Aussage 2 falsch

Frage 632
Ein negativer HIV-Antikörpertest schließt eine akute HIV-Krankheit (Mononukleose- oder Grippe-ähnliches Krankheitsbild) mit Sicherheit aus,
weil
HIV-Antikörper spätestens eine Woche nach einer HIV-Infektion nachgewiesen werden können.

A) Aussage 1 richtig, Aussage 2 richtig, Verknüpfung richtig
B) Aussage 1 richtig, Aussage 2 richtig, Verknüpfung falsch
C) Aussage 1 richtig, Aussage 2 falsch
D) Aussage 1 falsch, Aussage 2 richtig
E) Aussage 1 falsch, Aussage 2 falsch

Frage 633
Kennzeichen einer Schilddrüsenüberfunktion können folgende sein:

1) gesteigerte Reflexe
2) Gewichtszunahme
3) feinschlägiges Zittern
4) Kropf (Struma)
5) gesteigerte Stuhlfrequenz
6) Hervortreten der Augäpfel

A) nur 3 und 6 sind richtig
B) nur 1, 3 und 4 sind richtig
C) nur 1, 3, 4 und 6
D) nur 1, 3, 4, 5 und 6 sind richtig
E) 1-6, alle sind richtig

Frage 634
Der Tetanus (Wundstarrkrampf)

A) wird durch einen akuten Kalziummangel verursacht
B) stellt eine harmlose Infektionskrankheit dar
C) wird durch widerstandsfähige Sporenbildner hervorgerufen
D) entsteht nur bei großflächigen Verletzungen
E) wird typischerweise von Mensch zu Mensch übertragen

Frage 635
Welche der folgenden Aussagen treffen zu?
Eine 36-jährige Hausfrau klagt über zunehmende Ermüdbarkeit. Folgende Symptome sprechen für eine Schilddrüsenunterfunktion:

1) Langsame Sprache, raue Stimme
2) Raue, trockene, schuppige Haut
3) Kälteempfindlichkeit
4) Eine Obstipationsneigung
5) Eine Ruhefrequenz des Herzens von 96/min

A) nur 1 und 2 sind richtig
B) nur 1, 4 und 5 sind richtig
C) nur 2, 3 und 5 sind richtig
D) nur 1, 2, 3 und 4 sind richtig
E) 1-5, alle sind richtig

Frage 636
Bei Demenz werden folgende Ausfallerscheinungen beobachtet?

1) Orientierungsstörungen
2) Unsicherheit beim Lesen
3) Perseveration (Gedankenhaften)
4) Wortfindungsstörung
5) Unsicherheit beim Rechnen

A) nur 1 und 5 sind richtig
B) nur 2 und 4 sind richtig
C) nur 2, 3 und 4 sind richtig
D) nur 1, 2, 3 und 4 sind richtig
E) 1-5, alle sind richtig

Frage 637
Für einen 12 Monate alten, gesunden Säugling gilt durchschnittlich:

1) Es ist etwa 75 cm groß.
2) Er hat sein Geburtsgewicht bis zum Ende des zwölften Monats verdreifacht.
3) Seit mindestens drei Monaten spricht er einzelne Worte, jetzt schon kurze Sätze.
4) Er sitzt seit mindestens 3 Monaten frei.
5) Er kann seit längerer Zeit frei laufen.

A) 1-5, keine Aussage ist richtig
B) nur 4 ist richtig
C) nur 1, 2 und 4 sind richtig
D) nur 1, 3 und 5 sind richtig
E) 1-5, alle sind richtig

Frage 638
Die unspezifische Immunität

1) setzt die Bildung von Antikörpern voraus
2) ist ein angeborener Schutzmechanismus
3) kann nur durch eine Impfung aktiviert werden
4) kommt u. a. durch das Zusammenwirken von Säureschutzmantel der Haut, antibakterieller Enzyme, Fresszellen und Komplementsystem zustande
5) funktioniert nach dem Schlüssel-Schloss-Prinzip

A) nur 1 und 3 sind richtig
B) nur 2 und 4 sind richtig
C) nur 2 und 5 sind richtig
D) nur 1, 2 und 3 sind richtig
E) nur 2, 4 und 5 sind richtig

Frage 639
Eine Mutter aus einer Gegend, in der Kröpfe häufig vorkommen, mit 5 Kindern im Alter zwischen 4 und 16 Jahren, hat eine Schilddrüsenvergrößerung bei normaler Funktion. Sie fragt nach der Möglichkeit zur Strumaprophylaxe für ihre Kinder. Welche der folgenden Empfehlungen sollten Sie geben?

1) Eine Strumaprophylaxe ist sinnvoll.
2) Sie empfehlen den Gebrauch von jodiertem Speisesalz.
3) Bei geringem Salzkonsum im Haushalt sollte eine Jodprophylaxe mit Jodidtabletten gewählt werden.
4) Sie empfehlen für alle Kinder eine hochdosierte Einnahme von Schilddrüsenhormonen.
5) Sie befürworten den Verzehr von Seefisch.

A) nur 1, 2 und 5 sind richtig
B) nur 2, 3 und 4 sind richtig
C) nur 1, 2, 3 und 5 sind richtig
D) nur 1, 2, 4 und 5 sind richtig
E) 1-5, alle sind richtig

Frage 640
Auf eine Knochenfraktur weist (weisen) sicher hin:

1) Schwellung
2) Krepitation (Knistern)
3) Abnorme Beweglichkeit
4) Bewegungsschmerz
5) Blutung

A) nur 3 ist richtig
B) nur 1 und 2 sind richtig
C) nur 2 und 3 sind richtig
D) nur 1, 2 und 4 sind richtig
E) 1-5, alle sind richtig

Frage 641
Wie kann man bei einem Patienten evtl. schon rein äußerlich einen Hinweis auf eine bestehende Fettstoffwechselstörung erhalten?

A) Neigung zu Hämatomen bei Bagatellverletzungen
B) Café-au-lait-Flecken (milch-kaffeefarbig) am Körper
C) Hellgelbe Hauteinlagerungen an den Augenlidern
D) Schmerzhafte Knoten am großen Zeh
E) Verdickung an den Fingerendgelenken

X1 **Frage 642**
Welche der folgenden Veränderungen sind eine Manifestation eines Pfortaderhochdrucks?

1) Ösophagusvarizen
2) Aszites
3) Spider naevi
4) Splenomegalie
5) Caput medusae

A) nur 1 und 2 sind richtig
B) nur 1 und 3 sind richtig
C) nur 1, 2 und 3 sind richtig
D) nur 1, 2, 4 und 5 sind richtig
E) 1-5, alle sind richtig

X2 **Frage 643**
Ein 43-jähriger Mann erbricht kaffeesatzartiges Blut.
Welche der folgenden Krankheiten kommt (kommen) als Ursache vorrangig in Frage?

1) Peptisches Magenulkus
2) Leiomyom des Magens
3) Ösophagusvarizen
4) Erosive Gastritis
5) Atrophische Gastritis vom Perniziosa-Typ

A) nur 1 ist richtig
B) nur 3 ist richtig
C) nur 1 und 3 sind richtig
D) nur 1 und 4 sind richtig
E) 1-5, alle sind richtig

Frage 644
Völlegefühl im Oberbauch, schwallartiges Erbrechen von unverdauten bzw. sauren Nahrungsresten und Gewichtsabnahme sprechen für:

A) Magenausgangstenose
B) Psychogenes Erbrechen
C) Ösophaguskarzinom
D) Akute Refluxösophagitis
E) Morgendliches Erbrechen bei Alkoholikern

Frage 645
Kleinkinder, Schwangere und ältere Menschen sollten zur Stärkung ihres Immunsystems bevorzugt Rohmilch trinken,
weil
durch Abkochen der Milch Vitamine zerstört werden können.

A) Aussage 1 richtig, Aussage 2 richtig, Verknüpfung richtig
B) Aussage 1 richtig, Aussage 2 richtig, Verknüpfung falsch
C) Aussage 1 richtig, Aussage 2 falsch
D) Aussage 1 falsch, Aussage 2 richtig
E) Aussage 1 falsch, Aussage 2 falsch

Frage 646
Welche der folgenden Aussagen treffen zu? Folgende Substanzen sind Luft verunreinigende Reizstoffe der Atemwege:

1) Schwefeldioxid
2) Stickstoff
3) Schwefeltrioxid
4) Ozon
5) Stickstoffdioxid

A) nur 1 ist richtig
B) nur 1, 2 und 3 sind richtig
C) nur 3, 4 und 5 sind richtig
D) nur 1, 3, 4 und 5 sind richtig
E) 1-5, alle sind richtig

Frage 647
Welche der folgenden Aussagen treffen für die Diagnose Schizophrenie zu?

1) Das Denken wird vage und verschwommen.
2) Der sprachliche Ausdruck wird gelegentlich unverständlich.
3) Einschiebungen in den Gedankenfluss sind relativ häufig.
4) Die Stimmung ist charakteristischerweise flach, kapriziös oder unangemessen.
5) Wahnhafte Ideen und Wahrnehmungsstörungen können vorkommen.

A) nur 1 und 3 sind richtig
B) nur 1, 2 und 3 sind richtig
C) nur 1, 2, 3 und 4 sind richtig
D) nur 1, 2, 3 und 5 sind richtig
E) 1-5, alle sind richtig

Frage 648
Welche der folgenden Symptome lassen an eine jahrelange unbehandelte Hypertonie denken?

1) Belastungsdyspnoe
2) Kopfschmerzen
3) Schwindelgefühl
4) Sehstörungen
5) Ohrgeräusche

A) nur 1 und 5 sind richtig
B) nur 1, 2 und 3 sind richtig
C) nur 2, 3 und 4 sind richtig
D) nur 1, 2, 3 und 4 sind richtig
E) 1-5, alle sind richtig

Frage 649
Nach Erteilung der Heilpraktikererlaubnis ist Ihnen folgendes Vorgehen erlaubt:

1) Anordnung von Röntgenstrahlen zur Untersuchung oder Behandlung
2) Behandlung eines Patienten wegen Parodontitis
3) Behandlung eines Patienten wegen Salmonellen
4) Verordnung von kupferhaltigen Homöopathika
5) Ausübung der Fußreflexzonenmassage

A) nur 4 ist richtig
B) nur 4 und 5 sind richtig
C) nur 2, 3 und 5 sind richtig
D) nur 1, 2, 4 und 5 sind richtig
E) nur 2, 3, 4 und 5 sind richtig

Frage 650
Welche der folgenden Aussagen treffen zu?
Folgende Befunde stützen die Diagnose einer hämolytischen Anämie:

1) Es findet sich häufig eine Milzvergrößerung
2) Erhöhung der Retikulozytenzahl im Blut
3) Erhöhte Serumaktivität der LDH (Laktatdehydrogenase)
4) Erniedrigte Eisenkonzentration im Serum
5) Erhöhte Konzentration des Bilirubins im Blut

A) nur 1 und 2 sind richtig
B) nur 1, 2 und 3 sind richtig
C) nur 1, 2, 3 und 5 sind richtig
D) nur 1, 3, 4 und 5 sind richtig
E) 1-5, alle sind richtig

Frage 651
Bei einem therapeutischen Aderlass sollten in einer Sitzung immer deutlich mehr als 750 ml Blut entnommen werden,
weil
sich die Sauerstoffversorgung im Körper erst ab einer Blutentnahme von mehr als 750 ml verbessert.

A) Aussage 1 richtig, Aussage 2 richtig, Verknüpfung richtig
B) Aussage 1 richtig, Aussage 2 richtig, Verknüpfung falsch
C) Aussage 1 richtig, Aussage 2 falsch
D) Aussage 1 falsch, Aussage 2 richtig
E) Aussage 1 falsch, Aussage 2 falsch

Frage 652
Sie werden zu einem bisher gesunden Kindergartenkind (1,10 m groß, 18 kg schwer) gerufen. Die Mutter berichtet Ihnen, das Kind habe durch einen seit drei Tagen bestehenden Brechdurchfall etwa zwei bis drei Kilogramm Gewicht abgenommen, die Temperatur betrage 38,2°C (rektal). Bei dem offensichtlich tief schlafenden Kind stellen Sie kühle Hände und Füße fest. Welche der folgenden Aussagen trifft (treffen) zu?

1) Der Untersuchungsbefund (kühle Extremitäten) deutet auf eine baldige Genesung hin.
2) Zur Verhinderung eines weiteren Erbrechens sollte für 24 Stunden keinerlei Nahrungs- oder Flüssigkeitszufuhr erfolgen.
3) Da die übrigen Familienmitglieder gesund sind, ist eine ansteckende Erkrankung äußerst unwahrscheinlich.

A) 1-3, keine Aussage ist richtig
B) nur 1 ist richtig
C) nur 2 ist richtig
D) nur 1 und 3 sind richtig
E) 1-3, alle sind richtig

Frage 653
Die Hepatitis B

1) gehört zu den anerkannten Berufskrankheiten im Gesundheitswesen
2) kann nach einer Inkubationszeit von Monaten vom Patienten unbemerkt verlaufen
3) heilt nach der akuten Erkrankungsphase mit 'Gelbsucht' immer aus
4) ist eine übertragbare bakterielle Erkrankung
5) wird häufig im Kindergarten auf fäko-oralem Weg übertragen

A) nur 1 und 2 sind richtig
B) nur 2 und 3 sind richtig
C) nur 2 und 4 sind richtig
D) nur 2, 4 und 5 sind richtig
E) 1-5, alle sind richtig

Frage 654
Beim Gesunden würde man beim Schellong-Test erwarten, dass

A) die Herzfrequenz leicht ansteigt und der Blutdruck (um mehr als. 40 mmHg) abfällt.
B) die Herzfrequenz überschießend (über 100 Schläge/Min.) ansteigt und der Blutdruck abfällt.
C) der Blutdruck abfällt und die Herzfrequenz nicht ansteigt
D) die Herzfrequenz und der diastolische Blutdruck ansteigen
E) der Blutdruck und die Herzfrequenz sofort abfallen

Frage 655
Welcher Nahrungsbestandteil muss bei der exokrinen Pankreasinsuffizienz in der Diät reduziert werden?

A) Fett
B) Stärke
C) Zucker
D) Eiweiß
E) Gluten

Frage 656
Welche der folgenden Aussagen zur akuten Post-Streptokokken-Glomerulonephritis trifft zu?

A) Als Komplikation einer Angina tonsillaris tritt sie nach einer Latenz von 4-6 Monaten ein.
B) Bei mehr als 95% der davon betroffenen Erwachsenen entsteht eine bleibende schwere chronische Niereninsuffizienz.
C) Die akute Post-Streptokokken-Glomerulonephritis ist nur durch körperliche Untersuchung nachweisbar.
D) Leitsymptom der akuten Post-Streptokokken-Glomerulonephritis im Urin ist die Proteinurie.
E) Die Hauptsymptome der Post-Streptokokken-Glomerulonephritis sind Kopfschmerzen, niedriger Blutdruck und Leukozyturie.

Frage 657
Eine 10-jährige Patientin kommt mit ihrer Mutter am Montagmorgen zu Ihnen in die Praxis. Das Kind klagt über hohes Fieber, Schnupfen, Husten und eine Konjunktivitis. Sie behandeln die Patientin symptomatisch mit dem rezeptfreien Fieber- und Schmerzmittel Paracetamol. Wenige Tage später werden Sie wieder konsultiert. Sie stellen ein makulopapulöses konfluierendes Exanthem im Kopf- und Halsbereich fest.
Es handelt sich am wahrscheinlichsten:

A) Masern
B) Arzneimittelexanthem
C) Windpocken
D) Scharlach
E) Röteln

Frage 658
Welche der folgenden Aussagen zu den Virushepatitiden treffen zu?

1) Fäkal-oral übertragen wird Hepatitis-E-Virus.
2) Infektionen mit Hepatitis-E-Virus sind gefährlich für Schwangere.
3) Chronische Verläufe werden bei Hepatitis A sehr selten beobachtet.
4) Hepatitis-C-Virus kann im Blut nachgewiesen werden.
5) Schützender Antikörper gegen Hepatitis B ist das Anti-HBs.

A) nur 1 und 2 sind richtig
B) nur 2, 3 und 4 sind richtig
C) nur 2, 3, 4 und 5 sind richtig
D) nur 1, 2, 4 und 5 sind richtig
E) 1-5, alle sind richtig

Frage 659
Bei der Lungenauskultation einer 30-jährigen Patientin sind Bronchialatmen und feinblasige klingende Rasselgeräusche hinweisend für:

A) Atelektase
B) Lungenfibrose
C) Lobärpneumonie
D) Bronchiektasen
E) Pleuraerguss

Frage 660
Welche der folgenden Aussagen treffen zu?
Folgende Hauterkrankungen treten gehäuft in Verbindung mit einem Diabetes mellitus auf:

1) Furunkulose
2) Intertrigo candidamycetica (Fußpilz)
3) Erythema nodosum
4) Schmerzloses Ulkus
5) Necrobiosis lipoidica (an den Unterschenkeln auftretende Dermatose mit Lipoideinlagerungen im Gewebe)

A) nur 3 und 5 sind richtig
B) nur 1, 2 und 3 sind richtig
C) nur 1, 2, 4 und 5 sind richtig
D) nur 2, 3, 4 und 5 sind richtig
E) 1-5, alle sind richtig

Frage 661
Welche der folgenden Aussagen zur Skabies (Krätze) treffen zu?

1) Ursächlich sind Milben.
2) Die Übertragung erfolgt durch körperlichen Kontakt.
3) Die Erreger graben Gänge in die Epidermis (Oberhaut).
4) Pruritus (Juckreiz) gehört zu den Hauptsymptomen.
5) Der behaarte Kopf ist beim Erwachsenen eine typische Prädilektionsstelle (bevorzugt befallenes Gebiet).

A) nur 2 und 4 sind richtig
B) nur 1, 3 und 5 sind richtig
C) nur 1, 2, 3 und 4 sind richtig
D) nur 1, 3, 4 und 5 sind richtig
E) 1-5, alle sind richtig

Frage 662
Welche der folgenden Aussagen treffen zu? Folgende Maßnahmen gehören zur Therapie der chronischen Polyarthritis (rheumatoide Arthritis):

1) Krankengymnastische Bewegungsübungen
2) Erlernen von Gelenkschutzmaßnahmen
3) Funktionsgerechte Lagerung der Gelenke
4) Langzeittherapie mit Allopurinol (Mittel zur Erniedrigung der Harnsäure)
5) Niedrig dosierte Gabe von Methotrexat (Immunsuppressivum)

A) nur 1 und 2 sind richtig
B) nur 1 und 3 sind richtig
C) nur 2, 3 und 5 sind richtig
D) nur 1, 2, 3 und 5 sind richtig
E) 1-5, alle sind richtig

Frage 663
Typische Erscheinungen während eines generalisierten epileptischen Anfalles vom Grand-Mal-Typ sind:

1) Hyperventilation
2) Tonisch-klonische Krämpfe
3) Zungenbiss
4) Urinabgang
5) Bewusstlosigkeit

A) nur 2 und 3 sind richtig
B) nur 3, 4 und 5 sind richtig
C) nur 1, 2, 3 und 5 sind richtig
D) nur 2, 3, 4 und 5 sind richtig
E) 1-5, alle sind richtig

Frage 664
Sie befinden sich auf einer Party in einem überfüllten, verrauchten Raum. Plötzlich bricht ein junges Mädchen zusammen. Was tun Sie als erstes?

A) Mund-zu-Mund-Beatmung
B) Bewusstseinslage prüfen und gegebenenfalls Patientin aus dem Raum entfernen und an die frische Luft bringen
C) Herzdruckmassage
D) Patientin in stabile Seitenlage bringen
E) Patientin in Rückenlage bringen

Frage 665
Welche der folgenden Aussagen zur Schräglage (ca. 15°) eines Patienten in Kopftieflage trifft (treffen) zu?

1) Sie führt zur Erhöhung des venösen Rückflusses zum Herzen (Autotransfusion).
2) Sie wird als stabile Seitenlage bezeichnet.
3) Sie führt zur Hirndrucksenkung.
4) Sie ist beim hypovolämischen Schock indiziert.
5) Sie ist beim Lungenödem kontraindiziert.

A) nur 1 ist richtig
B) nur 1 und 2 sind richtig
C) nur 3 und 4 sind richtig
D) nur 1, 4 und 5 sind richtig
E) nur 2, 4 und 5 sind richtig

Frage 666
Die Pfortader führt sauerstoffreiches Blut zur Leber,
weil
die Leber das wichtigste Stoffwechselorgan ist.

A) Aussage 1 richtig, Aussage 2 richtig, Verknüpfung richtig
B) Aussage 1 richtig, Aussage 2 richtig, Verknüpfung falsch
C) Aussage 1 richtig, Aussage 2 falsch
D) Aussage 1 falsch, Aussage 2 richtig
E) Aussage 1 falsch, Aussage 2 falsch

Frage 667
Bei welchen der folgenden Patienten mit Alkoholproblemen fehlt die Fähigkeit zur Abstinenz, obwohl kein Kontrollverlust besteht?

A) Alpha-Trinker (Konflikt-, Erleichterungstrinker)
B) Beta-Trinker (Gelegenheitstrinker)
C) Gamma-Trinker (süchtiger Trinker)
D) Delta-Trinker (Gewohnheitstrinker)
E) Epsilon-Trinker (episodischer Trinker)

Frage 668
Ein Patient klagt über Juckreiz am Körper. Welche der folgenden Ursachen kommt (kommen) dafür in Frage?

1) Lebererkrankung
2) Lebensmittelallergie
3) Neurodermitis
4) Krätze
5) Psychisch bedingt

A) nur 5 ist richtig
B) nur 1 und 5 sind richtig
C) nur 1, 2 und 5 sind richtig
D) nur 1, 2, 3 und 4 sind richtig
E) 1-5, alle sind richtig

Frage 669
Im Falle der Verletzung der Schweigepflicht durch den Heilpraktiker

1) ist standesrechtliche Ahndung durch die Heilpraktikerkammer möglich
2) kann der Patient zivilrechtliche Schritte einleiten
3) kann zum Beispiel ein Schadensersatzanspruch bestehen
4) ist die Verletzung der Schweigepflicht im Strafgesetzbuch geregelt.

A) nur 1 ist richtig
B) nur 1 und 2 sind richtig
C) nur 2 und 3 sind richtig
D) nur 1, 2 und 3 sind richtig
E) nur 2, 3 und 4 sind richtig

Frage 670
Für welche der folgenden übertragbaren Krankheiten besteht keine namentliche, sondern nur eine anonymisierte Meldepflicht?

A) Cholera
B) HIV-Infektion
C) Salmonellose
D) Übertragbare Gehirnhautentzündung
E) Milzbrand

Frage 671
Prüfen Sie folgende Aussagen über Masern auf ihre Richtigkeit!

1) Prophylaxe durch Impfung möglich
2) Komplikationen sind Otitis media, Bronchopneumonie und Enzephalitis
3) mit Exanthemausbruch bleibende Entfieberung
4) Inkubationszeit 2-5 Tage

A) nur 1 und 2 sind richtig
B) nur 1 und 4 sind richtig
C) nur 2 und 3 sind richtig
D) nur 2 und 4 sind richtig
E) nur 3 und 4 sind richtig

Frage 672
Durch Abkochen von Lebensmitteln können Staphylokokkentoxine nahezu nicht zerstört werden,
weil
Staphylococcus aureus Bakterien extrem hitzestabil sind.

A) Aussage 1 richtig, Aussage 2 richtig, Verknüpfung richtig
B) Aussage 1 richtig, Aussage 2 richtig, Verknüpfung falsch
C) Aussage 1 richtig, Aussage 2 falsch
D) Aussage 1 falsch, Aussage 2 richtig
E) Aussage 1 falsch, Aussage 2 falsch

Frage 673
Zu den Symptomen einer Exsikkose (Austrocknung) gehören:

1) Trockene Haut und Schleimhäute
2) Alveoläres Lungenödem
3) Verminderter Hautturgor (Turgor = Spannungszustand)
4) Häufig Durstgefühl

A) nur 1 und 2 sind richtig
B) nur 1 und 3 sind richtig
C) nur 2 und 3 sind richtig
D) nur 1, 3 und 4 sind richtig
E) nur 2, 3 und 4 sind richtig

Frage 674
Welche Krankheitserreger werden als 'Nass- oder Pfützenkeime' (Keime, die vor allem in Feuchtbereichen zu finden sind) bezeichnet?

1) Legionella pneumophila
2) Pseudomonas aeruginosa
3) Gasbranderreger
4) Staphylococcus aureus
5) Tetanuserreger

A) nur 1 und 2 sind richtig
B) nur 1, 2 und 4 sind richtig
C) nur 2, 3 und 4 sind richtig
D) nur 2, 4 und 5 sind richtig
E) 1-5, alle sind richtig

Frage 675
Übermäßiges Trinken von Wein und Schnaps kann zu einem akuten Gichtanfall führen,
weil
Alkohol (Wein, Schnaps) viele Purine enthält.

A) Aussage 1 richtig, Aussage 2 richtig, Verknüpfung richtig
B) Aussage 1 richtig, Aussage 2 richtig, Verknüpfung falsch
C) Aussage 1 richtig, Aussage 2 falsch
D) Aussage 1 falsch, Aussage 2 richtig
E) Aussage 1 falsch, Aussage 2 falsch

Frage 676
Die akute Bauchspeicheldrüsenentzündung

1) geht mit Bluthochdruck einher
2) tritt gehäuft nach längerem Hungern auf
3) führt häufig zu hypoglykämischem Schock (Schock durch Unterzucker)
4) kann zu Schock und akutem Nierenversagen führen
5) ist meist von Durchfällen begleitet

A) nur 4 ist richtig
B) nur 3 und 4 sind richtig
C) nur 2, 3 und 4 sind richtig
D) nur 3, 4 und 5 sind richtig
E) 1-5, alle sind richtig

Frage 677
Eine Erhöhung der Blutkörpersenkungsgeschwindigkeit findet man in der Regel bei folgenden Krankheiten:

1) Scharlach
2) Herzinsuffizienz
3) Asthma bronchiale
4) Sinusitis (Nasennebenhöhlenentzündung)
5) Magenkarzinom

A) nur 1 und 4 sind richtig
B) nur 1, 4 und 5 sind richtig
C) nur 2, 3 und 4 sind richtig
D) nur 2, 3, 4 und 5 sind richtig
E) 1-5, alle sind richtig

Frage 678
Welche der folgenden Erkrankungen bzw. Störungen kommen bei Vorliegen eines paranoid-halluzinatorischen Syndroms differentialdiagnostisch als Ursache in Frage?

1) Enzephalitis
2) Schizophrene Psychose
3) Durchgangssyndrom
4) Drogenkonsum

A) nur 1 und 2 sind richtig
B) nur 2 und 3 sind richtig
C) nur 3 und 4 sind richtig
D) nur 1, 3 und 4 sind richtig
E) 1-4, alle sind richtig

Frage 679
Welches Befallsmuster der Hände spricht für eine chronische Polyarthritis (rheumatoide Arthritis)?

A) Einseitiger Befall der Gelenke der Handwurzelknochen
B) symmetrischer Befall der Fingergrundgelenke
C) Befall der rechten Fingerendgelenke
D) einseitiger isolierter Befall der Gelenke der Handwurzelknochen, der Fingermittel- und Fingergrundgelenke
E) asymmetrische Bevorzugung von Hand- und Daumengrundgelenken

Frage 680
Bei Selenmangel muss den Patienten Selen in der Dosis D 30 (als Nahrungsmittelergänzung) über lange Zeit gegeben werden,
weil
Selen in hohen Dosen (z. B. 100 mg/Tag über lange Zeit) giftig ist.

A) Aussage 1 richtig, Aussage 2 richtig, Verknüpfung richtig
B) Aussage 1 richtig, Aussage 2 richtig, Verknüpfung falsch
C) Aussage 1 richtig, Aussage 2 falsch
D) Aussage 1 falsch, Aussage 2 richtig
E) Aussage 1 falsch, Aussage 2 falsch

Frage 681
Die Abbildung zeigt verschiedene Stellen auf der vorderen Rumpfwand. Welche davon entspricht am ehesten der typischen Auskultationsstelle für die Mitralklappe (Valva atrioventricularis sinistra)?

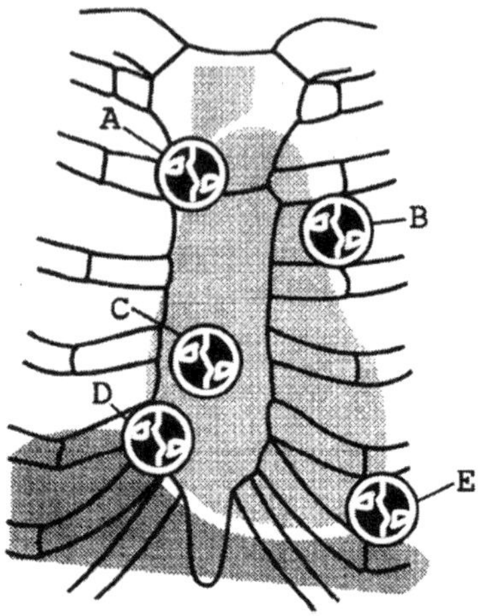

A) Auskultationspunkt A
B) Auskultationspunkt B
C) Auskultationspunkt C
D) Auskultationspunkt D
E) Auskultationspunkt E

FRAGEN
MC 11

Frage 682
Welche der folgenden Aussagen treffen zu?

1) Im Lungenkreislauf transportieren Arterien sauerstoffreiches Blut.
2) Im Körperkreislauf transportieren Venen sauerstoffarmes Blut.
3) Venen transportieren immer sauerstoffarmes Blut.
4) Die Pfortader transportiert Blut von Darm, Magen und Nieren.
5) Im Lungenkreislauf transportieren Venen sauerstoffreiches Blut

A) nur 1 und 4 sind richtig
B) nur 2 und 5 sind richtig
C) nur 1, 2 und 3 sind richtig
D) nur 1, 3 und 4 sind richtig
E) nur 2, 4 und 5 sind richtig

Frage 683
Zeichen der Rechtsherzinsuffizienz können sein:

1) Einflussstauung der oberen Halsvenen
2) Aszites
3) Beinödeme
4) Nykturie (nächtliches Wasserlassen)
5) Pleuraerguss

A) nur 1 und 2 sind richtig
B) nur 4 und 5 sind richtig
C) nur 1, 4 und 5 sind richtig
D) nur 1, 2, 3 u. 4 sind richtig
E) 1-5, alle sind richtig

Frage 684
Eine Herzmuskelschwäche kann verursacht sein durch

1) Bluthochdruck
2) Schilddrüsenüberfunktion
3) Lungenfibrose
4) Herzklappenfehler
5) Herzneurose

A) nur 1 und 4 sind richtig
B) nur 2 und 3 sind richtig
C) nur 1, 3 und 4 sind richtig
D) nur 1, 2, 3 u. 4 sind richtig
E) 1-5, alle sind richtig

Frage 685
Nitropräparate (z. B. Glyzeroltrinitrat = Nitroglyzerin) können mithelfen bei der Differentialdiagnose zwischen einem akuten Myokardinfarkt (Herzinfarkt) und einem Angina-pectoris-Anfall,
weil
der durch Nitropräparate gut zu mildernde Thoraxschmerz klinisches Leitsymptom für einen Herzinfarkt ist.

A) Aussage 1 richtig, Aussage 2 richtig, Verknüpfung richtig
B) Aussage 1 richtig, Aussage 2 richtig, Verknüpfung falsch
C) Aussage 1 richtig, Aussage 2 falsch
D) Aussage 1 falsch, Aussage 2 richtig
E) Aussage 1 falsch, Aussage 2 falsch

Frage 686
Ein bisher gesunder 27-jähriger Mann bestellt einen Heilpraktiker zum Hausbesuch. Er hat eine subfebrile Temperatur von 37,8°C und überwiegend präkordial (vor dem Herzen, hinter dem Brustbein) lokalisierte Schmerzen. Diese sind ständig, auch bei Bettruhe, vorhanden. Vor etwa einer Woche heilte bei dem Patienten ein knapp zweiwöchiger fieberhafter Infekt ab.
Untersuchungsbefunde: Puls 80/min., Blutdruck 120/70 mmHg. Bei der Auskultation fällt ein herzaktionssynchrones, kratzend-schabendes systolisch-diastolisches Geräusch auf.
Welches ist die wahrscheinlichste Diagnose?

A) Mitralstenose nach bakteriellem Infekt
B) Lungenembolie
C) Pneumonie mit Begleitpleuritis
D) Aneurysma (umschriebene Ausweitung) der Aorta mit Strömungsgeräusch
E) frische Perikarditis

Frage 687

Eine 70-jährige Patientin berichtet Ihnen, dass sie von ihrem Hausarzt mit Digitalis behandelt wird.
Welche der folgenden Beschwerden erwecken bei Ihnen den Verdacht auf eine Digitalisüberdosierung?

1) Übelkeit, Appetitlosigkeit
2) Augenflimmern, Farbensehen
3) Nächtliche Wadenkrämpfe
4) Verlangsamung des Herzschlages (Sinusbradykardie)
5) Hautausschläge (Exanthem)

A) nur 1 und 2 sind richtig
B) nur 2 und 4 sind richtig
C) nur 1, 2 und 4 sind richtig
D) nur 1, 2, 3 u. 4 sind richtig
E) 1-5, alle sind richtig

Frage 688

Nach einem thrombotischen Verschluss tiefer Beinvenen entstehen oberflächliche Krampfadern (sekundäre Varizen),
weil
bei der tiefen Beinvenenthrombose infolge Überdehnung der verbindenden Venenäste (Verbindung zwischen oberflächlichen und tiefen Beinvenen) deren Klappen vollständig schließen und den Blutstrom absperren.

A) Aussage 1 ist richtig, Aussage 2 ist richtig, die Verknüpfung ist richtig
B) Aussage 1 ist richtig, Aussage 2 ist richtig, die Verknüpfung ist falsch
C) Aussage 1 ist richtig, Aussage 2 ist falsch
D) Aussage 1 ist falsch, Aussage 2 ist richtig
E) Aussage 1 ist falsch, Aussage 2 ist falsch

Frage 689

Nikotinmissbrauch bei jungen Frauen, die Ovulationshemmer nehmen, begünstigt venöse Thrombosebildung,
weil
Nikotinmissbrauch zur arteriellen Verschlusskrankheit führen kann.

A) Aussage 1 ist richtig, Aussage 2 ist richtig, die Verknüpfung ist richtig
B) Aussage 1 ist richtig, Aussage 2 ist richtig, die Verknüpfung ist falsch
C) Aussage 1 ist richtig, Aussage 2 ist falsch
D) Aussage 1 ist falsch, Aussage 2 ist richtig
E) Aussage 1 ist falsch, Aussage 2 ist falsch

Frage 690

Ursachen einer pulmonalen Hypertension können sein:

1) Silikose
2) multiple Lungenarterienembolien
3) Chronisch obstruktive Bronchitis
4) Kurzer Aufenthalt in großer Höhe (Flugzeugpassagier)
5) Lungenemphysem

A) Keine Aussage ist richtig
B) nur 1, 2 und 4 sind richtig
C) nur 1, 2, 3 u. 4 sind richtig
D) nur 1, 2, 3 u. 5 sind richtig
E) 1-5, alle sind richtig

Frage 691

Ein Bluthochdruck gehört zu den typischen Symptomen einer akuten Nierenbeckenentzündung,
weil
im Nierenbecken das Blutdruck steigernde Enzym Adrenalin gebildet wird.

A) Aussage 1 ist richtig, Aussage 2 ist richtig, die Verknüpfung ist richtig
B) Aussage 1 ist richtig, Aussage 2 ist richtig, die Verknüpfung ist falsch
C) Aussage 1 ist richtig, Aussage 2 ist falsch
D) Aussage 1 ist falsch, Aussage 2 ist richtig
E) Aussage 1 ist falsch, Aussage 2 ist falsch

Frage 692
Ein 58-jähriger Patient leidet an einer Durchblutungsstörung des rechten Beins. Ruheschmerzen bestehen nicht, nach längerem Gehen treten Schmerzen im rechten Bein auf. Der Patient muss dann stehen bleiben. Der Patient raucht seit 40 Jahren täglich 20 Zigaretten.
Welche der folgenden Aussagen trifft (treffen) zu?

1) Die Durchblutungsstörung bessert sich nach Aufgabe des Rauchens rasch.
2) Der Befund spricht für eine Thrombophlebitis (oberflächliche Venenentzündung).
3) Es besteht wahrscheinlich eine Insuffizienz (Verminderung) der venösen Durchblutung.
4) Der langjährige Nikotingenuss ist aus pathogenetischer Sicht als Risikofaktor für die vorliegende Erkrankung anzusehen.

A) nur 1 ist richtig
B) nur 2 ist richtig
C) nur 4 sind richtig
D) nur 1 und 4 sind richtig
E) nur 3 und 4 sind richtig

Frage 693
Für das Asthma bronchiale gilt:

1) Es kann im Akutfall lebensbedrohlich sein.
2) Als ursächlich kommen u. a. allergische und psychosomatische Faktoren in
Betracht.
3) Der Atemwegswiderstand ist im Anfall vermindert.
4) Die Inspiration (Einatmung) ist leichter als die Exspiration (Ausatmung)
5) Das Krankheitsbild betrifft auch Kinder.

A) nur 1 ist richtig
B) nur 2, 3 und 5 sind richtig
C) nur 1, 2, 3 u. 5 sind richtig
D) nur 1, 2, 4 u. 5 sind richtig
E) 1-5, alle sind richtig

Frage 694
Die Tuberkulose

1) ist ausschließlich eine Lungenerkrankung
2) verläuft in den meisten Fällen hochakut
3) ist bei einem floriden Tuberkulintest als floride Erkrankung nachgewiesen
4) kann zahlreiche Organe befallen
5) ist nur ansteckend, wenn Tuberkelbakterien im Blut nachgewiesen werden können.

A) nur 4 ist richtig
B) nur 5 ist richtig
C) nur 1und 2 sind richtig
D) nur 2 und 5 sind richtig
E) nur 3 und 4 sind richtig

Frage 695
Welche der folgenden Aussagen trifft (treffen) in Verbindung mit Ozon zu?

1) Ozon besteht aus 3 Sauerstoffatomen
2) in unphysiologischen (zu hohen) Konzentrationen ist Ozon ein Reizgas, das Müdigkeit, Kopfschmerzen und Schleimhautreizung hervorrufen kann
3) Ozon hat mikrobizide Wirkung
4) Ozon ist ein Nervengift
5) Ozon entsteht ausschließlich aus Abgasen durch UV-Bestrahlung

A) nur 1 ist richtig
B) nur 1 und 4 sind richtig
C) nur 1, 2 und 3 sind richtig
D) nur 3, 4 und 5 sind richtig
E) 1-5, alle sind richtig

Frage 696
Die kalziumreichsten Lebensmittel und somit die wichtigsten Kalziumlieferanten in der Ernährung sind:

A) Milch und Milcherzeugnisse
B) Getreide und Getreideerzeugnisse
C) bestimmte Gemüse
D) Obstsorten (Äpfel, Birnen)
E) pflanzliche Öle

Frage 697
Welche der folgenden Aussagen zum akuten Brechdurchfall bei Kleinkindern treffen zu?

1) Ein Gewichtsverlust von etwa 2% des Körpergewichtes spricht für eine schwere Dehydratation (Flüssigkeitsverlust).
2) Ursache sind häufig Virusinfektionen (z. B. Rotaviren).
3) Bei Kleinkindern mit akutem Brechdurchfall sollte für 24 Stunden keinerlei Nahrung oder Flüssigkeit zugeführt werden.
4) Symptomlose Kontaktpersonen (z. B. Eltern) scheiden als mögliche Ansteckungsquelle aus.
5) Blutige Durchfälle können auf eine bakterielle Infektion (z. B. EHEC) hinweisen.

A) nur 1 und 2 sind richtig
B) nur 2 und 5 sind richtig
C) nur 1, 2 und 3 sind richtig
D) nur 2, 3, 4 u. 5 sind richtig
E) 1-5, alle sind richtig

Frage 698
Beim manifesten paralytischen Ileus finden sich folgende Symptome bzw. folgende Befunde.

1) fehlende Darmgeräusche
2) kolikartige Schmerzen
3) Klingende Darmgeräusche
4) Erbrechen
5) Meteorismus

A) nur 2 und 3 sind richtig
B) nur 1, 4 und 5 sind richtig
C) nur 2, 3 und 4 sind richtig
D) nur 1, 3, 4 u. 5 sind richtig
E) nur 2, 3, 4 u. 5 sind richtig

Frage 699
Welche der folgenden Angaben sind richtig?

1) Hellrote Blutungen nach dem Stuhlabgang können einen Hinweis auf ein Hämorrhoidalleiden sein.
2) Ein Dickdarmkrebs und ein Hämorrhoidalleiden treten niemals in Kombination auf.
3) Schwarzes Blut im Stuhl stammt ausschließlich aus Blutungsquellen im unteren Dickdarmtrakt.
4) Ursachen eines Hämorrhoidalleidens sind häufig Bewegungsmangel, ballaststoffreiche Ernährung und häufige Verstopfung
5) Komplikationen des Hämorrhoidalleidens können akute Thrombosierung einer Hämorrhoide und Stuhlinkontinenz sein.

A) nur 3 und 4 sind richtig
B) nur 1, 2 und 3 sind richtig
C) nur 1, 4 und 5 sind richtig
D) nur 3, 4 und 5 sind richtig
E) 1-5, alle sind richtig

Frage 700
Ein 60-jähriger Patient hat seit einem Vierteljahr Blut im Stuhl bemerkt. Seit kurzem werden sog. Bleistiftstühle entleert und es kommt gehäuft zu Windabgängen mit Schleimentleerung.
Welche der angegebenen Diagnosen trifft am wahrscheinlichsten zu?

A) Analfissur
B) Hämorrhoiden
C) Rektumkarzinom
D) Morbus Crohn
E) Metastasierendes Prostatakarzinom

Frage 701
Welche der folgenden Aussagen trifft (treffen) zu?
Was ist als Folge eines hohen Ballaststoffanteils in der Nahrung zu erwarten?

1) Verkürzung der intestinalen Transitzeit
2) Erhöhung des Stuhlgewichts
3) Prävention von Divertikelbildung
4) Das Rektumkarzinomrisiko ist erhöht
5) Induktion von Nahrungsmittelallergien

A) nur 1 ist richtig
B) nur 1 und 4 sind richtig
C) nur 4 und 5 sind richtig
D) nur 1, 2 und 3 sind richtig
E) 1-5, alle sind richtig

Frage 702
Welche der folgenden Erkrankungen können typischerweise Ursache für eine Leberzirrhose sein?

1) Virushepatitis A
2) Chronischer Alkoholmissbrauch
3) Chronische Verlegung und Infektion der Gallengänge
4) Stoffwechselerkrankungen z. B. Eisen- und Kupferspeicherkrankheit

A) nur 1 und 4 sind richtig
B) nur 2 und 3 sind richtig
C) nur 1, 2 und 3 sind richtig
D) nur 2, 3 u. 4 sind richtig
E) 1-4, alle sind richtig

Frage 703
Welche der folgenden Aussagen trifft (treffen) für die Hepatitis C zu?

1) Sie kann durch Bluttransfusion übertragen werden.
2) Sie kann durch mehrfach benutzte Spritzen (Drogenszene) übertragen werden.
3) Zur Diagnose können HCV-Antikörper nachgewiesen werden.
4) Sie zeigt chronische Verlaufsformen.
5) Es kann aktiv immunisiert werden.

A) nur 1 ist richtig
B) nur 1 und 2 sind richtig
C) nur 1, 2 und 5 sind richtig
D) nur 1, 2, 3 u. 4 sind richtig
E) 1-5, alles ist richtig

Frage 704
Welche Substanz(en) kann (können) nach einer kristallinen Ablagerung innerhalb des Gelenkknorpels zu einer entzündlichen Arthropathie führen?

1) Glukose bei Diabetes mellitus
2) Zink
3) Bilirubin
4) Harnstoff
5) Harnsäure

A) nur 5 ist richtig
B) nur 2 und 5 sind richtig
C) nur 3 und 5 sind richtig
D) nur 2, 3 u. 5 sind richtig
E) nur 1, 2, 4 u. 5 sind richtig

Frage 705
Das nephrotische Syndrom geht typischerweise einher mit

1) Dysurie
2) Nephrolithiasis
3) Ödemen
4) Subkutane Verkalkungen
5) Tophi

A) nur 3 ist richtig
B) nur 1 und 3 sind richtig
C) nur 2 und 3 sind richtig
D) nur 2, 3 und 5 sind richtig
E) nur 1, 2, 3 u. 4 sind richtig

Frage 706
Hinsichtlich des Myxödems bei Hypothyreose gilt (gelten):

1) Die durch Druck auf die Haut erzielten Dellen sind im Allgemeinen noch nach Stunden sichtbar.
2) Das Gesicht ist eine Hauptlokalisation der myxödematösen Veränderungen.
3) Das Myxödem bei Hypothyreose geht meist mit Trockenheit der Haut einher.
4) Die unteren Extremitäten sind von den myxödematösen Veränderungen häufig betroffen.
5) Das Myxödem bei Hypothyreose geht zum Teil mit blasser Hautfarbe einher.

A) keine Aussage ist richtig
B) nur 1 und 2 sind richtig
C) nur 2, 3 und 4 sind richtig
D) nur 1, 3, 4 u. 5 sind richtig
E) nur 2, 3, 4 u. 5 sind richtig

Frage 707
Welche der folgenden Aussagen zur Jodmangelstruma treffen zu?

1) Sie geht grundsätzlich mit einer hyperthyreoten Stoffwechsellage einher.
2) Sie tritt bevorzugt in Gebirgsregionen (Jodmangelgebiete) auf.
3) Sie kann zu knotigen Umwandlungen der Schilddrüse führen.
4) Es kommt zu einer Vergrößerung der Schilddrüse
5) Sie kann eine Kompression der Trachea zur Folge haben.

A) nur 2 und 3 sind richtig
B) nur 1, 4 und 5 sind richtig
C) nur 3, 4 und 5 sind richtig
D) nur, 2, 3, 4 u. 5 sind richtig
E) 1-5, alle sind richtig

Frage 708
Welche der folgenden Aussagen trifft (treffen) zu?
Eine deutliche anatomische Beinlängendifferenz (> 2 cm) zwischen linkem und rechtem Bein führt wahrscheinlich zu

1) einem Beckenschiefstand
2) einer Seitverbiegung der Lendenwirbelsäule
3) einer Seitverbiegung der Brustwirbelsäule
4) einer Spitzfußhaltung am längeren Bein
5) einem Klumpfuß am verkürzten Bein

A) Keine der Aussagen ist richtig
B) nur 1 ist richtig
C) nur 1, 2 und 3 sind richtig
D) nur 1, 2 und 5 sind richtig
E) nur 3, 4 und 5 sind richtig

Frage 709
Die Dupuytren-Kontraktur an der Hand

A) ist Folge einer Arthrose der Fingergelenke
B) tritt bei Frauen häufiger auf als bei Männern
C) tritt meist an der rechten Hand auf
D) ist eine strang- und knötchenartige Verdickung der Sehnenplatte der Hohlhand
E) beginnt zumeist im Alter von 30 Jahren

Frage 710
Welche der folgenden Aussagen zur unteren Extremität treffen zu?

1) Charakteristisch beim Plattfuß ist die Aufhebung des Längsgewölbes des Fußes
2) Ein Hallux valgus entsteht durch Harnsäureeinlagerung in das Großzehengrundgelenk
3) Schwellung und Rötung über der Ferse nach sportlicher Belastung sind ein sicherer Hinweis auf eine fortgeschrittene Arthrose im oberen Sprunggelenk
4) Eine chronische Instabilität des oberen Sprunggelenks kann zu häufigen Umknicktraumen des betroffenen oberen Sprunggelenks führen
5) Die Beschwerden bei Hallux valgus bessern sich am besten beim Tragen von engem Schuhwerk

A) nur 1 und 2 sind richtig
B) nur 1 und 4 sind richtig
C) nur 1, 2 und 3 sind richtig
D) nur 1, 4 und 5 sind richtig
E) 1-5, alle sind richtig

Frage 711
Welche der folgenden Erkrankungen kommt (kommen) als Ursache für Kopfschmerzen in Frage?

1) Verschleißerscheinungen der Halswirbelsäule
2) Mittelohrkatarrh
3) Bluthochdruck
4) Alkoholmissbrauch
5) Grüner Star

A) nur 1 und 5 sind richtig
B) nur 2 und 4 sind richtig
C) nur 1, 2, 3 u. 5 sind richtig
D) nur 2, 3, 4 u. 5 sind richtig
E) 1-5, alle sind richtig

Frage 712
Das Zeichen nach Lasègue (Nervenwurzeldehnungsschmerz) ist bei der Diagnostik eines Bankscheibenvorfalls im unteren LWS-Bereich ein wichtiges Zeichen,
weil
der Nachweis des Ischiasdehnungsschmerzes die genaue Höhenlokalisation eines Bandscheibenvorfalls innerhalb des unteren LWS-Bereichs ermöglicht.

A) Aussage 1 richtig, Aussage 2 richtig, Verknüpfung richtig
B) Aussage 1 richtig, Aussage 2 richtig, Verknüpfung falsch
C) Aussage 1 richtig, Aussage 2 falsch
D) Aussage 1 falsch, Aussage 2 richtig
E) Aussage 1 falsch, Aussage 2 falsch

Frage 713
Welche der folgenden Aussagen sprechen für eine manische Episode?

1) Es besteht Selbstüberschätzung.
2) Das Krankheitsgefühl fehlt.
3) Der Patient hat Ideenflucht.
4) Der Patient ist vermehrt ablenkbar.
5) Der Patient hat Suizidgedanken.

A) nur 1 und 2 sind richtig
B) nur 1 und 5 sind richtig
C) nur 2 und 5 sind richtig
D) nur 1, 2, 3 u. 4 sind richtig
E) 1-5, alle sind richtig

Frage 714
Welche der folgenden Aussagen zur Prognose der Anorexia nervosa treffen zu?

1) Bei leichten Formen (geringe Gewichtsabnahme, später Krankheitsbeginn) sind spontane Besserungen möglich.
2) Viele Patientinnen mit Pubertätsmagersucht haben eine Abwehr gegen die Übernahme ihrer Rolle als Frau und Mutter.
3) Viele Patientinnen bleiben auch nach der Phase der Magersucht psychisch auffällig.
4) Bei einigen Patientinnen entwickelt sich ein depressives Zustandsbild.
5) Die statistische Lebenserwartung ist normal.

A) nur 1 und 2 sind richtig
B) nur 1und 5 sind richtig
C) nur 1, 2, 3 u. 4 sind richtig
D) nur 1, 3, 4 u. 5 sind richtig
E) 1-5, alle sind richtig

Frage 715
Man muss endogen depressive Patienten immer wieder ermuntern, alle Kräfte zusammenzunehmen und einzusetzen, weil
endogen depressive Patienten ausgeprägte Defizite im Antrieb und in ihren Handlungsinitiativen erleben.

A) Aussage 1 ist richtig, Aussage 2 ist richtig, die Verknüpfung ist richtig
B) Aussage 1 ist richtig, Aussage 2 ist richtig, die Verknüpfung ist falsch
C) Aussage 1 richtig, Aussage 2 falsch
D) Aussage 1 falsch, Aussage 2 richtig
E) Aussage 1 falsch, Aussage 2 falsch

Frage 716
Für Zwangserlebnisse im Rahmen einer Neurose gilt, dass

1) die Phänomene u. a. als Gedankenentzug, Gedankenausbreitung und so genannte Willensbeeinflussung auftreten können
2) die Patienten Bewusstseinsinhalte nicht beiseite schieben können
3) die eigenen seelischen Vorgänge als von anderen und außen Gemachte erlebt werden
4) als Erklärung oft Suggestion oder Hypnose genannt werden
5) die sich aufdrängenden Bewusstseinsinhalte als unsinnig oder als ohne Grund dominierend und beharrend beurteilt werden.

A) nur 2 ist richtig
B) nur 1 und 4 sind richtig
C) nur 2 und 5 sind richtig
D) nur 2, 3 und 5 sind richtig
E) nur 1, 2, 3 und 4 sind richtig

Frage 717
Zur Differentialdiagnose der Heiserkeit können zählen:

1) Laryngitis (Kehlkopfentzündung)
2) Überanspruchung der Stimme (z. B. durch falsches oder zu vieles Sprechen)
3) Einseitige Lähmung des N. recurrens
4) Kehlkopfkarzinom
5) Stimmlippenpolypen (sog. Sängerknötchen)

A) nur 1 und 4 sind richtig
B) nur 1, 2 und 4 sind richtig
C) nur 2, 3 und 5 sind richtig
D) nur 1, 2, 3 und 5 sind richtig
E) 1-5, alle sind richtig

Frage 718
Die häufigste Form der Myopie (Kurzsichtigkeit), die typischerweise sich im Schulalter manifestierende Myopie („Schulmyopie"), ist - gegenüber dem Normalen -in erster Linie durch folgende Veränderungen gekennzeichnet:

A) Die Krümmung der Hornhaut ist pathologisch erhöht.
B) Die Linse hat einen erhöhten Brechungsindex.
C) Der Augapfel ist im Verhältnis zur Brechkraft seines dioptrischen Apparates zu kurz.
D) Der Augapfel ist im Verhältnis zur Brechkraft seines dioptrischen Apparates zu lang.
E) Die Linse hat einen erniedrigten Brechungsindex.

Frage 719
Welche Aussage zum Arcus senilis (Greisenbogen) trifft zu?

A) Der Begriff wird synonym verwendet für bogenförmig angeordnete Xanthelasmen am Oberlid.
B) Es handelt sich um eine ringförmige Trübung in der Hornhautperipherie des Auges.
C) Es handelt sich um eine ringförmige Pigmentierung der Augenlinse.
D) Es handelt sich um eine harmlose umschriebene ringförmige Pigmentierung der Iris.
E) Die Veränderung ist ein Hinweis auf Grünen Star.

Frage 720
Welche der folgenden Befunde beim Erwachsenen sprechen für einen akuten Glaukomanfall?

1) Miosis (Pupillenengstellung)
2) Augenbulbus bei Palpation: hart
3) Reflektorische Pupillenstarre
4) Die Hornhaut ist durch Ödem getrübt (Sehen wie durch Nebelschleier)
5) Protrusio bulbi (Vorwölbung des Augapfels)

A) nur 2 und 4 sind richtig
B) nur 2, 3 und 4 sind richtig
C) nur 3, 4 und 5 sind richtig
D) nur 1, 2, 3 u. 4 sind richtig
E) 1-5, alle sind richtig

Frage 721
Das Narbenkeloid

1) gehört in den Formenkreis der Wundheilungsstörungen
2) kann nach Verbrennungen auftreten
3) tritt im Bereich der Haut auf
4) gehört in die Gruppe der malignen Hauttumore
5) kann familiär gehäuft auftreten

A) nur 1 ist richtig
B) nur 2 und 3 sind richtig
C) nur 1, 3 und 4 sind richtig
D) nur 1, 2, 3 u. 5 sind richtig
E) 1-5, alle sind richtig

Frage 722
Welche der folgenden Aussagen trifft/treffen zu? Basaliome

1) treten bevorzugt in Licht exponierten Hautarealen auf
2) sollten mit Kortison-haltigen Salbenverbänden behandelt werden
3) metastasieren frühzeitig
4) treten als Folge wiederholter Verletzungen an den Fußsohlen, z. B. beim Barfußgehen, auf
5) treten überwiegend bei Kindern auf

A) nur 1 ist richtig
B) nur 1 und 3 sind richtig
C) nur 2 und 3 sind richtig
D) nur 2, 3 und 4 sind richtig
E) 1-5, alle sind richtig

Frage 723
Welche der folgenden Viren/ Bakterien werden üblicherweise durch Schmutz- und Schmierinfektion (fäkal-oral) übertragen?

1) Polio-Viren
2) Keuchhustenerreger
3) Hepatitis-A-Viren
4) Influenzaviren
5) Hepatitis-E-Viren

A) nur 1 ist richtig
B) nur 1 und 2 sind richtig
C) nur 1, 3 und 5 sind richtig
D) nur 1, 2, 3 u. 4 sind richtig
E) 1-5, alle sind richtig

Frage 724
Eine 45-jährige Sekretärin kommt mit einer seit vier Wochen bestehenden Kniegelenksschwellung links. Vor etwa einem Jahr hatte sie auch im rechten Knie schon einmal vorübergehend eine schmerzhafte Schwellung gehabt. Wegen mäßiger degenerativer Veränderungen wurde bereits die Diagnose eines aktivierten Stadiums einer Kniegelenksarthrose gestellt.
Die Anamnese ergab ferner vor eineinhalb Jahren eine Sehnenscheidenentzündung an der Streckseite des rechten Handgelenks, als Folge der Überanstrengung beim Schreibmaschinenschreiben erklärt, sowie vom Zahnarzt als Kiefergelenksbeschwerden gedeutete kurzfristige Zahnschmerzen. In den letzten Wochen hatte die Patientin keinen grippalen Infekt, fühlt sich jedoch etwas abgeschlagen. Aus der Zeit vor ca. 2 Jahren kann sie sich noch an einen Vorfall erinnern, wo drei Tage nach einer Wanderung am linken Oberarm plötzlich eine kreisrunde Rötung auftrat, die aber spontan wieder verschwand und keine größeren Probleme bereitete.
Weitere Befunde: BSG 11/21, Rheumafaktor negativ, ASL-Titer (Antistreptolysin-Titer) unauffällig.
Welche Verdachtsdiagnose ist am wahrscheinlichsten?

A) Chronische Polyarthritis
B) Rheumatisches Fieber
C) Polymyalgia rheumatica
D) Lyme-Borreliose
E) Postinfektiöse Arthritis (viraler Ursache)

Frage 725
Welche der folgenden Aussagen zur Schwangerschaft trifft (treffen) zu?

1) Die durchschnittliche Dauer einer normalen Schwangerschaft beträgt etwa 40 Wochen ab dem ersten Tag der letzten Menstruation
2) die Gewichtszunahme sollte wenigstens 18 kg betragen
3) Die Einnahme von Phytotherapeutika ist grundsätzlich unbedenklich
4) Das durchschnittliche Geburtsgewicht eines Mädchens beträgt etwa 2000 g
5) Eine Ringelröteln-Infektion stellt bei natürlich erworbenem Rötelnschutz keine Gefahr dar

A) nur 1 ist richtig
B) nur 1 und 5 sind richtig
C) nur 1, 2 und 3 sind richtig
D) nur 2, 3 und 5 sind richtig
E) 1-5, alle sind richtig

Frage 726
Kommt es im Falle einer intravenösen Injektion oder Infusion zu Zeichen eines anaphylaktischen Schocks, sollte die Nadel sofort entfernt werden,
weil
beim Auftreten von Zeichen eines anaphylaktischen Schocks bei einer Infusion oder Injektion diese sofort beendet werden muss.

A) Aussage 1 richtig, Aussage 2 richtig, Verknüpfung richtig
B) Aussage 1 richtig, Aussage 2 richtig, Verknüpfung falsch
C) Aussage 1 richtig, Aussage 2 falsch
D) Aussage 1 falsch, Aussage 2 richtig
E) Aussage 1 falsch, Aussage 2 falsch

Frage 727
Bei einem Patienten finden Sie bei der Untersuchung des Urins mit dem Mehrfach-Teststreifen: Nitrit positiv.
Welche Diagnose vermuten Sie?

A) Diabetes mellitus
B) Hepatitis A
C) Glomerulonephritis (Entzündung der Nierenkörperchen)
D) Gicht
E) Entzündung der ableitenden Harnwege

Frage 728
Welche der folgenden Aussagen zur Blutdruckmessung mit nichtautomatischen Manschetten treffen zu?

1) Bei Patienten mit sehr dicken Armen können bei zu schmaler Manschette höhere Blutdruckwerte als tatsächlich vorhanden gemessen werden.
2) Der Auskultationspunkt sollte bei der Messung in Herzhöhe liegen.
3) Für Kinder gelten niedrigere Blutdruckreferenzwerte als für Erwachsene.
4) Die Ablassgeschwindigkeit des Luftdrucks sollte ca. 50 mmHg/Sekunde betragen.
5) Bei der Erstuntersuchung soll sowohl am rechten als auch am linken Arm gemessen werden.

A) nur 1 und 2 sind richtig
B) nur 1, 2 und 3 sind richtig
C) nur 2, 3 und 5 sind richtig
D) nur 1, 2, 3 u. 5 sind richtig
E) nur 2, 3, 4 u. 5 sind richtig

Frage 729
Klingende, ohrnahe, feinblasige Rasselgeräusche finden sich - als ein charakteristisches Auskultationsphänomen - am wahrscheinlichsten über folgender der genannten Störungen:

A) Asthma bronchiale
B) Kleiner Pleuraerguss
C) Pleuritis fibrosa
D) Bronchopneumonie
E) Streifenatelektase

Frage 730
Die Überprüfung auf Dermographismus dient in erster Linie?

A) dem Ausschluss einer Stereoagnosie (Unfähigkeit, Gegenstände durch Tasten zu erkennen)
B) der Beurteilung der vegetativen Ausgangslage (z. B. atopische Konstitution)
C) der orientierenden Abgrenzung von Hautspannungslinien
D) dem Nachweis einer Hypalgesie oder Analgesie (Minderung oder Verlust des Schmerzempfindens)
E) der Prüfung der Schwellenlabilität bei Verdacht auf Pallanästhesie (Fehlen des Vibrationsempfindens

Frage 731
Beim Fleischgang eines Festessens fängt ein 40-jähriger Mann an zu würgen und wird zyanotisch. Ein zufällig anwesender Heilpraktiker stellt fest, dass der Mann bei Bewusstsein ist, aber weder sprechen noch husten kann. Was ist unmittelbar zu unternehmen?

1) Mund zu Mund Beatmung
2) Defibrillation
3) Mund zu Nase Beatmung
4) Kräftige Schläge auf den Rücken bei vorgebeugtem Oberkörper
5) Nottransport in die nächste Klinik bei möglichst starker Reklinationsstellung des Kopfes

A) nur 1 ist richtig
B) nur 3 ist richtig
C) nur 4 ist richtig
D) nur 1 und 5 sind richtig
E) 1-5, alle sind richtig

Frage 732
Welche der nachfolgend genannten Erstmaßnahmen sollten bei einem Patienten mit Hitzschlag ohne Bewusstseinstrübung veranlasst werden?

1) Sofortige Kopftief- und Beinhochlagerung
2) Kühlende Umschläge auf den entkleideten Oberkörper
3) i.v.-Infusion einer Elektrolytlösung (sofern vorhanden)
4) Patienten in den Schatten bringen
5) Ein Narkotikum geben (sofern vorhanden)

A) nur 1 und 4 sind richtig
B) nur 1, 2 und 3 sind richtig
C) nur 2, 3 und 4 sind richtig
D) nur 1, 2, 3 und 4 sind richtig
E) 1-5, alle sind richtig

Frage 733
Für den beginnenden anaphylaktischen Schock ist charakteristisch

A) eine intravasale Gerinnung
B) eine multiple periphere Mikrothrombosierung
C) ein euphorischer Zustand
D) eine Verbrauchskoagulopathie
E) eine Histamin-bedingte Vasodilatation

Frage 734
Die hygienische Händedesinfektion

1) kann mit einem alkoholischen Desinfektionsmittel durchgeführt werden
2) reduziert vorwiegend die transiente (Anflugkeime) Hautflora
3) reduziert vorwiegend die residente (physiologische Haftkeime) Hautflora
4) bedeutet: erst waschen, dann sterilisieren
5) bedeutet: erst desinfizieren, dann gegebenenfalls waschen

A) nur 2 und 5 sind richtig
B) nur 3 und 4 sind richtig
C) nur 1, 2 und 4 sind richtig
D) nur 1, 2 und 5 sind richtig
E) nur 1, 3 und 5 sind richtig

Frage 735
Bei einer 50-jährigen Frau besteht ein fortschreitender Verlust intellektueller Fähigkeiten. Merkfähigkeits- und Gedächtnisstörungen lassen sich nachweisen, das logische Denken und die Urteilsfähigkeit sind beeinträchtigt. Das Gesamtbild lässt am wahrscheinlichsten schließen auf:

A) Paranoide Schizophrenie
B) Hospitalisationssyndrom
C) Dementielles Syndrom
D) Schwere traumatische Hirnschädigung
E) Neurotische Depression

Frage 736
Eine Mutter kommt mit ihrem 7-jährigen Kind in die Praxis. Das Kind hat seit einigen Tagen einen fieberhaften Infekt mit Schnupfen. Bei der Untersuchung zeigt sich ein Exanthem mit feinen rötlichen Papeln und einigen kleinen, teilweise aufgekratzten Bläschen. Die Effloreszenzen sind über die gesamte Haut einschließlich Kopfhaut und Genitale verstreut. Auch die Mundschleimhaut ist betroffen. Zudem bestehen Rhinitis und Fieber (38,3°C). Darüber hinaus finden Sie keine weiteren pathologischen Befunde. Welche Diagnose ist am wahrscheinlichsten?

A) Neurodermitis
B) Scharlach
C) Röteln
D) Windpocken
E) Masern

Frage 737
Welche Befunde in der Entwicklung wird man - statistisch gesehen - bei gesunden Kindern erwarten?

1) 6 Monate alt: Kann mit Hilfe sitzen
2) 9 Monate alt: Macht Aufstehversuche an Gegenständen (z. B. Gitter)
3) 12 Monate alt: Kann Dreiwortsätze sprechen
4) 18 Monate alt: Kann frei gehen
5) 36 Monate alt: Ist (hinsichtlich Stuhlgang und Wasserlassen) über Tag sauber

A) nur 1, 2 und 3 sind richtig
B) nur 2, 4 und 5 sind richtig
C) nur 1, 2, 4 u. 5 sind richtig
D) nur 2, 3, 4 u. 5 sind richtig
E) 1-5, alle sind richtig

Frage 738
Welche der folgenden aktiven Impfungen wird (werden) von der STIKO (Ständige Impfkommission) für die Bundesrepublik Deutschland empfohlen?

1) Hepatitis-B-Impfung
2) Polio-Injektionsimpfung
3) BCG-Impfung
4) Diphtherie-Impfung
5) Tetanus-Impfung

A) nur 1 ist richtig
B) nur 2 und 3 sind richtig
C) nur 1, 3 u. 4 sind richtig
D) nur 1, 2, 4 u. 5 sind richtig
E) 1-5, alle sind richtig

Frage 739
Absolut kontraindiziert sind in der Schwangerschaft aktive Schutzimpfungen gegen

1) Tetanus
2) Masern
3) Röteln
4) Polio (bei Verwendung der Spritzimpfung nach Salk)

A) nur 2 und 3 sind richtig
B) nur 1, 2 und 4 sind richtig
C) nur 1, 3 und 4 sind richtig
D) nur 2, 3 und 4 sind richtig
E) 1-4, alle sind richtig

Frage 740
Jedes chronische Magenulkus sollte endoskopisch-bioptisch kontrolliert werden,
weil
sonst ein Magenkarzinom übersehen werden könnte.

A) Aussage 1 ist richtig, Aussage 2 ist richtig, die Verknüpfung ist richtig
B) Aussage 1 ist richtig, Aussage 2 ist richtig, die Verknüpfung ist falsch
C) Aussage 1 ist richtig, Aussage 2 ist falsch
D) Aussage 1 ist falsch, Aussage 2 ist richtig
E) Aussage 1 ist falsch, Aussage 2 ist falsch

Frage 741
Ordnen Sie der unten skizzierten Transportlagerung die zutreffendste Indikation zu!

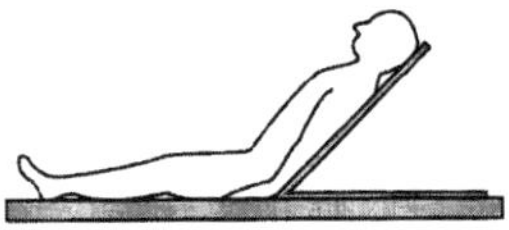

A) Patient im Volumenmangelschock
B) Bewusstloser, nicht intubierter Patient
C) Patient mit Verdacht auf eine Wirbelsäulenverletzung
D) Patient mit Atemnot
E) Patient mit akutem Abdomen

17 60 √53

FRAGEN
MC 12

Frage 742
Welche der folgenden Aussage(n) trifft/treffen zu?
Für Selen (Se) gilt

1) Es ist ein notwendiges Spurenelement für den menschlichen Organismus, das der Körper selbst synthetisiert.
2) Im menschlichen Körper befindet sich Selen hauptsächlich in Nieren, Leber, Muskeln und Skelett.
3) Selen ist ein wichtiger Bestandteil des oxidativen Systems der Zellen und hat als Teil des Enzyms Gluthationperoxidase eine Aufgabe als Radikalenfänger.
4) Der Selengehalt der Nahrungsmittel hängt nicht vom Selengehalt der jeweiligen Ackerböden ab.
5) Bei einer Einnahme von Selen als Nahrungsergänzungsmittel tritt ab einer täglichen Zufuhr von 0,5 mg eine klinisch fassbare Überdosierung auf.

A) 1-5, keine ist richtig
B) nur 1 ist richtig
C) nur 2 und 3 sind richtig
D) nur 4 und 5 sind richtig
E) 1-5, alle sind richtig

Frage 743
Neben der häufigen Schmerzausstrahlung in den linken Arm können die Angina-pectoris-Schmerzen ausstrahlen:

1) in den Unterkiefer
2) Halsregion
3) rechter Oberbauch und rechter Arm
4) linke Schulter

A) nur 4 ist richtig
B) nur 1, 2 und 3 sind richtig
C) nur 1, 3 und 4 sind richtig
D) nur 2, 3 und 4 sind richtig
E) 1-4, alle sind richtig

Frage 744
Welche der folgenden Maßnahmen können von einem Patienten nach erfolgreicher Rehabilitation eines Herzinfarkts durchgeführt werden?

1) Wechselfußbäder
2) kalte aufsteigende Unterarmbäder
3) Wassertreten
4) kalte Halswickel
5) körperliches Training in einer Koronarsportgruppe unter ärztlicher Anleitung

A) nur 1, 2 und 3 sind richtig
B) nur 1, 2 und 5 sind richtig
C) nur 1, 2, 3 u. 4 sind richtig
D) nur 2, 3, 4 u. 5 sind richtig
E) 1-5, alle sind richtig

Frage 745
Ein Cor pulmonale, das sog. Lungenherz, ist zu erwarten bei?

1) Lungenemphysem ohne Dyspnoe
2) Lungenempyhsem mit chronisch obstruktiver Bronchitis
3) Rezidivierende periphere Lungenembolien
4) konstant erhöhtem mittleren Blutdruck
5) Tachyarrhythmien

A) nur 4 ist richtig
B) nur 1 und 3 sind richtig
C) nur 2 und 3 sind richtig
D) nur 2, 3 und 5 sind richtig
E) 1-5, alle sind richtig

Frage 746
Sie haben bei einem Patienten Verdacht auf eine Aortenklappeninsuffizienz. Von den folgenden Untersuchungsbefunden spricht für Ihre Verdachtsdiagnose

1) sichtbare Pulsationen der Halsschlagader
2) große Blutdruckamplitude
3) niedriger Blutdruck mit kleiner Amplitude
4) fehlender Femoralispuls
5) ausgeprägte Blutdruckdifferenz zwischen beiden Armen

A) nur 5 ist richtig
B) nur 1 und 2 sind richtig
C) nur 1 und 5 sind richtig
D) nur 2 und 5 sind richtig
E) nur 3 und 4 sind richtig

Frage 747
Welche Erkrankungen können sich hinter einem plötzlich aufgetretenen Brustschmerz verbergen, wenn es außerdem dramatisch schnell zur Verschlechterung des allgemeinen Zustands des Patienten kommt?

1) instabile Angina pectoris
2) Lungenembolie
3) chronische Bronchitis
4) Herzinfarkt
5) chronische Gastritis

A) nur 1 und 2 sind richtig
B) nur 1, 2 und 3 sind richtig
C) nur 1, 2 und 4 sind richtig
D) nur 1, 2, 3 u. 4 sind richtig
E) nur 2, 3, 4 u. 5 sind richtig

Frage 748
Wenn ein Patient in höherem Alter über nächtliche Atemnot klagt, die jeweils in den ersten Stunden nach dem Zu-Bett-Gehen auftritt, so beruht dies am wahrscheinlichsten auf Folgendem:

A) Quincke-Ödem
B) Linksherzinsuffizienz
C) Parkinson-Syndrom
D) Hyperventilationstetanie
E) Koronarspasmen

Frage 749
Zur Entstehung von Krampfadern an den Beinen können beitragen

1) konstitutionelle Bindegewebsschwäche
2) hormonelle Einflüsse
3) stehende/sitzende Tätigkeit
4) Schwangerschaft

A) nur 1 und 2 sind richtig
B) nur 1 und 3 sind richtig
C) nur 1, 2 und 3 sind richtig
D) nur 1, 3 und 4 sind richtig
E) 1-4, alle sind richtig

Frage 750
Ein älterer Mann klagt über plötzliche heftige Schmerzen im Bein. Es ist kalt, blass und ohne tastbare Pulse. Welche der folgenden Maßnahmen sind richtig?

1) Hochlagerung des Beins
2) Heißes Fußbad
3) Einhüllen in Decken
4) Schmerzmittelgabe
5) Organisation der Klinikeinweisung

A) nur 1, 4 und 5 sind richtig
B) nur 2, 3 und 4 sind richtig
C) nur 3, 4 und 5 sind richtig
D) nur 1, 3, 4 u. 5 sind richtig
E) 1-5, alle sind richtig

Frage 751
Was kann nicht Folge einer arteriellen Hypertonie im großen Kreislauf sein?

A) Schrumpfniere
B) chronisches Cor pulmonale
C) Hypertrophie des linken Herzventrikels
D) Herzinfarkt
E) Hirnmassenblutung

Frage 752
Welche Aussage zu den Venen am Unterschenkel trifft zu?

A) Die oberflächlichen Venen sind klappenlos.
B) Das Blut der tiefen Venen fließt in die V. saphena magna.
C) V. saphena magna und V. saphena parva besitzen streng getrennte Einzugsgebiete
D) Die tiefen Venen verlaufen getrennt von den Arterien
E) Die Klappen der Verbindungsvenen zwischen Oberflächen und Tiefe lassen nur einen Abfluss in die Tiefe zu.

Frage 753
Welche Aussage(n) über Venen ist/sind richtig?

1) Venen sind definiert als Gefäße, die das Blut zum Herzen leiten.
2) In der Pfortader wird Sauerstoff angereichertes Blut zur Leber geführt.
3) Die äußere Schicht der Arterienwand (Tunica adventitia) besteht aus Bindegewebe und elastischen Fasern.
4) Die Taschenklappen der Venen unterstützen den Rücktransport des Blutes; auch die Pumpfunktion der Skelettmuskulatur hilft dabei.
5) Am Bein befinden sich drei Arten von Venen: tiefe Venen, oberflächliche Venen und Perforansvenen, welche die beiden anderen Arten verbinden.

A) nur 1, 3 und 4 sind richtig
B) nur 1, 3 und 5 sind richtig
C) nur 1, 3, 4 u. 5 sind richtig
D) nur 2, 3, 4 u. 5 sind richtig
E) 1-5, alle sind richtig

Frage 754
Unterschenkelödeme können auftreten

1) bei der Hungerkachexie (schwere Abmagerung)
2) beim nephrotischen Syndrom
3) bei der Beckenvenenthrombose

A) nur 2 ist richtig
B) nur 1 und 2 sind richtig
C) nur 1 und 3 sind richtig
D) nur 2 und 3 sind richtig
E) 1-3, alle sind richtig

Frage 755
Ein 56-jähriger Raucher mit Bronchitis hatte im Laufe der vergangenen sechs Jahre mehrfach Bronchopneumonien. Seither haben Auswurffrequenz und -menge erheblich zugenommen. Morgens hustet der Patient bis zu 150 ml gelbgrünliches Sputum mit süßlichem-fadem Geruch ab. Er beschreibt auch Blutbeimengungen und klagt über Belastungsdyspnoe.
Untersuchungsbefunde: Reduzierter Allgemeinzustand, Uhrglasnägel, thorakobasal umschriebene Bezirke grobblasiger Rasselgeräusche.
Um welche Erkrankung handelt es sich wahrscheinlich?

A) Bronchiektasen
B) Lungenemphysem
C) Bronchuskarzinom
D) Tuberkulose
E) Chronisches Lungenödem

Frage 756
Welche der folgenden Untersuchungsbefunde sprechen für eine typische bakterielle Lobärpneumonie?

1) Schweres Krankheitsgefühl mit hohem Fieber
2) beschleunigte Atmung
3) Dämpfung bei Perkussion über dem befallenen Lungenlappen
4) Aufgehobenes Atemgeräusch bei Auskultation
5) über dem befallenen Lungenlappen
6) Aufgehobener Stimmfremitus über dem befallenen Lungenlappen

A) nur 1 und 2 sind richtig
B) nur 1 und 5 sind richtig
C) nur 1, 2 und 3 sind richtig
D) nur 2, 3 und 5 sind richtig
E) 1-5, alle sind richtig

Frage 757
Welche der folgenden Phänomene passen zur Diagnose akute Bronchitis?

1) Normaler Klopfschall
2) Auskultation: Brummen, Rasseln
3) Beim Husten Schmerzen hinter dem Brustbein
4) Massives Erbrechen von Blut

A) nur 4 ist richtig
B) nur 1 und 2 sind richtig
C) nur 1 und 3 sind richtig
D) nur 2 und 3 sind richtig
E) nur 1, 2 und 3 sind richtig

Frage 758
Bei einem schweren Pseudo-Krupp-Anfall im Kindesalter wird/werden beobachtet:

1) Ausgeprägter in- und exspiratorischer Stridor
2) Gerötete Gesichtsfarbe
3) Ausgeprägte Überblähung in Jugulum und Epigastrium
4) Tachykardie
5) Starke Unruhe und ängstlicher Blick

A) nur 1 ist richtig
B) nur 1, 2 und 5 sind richtig
C) nur 1, 4 und 5 sind richtig
D) nur 2, 3 und 4 sind richtig
E) 1-5, alle sind richtig

Frage 759
Welche der folgenden Aussagen zur Obstipation treffen zu?

1) Betroffen sind vor allem junge Erwachsene
2) Eine häufige Ursache sind funktionelle Störungen
3) Von Obstipation spricht man erst bei weniger als 1 Stuhlentleerung pro Woche
4) Abführmittelmissbrauch ist eine mögliche Ursache
5) Faserreiche Kost ist bei der Obstipation infolge organischer Darmerkrankungen mit Darmstenosen die Therapie der Wahl.

A) nur 1 und 4 sind richtig
B) nur 2 und 3 sind richtig
C) nur 2 und 4 sind richtig
D) nur 1, 2, 3 u. 4 sind richtig
E) 1-5, alle sind richtig

Frage 760
Welche der folgenden Aussagen zum Morbus Crohn treffen zu?

1) Der Morbus Crohn verläuft in Schüben.
2) In der Langzeitbehandlung des Morbus Crohn ist eine ausgewogene Ernährung wichtig, um Mangelzustände zu vermeiden.
3) Das Allgemeinbefinden des Patienten ist während eines akuten Schubes der Erkrankung selten beeinträchtigt.
4) Effektive schulmedizinische Behandlungsmethoden gibt es beim Morbus Crohn kaum.
5) Fistel- und Abszessbildungen im Darmbereich bei Morbus-Crohn-Patienten treten häufig auf (oft ist eine chirurgische Intervention erforderlich).

A) nur 1 und 2 sind richtig
B) nur 1, 2 und 3 sind richtig
C) nur 1, 2 und 5 sind richtig
D) nur 1, 2, 4 u. 4 sind richtig
E) nur 2, 3, 4 u. 5 sind richtig

Frage 761
Bei der folgenden Aussage zur akuten infektiösen Gastroenteritis treffen zu

1) Es ist ausschließlich eine bakterielle Erkrankung. durch Salmonella enteritidis
2) Der Übertragungsweg geht vornehmlich über Lebensmittel.
3) Die Inkubationszeit beträgt Stunden bis Tage.
4) Nicht jede Infektion führt zur Erkrankung.
5) Die durchgemachte Erkrankung hinterlässt lebenslange Immunität.

A) nur 1, 2 und 3 sind richtig
B) nur 1, 2 und 5 sind richtig
C) nur 2, 3 und 4 sind richtig
D) nur 3, 4 und 5 sind richtig
E) 1-5, alle sind richtig

Frage 762
Welche der folgenden Aussagen zur rektalen Tastuntersuchung (Enddarmuntersuchung) mit dem Zeigefinger trifft (treffen) zu?

1) Durch die rektale Tastuntersuchung lässt sich der Tonus des Sphincter ani Schließmuskels überprüfen
2) Mit der rektalen Tastuntersuchung werden meistens bisher unbekannte noch symptomlose Hämorrhoidalknoten festgestellt

3) Rektumkarzinome werden nur selten durch eine rektale Tastuntersuchung erkannt.
4) Durch die rektale Tastuntersuchung kann die Weichheit und Verschieblichkeit der Anal- und Rektalschleimhaut beurteilt werden.
5) Durch die rektalc Tastuntersuchung werden vorgefallene Hämorrhoiden, Polypen oder Tumore sicher auf Dauer reponiert.

A) nur 1 ist richtig
B) nur 1 und 4 sind richtig
C) nur 1, 2 und 4 sind richtig
D) nur 2, 3 und 5 sind richtig
E) 1-5, alle sind richtig

Frage 763
Eine 20-jährige Frau kommt in Ihre Praxis mit ungewöhnlich starken Menstruationsbeschwerden. Nach genauerer Befragung ergibt sich: nach 2 Tagen termingerechter Menstruation hat sie Schmerzen überwiegend im rechten Unterbauch, plötzlich über Nacht aufgetreten, außerdem wäre Ihre übel und sie hätte auch erbrochen. Die körperliche Untersuchung des Bauches ergibt Druckschmerz im gesamten Unterbauch insbesondere am McBurney und Lanz-Punkt. Subfebrile Temperaturen von 37,5°C axillär und 38,4°C Fieber rektal. Welches Krankheitsbild liegt am wahrscheinlichsten vor?

A) Eileiterschwangerschaft
B) akute Appendizitis
C) Harnleiterentzündung
D) Gallenkolik
E) Magengeschwür

Frage 764
Welche der folgenden Komplikationen sind bei einem Gallensteinleiden möglich?

1) Akute Pankreatitis
2) Gallengangsverschluss mit Cholestase
3) Akute Appendizitis
4) Gallenkoliken
5) Gallenblasenempyem

A) nur 1, 2 und 3 sind richtig
B) nur 2, 4 und 5 sind richtig
C) nur 1, 2, 4 und 5 sind richtig
D) nur 2, 3, 4 und 5 sind richtig
E) 1-5, alle sind richtig

Frage 765
Welche Aussagen über Infektionen mit dem Hepatitis-A-Virus treffen zu?

1) Die Durchseuchung ist bei der jungen einheimischen Bevölkerung niedrig.
2) Ikterische Verläufe treten immer auf.
3) Das Virus wird bereits vor Beginn der Erkrankung im Stuhl ausgeschieden.
4) Bei Erkrankung mit dem Hepatitis-A-Virus besteht für den Heilpraktiker keine Meldepflicht nach dem Infektionsschutzgesetz.
5) Bei einer Hepatitis-A-Infektion gibt es häufig chronische Verläufe.

A) nur 1 und 3 sind richtig
B) nur 1, 3 und 5 sind richtig
C) nur 2, 3 und 5 sind richtig
D) nur 1, 3 , 4 u. 5 sind richtig
E) 1-5, alle sind richtig

Frage 766
Zur Abklärung von Leber- und Gallenwegserkrankungen liefert die Labordiagnostik wertvolle Hinweise. Welche der folgenden Aussagen treffen zu?

1) Bei Normalwerten der Gamma-GT (Gamma-Glutamyltransferase) kann dennoch eine Leber-, Gallenerkrankung nicht ausgeschlossen werden.
2) Ein isolierter Anstieg der Gesamt-AP (Alkalische Phosphatase) im Serum ohne gleichzeitige Erhöhung anderer Leberenzymwerte spricht für eine Stauung der Gallenflüssigkeit (cholestatische Lebererkrankung oder Verschlussikterus) und schließt andere (extrahepatische) Organerkrankungen aus.
3) Erhöhte Werte der Transaminasen GOT (Glutamat-Oxalzetat-Transaminase) und GPT (Glutamat-Pyruvat-Transaminase) können nach Ausschluss anderer (extrahepatischer)

Organerkrankungen auf eine Erkrankung der Leber und/oder der Gallenwege hinweisen.
4) Ein starker Anstieg der GLDH (Glutamatdehydrogenase) auf Werte von 1000 IE/L bei gleichzeitig stark erhöhten Werten für die Transaminasen GOT und GPT weist auf eine Durchblutungsstörung der Leber oder auf eine akute Vergiftung (toxische Lebernekrose) hin.
5) Erniedrigte Werte für CHE (Cholinesterase) bei gleichzeitig erniedrigten Werten für Albumin (Plasmaeiweiß) sprechen für eine schwere Lebererkrankung (z. B. eine Leberzirrhose)

A) nur 1 und 2 sind richtig
B) nur 3 und 4 sind richtig
C) nur 1, 2 und 3 sind richtig
D) nur 1, 3 , 4 und 5 sind richtig
E) 1-5, alle sind richtig

Frage 767
Welche nachfolgend genannten Risikofaktoren können zur Entwicklung einer Fettleber führen?

1) Adipositas
2) Diabetes mellitus
3) Alkoholismus
4) Eiweißmangelernährung
5) Toxische Einflüsse
6) (Medikamente, gewerbliche Gifte, Sauerstoffmangel)

A) nur 1, 2 und 3 sind richtig
B) nur 1, 2, 3 u. 4 sind richtig
C) nur 1, 2, 3 u. 5 sind richtig
D) nur 2, 3, 4 u. 5 sind richtig
E) 1-5, alle sind richtig

Frage 768
Mit welchen diätetischen Maßnahmen kann eine Verbesserung einer Hyperlipidämie erreicht werden?

1) Einschränkung des tierischen Fettanteils in der Nahrung
2) Einschränkung des Eiweißanteils in der Nahrung
3) Einsparung von Ballaststoffen in der Nahrung
4) Erhöhung des Anteils der ungesättigten Fettsäuren bei den Nahrungsfetten (z. B. Olivenöl statt Butterschmalz)
5) bei Übergewicht Erniedrigung der Gesamtkalorienmenge

A) nur 1 und 4 sind richtig
B) nur 1, 2 und 3 sind richtig
C) nur 1, 4 und 5 sind richtig
D) nur 2, 4 und 5 sind richtig
E) nur 3, 4 und 5 sind richtig

Frage 769
Die Hypothyreose

1) führt zur Gewichtsabnahme
2) kann zu psychischen Störungen führen
3) kann eine Kälteintoleranz bedingen
4) wird mit Schilddrüsenhormonen behandelt
5) führt manchmal zu einer teigigödematösen Haut

A) nur 1 und 2 sind richtig
B) nur 1, 2 und 3 sind richtig
C) nur 1, 3 und 4 sind richtig
D) nur 2, 3, 4 u. 5 sind richtig
E) 1-5, alle sind richtig

Frage 770
Welche der folgenden Aussagen zur Osteoporose treffen zu

1) Sie sind durch erniedrigte Knochendichte gekennzeichnet
2) Sie kann sich bereits im Frühstadium durch Rückenschmerzen manifestieren
3) Die Knochendichtemessung erlaubt in der Regel Rückschlüsse auf ihre Ursache
4) Eine medikamentöse Therapie mit rezeptpflichtigen Medikamenten kann erfolgreich sein.
5) Sie kann durch Glukokortikoid-Gabe bedingt sein.

A) nur 1, 2 und 4 sind richtig
B) nur 2, 4 und 5 sind richtig
C) nur 1, 2, 3 u. 5 sind richtig
D) nur 1, 2, 4 u. 5 sind richtig
E) 1-5, alle sind richtig

Frage 771
Ein 30-jähriger Mann kommt in Ihre Praxis mit einer massiven Schwellung im linken Knie. Die Schwellung war spontan aufgetreten, das Knie ist gerötet und überwärmt. Er hat sich nicht am Knie verletzt und hat auch keine Vorschädigung. Die BSG ist beschleunigt, Rheumafaktoren negativ. Er gibt an, nie ernsthaft krank gewesen zu sein. Er hatte jedoch vor einigen Monaten eine schlimme Blasenentzündung mit eitrigem Ausfluss aus der Harnröhre, die er nicht behandeln ließ. Er habe seitdem etwas abgenommen und fühle sich gelegentlich matt und abgeschlagen. Um welche Erkrankung handelt es sich wahrscheinlich?

A) Rheumatisches Fieber
B) Gicht
C) Bakterielle Arthritis, z. B. durch Gonokokken
D) aktivierte Arthrose
E) Rheuma

Frage 772
Typische Ursachen für einen Schlaganfall (Apoplexie) sind:

1) Hirninfarkt durch Blutdruckabfall
2) Arteriosklerose
3) Hirnblutung
4) stenosierende Prozesse der extra- oder intrakraniellen Hirngefäße
5) Hirninfarkt durch arterielle Thrombose

A) nur 2 und 3 sind richtig
B) nur 3, 4 und 5 sind richtig
C) nur 1, 2, 3 u. 5 sind richtig
D) nur 2, 3, 4 u. 5 sind richtig
E) 1-5, alle sind richtig

Frage 773
Bei welchen der vorliegenden Erkrankungen sind häufig psychische Faktoren beteiligt?

1) Neurodermitis
2) Adipositas
3) Bulimie
4) Diabetes
5) Lungenembolie

A) nur 1 und 2 sind richtig
B) nur 1 und 3 sind richtig
C) nur 1, 2 und 3 sind richtig
D) nur 2, 3 und 4 sind richtig
E) nur 2, 3 und 5 sind richtig

Frage 774
Welche der folgenden Störungen ist am wenigsten mit chronischem Alkoholmissbrauch verbunden?

A) Depressive Verstimmung
B) Herzmuskel-Erkrankung
C) Neurologische Störungen
D) Merkfähigkeitsstörungen
E) Nierenerkrankungen

Frage 775
Angststörungen können vorkommen bei

1) Hirntumor
2) Hypoglykämie
3) Tachyarrhythmien
4) Akute Pyelonephritis
5) Koffeinabusus

A) 1-5, keine ist richtig
B) nur 5 ist richtig
C) nur 1, 4 und 5 sind richtig
D) nur 1, 2, 3 u. 5 sind richtig
E) 1-5, alle sind richtig

Frage 776
Welche der folgenden Aussagen über psychogene funktionelle Herzbeschwerden treffen zu?

1) Schmerzen im Bereich der Herzgegend können im Vordergrund stehen.
2) Störungen der Erregungsleitung im EKG finden sich regelmäßig.
3) Anklammerungs- oder Verleumdungshaltungen kennzeichnen die begleitende Psychosomatik.
4) Das Infarktrisiko ist deutlich erhöht.
5) Bei körperlicher Belastung nehmen die Beschwerden meist zu.

A) nur 3 ist richtig
B) nur 1 und 3 sind richtig
C) nur 3 und 5 sind richtig
D) nur 1, 2 und 5 sind richtig
E) 1-5, alle sind richtig

Frage 777
Welche der folgenden Aussagen trifft/treffen für eine psychosomatische Erkrankung zu?

1) Eine psychische Störung verursacht eine organische Erkrankung
2) Eine organische Erkrankung verursacht eine psychische Störung
3) Der Patient zeigt unangepasste zwanghafte Verhaltensweisen
4) Der Patient verdrängt seelische Konflikte und entwickelt zur Kompensation organische Störungen
5) Vor der Behandlung einer psychosomatischen Störung sollten organische Erkrankungen ausgeschlossen werden

A) nur 1 und 4 sind richtig
B) nur 1 und 5 sind richtig
C) nur 1, 4 und 5 sind richtig
D) nur 2, 3 und 4 sind richtig
E) nur 2, 4 und 5 sind richtig

Frage 778
Die Nasenhöhle steht in funktionellem Zusammenhang mit:

1) Stirnbeinhöhlen
2) Kieferhöhlen
3) Keilbeinhöhlen
4) Tränennasengängen
5) Ohrtrompeten, Rachen

A) nur 1 und 3 richtig
B) nur 1, 3 und 4 sind richtig
C) nur 1, 2, 3 u. 4 sind richtig
D) nur 1, 2, 4 u. 5 sind richtig
E) 1-5, alle sind richtig

Frage 779
1. Säureverletzungen im Auge muss man mit Lauge nachspülen
weil
2. Lauge die Säure immer ohne Komplikationen neutralisiert

A) Aussage 1 richtig, Aussage 2 richtig, Verknüpfung richtig
B) Aussage 1 richtig, Aussage 2 richtig, Verknüpfung falsch
C) Aussage 1 richtig, Aussage 2 falsch
D) Aussage 1 falsch, Aussage 2 richtig
E) Aussage 1 falsch, Aussage 2 falsch

Frage 780
Welche der folgenden Aussagen zur Neurodermitis treffen zu?

1) Die 1. Manifestation der Neurodermitis zeigt sich oft als Milchschorf bei Säuglingen nach dem 3. Lebensmonat
2) Im Schulalter finden sich die Hautveränderungen vorwiegend in Ellbeugen und Kniekehlen.
3) Die Hautveränderungen bei Neurodermitis jucken nicht.
4) Eine Klimatherapie (z. B. an der Nordsee) kann sich positiv auswirken.
5) Rückfettende Hautpflegemittel sollten bei der Körperpflege unbedingt vermieden werden.

A) nur 1 und 2 sind richtig
B) nur 1, 2 und 3 sind richtig
C) nur 1, 2 und 4 sind richtig
D) nur 2, 4 und 5 sind richtig
E) nur 2, 3, 4 u. 5 sind richtig

Frage 781
Welche der folgenden Aussagen über das Basaliom (Basalzellkarzinom) treffen zu?

1) Es wächst lokal destruierend.
2) Es metastasiert häufig.
3) Es kann oberflächlich ulzerieren
4) Am häufigsten trifft es im Gesichtsbereich auf.
5) Es kommt meist bei jüngeren Patienten vor.

A) nur 1, 2 und 3 sind richtig
B) nur 1, 3 und 4 sind richtig
C) nur 1, 2, 3 u. 4 sind richtig
D) nur 2, 3, 4 u. 5 sind richtig
E) 1-5, alle sind richtig

Frage 782
Welche der folgenden Aussagen ist richtig?

A) Infektketten bezeichnen das Auftreten von verschiedenen Infektionskrankheiten in zeitlichem Zusammenhang.
B) Infektketten bezeichnen das allmähliche Auftreten einer Infektionskrankheit in einem bestimmten Gebiet.
C) Infektketten zeigen den Weg auf, den der Erreger bei verschiedenen Kombi-

nationsmöglichkeiten der direkten oder indirekten Übertragung von Mensch zu Mensch, von Tier zu Tier, vom Tier zum Menschen, vom Menschen zum Tier und zurück zum Menschen oder durch Zwischenschaltung von Gliederfüßlern (z. B. Stechmücken) als Vektoren genommen hat.
D) Unter Infektkette versteht man eine Reihe von verschiedenen antiepidemischen Maßnahmen.
E) Eine Infektkette ist eine viruzid und bakterizid wirkende Halskette.

Frage 783
Bereits der Krankheitsverdacht ist nach dem Infektionsschutzgesetz meldepflichtig bei

1) Ornithose
2) Poliomyelitis
3) Scharlach
4) Diphtherie
5) akute Virushepatitis B

A) 1-5, keine ist richtig
B) nur 1 und 2 sind richtig
C) nur 1, 3 und 5 sind richtig
D) nur 2, 4 und 5 sind richtig
E) 1-5, alle sind richtig

Frage 784
Welche Symptome können bei der Frühsommermeningoenzephalitis (FSME) auftreten bzw. welche der folgenden Aussagen treffen zu?

1) Erhöhtes Erkrankungsrisiko in bestimmten Landschaftsgebieten
2) Nackensteifigkeit
3) Biphasischer Krankheitsverlauf
4) Motorische Lähmungen
5) Erythema migrans

A) nur 1, 2 und 3 sind richtig
B) nur 2, 3 und 4 sind richtig
C) nur 1, 2, 3 u. 4 sind richtig
D) nur 2, 3, 4 u. 5 sind richtig
E) 1-5, alle sind richtig

Frage 785
Welche der folgenden Symptome treten bei Ziegenpeter (Mumps) auf?

1) Die Erkrankung beginnt meistens mit Fieber
2) Selten sind Fieber und allgemeine Kopf- und Gliederschmerzen
3) Es kommt zu einer schmerzhaften Schwellung etwas unterhalb und vor dem Ohr
4) Meist ist nur die linke Seite betroffen

A) nur 1 und 2 sind richtig
B) nur 1 und 3 sind richtig
C) nur 2 und 4 sind richtig
D) nur 1, 2 und 3 sind richtig
E) 1-4, alle sind richtig

Frage 786
Zum Krankheitsbild der infektiösen Mononukleose gehören:

1) Splenomegalie
2) Hepatitis
3) Pharyngitis
4) Fieber über 7-10 Tage
5) Generalisierte oder cervico-occipitale Lymphadenopathie

A) nur 2 und 3 sind richtig
B) nur 3, 4 und 5 sind richtig
C) nur 1, 2, 3 u. 5 sind richtig
D) nur 2, 3, 4 u. 5 sind richtig
E) 1-5, alle sind richtig

Frage 787
Bei Gartenarbeiten ist es zu einer Schnittverletzung der Finger gekommen. Nach Säuberung der Hände wird ein straffer Pflasterverband angelegt und ein Gummihandschuh darüber gezogen. Schon am nächsten Tag zunehmende Schmerzen, ödematöse Schwellung mit Knirschen und Knistern der Haut. Es entleert sich eine trübbraune bis blutige Flüssigkeit. Es handelt sich wahrscheinlich um:

A) Tetanusinfektion
B) Unspezifische Sepsis
C) Gasbrand
D) Typische Staphylokokken-Infektion
E) Fremdkörperreaktion

Frage 788
Welche der folgenden Aussagen zum Botulismus sind richtig?

1) Die Erkrankung ist von Mensch zu Mensch durch Schmierinfektion übertragbar.
2) Anfänglich kann Erbrechen und Durchfall auftreten.
3) Nervenlähmung kann den Tod verursachen.
4) Die Botulismuserreger sind in der Natur weit verbreitet.
5) Bei genügender Sauerstoffbildung bildet Clostridium botulinum Gift

A) nur 1, 2 und 3 sind richtig
B) nur 1, 3 und 5 sind richtig
C) nur 2, 3 und 4 sind richtig
D) nur 3, 4 und 5 sind richtig
E) 1-5, alle sind richtig

Frage 789
Unter Konfabulation versteht man:

A) falsche oder entstellte Erinnerung
B) Ausfüllen von Erinnerungslücken durch phantasierte Vorgänge
C) Gedächtnislücke
D) Umänderungen der Gedächtnisinhalte im Sinne eines Wahns
E) Erinnerungen werden der falschen Zeit zugeordnet

Frage 790
Ein 25-jähriger Mann beobachtet seit einigen Wochen eine einseitige schmerzlose Hodenschwellung, die er sehr beunruhigend und lästig empfindet.
Um welche Erkrankung könnte es sich handeln?

1) Skrotalhernie
2) Akute Hodentorsion
3) Varikozele
4) Maligner Hodentumor
5) Prostataentzündung

A) nur 1 und 3 sind richtig
B) nur 1, 2 und 3 sind richtig
C) nur 1, 3 und 4 sind richtig
D) nur 2, 3 und 4 sind richtig
E) nur 3, 4 und 5 sind richtig

Frage 791
Welche der nachfolgend genannten Erscheinungen können auf das Vorliegen eines Gebärmutterkrebses hindeuten (Cervix-Ca)?

1) Vaginale Blutung nach dem Geschlechtsverkehr
2) unregelmäßige Monatsblutungen
3) fleischwasserfarbener blutiger Ausfluss
4) Blutungen aus der Gebärmutter nach der Menopause
5) Eine hochgradige Zellveränderung im Zervix-Abstrich (Krebsvorsorge)

A) nur 1, 3 und 4 sind richtig
B) nur 2, 3 und 5 sind richtig
C) nur 1, 2, 3 u. 4 sind richtig
D) nur 2, 3, 4 u. 5 sind richtig
E) 1-5, alle sind richtig

Frage 792
1. Ein Heilpraktiker, der eine Injektion, die zwangsläufig zu einer Verletzung der Haut führt, durchführt, muss vorher seine Hände sterilisieren,
weil
2. Eingriffe, die diese Verletzung bedingen, mit desinfizierten Geräten vorgenommen werden müssen.

A) Aussage 1 richtig, Aussage 2 richtig, Verknüpfung richtig
B) Aussage 1 richtig, Aussage 2 richtig, Verknüpfung falsch
C) Aussage 1 richtig, Aussage 2 falsch
D) Aussage 1 falsch, Aussage 2 richtig
E) Aussage 1 falsch, Aussage 2 falsch

Frage 793
Bei einem 38-jähriger Patienten kommt es 4 Tage nach einer Speicheldrüsenschwellung zu einer druckschmerzhaften Größenzunahme des linken Skrotalinhaltes mit hohem Fieber. Es bestehen keine dysurischen Beschwerden. Welche Diagnose ist am wahrscheinlichsten?

A) Akute bakterielle Nebenhoden-Entzündung
B) Hodenbruch
C) Hodentorsion
D) Mumps
E) primär bakterielle Hodenentzündung

Frage 794
Bei einem Kreislaufstillstand werden die Pupillen in der Regel weit (bei Zimmertemperatur)?

A) nach ca. 3 Sekunden
B) nach ca. 4 Minuten
C) nach ca. 9 Minuten
D) nach ca. 45 Minuten
E) nach 2 Tagen

Frage 795
Sie werden zu einem Hausbesuch bei einer 80-jährigen Patientin gerufen, die bisher noch mobil war, aber seit kurzem, seit einem Sturz am Vortag, wegen starker Schmerzen im linken Bein und der linken Hüfte nicht mehr gehfähig ist. Die Frau ist zierlich, hat einen Rundrücken und war schon öfters bei Ihnen in Behandlung
wegen Rückenschmerzen. Bei der Untersuchung stellen Sie eine schmerzhafte Schonhaltung des linken Beines, eine leichte Beinverkürzung und eine Außenrotation des linken Beines fest.
Welche Diagnose kommt am wahrscheinlichsten in Frage?

A) Gichtanfall
B) Prellung der linken Hüfte
C) Rheumatisches Fieber
D) Schenkelhalsfraktur links
E) Schlaganfall

Frage 796
Welche der folgenden Symptome können zum Bild einer anaphylaktischen Reaktion gehören?

1) Kaltschweißigkeit
2) Dyspnoe
3) Bradykardie und Blutdruckanstieg
4) Übelkeit und Erbrechen
5) Unruhe und Angstgefühle

A) nur 1 und 3 sind richtig
B) nur 2 und 3 sind richtig
C) nur 1, 2 und 3 sind richtig
D) nur 1, 2, 4 u. 5 sind richtig
E) 1-5, alle sind richtig

Frage 797
Welche der nachfolgend genannten Erkrankungen dürfen vom Heilpraktiker behandelt werden?

1) Uterusmyome
2) Chlamydieninfektion
3) Syphilis
4) Menstruationsbeschwerden
5) Gutartige Prostatavergrößerung

A) nur 1, 2 und 3 sind richtig
B) nur 1, 4 und 5 sind richtig
C) nur 2, 4 und 5 sind richtig
D) nur 2, 3, 4 u. 5 sind richtig
E) 1-5, alle sind richtig

Frage 798
Was ist dem Heilpraktiker erlaubt

1) Durchführung der Leichenschau und Ausstellung von Totenscheinen
2) Schwangere wegen ziehenden Bauchschmerzen im 3. Trimenon abklären und behandeln
3) Abklärung von eitrigem Ausfluss aus der Harnröhre
4) Uterusmyome
5) Schmerzbehandlung mit Opiaten bei Tumorpatienten

A) nur 2 ist richtig
B) nur 4 ist richtig
C) nur 2 und 4 sind richtig
D) nur 1, 3 und 5 sind richtig
E) 1-5, alle sind richtig

Frage 799
Welche der folgenden Erkrankungen können Ursache einer Gelbsucht sein?

1) Sichelzellanämie
2) Gilbert-Meulengracht-Syndrom (intermittierende Hyperbilirubinämie)
3) Neurodermitis
4) Schuppenflechte
5) Gallensteine

A) nur 1 und 2 sind richtig
B) nur 1, 2 und 3 sind richtig
C) nur 1, 2 und 5 sind richtig
D) nur 1, 2, 3 u. 4 sind richtig
E) 1-5, alle sind richtig

Frage 800
Eine Mutter stellt ihr 3-jähriges Kind wiederholt in ihrer Praxis mit Verletzungen vor, deren Schweregrad zunimmt und für die sie keine plausible Erklärungen vorbringt. Sie diagnostizieren zutreffend Kindesmisshandlung und müssen befürchten, auch nach mehrfachem vergeblichen Einwirken auf die Mutter, dass dem Kind weiter Misshandlung droht. Sie fragen sich, ob sie im Interesse des Kindes bei der Behandlung die übliche Verschwiegenheit durchbrechen dürfen.
Was trifft in dieser Situation am ehesten zu? Der Heilpraktiker ist

A) gesetzlich verpflichtet, den Misshandlungsfall bei der Polizei oder Staatsanwaltschaft anzuzeigen
B) zur Verschwiegenheit verpflichtet, weil die Schweigepflicht unumschränkt gilt
C) an der Offenbarung unausweichlich gehindert, weil die Mutter ihn nicht von der Schweigepflicht entbunden hat
D) berechtigt, seine Misshandlungsdiagnose an das Jugendamt weiterzugeben
E) unabdingbar schweigepflichtig, weil das Kind ihn nicht von der Pflicht zur Verschwiegenheit entbinden kann

Frage 801
Ein 4-jähriges Kind erkrankt mit Fieber an schmerzhaften, linsengroßen Erosionen mit hochrotem Grund und gelb-grauweißem Rand im Mundbereich.
Für welche Erkrankung sprechen diese Befunde am ehesten?

A) Mumps
B) Salmonellose
C) Masern
D) Akuter Herpesbefall
E) Soor

Frage 802
Deutliche Hinweise auf Invagination (= Einstülpen eines proximalen Darmanteils in einen distalen) sind:

1) Alter des betroffenen – meist männlichen – Kindes zwischen 6 und 36 Monaten
2) Plötzlicher Beginn mit Aufschreien und Zusammenkrümmen durch schwere krampfartige Bauchschmerzen, welche mit symptomarmen Intervallen abwechseln.
3) Tastbare Invaginationswalze während der ersten 24 Stunden
4) Erbrechen
5) Blut und Schleim am rektal untersuchenden Finger

A) nur 1 und 2 sind richtig
B) nur 2 und 3 sind richtig
C) nur 2, 3 und 4 sind richtig
D) nur 2, 3 und 5 sind richtig
E) 1-5, alle sind richtig

Frage 803
Welche der folgenden Aussagen passen zu einem normal entwickelten 12 Monate alten Kind?

1) Es kann seit 5 Monaten frei sitzen.
2) Es kann mit Unterstützung seit 2 Monaten stehen.
3) Es ist 75 cm groß.
4) Es ist 6 kg schwer.
5) Es drückt Zu- oder Abneigung aus.

A) nur 1, 2 und 3 sind richtig
B) nur 2, 3 und 5 sind richtig
C) nur 1, 2, 3 u. 4 sind richtig
D) nur 1, 2, 3 u. 5 sind richtig
E) 1-5, alles ist richtig

FRAGEN MC 13

Frage 804

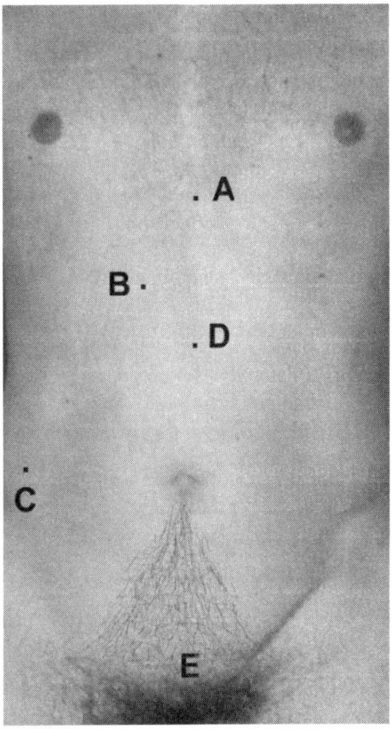

Welche Aussage über die mit A–E bezeichneten Stellen trifft zu?

A) Die mit A bezeichnete Vorwölbung wird durch den Proc. xiphoideus bedingt.
B) Die mit B bezeichnete Stelle wird als McBurney-Punkt bezeichnet.
C) Die mit C bezeichnete Stelle wird als Lanz-Punkt bezeichnet.
D) Unter der mit D bezeichneten Stelle liegt der Erb-Punkt.
E) Das mit E bezeichnete Behaarungsmuster ist charakteristisch für krankhaften Hirsutismus.

Frage 805
Welches der folgenden Zeichen deutet auf einen paralytischen Ileus hin?

A) Metallisch klingende Darmgeräusche mit kolikartigen Bauchschmerzen
B) Strömungsgeräusche der Bauchaorta
C) Totenstille im Abdomen
D) Normale Peristaltik des Darmes
E) Ausgeprägte Durchfälle

Frage 806
Welche der folgenden Aussagen treffen für das Reizkolon zu?

1) Es ist eine häufige funktionelle Darmstörung ohne fassbare organische Ursache.
2) Oft treten Blähungen und Obstipation und Durchfall im Wechsel auf.
3) Die Diagnose Reizkolon darf erst nach Ausschluss einer organischen Erkrankung gestellt werden.
4) Der Altersgipfel liegt bei 70–80-Jährigen für das Auftreten erster Beschwerden.
5) Der Allgemeinzustand der Betroffenen ist deutlich reduziert.

A) nur 1 und 2 sind richtig
B) nur 1, 2 und 3 sind richtig
C) nur 2, 3 und 4 sind richtig
D) nur 2, 3, 4 und 5 sind richtig
E) 1-5, alle sind richtig

Frage 807
Welches Symptom ist typisch für das chronische Rechtsherzversagen?

A) Hoher Blutdruck
B) Krampfadern der Beine
C) Halsvenenstau
D) Lauter erster Herzton
E) Blutrückstau in die Lungen

Frage 808
Welche wesentlichen Folgen des länger bestehenden schweren Bluthochdruckes können auftreten?

1) Schäden an der Netzhaut der Augen
2) Herzmuskelschwäche
3) Schlaganfall
4) Arteriosklerotische Schrumpfnieren
5) Lungenembolie

A) nur 2 und 3 sind richtig
B) nur 3 und 4 sind richtig
C) nur 2, 3 und 4 sind richtig
D) nur 1, 2, 3 und 4 sind richtig
E) nur 1, 2, 4 und 5 sind richtig

Frage 809
An welche Erkrankung müssen Sie denken, wenn es bei einem Patienten zur schmerzlosen Schwellung der Gallenblase und zu einer schmerzlosen Gelbsucht kommt, jedoch nie über Koliken geklagt wurde?

A) Störung im Rahmen des Bilirubinabbaues
B) Gallensteine
C) Hepatitis B
D) Alkoholmissbrauch
E) Pankreaskopf-Karzinom

Frage 810
Bei schizophrenen Patienten

1) kann es aufgrund von Geruchs- und Geschmackstäuschungen zur Essensverweigerung kommen.
2) sind auch Gefühlsausbrüche ohne erkennbaren Grund zu erwarten.
3) sollte der Heilpraktiker versuchen, dem Patienten die Wahnideen auszureden.
4) gibt es die Möglichkeit einer sofortigen vorläufigen Unterbringung in einer psychiatrischen Klinik bei Selbst- und/oder Fremdgefährdung.
5) sollte der Heilpraktiker Gespräche behutsam von krankhaften Gedanken weg zu anderen Themen lenken, die mit seiner Krankheit wenig zu tun haben.

A) nur 1, 3 und 4 sind richtig
B) nur 2, 3 und 5 sind richtig
C) nur 3, 4 und 5 sind richtig
D) nur 1, 2, 4 und 5 sind richtig
E) 1-5, alle sind richtig

Frage 811
Welche der aufgeführten Symptome werden typischerweise bei einer Depression angetroffen?

1) Verminderte Konzentration und Aufmerksamkeit
2) Das Gefühl, von außen gelenkt zu werden
3) Schlafstörungen
4) Suizidgedanken
5) Gedankenlautwerden

A) nur 3 und 4 sind richtig
B) nur 1, 2 und 3 sind richtig
C) nur 1, 3 und 4 sind richtig
D) nur 1, 2, 3 und 4 sind richtig
E) 1-5, alle sind richtig

Frage 812
Hinweise auf eine bakterielle Hirnhautentzündung können sein:

1) Lichtscheu
2) Eigenreflexe nicht auslösbar
3) Heftige Kopfschmerzen
4) Nackensteifigkeit
5) Es besteht ein ausgeprägter Sklerenikterus

A) nur 4 ist richtig
B) nur 1 und 4 sind richtig
C) nur 2, 3 und 5 sind richtig
D) nur 1, 3 und 4 sind richtig
E) 1-5, alle sind richtig

Frage 813
Welche Verdachtsdiagnose haben Sie bei einem bewusstlosen Patienten mit Schädel-Hirn-Trauma und Blutung aus Ohr und Nase?

A) Commotio cerebri (Gehirnerschütterung)
B) Contusio cerebri (Gehirnquetschung)
C) Commotio oder Contusio cerebri mit Schädelbasisbruch
D) Subarachnoidalblutung (Blutung unter der Spinnwebenhaut)
E) Keine der angegebenen Verdachtsdiagnosen trifft zu

Frage 814
Welche Ursachen für das Auftreten von Diabetes mellitus gibt es?

1) Chronische Bauchspeicheldrüsenentzündung
2) Chronisches Nierenversagen
3) Erbliche Anlage
4) Übergewicht
5) Herzmuskelschwäche

A) nur 4 ist richtig
B) nur 1, 2 und 5 sind richtig
C) nur 1, 3 und 4 sind richtig
D) nur 1, 3, 4 und 5 sind richtig
E) 1-5, alle sind richtig

Frage 815
Welche Aussagen zur Gicht sind zutreffend?

1) Die Wahrscheinlichkeit eines Gichtanfalles nimmt mit erhöhtem Harnsäurespiegel zu.
2) Der akute Gichtanfall ist meist begleitet von allgemeinen Entzündungszeichen.
3) Bei erhöhtem Harnsäurespiegel können Nierensteine auftreten.
4) Beim Fasten steigt der Harnsäurespiegel an.
5) Der akute Gichtanfall kann durch Ess- oder Trinkexzesse ausgelöst werden.

A) nur 2 und 5 sind richtig
B) nur 2, 3 und 5 sind richtig
C) nur 1, 2, 3 und 5 sind richtig
D) nur 2, 3, 4 und 5 sind richtig
E) 1-5, alle sind richtig

Frage 816
Welche der folgenden Aussagen über das charakteristische Bild des manischen Zustandes treffen zu?

1) Es liegt eine Antriebssteigerung vor.
2) Wegen des rastlosen Tätigseins leiden die Patienten unter einem erhöhten Schlafbedürfnis.
3) Es fällt ausgeprägte Gesprächigkeit auf.
4) Meistens fehlt die Krankheitseinsicht.
5) Häufig besteht eine Selbstüberschätzung.

A) nur 1 und 2 sind richtig
B) nur 2 und 3 sind richtig
C) nur 1, 2 und 5 sind richtig
D) nur 1, 3, 4 und 5 sind richtig
E) 1-5, alle sind richtig

Frage 817
Welche Erkrankungen können typischerweise mit einer Angina (Mandelentzündung) einhergehen?

1) Pfeiffersches Drüsenfieber
2) Windpocken
3) Scharlach
4) Mumps
5) Diphtherie

A) nur 1, 3 und 5 sind richtig
B) nur 1, 2, 3, und 5 sind richtig
C) nur 1, 3, 4 und 5 sind richtig
D) nur 2, 3, 4 und 5 sind richtig
E) 1-5, alle sind richtig

Frage 818
Welche Funktion hat die Nebenschilddrüse?

A) Steigerung der Verbrennungsvorgänge von Kohlenhydraten, Fetten und Eiweißen
B) Blutdruckregulation
C) Anregung der Erythrozytenneubildung
D) Aufrechterhaltung des Kalziumphosphatstoffwechsels
E) Blutzuckerregulation

Frage 819
Welche(s) der folgenden Symptome ist (sind) für eine tiefe Beinvenenthrombose typisch?

1) Schwellung des Beines
2) Pulslosigkeit des Beines
3) Fußsohlenschmerz bei Druck auf die Fußsohle
4) Kaltes und blasses Bein
5) Bläuliche Verfärbung der Haut bei Herabhängen des Beines

A) nur 1 ist richtig
B) nur 3 und 4 sind richtig
C) nur 1, 3 und 5 sind richtig
D) nur 1, 4 und 5 sind richtig
E) 1-5, alle sind richtig

Frage 820
Nennen Sie Ursachen für eine Eisenmangelanämie:

1) Falsche Ernährung
2) Chronische Blutungen
3) Bildungsstörung der Erythrozyten
4) Resorptionsstörungen (z. B. bei Malabsorption)
5) Sichelzellenanämie

A) nur 2 und 4 sind richtig
B) nur 2 und 5 sind richtig
C) nur 1, 2 und 3 sind richtig
D) nur 1, 2 und 4 sind richtig
E) nur 3, 4 und 5 sind richtig

Frage 821
Bei einem isolierten Ödem an einem Unterschenkel müssen Sie denken an:

1) Dekompensierte Rechtsherzinsuffizienz (Rechtsherzmuskelschwäche)
2) Nephrotisches Syndrom (Eiweißverlustniere)
3) Erysipel (Wundrose)
4) Tiefe Beinvenenthrombose
5) Lymphabflussstörung

A) nur 3 und 4 sind richtig
B) nur 1, 2 und 5 sind richtig
C) nur 3, 4 und 5 sind richtig
D) nur 2, 3, 4 und 5 sind richtig
E) 1-5, alle sind richtig

Frage 822
Blutungen aus den oberen Verdauungswegen zeigen sich typischerweise im Stuhl

A) als hellrotes Blut
B) als Blutgerinnsel
C) als Teerstuhl
D) durch Hellverfärbung des Stuhles
E) Diese Blutungen können im Stuhl nicht wahrgenommen werden

Frage 823
Typische Beschwerden bzw. Befunde bei Hypothyreose (Unterfunktion der Schilddrüse) sind:

1) Kälteempfindlichkeit
2) Schweißneigung
3) Verlangsamung
4) Langsame, raue Sprache
5) Verlangsamte Muskeleigenreflexe

A) nur 2 und 5 sind richtig
B) nur 1, 3 und 4 sind richtig
C) nur 1, 2, 3 und 4 sind richtig
D) nur 1, 3, 4 und 5 sind richtig
E) 1-5, alle sind richtig

Frage 824
Gegen folgende Infektionskrankheiten gibt es gut wirksame Impfungen:

1) Scharlach
2) Mumps
3) Aids
4) Masern
5) Poliomyelitis (Kinderlähmung)

A) nur 2 und 5 sind richtig
B) nur 1, 3 und 4 sind richtig
C) nur 2, 3 und 4 sind richtig
D) nur 2, 4 und 5 sind richtig
E) 1-5, alle sind richtig

Frage 825
Die Hepatitis B

1) gehört zu den anerkannten Berufskrankheiten im Gesundheitswesen
2) kann nach einer Inkubationszeit von Monaten vom Patienten unbemerkt verlaufen
3) heilt nach der akuten Erkrankungsphase immer aus
4) ist eine übertragbare bakterielle Erkrankung
5) wird häufig im Kindergarten auf fäko-oralem Weg übertragen

A) nur 1 und 2 sind richtig
B) nur 2 und 3 sind richtig
C) nur 2 und 4 sind richtig
D) nur 1, 2, 4 und 5 sind richtig
E) 1-5, alle sind richtig

Frage 826
Ein 25-jähriger Patient gibt Ihnen die aufgeführten Beschwerden an.
Bei welcher Aussage ist davon auszugehen, dass es sich am ehesten um eine Notfallsituation handelt?

A) Kreuzschmerzen, verstärkt durch Husten, Niesen und Pressen
B) Vor allem nachts auftretende Kreuzschmerzen
C) Kreuzschmerzen mit Störung der Blasenentleerung und Gefühlsstörungen an der Innenseite der Oberschenkel
D) Kreuzschmerzen, ausstrahlend in beide Beine, mit Gefühlsstörung am Unterschenkel
E) Belastungsabhängige Kreuzschmerzen

Frage 827
Beim Diabetes-mellitus-Typ-2 gilt:

1) 10–20 % der Betroffenen sind übergewichtig.
2) Die Verwertung der Glukose in den Zellen ist herabgesetzt.
3) Die eigene Insulinproduktion ist immer vollständig erloschen.
4) Folgeschäden an Augen, Nieren oder Arterien sind beim Typ-2-Diabetes nicht zu erwarten.
5) Der Diabetes Typ 2 tritt im Gegensatz zu Diabetes Typ 1 überwiegend bei älteren Menschen auf.

A) nur 2 und 3 sind richtig
B) nur 2 und 5 sind richtig
C) nur 3 und 4 sind richtig
D) nur 1, 2 und 3 sind richtig
E) 1-5, alle sind richtig

Frage 828
Bei einem akuten Herzinfarkt gilt:

A) Es geht immer langjähriges Rauchen und Bewegungsmangel voraus.
B) Er entsteht nur bei schwerer körperlicher oder seelischer Belastung.
C) Das verschlossene Herzkranzgefäß öffnet sich stets von selbst wieder.
D) Es treten immer starke Schmerzen, Atemnot und Schweißausbrüche auf.
E) Nach einem Herzinfarkt können Herzrhythmusstörungen (z. B. Kammerflimmern) zum plötzlichen Tod führen.

Frage 829
Auf welche der folgenden Ursachen kann roter oder braunroter Urin hindeuten?

1) Hämaturie
2) Myoglobinurie
3) Genuss bestimmter Nahrungsmittel (z. B. Rote Beete)
4) Proteinurie
5) Diabetes mellitus

A) nur 1 und 2 sind richtig
B) nur 2 und 3 sind richtig
C) nur 1, 2 und 3 sind richtig
D) nur 1, 3 und 4 sind richtig
E) nur 3, 4 und 5 sind richtig

Frage 830
Zu den (typischen) Ursachen eines erhöhten Hämatokritwerts gehören:

1) Schwangerschaft
2) Flüssigkeitsmangel durch starkes Schwitzen
3) Massive wässrige Diarrhö
4) Polyglobulie
5) Eisenmangelanämie

A) nur 1 und 2 sind richtig
B) nur 2 und 3 sind richtig
C) nur 1, 3 und 4 sind richtig
D) nur 2, 3 und 4 sind richtig
E) nur 3, 4 und 5 sind richtig

Frage 831
Welche der folgenden Aussagen zum Insulin treffen zu?

1) Es steigert die Aufnahme von Glukose in Muskelzellen.
2) Es steigert die Glykogensynthese.
3) Es steigert die Eiweißsynthese.
4) Es stimuliert die Fettsynthese in Fettzellen.
5) Es aktiviert die Glukose-Resorption im Darm.

A) nur 1 und 2 sind richtig
B) nur 3, 4 und 5 sind richtig
C) nur 1, 2, 3 und 4 sind richtig
D) nur 2, 3, 4 und 5 sind richtig
E) 1-5, alle sind richtig

Frage 832
Nach dem Infektionsschutzgesetz begründet bei einigen Krankheiten bereits der Verdacht eine namentliche Meldepflicht.
Welche Erkrankungen zählen hierzu?

1) Tollwut
2) Milzbrand
3) HIV-Infektion
4) Poliomyelitis
5) Botulismus

A) nur 1 und 2 sind richtig
B) nur 1, 2 und 3 sind richtig
C) nur 1, 2, 4 und 5 sind richtig
D) nur 2, 3, 4 und 5 sind richtig
E) 1-5, alle sind richtig

Frage 833
Welches Symptom gilt für Masern als charakteristisch?

A) Angina tonsillaris
B) Kalkspritzerartige weiße Flecken an der Wangenschleimhaut
C) Erdbeerzunge
D) Groblamelläre Hautschuppung an Händen und Füßen
E) Schwellung der Nackenlymphknoten

Frage 834
Welche der folgenden Zuordnungen von Erkrankung und physikalischer Therapie treffen zu?

1) Chronische Polyarthritis im akuten Schub - kühle Wickel und Lagerung zur Kontrakturprophylaxe
2) Spondylitis ankylosans - Atem- und Wirbelsäulengymnastik
3) Arthrose - lokale Wärmetherapie und krankengymnastische Bewegungsübungen unter Zug
4) Tendomyopathie - Muskelmassagen, Dehnungs- und Lockerungsübungen
5) Polymyalgia rheumatica - Elektrogymnastik und Komplexbewegungen nach Bobath

A) nur 1 und 2 sind richtig
B) nur 2 und 3 sind richtig
C) nur 3, 4 und 5 sind richtig
D) nur 1, 2, 3 und 4 sind richtig
E) 1-5, alle sind richtig

Frage 835
Bei einer rein vegetarischen Kost (vegane Ernährung) ist die Möglichkeit einer Vitaminmangelernährung am ehesten gegeben für

A) Vitamin A
B) Vitamin B12
C) Folsäure
D) Vitamin C
E) Vitamin K

Frage 836
Welche der folgenden Maßnahmen sind zur Prävention des diabetischen Fußes bei einem Diabetiker geeignet?

1) Vorsichtiges Schneiden der Fußnägel
2) Tragen gut passender Schuhe
3) Fußgymnastik zur Durchblutungsförderung
4) Abhärten durch Barfußlaufen im Freien
5) Regelmäßige Fußpflege

A) nur 1 und 2 sind richtig
B) nur 2 und 3 sind richtig
C) nur 1, 2, 3 und 5 sind richtig
D) nur 2, 3, 4 und 5 sind richtig
E) 1-5, alle sind richtig

Frage 837
Welche der genannten Verfahren sind zur Behandlung einer chronischen Bronchitis geeignet?

1) Phytotherapeutische Anwendung von Spitzwegerich
2) Progressive Muskelrelaxation nach Jacobson
3) Physikalische Atemtherapie
4) Inhalation mit Sole
5) Klimakur, z. B. im Mittelgebirge

A) nur 1 und 3 sind richtig
B) nur 3 und 4 sind richtig
C) nur 2, 3 und 4 sind richtig
D) nur 1, 2, 3 und 5 sind richtig
E) nur 1, 3, 4 und 5 sind richtig

Frage 838
Von der Ständigen Impfkommission (STIKO) für alle Kinder und Jugendlichen empfohlen ist die Schutzimpfung gegen:

A) Hepatitis-A
B) Hepatitis-B
C) Influenza
D) Pneumokokken
E) Tuberkulose

Frage 839
Bei welcher der angegebenen Konzentrationen hat Ethanol die beste Desinfektionswirkung bei Bakterien?

A) 10 Vol-%
B) 20 Vol-%
C) 40 Vol-%
D) 80 Vol-%
E) 100 Vol-%

Frage 840
Welche der folgenden Befunde sind charakteristisch für einen Asthma-bronchiale-Anfall?

1) Verlängertes Exspirium
2) Exspiratorischer Stridor
3) Hypersonorer Klopfschall
4) Feuchte Rasselgeräusche
5) Tachykardie

A) nur 1 und 2 sind richtig
B) nur 1, 2 und 3 sind richtig
C) nur 1, 2, 3 und 5 sind richtig
D) nur 2, 3, 4 und 5 sind richtig
E) 1-5, alle sind richtig

Frage 841
Bei welchen der folgenden Erkrankungen sind chronische pulmonale Hypertonien zu erwarten?

1) Chronische myogene Linksherzinsuffizienz
2) Chronische Staublungenerkrankung
3) Fulminante Lungenembolie mit totaler Verlegung der zentralen Pulmonalarterienäste
4) Idiopathische Lungenfibrose
5) Rezidivierende periphere pulmonale Thrombembolien

A) nur 1 und 2 sind richtig
B) nur 1, 2 und 3 sind richtig
C) nur 1, 2, 4 und 5 sind richtig
D) nur 2, 3, 4 und 5 sind richtig
E) 1-5, alle sind richtig

Frage 842
Zur Prüfung des Ausmaßes der Rotationsbewegung im Hüftgelenk ist folgende der genannten Untersuchungsmethoden am genauesten:

A) Stehen auf einem Bein mit Drehung des Rumpfes um die Längsachse des (fixierten) Beines
B) Prüfung des umgekehrten Lasègue-Zeichens
C) Rotation des bis in die Zehenspitzen gestreckten Beines im Sitzen (auf einem Stuhl)
D) Rotation des rechtwinklig im Hüft- und Kniegelenk gebeugten Beines im Hüftgelenk, in Rückenlage
E) Stehen auf beiden Beinen mit Drehung des Rumpfes um die gemeinsame Beinachse

Frage 843
Das Körpergewicht eines (termingerecht geborenen) normal ernährten gesunden Kindes entspricht – statistisch gesehen – dem Dreifachen seines Geburtsgewichtes am wahrscheinlichsten im Lebensalter vom

A) 6 Monaten
B) 12 Monaten
C) 26 Monaten
D) 30 Monaten
E) 36 Monaten

Frage 844
Welche Aufgaben hat die Leber?

1) Entgiftungsfunktion für körperfremde Stoffe (Alkohol, Medikamente)
2) Abbau von Hormonen (z. B. Östrogene)
3) Bildung der Galle
4) Hauptbildungsort von Erythrozyten beim Erwachsenen
5) Bildung von Blutgerinnungsfaktoren

A) nur 1 und 2 sind richtig
B) nur 3 und 4 sind richtig
C) nur 2, 3 und 4 sind richtig
D) nur 1, 2, 3 und 5 sind richtig
E) 1-5, alle sind richtig

Frage 845
Welche der folgenden Aussagen treffen zu?
Bei der diabetischen Polyneuropathie kann auftreten:

1) Verminderte Schmerzempfindung
2) Abgeschwächter Achillessehnenreflex
3) Muskelparese (n)
4) Vermindertes Vibrationsempfinden
5) Ausgeprägte Demenz

A) nur 1 und 2 sind richtig
B) nur 1, 2 und 3 sind richtig
C) nur 1, 2, 3 und 4 sind richtig
D) nur 2, 3, 4 und 5 sind richtig
E) 1-5, alle sind richtig

Frage 846
Bei einem Patienten mit Fußmykose ist plötzlich eine flächenhafte Hautrötung und Schwellung am linken Unterschenkel mit Fieber und Schüttelfrost aufgetreten, in der linken Leiste findet sich ein kirschgroßer, druckdolenter Lymphknoten.
Welche der Diagnosen ist am wahrscheinlichsten?

A) Hautmilzbrand
B) Erysipel
C) Gasbrand
D) Allergisches Kontaktekzem
E) Toxische Kontaktdermatitis

Frage 847
Ein 72-jähriger Landwirt sucht seinen Heilpraktiker wegen Kreuzschmerzen auf. Dem Heilpraktiker fällt eine Veränderung am rechten Nasenflügel auf, die nicht schmerzt und kraterförmig zerfällt. Auf Befragen des Heilpraktikers gibt der Patient an, diese Läsion seit einigen Monaten beobachtet zu haben. Da sie keinerlei
Beschwerden mache und nur sehr langsam wachse, habe er sich nicht weiter Gedanken gemacht. Um welche der folgenden Erkrankungen handelt es sich am ehesten bei dieser Läsion?

A) Frostbeule (Pernio)
B) Kratzeffekt bei Parasiten-Wahn
C) Hämangiom
D) Lupus vulgaris
E) Basaliom

Frage 848
Welche der folgenden Aussagen zur Osteoporose treffen zu?

1) Betroffen sind nur Frauen
2) Strenge Bettruhe verhindert die Entstehung einer Osteoporose
3) Sie kann durch eine Knochendichtemessung festgestellt werden

4) Eine längerfristige Glukokortikoidtherapie verringert das Osteoporoserisiko
5) Frauen mit früh einsetzender Menopause haben ein erhöhtes Osteoporoserisiko

A) nur 1 und 2 sind richtig
B) nur 3 und 5 sind richtig
C) nur 4 und 5 sind richtig
D) nur 1, 2 und 3 sind richtig
E) nur 3, 4 und 5 sind richtig

Frage 849
Folgende Aussage zur Lyme-Borreliose trifft am ehesten zu:

A) Nach jedem Zeckenbiss sollte prophylaktisch Antibiotika zur Vermeidung einer Lyme-Borreliose gegeben werden.
B) Eine charakteristische klinische Manifestation des 1. Stadiums ist ein Erythema migrans einige Tage nach dem Zeckenbiss um die Biss-Stelle.
C) Erreger ist ein Virus.
D) Kennzeichnend für das Stadium III ist das Erythema chronicum migrans.
E) Ein negativer serologischer Befund schließt eine Lyme-Borreliose aus.

Frage 850
Welche der folgenden Aussagen zur unkomplizierten Salmonellen-Enteritis treffen zu?

1) Häufigster Erreger in Europa ist Salmonella Typhi.
2) Sie wird durch Lebensmittel übertragen.
3) Typisch sind Roseolen der Bauchhaut.
4) Man muss immer Antibiotika geben.
5) Bei der Erkrankung spielen Endotoxine eine wesentliche Rolle.

A) nur 1 und 2 sind richtig
B) nur 2 und 5 sind richtig
C) nur 1, 2 und 3 sind richtig
D) nur 2, 3 und 5 sind richtig
E) nur 3, 4 und 5 sind richtig

Frage 851
Schadstoffe, die als Kausalfaktor bei der Entstehung von Bronchialkarzinomen anerkannt sind, können sein:

1) Zigarettenrauch
2) Stickstoff
3) Argon
4) Kohlenteer
5) Sauerstoff

A) nur 1 und 2 sind richtig
B) nur 1 und 4 sind richtig
C) nur 1, 2 und 4 sind richtig
D) nur 2, 3 und 4 sind richtig
E) nur 3, 4 und 5 sind richtig

Frage 852
Ein Patient ist nach einem Pkw-Unfall am Notfallort tief bewusstlos, reagiert ungezielt auf Schmerzreize. Sein Blutdruck beträgt 80/40 mmHg, die Herzfrequenz 130/min, und er ist zyanotisch. Welche Maßnahmen sind indiziert?

1) Stabile Seitenlage
2) Flüssigkeit zur Volumensubstitution einflößen
3) Beatmung mit einem Ambu-Beutel (falls Gerät vorhanden)
4) Notarzt rufen
5) Aufsetzen des Bewusstlosen im 90°-Winkel

A) nur 1 und 2 sind richtig
B) nur 1, 2 und 3 sind richtig
C) nur 1, 3 und 4 sind richtig
D) nur 3, 4 und 5 sind richtig
E) nur 1, 2, 3 und 4 sind richtig

Frage 853
Durch Daumendruck am Foramen infraorbitale (unterhalb des unteren Augenhöhlenrands) prüft man im Regelfall den Nervenaustrittspunkt

A) eines N.-facialis-Hauptastes
B) eines N.-trigeminus-Astes
C) des N. olfactorius
D) des N. infratrochlearis
E) des N. sublingualis

Frage 854
Welche der folgenden Aussagen trifft (treffen) zu?
Hinweise auf ein Karzinom im Magen/Darmtrakt können sein:

1) Appetitlosigkeit und Abneigung gegenüber besonderen Speisen
2) Dunkler bis schwarzer Stuhl
3) Wechsel zwischen Obstipation und Diarrhö über längere Zeit
4) Bauchschmerzen und Meteorismus
5) Polypen im Dickdarm gehen nie in ein Karzinom über

A) nur 2 ist richtig
B) nur 1 und 3 sind richtig
C) nur 2 und 5 sind richtig
D) nur 1, 2, 3 und 4 sind richtig
E) 1-5, alle sind richtig

Frage 855
Für Zink gilt:

1) Es ist ein Schwermetall und für biologische Vorgänge im lebenden menschlichen Körper unbedeutend.
2) Es ist ein Spurenelement und wird vom menschlichen Körper für viele biologischen Vorgänge benötigt.
3) Erwachsene Menschen müssen sich pro Tag ca. 12–15 g Zink über die Nahrung zuführen.
4) Chronisch-entzündliche Darmerkrankungen können Ursache für einen Zinkmangel beim Menschen sein.
5) Hautveränderungen, Haarausfall, schlecht heilende Wunden können ein Hinweis auf Zinkmangel sein.

A) nur 1 und 3 sind richtig
B) nur 1, 2 und 4 sind richtig
C) nur 2, 3 und 4 sind richtig
D) nur 2, 4 und 5 sind richtig
E) 1-5, alle sind richtig

Frage 856
Welche der folgenden Aussagen treffen zu?
Bilirubin

1) wird von den Leberzellen (als Konjugat) in die Gallenkanälchen sezerniert.
2) wird im Rahmen des enterohepatischen Kreislaufes vollständig resorbiert.
3) ist in der Blasengalle (als Konjugat) höher konzentriert als in der Lebergalle.
4) bedingt bei zu hohen Konzentrationen im Blut einen Ikterus.
5) entsteht bei Abbau der Erythrozyten aus Hämoglobin.

A) nur 1 und 2 sind richtig
B) nur 2, 3 und 4 sind richtig
C) nur 3, 4 und 5 sind richtig
D) nur 1, 3, 4 und 5 sind richtig
E) 1-5, alle sind richtig

Frage 857
Ordnen Sie der unten skizzierten Transportlagerung die jeweils zutreffendste Indikation zu!

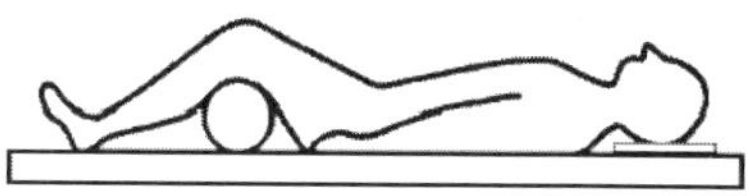

A) Patient im Volumenmangelschock
B) Bewusstloser, nicht intubierter Patient
C) Patient mit Verdacht auf eine Wirbelsäulenverletzung
D) Patient mit Atemnot
E) Wacher Patient mit starken Bauchschmerzen (z. B. akutes Abdomen)

Frage 858
Welche der folgenden Aussagen zur Diphtherie sind richtig?

1) Sie wird durch Tröpfcheninfektion übertragen.
2) Nach einer Inkubationszeit von 2–3 Wochen treten zunächst unspezifische Symptome auf.
3) Der Verdacht ergibt sich bei grauweißen Pseudomembranen auf den Tonsillen und süßlichem Geruch.
4) Gegen die Erkrankung gibt es keinen zuverlässigen Impfschutz.
5) Gefürchtet sind toxische Herzschäden.

A) nur 1, 2 und 3 sind richtig
B) nur 1, 3 und 4 sind richtig
C) nur 1, 3 und 5 sind richtig
D) nur 2, 3 und 5 sind richtig
E) nur 3, 4 und 5 sind richtig

Frage 859
Welche der folgenden Aussagen zur Virusgrippe (Influenza) sind richtig?

1) Die Virusgrippe ist die häufigste Ursache von Infekten der oberen Luftwege in Deutschland.
2) Die Virusgrippe tritt saisonal gehäuft und gelegentlich weltumspannend auf.
3) Die Impfung gegen Virusgrippe schützt nicht vor grippalen Infekten.
4) Tödliche Verläufe sind bei Virusgrippe möglich.
5) Die sichere Abgrenzung zu grippalen Infekten ist durch Virus- und/oder Antigennachweis möglich.

A) nur 2, 3 und 4 sind richtig
B) nur 1, 2, 3 und 4 sind richtig
C) nur 1, 3, 4 und 5 sind richtig
D) nur 2, 3, 4 und 5 sind richtig
E) 1-5, alle sind richtig

Frage 860
Welche der im folgenden genannten Untersuchungen bzw. Behandlungen darf der Heilpraktiker durchführen?

1) Tastuntersuchung bei Verdacht auf Hodenkrebs
2) Tastuntersuchung der weiblichen Brust
3) Behandlung einer Syphilis
4) Feststellung einer Schwangerschaft
5) Behandlung einer Gonorrhö

A) nur 1 und 5 sind richtig
B) nur 2 und 4 sind richtig
C) nur 1, 2 und 4 sind richtig
D) nur 1, 2, 4 und 5 sind richtig
E) 1-5, alle sind richtig

Frage 861
Nach dem Infektionsschutzgesetz besteht für Heilpraktiker ein Behandlungsverbot für bestimmte Erkrankungen.
Für die Behandlung welcher der im folgenden genannten Erkrankungen trifft dies zu?

1) Depressionen bei einem HIV-infizierten Patienten
2) Hartnäckigen Husten bei einem Patienten mit Tuberkuloseansteckungsverdacht vor der Abklärung durch einen Arzt
3) Malariaerkrankung
4) Fußpilz bei einem an Hepatitis C erkrankten Patienten
5) Insektenstiche

A) nur 1 und 2 sind richtig
B) nur 1 und 3 sind richtig
C) nur 2 und 3 sind richtig
D) nur 3, 4 und 5 sind richtig
E) 1-5, alle sind richtig

Frage 862
Bei der körperlichen Untersuchung einer Patientin findet sich eine Struma (Schilddrüsenvergrößerung).
Welche Störung(en) kann (können) hierbei ursächlich vorliegen?

1) Chronische entzündliche Schilddrüsenerkrankung z. B. Hashimoto-Thyreoiditis
2) Schilddrüsenmalignom
3) Jodmangel
4) Vitamin-D-Mangel
5) Morbus Basedow

A) nur 3 ist richtig
B) nur 1 und 2 sind richtig
C) nur 1, 2 und 3 sind richtig
D) nur 1, 2, 3 und 5 sind richtig
E) 1-5, alle sind richtig

Frage 863
Welche Komplikationen bzw. Symptome können bei einer Anorexia nervosa auftreten?

1) Abführmittelmissbrauch
2) Suizidalität
3) Natrium- und Kaliummangel
4) Ausbleiben der Monatsblutung
5) Deutliche Verminderung der Libido bei Männern

A) nur 1, 2 und 3 sind richtig
B) nur 2, 4 und 5 sind richtig
C) nur 1, 2, 3 und 4 sind richtig
D) nur 2, 3, 4 und 5 sind richtig
E) 1-5, alle sind richtig

Prüfung 9.10.2002

FRAGEN MC 14

Frage 864
Welcher serologische Marker weist den Impferfolg nach einer Hepatitis-B-Schutzimpfung aus?

A) HBs-Antigen
B) Anti-HBs-Antikörper
C) Anti-HBe-Antikörper
D) Anti-HBc-Antikörper
E) HBe-Antigen

Frage 865
Für das Exanthem bei Masern gilt:

A) Es zählt mit der zeitgleich auftretenden Konjunktivitis zu den Prodromi der Erkrankung.
B) Es beginnt im Gesicht und hinter den Ohren und breitet sich nach kaudal aus.
C) Es ist mit quälendem Juckreiz verbunden.
D) Es ist in aller Regel nach 2 Tagen nicht mehr sichtbar.
E) Es ist von einer groblamellären Hautschuppung gefolgt.

Frage 866
Beim Heben eines schweren Koffers verspürt ein 43-jähriger Urlaubsreisender einen plötzlichen heftigen Schmerz im Bereich der unteren Lendenwirbelsäule mit Ausstrahlung in den rechten Fußrücken und in die rechte Großzehe sowie Taubheitsgefühl an der Außenseite des Unterschenkels. Der Schmerz verstärkt sich beim Husten.
Wodurch erklären sich diese Beschwerden am ehesten?

A) Bakterielle Spondylitis
B) Kaudasyndrom (Schädigung der Cauda equina)
C) Wurzelirritation von L5 rechts
D) M. Scheuermann
E) M. Bechterew

Frage 867
Die Hautveränderungen am Bereich der Ohrmuschel eines 60-jährigen Patienten sprechen am ehesten für:

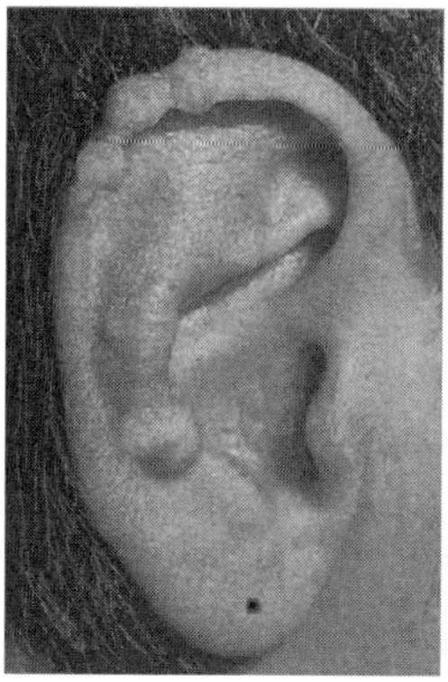

A) Gichttophi
B) Xanthelasmen
C) Darwinsche Höcker (Tubercula auriculae)
D) Cholesteatome
E) Rheumaknötchen

Frage 868
Was ist typisch für HUS?

1) zeigt eine Häufung im Kindesalter (1-5 Jahre),
2) kann bei älteren Menschen, insbesondere Heimbewohner gehäuft auftreten,
3) wird durch eine Infektion mit EHEC ausgelöst,
4) zeigt bei rein pflanzlicher Therapie immer einen gutartigen Verlauf ohne Folgeschäden,
5) ist charakterisiert durch Thrombozytopenie, Anämie und akutes Nierenversagen

A) nur 2 und 4 sind richtig
B) nur 1, 3 und 5 sind richtig
C) nur 1, 2, 3 und 5 sind richtig
D) nur 1, 2, 4 und 5 sind richtig
E) 1-5, alle sind richtig

Frage 869
Der akute Gichtanfall

1) manifestiert sich häufig im Großzehengrundgelenk
2) geht immer mit einer Hyperurikämie einher
3) klingt n. Tagen bis Wochen spontan ab
4) wird oft durch Ess- oder Trinkexzesse ausgelöst
5) wird von allgemeinen Entzündungszeichen begleitet (Fieber, BSG ↑, Leukozytose etc.)

A) nur 4 ist richtig
B) nur 1 und 2 sind richtig
C) nur 2 und 4 sind richtig
D) nur 1, 3 und 4 sind richtig
E) nur 1, 3, 4 und 5 sind richtig

Frage 870
Bei einer 20-jährigen Patientin traten plötzlich Durchfall, Übelkeit und später Bauchschmerzen auf. Befunde: Abdomen weich und wenig druckempfindlich, Hyperperistaltik, Temperatur rektal: 37,5C, keine Leukozytose.
Es handelt sich am ehesten um eine(n):

A) Appendizitis
B) Extrauteringravidität (Schwangerschaft außerhalb der Gebärmutter)
C) Morbus Crohn (chronische Narben bildende Darmerkrankung)
D) Pankreatitis
E) Gastroenteritis

Frage 871
Welche der folgenden Aussagen zur Lymphogranulomatose (M. Hodgkin) ist (sind) richtig?

1) Von der Erkrankung ist fast ausschließlich das männliche Geschlecht betroffen.
2) Es handelt sich um eine bösartige Erkrankung des lymphatischen Systems.
3) Bevorzugt das 2.-4. Lebensjahrzehnt.
4) Die Milz ist niemals vergrößert.
5) Müdigkeit, Gewichtsabnahme, Nachtschweiß und Hautjucken begründen den Verdacht auf die beginnende Erkrankung.

A) nur 2 ist richtig
B) nur 3 und 4 sind richtig
C) nur 2, 3 und 5 sind richtig
D) nur 3, 4 und 5 sind richtig
E) 1-5, alle sind richtig

Frage 872
Bei der körperlichen Untersuchung eines Erwachsenen ergibt sich über dem rechten Lungenunterfeld folgender Befund: Klopfschalldämpfung, stark abgeschwächtes Atemgeräusch, keine Atemnebengeräusche, Stimmfremitus abgeschwächt. Es handelt sich am wahrscheinlichsten um:

A) Pneumonie
B) Teilatelektase der rechten Lunge
C) Pneumothorax
D) Bronchitis
E) Lungenkaverne

Frage 873
Bei der Behandlung des Diabetes-mellitus-Typ-1

A) ist strikte Einhaltung einer kohlehydratfreien Diät und regelmäßige Gabe von oralen Antidiabetika notwendig
B) ist körperliche Schonung des Patienten notwendig
C) muss die Blutzuckerkontrolle 1x/Woche erfolgen
D) soll der Fettanteil der Nahrung etwa 30-35% der Gesamtkalorien betragen
E) müssen die Broteinheiten auf die 3 Hauptmahlzeiten verteilt werden

Frage 874
Für die Bulimia nervosa gilt:

1) Die Bulimia nervosa tritt meist zwischen dem 12. und 30. Lebensjahr auf
2) Frauen erkranken ungefähr 10 x häufiger als Männer an Bulimia nervosa
3) Ein BMI (Body-Maß-Index) über 30 spricht immer für eine Bulimia nervosa
4) Die Bulimia nervosa ist in der Regel eine harmlose, spontan ausheilende Störung im Essverhalten

5) Typisch sind Heißhungerattacken mit Aufnahme großer Mengen von Nahrungsmitteln in kurzer Zeit

A) nur 3 und 4 sind richtig
B) nur 1, 2 und 3 sind richtig
C) nur 1, 2 und 5 sind richtig
D) nur 3, 4 und 5 sind richtig
E) 1-5, alle sind richtig

Frage 875
(Die Frage wurde nicht in allen Bundesländern gestellt)
Schmerzen im linken Unterbauch können verursacht werden durch

1) eine eingeklemmte Leistenhernie
2) Extrauteringravidität
3) Tumor am Übergang vom S-förmigen Darm zum Mastdarm
4) Harnleitersteine
5) Entzündungen von sackartigen Ausstülpungen im S-förmigen Darm

A) nur 1 und 4 sind richtig
B) nur 1, 3 und 5 sind richtig
C) nur 2, 3 und 4 sind richtig
D) nur 2, 4 und 5 sind richtig
E) 1-5, alle sind richtig

Frage 876
Was entspricht den Erwartungen an den normalen Zeitpunkt für den Erwerb von motorischen Fähigkeiten in der Entwicklung gesunder Säuglinge?

A) Stehen mit Unterstützung im 8. – 12. Monat
B) Freies Sitzen im 3. – 4. Monat
C) Ergreifen von vorgehaltenen Gegenständen im 4. – 6. Monat
D) Kopfheben in Bauchlage im 1. – 3. Monat
E) Selbstständiges Drehen aus der Rücken- in die Bauchlage im 5. – 8. Monat

A) nur 3 ist richtig
B) nur 1 und 2 sind richtig
C) nur 1 und 3 sind richtig
D) nur 1, 3, 4 und 5 sind richtig
E) 1-5, alle sind richtig

Frage 877
Bei welchen Organen erfolgt der venöse Abfluss durch die Pfortader?

1) Magen
2) Milz
3) Nebenniere
4) Rektum
5) Pankreas

A) nur 4 ist richtig
B) nur 1 und 2 sind richtig
C) nur 2,3 und 5 sind richtig
D) nur 1, 2, 4 und 5 sind richtig
E) 1-5, alle sind richtig

Frage 878
Ein 48-jähriger Familienvater erleidet bei dem Versuch, ein Grillfeuer zu entzünden, durch die Explosion einer Spiritusflasche eine zweit- bis drittgradige Verbrennung am vorderen Rumpf, die sich auf 10 bis 15% der Körperoberfläche ausdehnt. Welche Maßnahme ist vor dem Eintreffen des Notarztes vordringlich angezeigt?

A) Sofortiges Berieseln der verbrannten Fläche mit kaltem Wasser
B) Stabile Seitenlagerung wegen bestehender Aspirationsgefahr
C) Gabe von mit Kochsalz angereicherter warmer Flüssigkeit, zum Beispiel Tee, zur Prophylaxe des Verbrennungsschocks.
D) Einreiben der Fläche mit einer Brandsalbe
E) Keine der vorstehenden Aussagen ist richtig

Frage 879
Welche der folgenden Aussagen zur Anatomie und Physiologie der Niere ist (sind) richtig?

1) Das Blut durchfließt die Niere in 2 Kapillarnnetzen..
2) Bei den Glomerulusschlingen handelt es sich um ein verknäueltes Kapillarnetz, in welchem der Primärharn ‚abgepresst' wird.
3) Die Rückresorption im Tubulusapparat, die zu einer starken Reduktion des

Primärharns führt, geschieht ausschließlich durch passiven Transport (physikalische Diffusion).
4) Durch die Membran der Nierenkanälchen können verschiedene Bestandteile aktiv in den Primärharn sezerniert werden.
5) Der arterielle Blutdruck spielt beim Aufbau des glomerulären Filtrationsdruckes eine untergeordnete Rolle.

A) nur 2 ist richtig
B) nur 1 und 3 sind richtig
C) nur 1, 2 und 4 sind richtig
D) nur 1, 3, 4 und 5 sind richtig
E) 1-5, alle sind richtig

Frage 880
Welche der folgenden Schutzimpfungen gehören in den von der Ständigen Impfkommission (STIKO) empfohlenen „Impfkalender für Säuglinge, Kinder und Jugendliche"?

1) Diphtherie-Impfung
2) Röteln-Impfung
3) Pertussis-Impfung
4) Tuberkulose-Impfung (BCG-Impfstoff)
5) Haemophilus-influenzae-Typ b (Hib)-Impfung

A) nur 1 und 2 sind richtig
B) nur 1, 3 und 4 sind richtig
C) nur 1, 2, 3 und 5 sind richtig
D) nur 2, 3, 4 und 5 sind richtig
E) 1-5, alle sind richtig

Frage 881
Zur Herstellung einer gebrauchsfertigen Desinfektionslösung (Gebrauchslösung) soll das Desinfektionsmittel mit kaltem Wasser gemischt werden.
Wie viel Milliliter (ml) Desinfektionsmittel müssen Sie abmessen, wenn Sie 2 Liter einer 0,5%igen Gebrauchslösung herstellen wollen?

A) 2,5 ml Desinfektionsmittel
B) 10,0 ml Desinfektionsmittel
C) 25,0 ml Desinfektionsmittel
D) 100,0 ml Desinfektionsmittel
E) 125,0 ml Desinfektionsmittel

Frage 882
Bei einem akuten arteriellen Verschluss des rechten Beines entstammen die Emboli am häufigsten aus

A) dem rechten Herzvorhof
B) dem linken Herzvorhof
C) der Aorta
D) den Beinvenen
Der A. pulmonalis

Frage 883
Welche der folgenden ernährungsphysiologisch als Vorteil anzusehende Eigenschaft kann (können) Getreidekörnern zugesprochen werden?

1) Geringer Fettgehalt
2) Geringer Cholesterinanteil
3) Hoher Vitamin-C-Gehalt
4) Hoher Ballaststoffgehalt
5) Enthält Vitamin E

A) nur 3 ist richtig
B) nur 3 und 5 sind richtig
C) nur 1, 3 und 5 sind richtig
D) nur 1, 2, 3 und 4 sind richtig
E) nur 1, 2, 4 und 5 sind richtig

Frage 884
Zur Anorexia nervosa gehören folgende Symptome:

1) Verstärkte Monatsblutung bei Frauen
2) Übertriebene körperliche Aktivitäten
3) Hoher Leidensdruck
4) Selbst induziertes Erbrechen
5) Eingeschränkte Nahrungsauswahl

A) nur 2 und 4 sind richtig
B) nur 2, 4 und 5 sind richtig
C) nur 1, 2, 4 und 5 sind richtig
D) nur 2, 3, 4 und 5 sind richtig
E) 1-5, alle sind richtig

Frage 885
Welche der folgenden Begriffsbestimmungen definiert einen "Ansteckungsverdächtigen" im Sinne des § 2 Infektionsschutzgesetzes?
Ein Ansteckungsverdächtiger ist

A) eine Person, bei der Symptome bestehen, welche das Vorliegen einer bestimmten übertragbaren Krankheit vermuten lassen
B) eine Person, die Krankheitserreger ausscheidet und dadurch eine Ansteckungsquelle für die Allgemeinheit sein kann, ohne krank oder krankheitsverdächtig zu sein
C) eine Person, von der anzunehmen ist, dass sie Krankheitserreger aufgenommen hat, ohne krank, krankheitsverdächtig oder Ausscheider zu sein.
D) eine Person, die Krankheitserreger so in oder an sich trägt, das im Einzelfall die Gefahr einer Weiterverbreitung besteht.
E) eine Person, von der anzunehmen ist, dass sie andere Personen angesteckt hat

Frage 886
Die Arteriitis temporalis:

1) befällt meist ältere Menschen
2) ist häufig mit einer Polymyalgia rheumatica vergesellschaftet
3) kann unbehandelt zur Erblindung führen
4) ist oft auf jahrelangen Schmerzmittelmissbrauch zurückzuführen
5) muss wegen der Rezidivgefahr oft jahrelang adäquat medikamentös (Cortison) therapiert werden

A) nur 2 und 3 sind richtig
B) nur 1, 2 und 3 sind richtig
C) nur 1, 2, 3 und 4 sind richtig
D) nur 1, 2, 3 und 5 sind richtig
E) 1-5, alle sind richtig

Frage 887
Welche der folgenden Aussagen zur Borreliose treffen zu?

1) Bei der Borreliose handelt es sich um eine Viruserkrankung.
2) Die Übertragung des Erregers kann durch die Zecke Ixodes ricinus (‚Holzbock') erfolgen.
3) Jeder Zeckenstich bzw. Zeckenbiss führt zwangsläufig zu einer Infektion mit Borrelien.
4) Nach einer Infektion können neurologische Symptome auftreten.
5) Für exponierte Personen empfiehlt die STIKO (ständige Impfkommission) eine aktive Schutzimpfung.

A) nur 2 und 4 sind richtig
B) nur 4 und 5 sind richtig
C) nur 1, 2 und 4 sind richtig
D) nur 1, 2, 3 und 5 sind richtig
E) 1-5, alle sind richtig

Frage 888
Welche Funktion haben die Belegzellen des Magens?

1) Produktion und Sekretion von Salzsäure
2) Produktion von Pepsinogen
3) Bildung des Muzin-haltigen Magenschleims
4) Produktion des Intrinsic factors

A) nur 1 und 2 sind richtig
B) nur 1 und 4 sind richtig
C) nur 2 und 3 sind richtig
D) nur 2 und 4 sind richtig
E) nur 3 und 4 sind richtig

Frage 889
Welche Aussage zum Diabetes mellitus trifft zu?

A) Die Konzentration der Nüchtern-Plasmaglukose von ≥ 126 mg/dl gilt als diabetisch
B) Im Plasma gilt ein Nüchternwert erst ab > 180 mg/dl als diabetisch.
C) Nach einem Herzinfarkt kann es zu passageren Hypoglykämien kommen.
D) Im oralen Glukosetoleranztest ist ein 2-Stunden-Wert von > 200 mg/dl normal
E) Die Nierenschwelle für Glukose im Urin liegt über 250 mg/dl.

Frage 890
Welche der folgenden Aussagen zum generalisierten Krampfanfall trifft (treffen) zu?

1) Ein generalisierter Krampfanfall ist meist durch eine Fehlbildung des Gehirns oder einen Hirntumor bedingt.
2) Ein generalisierter Krampfanfall ist stets mit einem Hyperventilationssyndrom kombiniert.
3) Optische Stimuli wie Fernsehen können einen generalisierten Krampfanfall auslösen.
4) Als Aura bezeichnet man subjektive Empfindungen wie Taubheitsgefühle, Geruchs- und Geschmacksirritationen, die nach einem generalisierten Krampfanfall auftreten.
5) Bei einem generalisierten Krampfanfall kann es zu einem Zungenbiss und zu einem unwillkürlichen Stuhl- und Harnabgang kommen.

A) nur 3 ist richtig
B) nur 2 und 3 sind richtig
C) nur 3 und 5 sind richtig
D) nur 1, 4 und 5 sind richtig
E) 1-5, alle sind richtig

Frage 891
Welche der folgenden Aussagen zur „Krätze" trifft zu?

A) Sie wird durch Bakterien hervorgerufen
B) Sie wird durch engen körperlichen Kontakt übertragen
C) Sie befällt bevorzugt Rücken und Kopf
D) Sie kann nur durch Antibiotika wirkungsvoll behandelt werden
E) Sie hinterlässt meist eine lebenslange Immunität

Frage 892
Bei der Heberden-Arthrose handelt es sich um eine Arthrose der Fingerendgelenke.
Welche der folgenden Aussagen zu dieser Erkrankung treffen zu?

1) Durch die Arthrose kommt es zu einer Verdickung an betroffenen Gelenken.
2) Die Arthrose entsteht durch einen entzündlich-rheumatischen Prozess.
3) Labordiagnostisch findet sich häufig eine Beschleunigung der BSG und eine Erhöhung des C-reaktiven Proteins.
4) Die Erkrankung verläuft in Schüben.
5) Die Heberden-Arthrose wird meist bei älteren Menschen beobachtet.

A) nur 1 und 5 sind richtig
B) nur 4 und 5 sind richtig
C) nur 2, 3 und 4 sind richtig
D) nur 1, 2, 3 und 4 sind richtig
E) 1-5, alle sind richtig

Frage 893
Ein an Schizophrenie erkrankter Patient ist dem Hund des Nachbarn vor der Haustür begegnet (der Hund hat dabei kurz die rechte Pfote gehoben). Der Patient berichtet daraufhin, dieser Hund habe sicherlich die Pfote gehoben, um ihn (den Patienten) vor einer drohenden Gefahr zu warnen, die im Aufzug auf in warte.
Es handelt sich bei dem beschriebenen psychopathologischen Phänomen am wahrscheinlichsten um:

A) Eine visuelle Halluzination
B) Gedankenabreißen
C) Eine Wahnwahrnehmung
D) Eine illusionäre Verkennung
E) Kontamination

Frage 894
Welche der folgenden Aussagen zur Herztätigkeit treffen zu?

1) Die autonome Steuerung geht vom Sinusknoten aus
2) Die Zellen des Sinusknotens sind spezialisierte Herzmuskelzellen
3) Die Zellen des Sinusknotens sind Nervenzellen
4) Fällt der Sinusknoten aus, kann beispielsweise der AV-Knoten die Erregungsbildung übernehmen
5) Wird die Herzfrequenz vom AV-Knoten gesteuert, schlägt das Herz wesentlich schneller als beim Sinusrhythmus

A) nur 1 und 2 sind richtig
B) nur 1 und 4 sind richtig
C) nur 1, 2 und 3 sind richtig
D) nur 1, 2 und 4 sind richtig
E) nur 3, 4 und 5 sind richtig

Frage 895
Ordnen Sie dem Notfall in Liste 1 die richtige Lagerung der Liste 2 zu!

Liste 1:
Ansprechbarer Patient mit Thoraxschmerz, schnelle Atmung mit Rasselgeräuschen, RR 90 mm Hg systolisch, Puls ca. 150/min.

Liste 2:
A) Oberkörper tief, Beine hoch
B) Oberkörper hoch, ggf. Beine tief
C) Stabile Seitenlage
D) Lagerung auf der Seite
E) Rückenlage auf einer harten Unterlage zur Reanimation

Frage 896
Ordnen Sie dem Notfall in Liste 1 die richtige Lagerung der Liste 2 zu!

Liste 1:
Ein Mann mit einer tiefen Beinvenenthrombose vor 4 Wochen, jetzt: bewusstlos, keine Atmung, Puls 250.

Liste 2:
A) Oberkörper tief, Beine hoch
B) Oberkörper hoch, ggf. Beine tief
C) Stabile Seitenlage
D) Lagerung auf der Seite
E) Rückenlage auf einer harten Unterlage zur Reanimation

Frage 897
Ordnen Sie dem Notfall in Liste 1 die richtige Lagerung der Liste 2 zu!

Liste 1:
39-jährige Erstgebärende im 7. Monat der Schwangerschaft klagt über häufigen starken Schwindel und Übelkeit, RR 100 mmHg systolisch, Puls ca. 100/min.

Liste 2:
A) Oberkörper tief, Beine hoch
B) Oberkörper hoch, ggf. Beine tief
C) Stabile Seitenlage
D) Lagerung auf der Seite
E) Rückenlage auf einer harten Unterlage zur Reanimation

Frage 898
Ein diastolisches Herzgeräusch kann verursacht werden durch

A) Insuffizienz der Aortenklappe
B) Stenose der Aortenklappe
C) Insuffizienz der Trikuspidalklappe
D) Insuffizienz der Mitralklappe
E) kleinen Ventrikelseptumdefekt

Frage 899
Welche Aussage trifft zu?
Die Infektion mit Haemophilus influenzae Typ B

A) gefährdet besonders junge Erwachsene
B) kann Virusmeningitis verursachen
C) kann eine Entzündung im Kehlkopfbereich verursachen
D) kann durch eine jährlich im Herbst verabreichte Influenza-Impfung vermieden werden
E) wird ausschließlich fäkal-oral übertragen

Frage 900
Eine Agranulozytose (extreme Verminderung der Granulozyten) bewirkt:

A) vermehrte Kreislaufbelastung
B) Blässe der Haut und Schleimhäute
C) ungenügende Infektabwehr
D) vermehrte Blutungsneigung
E) keine klinische Symptomatik

Frage 901
Welche der folgenden Befunde ist Leitsymptom des nephrotischen Syndroms?

A) Bluthochdruck
B) Infektanfälligkeit
C) Urämie
D) Ödeme
E) Klopfschmerzhafte Nierenlager

Frage 902
Was versteht man unter einem Pulsdefizit

A) Pulsdifferenz zwischen linkem und rechtem Arm
B) Pulsdifferenz zwischen oberer und unterer Extremität
C) Differenz zwischen Herzschlag und peripherer Pulsfrequenz
D) Regelmäßiger Puls mit abwechselnd stärkerer und schwächerer Füllung
E) Verminderung der Pulsamplitude bei Inspiration

Frage 903
Ordnen Sie dem Krankheitsbild aus Liste 1 das passende Symptom aus Liste 2 zu

Liste 1
Lumbago (Hexenschuss)

Liste 2
A) Nächtliche tief sitzende Kreuzschmerzen
B) Die Ursache kann ein Tumor des Rückenmarks oder des Bauchraums sein.
C) Die Wirbelsäule ist meist abgeflacht unter Aufhebung der Kyphose der Brustwirbelsäule.
D) Es handelt sich um die häufigste Schädigung der jugendlichen Wirbelsäule
E) Neben den typischen Schmerzen treten stets motorische und sensible Ausfallerscheinungen auf.

Frage 904
Ordnen Sie dem Krankheitsbild aus Liste 1 das passende Symptom aus Liste 2 zu

Liste 1
Spondylitis ankylosans
(Morbus Bechterew)

Liste 2
A) Nächtliche tief sitzende Kreuzschmerzen
B) Die Ursache kann ein Tumor des Rückenmarks oder des Bauchraums sein.
C) Die Wirbelsäule ist meist abgeflacht unter Aufhebung der Kyphose der Brustwirbelsäule.
D) Es handelt sich um die häufigste Schädigung der jugendlichen Wirbelsäule
E) Neben den typischen Schmerzen treten stets motorische und sensible Ausfallerscheinungen auf.

Frage 905
Welche der folgenden Aussagen trifft zu? Durchschnittlich 2-3 Wochen nach Ansteckung kommt es bei der Syphilis (= Lues) zu?

A) generalisierter Ausschwemmung der Erreger (Treponemen = Spirochäten) über das Blut in den Organismus
B) Primärkomplex mit Condylomen und schmerzhafter generalisierter Lymphknotenschwellung
C) Primäraffekt mit schmerzlosem Geschwür an der Eintrittstelle und schmerzloser Schwellung der regionalen Lymphknoten
D) Organmanifestation mit „Gummen“-Bildung in den inneren Organen
E) Hauterscheinungen, die als Syphilide bezeichnet werden.

Frage 906
Bei folgenden Symptomen/Befunden ist differentialdiagnostisch eine Parkinsonerkrankung mit einzubeziehen?

1) Rückenschmerzen im Nacken- und Schultergürtelbereich
2) Veränderungen der Stimme, die sich monotoner und leiser als früher anhört
3) Antriebs- und Initiativenmangel
4) Verkleinerung der Schrift
5) Vornüber gebeugte Körperhaltung

A) nur 1 und 5 sind richtig
B) nur 4 und 5 sind richtig
C) nur 2, 4 und 5 sind richtig
D) nur 1, 2, 4 und 5 sind richtig
E) 1-5, alle sind richtig

Frage 907
Die hygienische Händedesinfektion erfüllt folgenden Zweck:

A) Vorbereitung zu operativen Eingriffen
B) Abtötung aller vegetativen Hautkeime
C) Abtötung residenten Hautflora
D) Abtötung der gesamten Hautflora
E) keine der Aussagen ist richtig

X 8

Frage 908

Welche der folgenden Aussagen zu Durchfallerkrankungen, die durch Rotaviren verursacht werden, trifft (treffen) zu?

1) Nach dem Infektionsschutzgesetz (§ 34 Abs. 1 IfSG) dürfen Kinder unter 6 Jahren, die an einer infektiösen Gastroenteritis , z. B. durch Rotaviren verursacht, erkrankt oder dessen verdächtigt sind, Gemeinschaftseinrichtungen nicht besuchen.
2) In westlichen Industrieländern sind meist Säuglinge und Kinder bis zu 2 Jahren betroffen.
3) Der Krankheitserreger kann aerogen übertragen werden (über die Luft).
4) Da die Infektion zu hohen Flüssigkeitsverlusten führen kann, besteht die Gefahr der Exsikkose.
5) Die Infektiosität durch Virusausscheidung kann bis zu 30 Tage betragen.

A) nur 4 ist richtig
B) nur 1, 2 und 3 sind richtig
C) nur 1, 2 und 4 sind richtig
D) nur 1, 2, 4 und 5 sind richtig
E) 1-5, alle sind richtig

Frage 909

Welche der folgenden Aussagen über polyneuropathische Syndrome ist (sind) richtig?

1) Meist liegt eine degenerative bzw. toxisch-metabolische, seltener eine entzündliche, Erkrankung des peripheren Nervensystems zu Grunde.
2) Ausfallerscheinungen dieser systemischen Schädigungen sind meist symmetrisch.
3) Sie sind distal betont.
4) Die Symptome beginnen i. d. R. an den oberen Extremitäten.
5) Sensible Störungen sind dabei nicht segmental angeordnet, sondern haben einen strumpf- oder handschuhförmige Ausbreitung.

A) nur 1 richtig
B) nur 1 und 3 sind richtig
C) nur 2, 3 und 4 sind richtig
D) nur 1, 2, 3 und 5 sind richtig
E) 1-5, alle sind richtig

Frage 910

Welche der folgenden Aussagen zum Magen- und Zwölffingerdarmgeschwür treffen zu?

1) Der Sofortschmerz nach Nahrungsaufnahme kann für ein hoch sitzendes Magengeschwür (Ulcus ventriculi) sprechen
2) Als Spätkomplikation eines Magengeschwürs kann eine maligne Entartung auftreten
3) Beim Zwöffingerdarmgeschwür (Ulcus duodeni) liegt meist eine Übersäuerung des Magens vor
4) Häufig kann bei Magengeschwür oder Zwölffingerdarmgeschwür Helicobacter pylori nachgewiesen werden
5) Lebensbedrohliche Komplikationen können als Folge eines Magenulkus praktisch nie auftreten

A) nur 1 und 4 sind richtig
B) nur 2 und 4 sind richtig
C) nur 2, 3 und 4 sind richtig
D) nur 1, 2, 3 und 4 sind richtig
E) 1-5, alle sind richtig

Frage 911

Welche der folgenden Aussagen zu Gelenkerkrankungen trifft (treffen) zu?

1) Bei der rheumatoiden Arthritis kommt es zu einer Zerstörung des Gelenkknorpels
2) Krankheitserscheinungen außerhalb der Gelenke (z.B. Herz- oder Augenbeteiligung) sind bei der rheumatoiden Arthritis möglich
3) Gelenkbeschwerden können auch in Zusammenhang mit einem vorausgegangenen Zeckenstich bzw. Zeckenbiss stehen
4) Bei Gichtpatienten muss immer auch an eine Leberschädigung durch Gicht gedacht werden
5) Bei M. Bechterew kann es zu einer Beeinträchtigung der Lungenfunktion kommen

A) nur 3 ist richtig
B) nur 2 und 3 sind richtig
C) nur 1, 2 und 3 sind richtig
D) nur 1, 2, 3 und 5 sind richtig
E) nur 1, 2, 4 und 5 sind richtig

Frage 912
Welche Aussage trifft zu?

A) Eine spastische Lähmung entsteht bei einer Schädigung des peripheren Nerven.
B) Bei einer spastischen Lähmung kann man keinen Muskeleigenreflex auslösen.
C) Eine schlaffe Lähmung entsteht immer durch eine Schädigung der betroffenen Muskulatur.
D) Pyramidenbahnzeichen wie z. B. der Babinski-Reflex treten bei Schädigung im Bereich des zentralen Nervensystems auf.
E) Der Bauchdeckenreflex ist ein typischer Muskeleigenreflex.

Frage 913
Hinsichtlich des Dermographismus trifft (treffen) zu:

1) Der Derrmographismus ruber wird auf eine Vasodilatation von Hautgefäßen zurückgeführt.
2) Die Prüfung des Dermographismus ist einsetzbar zur Beurteilung der vegetativen Ausgangslage des Patienten.
3) Der Dermographismus lässt sich prüfen durch Bestreichen der Haut mit einem Holzspatel.
4) Die Reaktion beim Dermographismus albus besteht zumeist im Auftreten von Striae distensae.
5) Auffällige Dermographismus-Befunde finden sich bei einem Teil der Patienten mit atopischer Diathese.

A) nur 2 ist richtig
B) nur 1 und 3 sind richtig
C) nur 2 und 4 sind richtig
D) nur 1, 2, 3 und 5 sind richtig
E) 1-5, alle sind richtig

Frage 914
Welche der folgenden Aussagen zur kardiopulmonalen Reanimation trifft zu?

A) Die erneute Atemspende erfolgt nach Senken des Thorax infolge passiver Ausatmung des Patienten.
B) Nach initialer Beatmung führen zwei Helfer jeweils im Wechsel 1 Beatmung und 15 Herzdruckmassagen (HDM) durch.
C) Mit der externen Herzdruckmassage können bei Erwachsenen weit mehr als 70% des normalen Ruheherzzeitvolumens erreicht werden.
D) Der Druckpunkt für die Herzmassage soll beim Kleinkind im oberen Sternumdrittel liegen.
E) Voraussetzung für eine erfolgreiche kardiopulmonale Reanimation ist die endotracheale Intubation.

Frage 915
Die Oxyuriasis (Madenwurm-Infektion) zählt zu den am meisten verbreiteten Wurminfektionen im Kindesalter.
Was ist für diese Erkrankung in erster Linie typisch?

A) Rezidivierende Bauchschmerzen
B) Diarrhöen
C) Juckreiz im Analbereich
D) Blut im Stuhl
E) Druckschmerz im linken Oberbauch

Frage 916
Welche Aussagen zu Morbus Crohn/Colitis ulcerosa treffen zu?

1) Bei M. Crohn kann es typischerweise zu Fistel- und Fissurenbildung in der Analregion kommen.
2) Bei Colitis ulcerosa können alle Abschnitte des Verdauungstraktes betroffen sein.
3) Bei der Colitis ulcerosa können blutig-schleimige Durchfälle auftreten.
4) Bei chronisch-entzündlichen Darmerkrankungen sind andere Körperorgane oder Körperstellen nie beteiligt.

5) Das toxische Megakolon (akute Dilatation des Kolons mit hohem Fieber, Tachykardie, Subileus und akutem Abdomen) stellt eine ernsthafte Komplikation der Colitis ulcerosa dar.

A) nur 2 und 3 sind richtig
B) nur 1, 2 und 3 sind richtig
C) nur 1, 3 und 5 sind richtig
D) nur 2, 3 , 3 und 5 sind richtig
E) 1-5, alle sind richtig

Frage 917
Welche der folgenden Aussagen zur Demenz bei Alzheimer-Krankheit treffen zu?

1) Es ist eine primär degenerative, zerebrale Krankheit mit weitgehend unbekannter Entstehungsursache .
2) Ab dem 70. Lebensjahr beginnt die Alzheimer-Krankheit gewöhnlich abrupt und verläuft rasch fortschreitend.
3) Koordinationsstörungen und Bewegungsautomatismen können auftreten.
4) Die Demenz bei Alzheimer-Krankheit mit spätem Beginn (ab. 65. Lebensjahr) weist meist als Hauptsymptom eine Gedächtnisstörung auf.
5) Eine Demenz bei Alzheimer-Krankheit muss gegenwärtig als irreversibel angesehen werden.

A) nur 1 und 2 sind richtig
B) nur 2, 3 und 5 sind richtig
C) nur 1, 2, 4 und 5 sind richtig
D) nur 1, 3, 4 und 5 sind richtig
E) 1-5, alle sind richtig

Frage 918
(Die Frage wurde nicht in allen Bundesländern gestellt)
Welche der folgenden Aussagen trifft (treffen) zu?

1) Die Mitralklappe ist in der Systole (Kontraktionsphase) geschlossen.
2) Vorhof und Herzkammer kontrahieren sich in der Systole immer gleichzeitig.
3) Die Trikuspidalklappe liegt zwischen der rechten Kammer und der Pulmonalarterie.
4) Die Lungenvenen münden in den linken Vorhof.
5) Die Pulmonalklappe liegt zwischen der linken Kammer und der Pulmonalarterie.

A) keine Aussage ist richtig
B) nur 1 ist richtig
C) nur 1 und 4 sind richtig
D) nur 2 und 4 sind richtig
E) nur 1, 3 und 5 sind richtig

Frage 919
Welche der folgenden Aussagen treffen zu? Die Achalasie (der Speiseröhre)

1) betrifft v. a. Kinder und Jugendliche
2) beruht auf einer fehlenden Erschlaffung des oberen Ösophagusspinkters
3) kann zu einer Aspirationspneumonie führen
4) äußerst sich oft durch Schluckbeschwerden, die den Patienten zum Nachtrinken nach Nahrungsaufnahme zwingen
5) hat als Differentialdiagnose keine onkologischen Erkrankungen

A) nur 3 und 4 sind richtig
B) nur 1, 2 und 4 sind richtig
C) nur 1, 3 und 4 sind richtig
D) nur 2, 3 und 5 sind richtig
E) nur 2, 4 und 5 sind richtig

Frage 920
Welches ist die Definition eines Myokardinfarktes?

A) Plötzliche Herzmuskelschädigung durch Gifte
B) Kurzzeitige Minderdurchblutung des Herzmuskels ohne bleibende Schäden
C) Akuter Schmerz unter dem Sternum
D) Thrombusbildung in den Koronarvenen
E) Unterbrechung der Blutversorgung eines Gewebebezirkes des Herzens mit umschriebener Nekrose

Frage 921

Welche der folgenden Aussagen zur chronisch-obstruktiven Bronchitis ist (sind) richtig?

1) Der häufigste Risikofaktor ist das Rauchen
2) Frauen sind wesentlich häufiger betroffen als Männer
3) Langfristig kann es zu einem Lungenemphysem (Lungenüberblähung) kommen
4) Als Komplikation am Herzen tritt zunächst eine Linksherzinsuffizienz auf
5) Zur Symptomatik gehört Husten, Auswurf und Belastungsdyspnoe

A) nur 3 ist richtig
B) nur 1, 2 und 5 sind richtig
C) nur 1, 3 und 5 sind richtig
D) nur 1, 3, 4 und 5 sind richtig
E) 1-5, alle sind richtig

Frage 922

Welche der folgenden Aussagen zum Asthma bronchiale ist (sind) richtig?

1) Das auslösende Moment von Asthma bronchiale kann eine allergisch ausgelöste, unspezifische Entzündung der unteren, tiefen Luftwege (Bronchiolen) sein
2) Das Asthma bronchiale ist ein wichtiges geriatrisches Krankheitsbild, da die Inzidenz (Neuerkrankung) vor allem bei über 65-jährigen Menschen erhöht ist
3) Asthma bronchiale kann klinisch atypisch auftreten und sich lediglich durch chronischen Husten äußern
4) Bei Asthmatikern findet sich eine unspezifische bronchiale Hyperreaktivität (hyperreaktives Bronchialsystem)
5) Bei Asthma bronchiale ist eine regelmäßige Gewichtskontrolle, besonders bei älteren Patienten angezeigt, um einen drohenden Status asthmaticus frühzeitig erfassen und abfangen zu können

A) nur 1 ist richtig
B) nur 1 und 3 sind richtig
C) nur 1, 2 und 3 sind richtig
D) nur 1, 3 und 4 sind richtig
E) nur sind richtig

X M

Frage 923

(Die Frage wurde nicht in allen Bundesländern gestellt)

Welche der folgenden Aussagen zur Kariesentstehung treffen zu?

1) Neuere Studien lassen bei flächendeckender Versorgung der Bevölkerung mit Fluor nur eine schwache oder gar keine Beziehung zwischen Zuckerkonsum und dem Auftreten von kariösen Läsionen bei Kindern erkennen.
2) Das kariogene Potential von Lebensmitteln ist nur bedingt vom Saccarosegehalt (Zucker) abhängig.
3) Lokale Faktoren in der Mundhöhle spielen eine wichtige Rolle für die Kariogenese (schwer zugängliche Stellen).
4) Der Speichel besitzt eine Schutzfunktion.
5) Unzureichende Mundhygiene kann eine wesentliche Ursache für eine Kariesentstehung darstellen.

A) nur 3 und 5 sind richtig
B) nur 4 und 5 sind richtig
C) nur 1, 3, und 4 sind richtig
D) nur 2, 3, 4 und 5 sind richtig
E) 1-5, alle sind richtig

Frage 924

Bei einem Pleuraerguss kann man auf der betroffenen Thoraxseite folgenden pathologischen Befund erheben:

A) Lautes Atemgeräusch
B) Sonorer Klopfschall
C) Bronchiales Atemgeräusch
D) Abgeschwächter Stimmfremitus
E) Giemen und Brummen

61

JM √ 50

Prüfung 19.3.2003

FRAGEN
MC 15

Frage 925
Welche der folgenden Aussagen über den Mitralklappenprolaps ist (sind) richtig?

1) Es handelt sich um die systolische Vorwölbung des Mitralsegels in den linken Vorhof.
2) Klinisch und hämodynamisch ist die Veränderung oft unbedeutend.
3) Es kommt häufig zu Mitralinsuffizienz mit klinischen Beschwerden.
4) Die Mehrzahl der Betroffenen ist beschwerdefrei.
5) Auskultatorisch können ein oder zwei systolische Klicks und oft ein spätsystolisches Geräusch imponieren.

A) nur 1 ist richtig
B) nur 1 und 3 sind richtig
C) nur 1, 2 und 3 sind richtig
D) nur 1, 2, 4 und 5 sind richtig
E) 1-5, alle sind richtig

Frage 926
Ein Gichtanfall tritt häufig auf in zeitlichem Zusammenhang mit

A) gelenknahen Verletzungen
B) einem fieberhaften Infekt
C) einer nicht-ketoazidotischen Stoffwechselentgleisung bei einem Diabetes mellitus
D) einer hypertensiven Krise
E) exzessivem Alkoholkonsum

Frage 927
Bei einem Patienten mit akuten Schmerzen im Bereich des linken Auges besteht der Verdacht auf einen akuten Glaukomanfall an diesem Auge. Welcher der folgenden Befunde ist bei dieser Störung am wahrscheinlichsten zu erwarten?

A) Linke Pupille erheblich enger als rechte Pupille
B) Linker Bulbus palpatorisch härter als rechter Bulbus
C) Deutliches Heraustreten des linken Auges aus der Augenhöhle
D) Trockenes Auge
E) Pupillenstellung mit Fehlen der reflektorischen Pupillenverengung auf Lichteinfall bei erhaltener Konvergenzreaktion (Argyll-Robertson-Phänomen)

Frage 928
Für das Basaliom (Basalzellkarzinom) der Haut trifft am ehesten zu?

A) Es wächst lokal destruierend.
B) Es kommt ebenso an Schleimhäuten vor.
C) Es neigt zu hämatogener Metastasierung.
D) Handflächen und Fußsohlen sind häufig betroffen.
E) UV-Licht ist als Krankheitsursache unbedeutend.

Frage 929
Eine übergewichtige Frau mittleren Alters zeigt Ihnen den auf der Abbildung dargestellten Tumor der Axille (Achselhöhe). Er besteht schon längere Zeit und stört sie inzwischen.

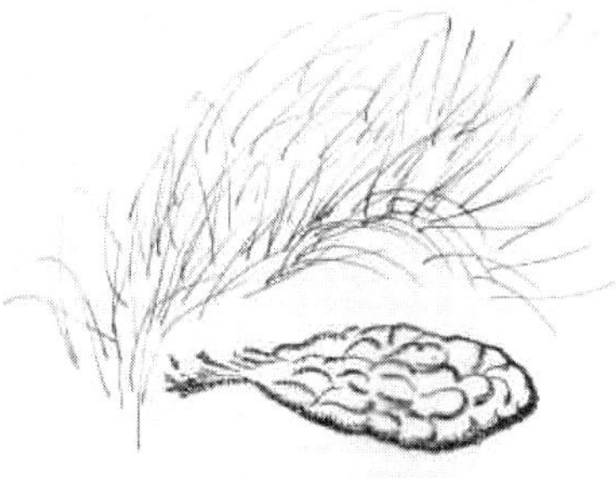

Worum handelt es sich am ehesten?

A) Zeckenbissfolge
B) Akzessorische (aberrierte) Mamille (angeborene überzählige Brustanlage)
C) Ekkrines Hidrozystom (Schweißdrüsenzyste)
D) Malignes Melanom
E) Fibrom (Bindegewebsgeschwulst)

Frage 930
Welche der folgenden Erkrankungen ist (sind) nach dem Infektionsschutzgesetz für einen Heilpraktiker meldepflichtig?

1) Der Verdacht auf eine Hepatitis-A-Erkrankung
2) Eine Masernerkrankung, auch ohne Erregernachweis
3) Eine Meningokokken-Meningitis oder Sepsis
4) Ein Einzelfall einer Salmonellenenteritis (keine Tätigkeit im Lebensmittelbereich)
5) Eine behandlungsbedürftige, geschlossene Tuberkulose

A) nur 3 ist richtig
B) nur 3 und 5 sind richtig
C) nur 4 und 5 sind richtig
D) nur 1, 3 und 5 sind richtig
E) nur 1, 2, 3 und 5 sind richtig

Frage 931
Welche Aussage zur Colitis ulcerosa trifft zu?

A) Die Krankheit ist im gesamten Verdauungstrakt lokalisiert.
B) Als Komplikation kann ein toxisches Megakolon auftreten.
C) Die Entzündung befällt stets die gesamte Darmwand.
D) Fisteln treten als häufige und typische Komplikation auf.
E) Eine Beteiligung des terminalen Ileums ist meist gegeben.

Frage 932
Welche Aussage zum „Wahn“ ist richtig?

A) Wahninhalte korrelieren häufig mit bestimmten Erkrankungen.
B) Wahnvorstellungen kommen ausschließlich bei Schizophrenie vor.
C) Die Inhalte sind auf ihre Richtigkeit eindeutig prüfbar.
D) Der Patient spricht die Wahninhalte meist sofort selbst an.
E) Eine Therapie dieses Symptoms ist nicht möglich.

Frage 933
Bei einer Eisenmangelanämie ist (sind) typischerweise folgende(r) Parameter verändert:

1) Der Transferrinspiegel ist erhöht (Transferrin: transportiert im Serum Eisen)
2) Der Serumeisenspiegel ist erniedrigt (Ferritin: Speicher- und Transportform des Eisens)
3) Der Serumeisenspiegel ist erhöht.

A) nur 2 ist richtig
B) nur 3 ist richtig
C) nur 1 und 2 sind richtig
D) nur 2 und 3 sind richtig
E) 1-3, alle sind richtig

Frage 934
Der „Anlaufschmerz“ (starker Gelenkschmerz für wenige Gelenkbewegungen nach längerem Liegen oder Sitzen) ist ein typisches Kennzeichen für:

A) die chronische Polyarthritis
B) die Arthritis urica
C) die Arthrose
D) die rheumatoide Arthritis
E) keine der vorstehenden Aussagen ist richtig.

Frage 935
Typische Symptome einer Manie sind:

1) Euphorische Stimmung
2) Ideenflucht
3) Realitätsverlust
4) Schuldwahn
5) Steigerung des Selbstwertgefühls, oft mit Größenideen

A) nur 1 und 3 sind richtig
B) nur 2, 3 und 4 sind richtig
C) nur 1, 2, 3 und 5 sind richtig
D) nur 2, 3, 4 und 5 sind richtig
E) 1-5, alle sind richtig

Frage 936
Durch einen Zeckenstich bzw. Zeckenbiss kann der Erreger der Borreliose auf den Menschen übertragen werden. Welche Gruppe aus den folgenden Erregertypen ist der Borreliose-Erreger zuzuordnen?

A) Viren
B) Bakterien
C) Pilze
D) Protozoen (Einzeller, „Urtierchen")
E) Parasiten

Frage 937
Was bedeutet der Begriff „Pathogenität" von Erregern?

A) Die Entwicklung von der Spore bis zum vermehrungsfähigen Erreger (Bakterium).
B) Der Austausch von Plasmiden (Erbinformationen) zwischen z. B. Bakterien.
C) Die Fähigkeit eines Erregers in einem Wirt eine bestimmte Erkrankung hervorzurufen.
D) Die Austestung von Antibiotika auf einen bestimmten Erreger.
E) Die Zeit zwischen Infektion und Erkrankung.

Frage 938
Als stabile Angina pectoris bezeichnet man:

A) Die Erstmanifestation einer Angina pectoris.
B) Eine Angina pectoris von zunehmender Schwere, Dauer und Häufigkeit.
C) Regelmäßig durch bestimmte Mechanismen (z. B. körperliche Anstrengung) auslösbare Angina-pectoris-Anfälle, die sich nach Gabe von Medikamenten (Nitrate) rasch bessern.
D) Eine Ruheangina.
E) Eine Angina pectoris mit regelmäßig zunehmendem Bedarf und schlechterem Ansprechen auf Medikamente.

Frage 939
Welches Leitsymptom findet sich beim Asthma bronchiale?

A) Bradykardie
B) feuchte Rasselgeräusche
C) verkürzte Ausatemzeit
D) Atemnot unter dem Bild des exspiratorischen Stridors
E) Zwerchfellhochstand

Frage 940
Welche Aussage zum Morbus Crohn trifft zu?

A) Es können Abdominalschmerzen und Durchfälle auch ohne Blut auftreten.
B) Extraintestinale Symptome treten äußerst selten auf.
C) Die Entzündung befindet sich ausschließlich im Schleimhautniveau.
D) Die Ausbreitung erfolgt kontinuierlich vom Rektum zum Ileum.
E) Fast immer ist das Rektum betroffen.

Frage 941
Welche der folgenden Infektionskrankheiten können typischerweise bei HIV-Erkrankten mit schlechter Abwehrlage auftreten (so genannte HIV-assoziierte Infektionen)?

1) Lungenentzündung (durch Pneumocystis carinii)
2) Toxoplasmose
3) Herpes-zoster-Erkrankung
4) Systemische Candidiasis (Pilzinfektion)
5) Tuberkulose

A) nur 1 und 3 sind richtig
B) nur 3 und 4 sind richtig
C) nur 1, 3 und 4 sind richtig
D) nur 2, 3 und 5 sind richtig
E) 1-5, alle sind richtig

Frage 942
Welche der folgenden Aussagen zur Legionelleninfektion treffen zu?

1) Beim gesunden Menschen kommt es meist zu einem asymptomatischen Verlauf.
2) Der Mensch ist ein epidemiologisch bedeutsames Reservoir für den Erreger der Legionellen.
3) Typische Symptome können hohes Fieber, trockener Husten mit Thoraxschmerzen, Kopf- und Muskelschmerzen sein.
4) Die Legionellose wird durch ein Virus verursacht.
5) Die Erkrankung wird gewöhnlich durch Tröpfcheninfektion von Mensch zu Mensch übertragen.

A) nur 1 und 3 sind richtig
B) nur 1, 2 und 3 sind richtig
C) nur 2, 3 und 5 sind richtig
D) nur 1, 2, 4 und 5 sind richtig
E) 1-5, alle sind richtig

Frage 943
Welche der folgenden Aussagen treffen zu?
Hinsichtlich der Aufmerksamkeitsdefizit/Hyperaktivitätsstörung (ADHS) gilt:

1) Vorzeitiges Abbrechen von Aktivitäten ist ein Charakteristikum
2) Die Störung manifestiert sich im Regelfall nach dem 12. Lebensjahr.
3) Überzufällig häufig kommt es hierbei zu Störungen des Sozialverhaltens.
4) Eine gestörte Impulskontrolle kann Teil des Krankheitsbildes sein.
5) Es besteht ein erhöhtes Unfallrisiko.

A) nur 1 und 2 sind richtig
B) nur 2 und 4 sind richtig
C) nur 1, 3 und 4 sind richtig
D) nur 1, 3, 4 und 5 sind richtig
E) 1-5, alle sind richtig

Frage 944
Als Komplikation einer Divertikulitis können auftreten:

1) Gedeckte Perforation mit Abszess
2) Freie Perforation mit Peritonitis
3) Stenose
4) Blutung
5) Fisteln

A) nur 2 und 3 sind richtig
B) nur 1, 2 und 4 sind richtig
C) nur 1, 2, 3 und 4 sind richtig
D) nur 1, 2, 4 und 5 sind richtig
E) 1-5, alle sind richtig

Frage 945
Welche der folgenden Aussagen zur Tuberkoloseerkrankung treffen zu?

1) Eine Tuberkuloseerkrankung kann auch ohne bronchopulmonale Symptome (z. B. Husten, Auswurf usw.) auftreten.
2) Die Übertragung erfolgt in der Regel durch Tröpfcheninfektion.
3) Es können subfebrile Temperaturen und ein Gewichtsverlust auftreten.
4) Symptome treten üblicherweise innerhalb von 2 Wochen nach Ansteckung auf.
5) In Europa ist die Tuberkulose inzwischen nahezu ausgerottet.

A) nur 1 und 3 sind richtig
B) nur 3 und 5 sind richtig
C) nur 1, 2 und 3 sind richtig
D) nur 1, 2, 4 und 5 sind richtig
E) 1-5, alle sind richtig

Frage 946
Eine 25-jährige Frau bekommt plötzlich Angstgefühle, „pfötchenartige“ Verkrampfungen der Hände und atmet schnell und flach.
Es handelt sich am ehesten um:

A) eine Klaustrophobie
B) eine Soziophobie
C) eine Hyperventilationstetanie
D) einen Herzanfall
E) eine Lungenembolie

Frage 947
Welche Aussage trifft zu?

A) Das autonome Adenom der Schilddrüse (Gewebe, welches nicht der Steuerung über hypophysäres TSH unterliegt) kann i.d.R. durch Verabreichung von Jodid gut therapiert werden.
B) Jodüberschuss ist der entscheidende Faktor bei der Entstehung der endemischen Struma (Vergrößerung der gesamten Schilddrüse)
C) Jodmangel ist eine der häufigsten vermeidbaren Ursachen für eine geistige Retardierung (Entwicklungsverzögerung).
D) In Deutschland gibt es aufgrund der guten Ernährungslage keinen Jodmangel.
E) Die empfohlene tägliche Ergänzung der Jodzufuhr beträgt bei schwangeren Frauen mindestens 60 µg pro Tag.

Frage 948
Für eine Pneumonie spricht am ehesten folgender Untersuchungsbefund:

A) abgeschwächter Stimmfremitus
B) hypersonorer Klopfschall
C) Stridor
D) ohrnahe feinblasige Rasselgeräusche
E) verminderte Bronchophonie

Frage 949
Welche der Aussagen zur hygienischen Händedesinfektion treffen zu?

1) Sie ist eine wichtige Maßnahme zur Verhinderung einer Übertragung von Krankheitserregern in der Heilpraktikerpraxis.
2) Sie ist eine der wichtigsten Maßnahmen zur Verhinderung einer Weiterverbreitung von MRSA (Methicillin-resistenter Staphylococcus aureus).
3) Sie ist eine Maßnahme zur Abtötung von Anflug- oder Kontaktkeimen.
4) Sie ist in jedem Fall erst nach ausgiebigem Waschen mit Seife durchzuführen.
5) Sie ist mindestens 30 Sekunden lang durchzuführen.

A) nur 1 und 5 sind richtig
B) nur 3 und 5 sind richtig
C) nur 1, 2 und 3 sind richtig
D) nur 1, 2, 3 und 5 sind richtig
E) 1-5, alle sind richtig

Frage 950
Welche der folgenden Tätigkeiten erfordert - sofern sie berufs- oder gewerbsmäßig vorgenommen wird - eine Erlaubnis nach dem Heilpraktikergesetz?

A) Lebensberatung bei Ehekrise
B) Hilfestellung bei der Lösung sozialer Konflikte
C) Verordnung eines Johanniskraut-Präparates für einen depressiven Patienten.
D) Vortrag über die Möglichkeit einer naturheilkundlichen Schizophrenie-Behandlung
E) Elternberatung bei Lernstörungen eines Kindes

Frage 951
Welche der folgenden Aussagen zu den Nieren trifft (treffen) zu?

1) In den Nierenkörperchen oder Glomeruli diffundiert Flüssigkeit (Blutplasma) durch die Gefäßwände.
2) Die beiden Nieren werden pro Minute von etwa 30 Litern Blut durchströmt.
3) In den Glomeruli (die Blutgefäßknäuel) wird der Primärharn abfiltriert.
4) Die Nieren sind an der Regulierung des Mineralhaushaltes beteiligt.
5) Die Nieren sind an der Regulierung des Blutdrucks beteiligt.

A) nur 1 ist richtig
B) nur 2 und 3 sind richtig
C) nur 1, 4 und 5 sind richtig
D) nur 1, 3, 4 und 5 sind richtig
E) 1-5, alle sind richtig

Frage 952
Eine 42-jährige ängstliche Frau ist in der überfüllten Straßenbahn, in der sie lange stehen musste, kollabiert, als sie einen Fahrradunfall sah. Die Bewusstlosigkeit dauerte ca. 10 Sekunden. Ein zufällig in der Nähe stehender Heilpraktiker fühlte einen langsamen, regelmäßigen Puls. Die später in seiner Praxis durchgeführte Untersuchung ergab keine Besonderheiten. Blutdruck im Stehen 100/70 mmHg. Welche Diagnose ist am wahrscheinlichsten?

A) Hyperventilationssyndrom
B) Vagovasale Synkope
C) Adams-Stokes-Anfall
D) Epileptischer Anfall
E) Transitorische ischämische Attacke

Frage 953
In seiner Praxis wird dem Heilpraktiker ein 2-jähriges Mädchen vorgestellt, das zahlreiche fleckenförmige und mehrere großflächige Hämatome unterschiedlichen Alters an den Oberarmen, an Thoraxvorderseite und Rücken, Bauch und Gesäß sowie an den Rückseiten der Beine aufweist.
Die Angaben sind am ehesten typisch für:

A) hyperkinetisches Syndrom
B) Münchhausen-Syndrom (neurotische Fehlhaltung, bei der Beschwerden und Krankheiten vorgetäuscht werden, z. B. um Krankenhausaufenthalt zu erreichen)
C) Diabetes mellitus
D) Kindesmisshandlung
E) Hämatome (Blutunterlaufungen) durch Spontanstürze beim lebhaften Spielen

Frage 954
Typische Entzugssymptome bei Heroinabhängigkeit sind:

1) Miosis (enge Pupillen)
2) Bauchkrämpfe/Durchfall
3) Innere Unruhe/Angst
4) Schlaflosigkeit
5) Atemdepression

A) nur 1, 2 und 3 sind richtig
B) nur 1, 4 und 5 sind richtig
C) nur 2, 3 und 4 sind richtig
D) nur 3, 4 und 5 sind richtig
E) 1-5, alle sind richtig

Frage 955
Kennzeichen für eine Alkoholkrankheit können sein:

1) Persönlichkeitsveränderungen und sozialer Abstieg
2) Libidoverlust und Eifersuchtswahn
3) Palmarerythem (gerötete Handinnenflächen) und Spider naevi (Gefäßsternchen der Haut)
4) Ataxie (Gangunsicherheit) aufgrund von Polyneuropathie

A) nur 1 und 2 sind richtig
B) nur 1 und 4 sind richtig
C) nur 3 und 4 sind richtig
D) nur 1, 2 und 4 sind richtig
E) 1-4, alle sind richtig

Frage 956
Welche Aussage über die Pertussiserkrankung des Kindesalters trifft zu?

A) Die Krankheitserreger zählen zu den Bakterien.
B) Eine Infektionsgefahr ist erst ab dem Stadium decrementi (allmähliches Abklingen der Hustenanfälle) gegeben.
C) Bei jungen Säuglingen können lebensbedrohliche Apnoeanfälle hervorgerufen werden.
D) Wegen des hohen Risikos schwerer Impfkomplikationen wird von der Ständigen Impfkommission (STIKO) eine Pertussisimpfung nur in Einzelfällen bei besonderer Indikationslage angeraten.
E) Typisch ist eine Inkubationszeit von ca. 28 Tagen.

Frage 957
Ein Schulkind, bei dem die allgemein empfohlenen Impfungen nicht durchgeführt wurden, erkrankt an Masern. Welche Komplikationen können bei Masernerkrankungen auftreten?

1) Otitis media
2) bakterielle Pneumonie
3) Laryngotracheitis mit Krupp
4) Enzephalitis
5) Pankreatitis

A) nur 1 und 4 sind richtig
B) nur 3 und 4 sind richtig
C) nur 3 und 5 sind richtig
D) nur 1, 2, 3 und 4 sind richtig
E) 1-5, alle sind richtig

Frage 958
Welche Aussage über Milzbrand trifft zu?

A) Die Sporen sind kaum umweltresistent und werden außerhalb des menschlichen Organismus rasch keimunfähig.
B) Nach oraler Aufnahme der Sporen kommt es beim Menschen stets zur Entwicklung eines Lungenmilzbrands.
C) Eine Milzbrandinfektion kann sich auch an der Haut manifestieren.
D) Zur Therapie des Hautmilzbrands sind Antimykotika (Substanzen, die Wachstum von Pilzen beeinflussen) geeignet.
E) Der Erreger gehört zur Gruppe der Viren.

Frage 959
Welche Aussage zum Karpaltunnel-Syndrom trifft zu?

A) Parästhesien treten meist am Tage auf.
B) Sensibilitätsstörungen betreffen vorrangig den Kleinfingerbereich.
C) Ursächlich für ein Karpaltunnel-Syndrom ist die Kompression des N. radialis.
D) Meist sind Männer betroffen.
E) Auch bei Stoffwechselerkrankungen (z. B. Amyloidose, Diabetes mellitus) kann ein Karpaltunnel-Syndrom auftreten.

Frage 960
Welche der folgenden Aussage zur Frage: *Was kann man im Urin erkennen?* trifft (treffen) zu?

1) Schäumender Urin bedeutet Verdacht auf Eiweiß-Verlust.
2) Trüber Urin bedeutet Verdacht auf Harnwegsinfektion.
3) Weißlich-lehmfarbener Urin ist ein Hinweis auf Hepatitis.
4) Die Konzentration des Urins kann durch Flüssigkeitsaufnahme nicht beeinflusst werden.
5) Blut im Urin ist ein Hinweis auf Blasen- oder Nierensteine, kann auch ein erstes Zeichen für eine bösartige Erkrankung sein.

A) nur 5 ist richtig
B) nur 1, 3 und 4 sind richtig
C) nur 1, 2 und 5 sind richtig
D) nur 2, 3 und 5 sind richtig
E) nur 1, 2, 3 und 5 sind richtig

Frage 961
Welche der folgenden Aussagen zur infektiösen bakteriellen Endokarditis (Herzinnenhautentzündung) treffen zu?

WÄHLEN SIE DREI ANTWORTEN
(Was das sollte, weiß wohl nur das Gesundheitsamt. Eine völlig unnötig verwirrende Schnapsidee! Verwirrend umso mehr, als Frage **956** falsch gestellt wurde und auch dort zwei Antwortmöglichkeiten richtig waren. Man wird sicher aber wohl an diese Fragenform gewöhnen müssen).

A) In der Regel tritt keine Bakteriämie auf.
B) Hautveränderungen kommen nicht vor.
C) Häufig besteht Fieber
D) Eine Hämaturie (Blut im Urin) ist häufig.
E) Die Milz ist nicht tastbar.

Frage 962
Welche der folgenden Aussagen treffen zu?
Die Bauchspeicheldrüse

1) liegt an anatomisch vor dem Magen
2) ist eine inkretorische Drüse (gibt Hormone an das Blut ab)
3) ist eine sekretorische Drüse (gibt Sekret an den Dünndarm ab)
4) produziert ein Hormon, das den Blutzuckerspiegel steigen lässt
5) produziert ein saures Verdauungssekret

A) nur 1, 3 und 5 sind richtig
B) nur 2, 3 und 4 sind richtig
C) nur 2, 3 und 5 sind richtig
D) nur 1, 2, 3 und 5 sind richtig
E) 1-5, alle sind richtig

Frage 963
Welche der folgenden Aussagen zu Elektrolyten bzw. zum Elektrolythaushalt treffen zu?

1) Magnesium (Mg^{++}) ist mitbeteiligt an der Erregungsüberleitung an den Muskeln.
2) Kalium (K^{+}) spielt eine wichtige Rolle bei der Erregungsübertragung im Nervensystem und am Herzen
3) Natrium (Na^{+}) kommt im Extrazellulärraum im Verhältnis zu anderen Kationen nur in vernachlässigbar geringen Konzentrationen vor.
4) Hypokaliämien können u. a. durch wiederholtes Erbrechen oder Durchfälle verursacht werden.
5) Der Natriumgehalt im Serum wird im Gegensatz zum Calciumgehalt nicht hormonell gesteuert.

A) nur 1 und 2 sind richtig
B) nur 1 und 4 sind richtig
C) nur 1, 2 und 4 sind richtig
D) nur 1, 3, 4 und 5 sind richtig
E) 1-5, alle sind richtig

Frage 964
Welche Aussage trifft zu?
Die meisten Infektionen mit Polioviren verlaufen

A) mit Lähmung
B) mit Fieber
C) mit Durchfall
D) mit Meningitis
E) klinisch inapparent (stille Feiung)

Frage 965
Welche der folgenden Aussagen trifft (treffen) zu?
Typisch für die Virusgrippe (Influenza) ist:

1) Plötzlicher Krankheitsbeginn mit hohem Fieber
2) Beginn mit leichtem grippalen Symptomen und Verschlechterung innerhalb von wenigen Tagen
3) Lebenslange Immunität nach überstandener Erkrankung
4) Die Ansteckungsfähigkeit beginnt mit Ausbruch der Erkrankung und hält in der Regel 3 Wochen an.

A) nur 1 ist richtig
B) nur 2 ist richtig
C) nur 1 und 3 sind richtig
D) nur 1, 3 und 4 sind richtig
E) nur 2, 3 und 4 sind richtig

Frage 966
Welche Aussage trifft zu?
Die Prostatavergrößerung führt zu Störungen beim Wasserlassen.
Ursache hierfür ist, dass

A) sie durch Druck auf die umgebenden Nerven eine Lähmung des Urethra-Schließmuskels bewirkt.
B) sie durch verdrängendes Wachstum die Blasenkapazität verkleinert.
C) das vermehrt gebildete Prostatasekret eine Reizung der Harnröhre bewirkt.
D) sie durch Urethraverengung zu einer Überlaufblase (Überlaufinkontinenz) führt.
E) Druck auf den Nervus pudendus eine reflektorische Blasenentleerung auslöst.

Frage 967
Welche Aussage trifft zu?

A) Die Schädigung des peripheren Nerven führt zu einer spastischen Lähmung.
B) Bei einer spastischen Lähmung kann man keinen Muskeleigenreflex auslösen.
C) Eine schlaffe Lähmung entsteht immer durch eine Schädigung der betroffenen Muskulatur.
D) Pyramidenbahnzeichen, wie z.B. das Babinski-Zeichen, treten bei Schädigung im Bereich des zentralen Nervensystems auf.
E) Der Patellarsehnenreflex (PSR) ist ein typischer Fremdreflex.

Frage 968
Welche(s) der folgenden Hormone wirkt (wirken) Blutzucker senkend?

1) Adrenalin
2) Kortison
3) Glukagon
4) Insulin

A) nur 3 ist richtig
B) nur 4 ist richtig
C) nur 1 und 4 sind richtig
D) nur 2 und 4 sind richtig
E) nur 2, 3 und 4 sind richtig

Frage 969
Welche der folgenden Aussagen trifft (treffen) für das Vorhofflimmern zu?

1) Es führt unbehandelt in wenigen Minuten zum Tod.
2) Es führt zu unrhythmischem Herzschlag.
3) Eine typische Komplikation ist der Schlaganfall durch arterielle Embolie.
4) Eine typische Komplikation ist die Herzbeuteltamponade.
5) Es kann anfallsartig auftreten (mit plötzlichem Beginn und plötzlichem Ende).

A) keine Antwort ist richtig
B) nur 1 ist richtig
C) nur 2 und 4 sind richtig
D) nur 4 und 5 sind richtig
E) nur 2, 3 und 5 sind richtig

Frage 970
Welche der folgenden Stoffe spielt (spielen) für die Fettverdauung eine wichtige Rolle?

1) Die Salzsäure des Magens.
2) Die Gallenflüssigkeit.
3) Der Intrinsic-Faktor.
4) Die Amylase.
5) Das Pankreassekret.

A) keine Aussage ist richtig
B) nur 2 ist richtig
C) nur 2 und 5 sind richtig
D) nur 3 und 4 sind richtig
E) nur 1, 2 und 4 sind richtig

Frage 971
Über „Sodbrennen", verbunden mit Schmerzen hinter dem Brustbein klagen viele Patienten. Differentialdiagnostisch muss man an folgende Erkrankungen denken:

1) Ösophagitis
2) Angina pectoris
3) Refluxkrankheit
4) Chronischer Alkoholmissbrauch
5) Karzinom der oberen Speisewege

A) nur 1 und 3 sind richtig
B) nur 4 und 5 sind richtig
C) nur 1, 3 und 4 sind richtig
D) nur 1, 4 und 5 sind richtig
E) 1-5, alle sind richtig

Frage 972
Die Gefäßschädigung, die durch länger bestehenden Bluthochdruck ausgelöst werden, können an welchem, der im Folgenden genannten Organe durch eine klinische Untersuchung am besten beurteilt werden?

A) Herz
B) Niere
C) Lunge
D) Leber
E) Augen

Frage 973
Welche der folgenden Aussagen zum Erythrozyten (trifft (treffen) zu?

1) In der Regel wird er nach 70 Tagen abgebaut.
2) Rote Blutkörperchen bestehen funktionell praktisch nur aus dem Blutfarbstoff Hämoglobin.
3) Sie werden im Rückenmark gebildet.
4) In der Lunge nehmen Sie Kohlendioxyd auf.
5) Jede Minute werden im Menschen an die 100.000 Erythrozyten neu gebildet.

A) nur 2 ist richtig
B) nur 1 und 2 sind richtig
C) nur 1, 2 und 3 sind richtig
D) nur 1, 2 und 5 sind richtig
E) nur 1, 2, 4 und 5 sind richtig

Frage 974
Welche der folgenden Aussagen zum Blut trifft (treffen) zu?

1) Es ist ein Transportmedium.
2) 2 bis 3 Liter Blut kreisen im Körper eines erwachsenen Menschen (70 kg Körpergewicht)
3) Die Blut-Hirn-Schranke ist eine Schutzeinrichtung um schädliche Stoffe von den Nervenzellen abzuhalten.
4) Das Blut besteht ungefähr zu einem Viertel aus Blutzellen.
5) Beim erwachsenen Menschen ist normalerweise ein Drittel des Gesamtblutvolumens in der Milz gespeichert.

A) nur 1 ist richtig
B) nur 1 und 3 sind richtig
C) nur 1, 2 und 3 sind richtig
D) nur 2, 3 4 und 5 sind richtig
E) 1-5, alle sind richtig

Frage 975
Auf eine Knochenfraktur weist (weisen) sicher hin:

1) Schwellung
2) Krepitation (Knistern)
3) Abnorme Beweglichkeit
4) Bewegungsschmerz
5) Blutung

A) nur 3 ist richtig
B) nur 1 und 2 sind richtig
C) nur 2 und 3 sind richtig
D) nur 1, 2 und 4 sind richtig
E) 1-5, alle sind richtig

Frage 976
Das Schubladenphänomen ist ein charakteristisches Zeichen für:

A) Arthrose des Schienbeins
B) Bandscheibenvorfall
C) Meniskusschädigung
D) Schädigung der Kreuzbänder
E) Bänderriss am oberen Sprunggelenk

Frage 977
Bei älteren Frauen muss bei Kreuzschmerzen an das Vorliegen einer Osteoporose (quantitative Verminderung des Knochengewebes bei erhaltener Knochenstruktur) gedacht werden.
Eine Osteoporose kann verschiedene Ursachen haben.
Welche Ursachen treffen zu:

1) Bewegungsarmut über einen längeren Zeitraum
2) Bandscheibenschaden
3) Mangelernährung
4) Überfunktion der Nebenschilddrüse
5) Längere Kortisonbehandlung

A) nur 1 und 2 sind richtig
B) nur 2 und 3 sind richtig
C) nur 4 und 5 sind richtig
D) nur 1, 3, 4 und 5 sind richtig
E) 1-5, alle sind richtig

Frage 978
Welches der folgenden Symptome ist am ehesten typisch für einen Vitamin-A-Mangel

A) Nachtblindheit
B) Blutgerinnungsstörung
C) Skorbut
D) Osteomalazie
E) Perniziöse Anämie

Frage 979
Welche der folgenden Aussagen treffen zu?
Pseudokrupp und Epiglottitis stellen bedrohliche Krankheiten im Kleinkindalter dar:

1) Beim Pseudokrupp besteht in der Regel hohes Fieber.
2) Bei der Epiglottitis besteht im Gegensatz zum Pseudokrupp eine ausgeprägte Schluckstörung.
3) Beim Pseudokrupp besteht ein bellender Husten.
4) Rezidive sind bei der Epiglottitis häufig.
5) Heiserkeit ist typisch bei Epiglottitis.

A) nur 2 und 3 sind richtig
B) nur 2 und 4 sind richtig
C) nur 1, 2 und 3 sind richtig
D) nur 1, 4 und 5 sind richtig
E) 1-5, alle sind richtig

Frage 980
Sie sehen ein Seitenbild des Brustkorbs, Blickrichtung von links nach rechts. Das Schema zeigt die Projektion des Herzens und der großen Gefäße.
Wo befindet sich der linke Vorhof?

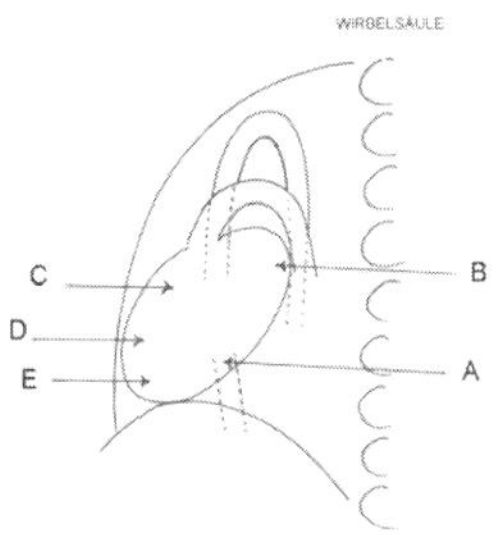

A)
B)
C)
D)
E)

Frage 981
Ordnen Sie der Erkrankungen in Liste 1 die am ehesten charakteristischen Symptome/Befunde aus Liste 2 zu!

Liste 1
Scharlach

Liste 2

A) Milzruptur
B) grobfleckiges konfluierendes Exanthem, hinter den Ohren beginnend
C) feinfleckiges Exanthem, periorale Blässe
D) Exanthem mit juckenden Papeln, Vesikeln und verschorften Erosionen, Verlauf in Schüben (sog. Sternenhimmel)
E) retroaurikuläre (hinter den Ohren) Lymphknotenvergrößerung

Frage 982
Ordnen Sie der Erkrankungen in Liste 1 die am ehesten charakteristischen Symptome/Befunde aus Liste 2 zu!

Liste 1
Varizellen

Liste 2

A) Milzruptur
B) grobfleckiges konfluierendes Exanthem, hinter den Ohren beginnend
C) feinfleckiges Exanthem, periorale Blässe
D) Exanthem mit juckenden Papeln, Vesikeln und verschorften Erosionen, Verlauf in Schüben (sog. Sternenhimmel)
E) retroaurikuläre (hinter den Ohren) Lymphknotenvergrößerung

Frage 983
Welche Aussage zur Bulimia nervosa (Krankheitsbild der Bulimie) trifft zu?

A) Es treten zeitweilig Hungerperioden auf.
B) Bulimische Patientinnen erleben häufig manische Symptome.
C) Diabetikerinnen mit Bulimie achten sehr auf eine ordnungsgemäße Insulinbehandlung.
D) Die Patientinnen mit Bulimie setzen sich keine scharf definierte Gewichtsgrenze.
E) Bulimia nervosa und Alkoholabhängigkeit schließen sich aus.

Frage 984
Welche der folgenden Aussagen für Zwangsstörungen trifft (treffen) zu?

1) Der Krankheitsbeginn liegt meist in der Kindheit oder im frühen Erwachsenenalter.
2) Patienten mit einer Zwangsstörung haben oft zusätzlich depressive Störungen.
3) Zwangsgedanken werden von den Betroffenen meist als quälend empfunden.
4) Die Ausübung von Zwangshandlungen verstärkt das Angstgefühl der Patienten.
5) Typisch ist der Versuch der Betroffenen, gegen die Zwangshandlung bzw. den Zwangsgedanken Widerstand zu leisten.

A) nur 5 ist richtig
B) nur 2 und 3 sind richtig
C) nur 1, 3 und 4 sind richtig
D) nur 1, 2, 3 und 5 sind richtig
E) 1-5, alle sind richtig

Prüfung 08/10/2003

FRAGEN
MC 16

Frage 985
Welche der folgenden Aussagen über typische Symptome/ Laborbefunde bei einer bakteriellen Lobärpneumonie (z. B. Pneumokokken) treffen zu?

1) Hohes Fieber
2) Anstieg des C-reaktiven Proteins
3) Husten
4) Schleichender Beginn
5) Rasselgeräusche

A) nur 1, 2 und 3 sind richtig
B) nur 1, 2 und 4 sind richtig
C) nur 2, 3 und 4 sind richtig
D) nur 1, 2, 3 und 5 sind richtig
E) 1-5, alle sind richtig

Frage 986
Welche Aussagen zum Thema „Fremdreflexe“ treffen zu?

1) Der Pupillenreflex ist ein Fremdreflex.
2) Der Radius(periost)reflex ist ein Fremdreflex.
3) Der Würgereflex ist ein Fremdreflex.
4) Der Achillessehnenreflex (ASR) ist ein Fremdreflex.
5) Fremdreflexe sind polysynaptische Reflexe (mehrere Umschaltstellen).

A) nur 1, 2 und 3 sind richtig
B) nur 1, 3 und 5 sind richtig
C) nur 3, 4 und 5 sind richtig
D) nur 1, 2, 4 und 5 sind richtig
E) 1-5, alle sind richtig

Frage 987
Sie finden eine Person bewusstlos auf und stellen fest, dass die Atmung vorhanden und der Blutdruck normal ist. Welche Lagerungsart ist die richtige Sofortmaßnahme?

A) Oberkörper-Hochlagerung
B) Flache Körperlagerung
C) Schocklagerung
D) Stabile Seitenlagerung
E) Flache Lagerung mit leicht erhöhtem Kopf

Frage 988
Welche der folgenden Aussagen zur Thrombophlebitis treffen zu?

1) Es handelt sich um eine Entzündung der oberflächlichen Vene.
2) Klinisch zeigt sich ein druckschmerzhafter Venenstrang mit geröteter Umgebung.
3) Fieber kann begleitend auftreten.
4) Der Patient muss strenge Bettruhe einhalten.
5) Das Bein muss bei bettlägerigen Patienten tief gelagert werden.

A) nur 1 und 2 sind richtig
B) nur 1, 2 und 3 sind richtig
C) nur 1, 2 und 4 sind richtig
D) nur 1, 4 und 5 sind richtig
E) 1-5, alle sind richtig

Frage 989
Welche der folgenden Aussagen zum Keuchhusten im Kindesalter trifft (treffen) zu?

1) Im Anfangsstadium ist der typische Hustenanfall das Erkennungszeichen.
2) Im Stadium convulsivum ist der stakkatoartige Husten (mehrere Hustenstöße hintereinander) typisch.
3) Beweisend sind Hustenanfälle mit Zungenbiss.
4) Bindehauteinblutungen mit Hustenanfällen sind ein charakteristisches Symptom.
5) Nach spezifischer Schutzimpfung tritt niemals eine Keuchhustenerkrankung auf.

A) nur 3 ist richtig
B) nur 2 und 4 sind richtig
C) nur 1, 2 und 4 sind richtig
D) nur 1, 2, 4 und 5 sind richtig
E) 1-5, alle sind richtig

Frage 990
Eine Hyperurikämie kann ausgelöst oder verstärkt werden durch:

1) Vermehrte Proteinzufuhr in Form milcheiweißreicher normokalorischer Ernährung
2) Polycythaemia vera
3) Alkoholabusus
4) Chronische myeloische Leukämie
5) Mehrtägige völlige Nahrungskarenz

A) nur 1 und 3 sind richtig
B) nur 2 und 3 sind richtig
C) nur 1, 2, 3 und 4 sind richtig
D) nur 1, 2, 3 und 5 sind richtig
E) nur 2, 3, 4 und 5 sind richtig

Frage 991
Welche der folgenden Aussagen treffen zu?
Aneurysmen des linken Ventrikels als Folge eines Myokardinfarkts können von folgenden Erscheinungen begleitet werden:

1) Arterielle Embolie
2) Herzinsuffizienz
3) Rhythmusstörungen
4) Lungenembolie
5) Mitralinsuffizienz

A) nur 3 und 5 sind richtig
B) nur 1, 2 und 3 sind richtig
C) nur 1, 2, 3 und 5 sind richtig
D) nur 2, 3, 4 und 5 sind richtig
E) 1-5, alle sind richtig

Frage 992
Nach einem schweren Verkehrsunfall, den der Patient nahezu unverletzt überlebt hat, aber seine Frau und seine beiden Kinder ums Leben kamen, entwickelt dieser ca. zwei Monate nach dem Ereignis zunehmend depressive Symptome. Er berichtet auch, dass er Albträume habe und das Unfallgeschehen in seiner Vorstellung immer wieder durchlebe. Die Anamnese ergibt keine psychischen Auffälligkeiten vor dem Unfall. Welche Störung liegt bei dem Betroffenen am wahrscheinlichsten vor?

A) Schizophrenie
B) Eine bipolare affektive Störung
C) Eine posttraumatische Belastungsstörung
D) Eine Spätfolge eines nicht erkannten Schädel-Hirn-Traumas
E) Eine Zwangsstörung

Frage 993
Welche Aussage zur Ornithose trifft zu?

A) Es handelt sich um eine schwere Durchfallerkrankung
B) Die Übertragung erfolgt mittels Tröpfcheninfektion, gewöhnlich von Mensch zu Mensch
C) Die Inkubationszeit beträgt in der Regel ca. 8 Wochen
D) Als Komplikation kann eine Myokarditis auftreten
E) Im Todesfall besteht Meldepflicht

Frage 994
Welche Symptome und Erkrankungen können Folge von Alkoholmissbrauch bzw. -abhängigkeit sein?

1) Schlafstörungen
2) Anämie
3) Impotenz
4) Diabetes mellitus
5) Herzmuskelschäden

A) nur 1 und 3 sind richtig
B) nur 2 und 3 sind richtig
C) nur 1, 2 und 4 sind richtig
D) nur 1, 3 und 5 sind richtig
E) 1-5, alle sind richtig

Frage 995
Welche Aussage trifft zu?
Eine Heberden-Arthrose

A) ist eine Erkrankung der Fingergrundgelenke
B) führt in der Regel zu einer völligen Versteifung der Gelenke
C) bewirkt starke Schmerzen beim Zufassen mit Opposition des Daumens (z. B. Auswringen der Wäsche)
D) führt zu einer deutlichen Erhöhung von Entzündungsparameter im Blut
E) kann zu einer Deformierung der Fingerendgelenke führen

Frage 996
Welche der folgenden Aussagen zum Typhus abdominalis treffen zu?
Wählen Sie **drei** Antworten!

A) Erregerreservoir sind Tiere
B) Dauerausscheidung der Typhuserreger ist möglich
C) Eine Impfung ist möglich
D) Typhus ist nur gering infektiös (Aufnahme einer sehr hohen Erregeranzahl - sehr hohe Infektionsdosis - zur Ansteckung notwendig)
E) Erregerreservoir ist der Mensch

Frage 997
Eine starke venöse Blutung im Bereich der Arme oder Beine versorgen Sie in der Ersten Hilfe durch:

A) Abbinden der Gliedmaße
B) Gabe von blutstillenden Medikamenten intravenös
C) Druckverband und Hochlagerung
D) Abklemmen der blutenden Gefäße
E) Abdecken der Wunde mit einem sterilen Pflaster

Frage 998
Welche der im Folgenden genannten, bei einem Patienten bestehenden Erkrankungen darf ein Heilpraktiker (nach der öffentlich-rechtlichen Behandlungsbefugnis nach dem Heilpraktikergesetz) behandeln?

1) Asthma bronchiale
2) Uterusmyom
3) Ringelröteln
4) Manische Episode
5) Epilepsie

A) nur 1 ist richtig
B) nur 2 und 5 sind richtig
C) nur 1, 2 und 4 sind richtig
D) nur 1, 2, 3 und 5 sind richtig
E) 1-5, alle sind richtig

Frage 999
Welche der folgenden Aussagen trifft (treffen) zu?

1) Bei einer aktiven Immunisierung werden dem Patienten Antikörper verabreicht
2) Bei einer passiven Immunisierung bekommt der Patient Antigene verabreicht
3) Eine Expositionsprophylaxe ist eine Sonderform einer aktiven Immunisierung
4) Eine Postexpositionsprophylaxe sollte immer vor einer möglichen Erregerübertragung verabreicht werden
5) Eine Chemoprophylaxe ist nur bei einer bestehenden Infektion indiziert

A) Keine der Aussagen ist richtig
B) nur 5 ist richtig
C) nur 1 und 2 sind richtig
D) nur 1, 2 und 5 sind richtig
E) 1-5, alle sind richtig

Frage 1000
Welche der folgenden Aussagen treffen zu?
Die Wirkungen der weiblichen Sexualhormone Östrogen und Progesteron sind vielfältig. Östrogene

1) wirken einem Knochenabbau entgegen
2) bewirken den Wiederaufbau des Endometriums nach der Menstruation
3) fördern Brustentwicklung und Brustwachstum
4) bewirken einen Abfall der Triglyzeride im Blut
5) fördern die Eileiterbeweglichkeit

A) nur 1 und 4 sind richtig
B) nur 2, 3 und 5 sind richtig
C) nur 1, 2, 3 und 5 sind richtig
D) nur 2, 3, 4 und 5 sind richtig
E) 1-5, alle sind richtig

Frage 1001
Welche der folgenden Aussagen treffen zu? Das über die Pfortader zurückfließende venöse Blut transportiert Blut aus folgenden Organen:

1) Zwölffingerdarm
2) Pankreas
3) Nieren
4) Milz
5) Uterus

A) nur 1, 2 und 4 sind richtig
B) nur 1, 2 und 5 sind richtig
C) nur 1, 3 und 4 sind richtig
D) nur 2, 4 und 5 sind richtig
E) 1-5, alle sind richtig

Frage 1002
Bei Schmerzen im linken Unterbauch können als Ursachen in Betracht kommen:

1) Einklemmung eines Leistenbruches
2) Extrauteringravidität
3) Prostatitis
4) Harnleiterstein
5) Divertikulitis im s-förmigen Dickdarm

A) nur 2 und 4 sind richtig
B) nur 1, 3 und 5 sind richtig
C) nur 1, 4 und 5 sind richtig
D) nur 1, 2, 4 und 5 sind richtig
E) 1-5, alle sind richtig

Frage 1003
Welche der folgenden Aussagen zum Ganglion (Überbein) trifft (treffen) zu?

1) Ein Ganglion kommt praktisch nur bei Männern vor
2) Ein Ganglion ist ein gutartiger Tumor
3) Ein Ganglion ist eine Kapselgeschwulst, von Gelenken und Sehnen ausgehend
4) Ein Ganglion bildet sich bevorzugt an der Handinnenfläche
5) Ein Ganglion kann in der Regel operativ entfernt werden

A) nur 1 ist richtig
B) nur 2 und 3 sind richtig
C) nur 2, 3 und 5 sind richtig
D) nur 3, 4 und 5 sind richtig
E) 1-5, alle sind richtig

X 2

Frage 1004
Welche der folgenden Aussagen trifft (treffen) zu?
Glukokortikoide der Nebenniere

1) bewirken einen Anstieg des Blutzuckers
2) steigern die Magensäureproduktion
3) steigern den Blutdruck
4) erhöhen die Knochendichte

A) nur 1 ist richtig
B) nur 2 und 3 sind richtig
C) nur 1, 2 und 3 sind richtig
D) nur 2, 3 und 4 sind richtig
E) 1-4, alle sind richtig

Frage 1005
Welche Aussage zu Sterilisationsverfahren trifft zu?

A) Die Dampf-, Gammastrahlen- und Heißluftsterilisationsverfahren stellen physikalische Sterilisationsverfahren dar.
B) Die Ethylenoxidgas-Sterilisation arbeitet im Temperaturbereich von 100°C.
C) Das Ethylenoxidgas-Verfahren ist für die Sterilisation von Wäsche geeignet.
D) Die Heißluftsterilisation arbeitet bei 110°C.
E) Die Heißluftsterilisation ist für die Sterilisation von PE-Materialien (Polyethylen-Kunststoff) geeignet.

Frage 1006
Ein 78-jähriger Patient mit erheblichen Schluckstörungen wird Ihnen bei einem Heilpraktiker vorgestellt. Ursachen einer Schluckstörung beim älteren Patienten können sein:

1) Schilddrüsenvergrößerung (Struma)
2) Morbus Parkinson
3) Tumor der Speiseröhre
4) Schlaganfall

A) nur 1 und 4 sind richtig
B) nur 2 und 3 sind richtig
C) nur 1, 2 und 4 sind richtig
D) nur 1, 3 und 4 sind richtig
E) 1-4, sind richtig

Frage 1007
Welche der folgenden Aussagen zum körperlichen Untersuchungsbefund bei 2-jährigen gesunden Kindern treffen zu?

1) Es findet sich typischerweise das so genannte Nasenflügeln.
2) Der Reflexstatus unterscheidet sich nicht mehr vom Erwachsenen.
3) Die so genannte „abdominelle" Atmung hat für die Ventilation erhebliche Bedeutung.
4) Die Atemfrequenz in Ruhe ist durchschnittlich höher als die Atemfrequenz in Ruhe bei Erwachsenen.
5) Die Herzfrequenz in Ruhe ist durchschnittlich höher als die Herzfrequenz in Ruhe bei Erwachsenen.

A) nur 1 und 2 sind richtig
B) nur 3 und 4 sind richtig
C) nur 1, 2, 3 und 4 sind richtig
D) nur 2, 3, 4 und 5 sind richtig
E) 1-5, sind richtig

Frage 1008
Welche der folgenden Aussagen zur Aufmerksamkeitsdefizit- Hyperaktivitätsstörung (ADHS) des Kindesalters trifft (treffen) zu?

1) Häufig kommt es zu Lernstörungen.
2) Es liegen Hinweise vor auf ein Überwiegen des männlichen Geschlechts.
3) Es manifestiert sich im Regelfall erst in der Pubertät.
4) Es besteht ein erhöhtes Unfallrisiko.
5) Typische Symptome sind Unaufmerksamkeit und Überaktivität.

A) nur 1 ist richtig
B) nur 1 und 3 sind richtig
C) nur 3, 4 und 5 sind richtig
D) nur 1, 2, 4 und 5 sind richtig
E) 1-5, alle sind richtig

Frage 1009
Welche Aussage zum Erythrozyten trifft zu?

A) In der Regel wird er nach 70 Tagen abgebaut.
B) Der Normbereich des mittleren korpuskulären Volumens (MCV) beträgt um die 81–98 fl (= Femto-Liter = 10^{-15} Liter).
C) Er wird im Rückenmark gebildet.
D) In der Lunge nimmt er Kohlendioxid auf.
E) Sauerstoffmangel bremst die Bildung neuer Erythrozyten.

Frage 1010
Welche der folgenden Aussagen im Zusammenhang mit der klassischen Blutdruckmessung (mit Manschette und Stethoskop) treffen zu?

1) Für die Blutdruckmessung bei Kleinkindern sollte die gleiche Blutdruckmanschette wie für Erwachsene verwendet werden
2) In der Ellenbeuge wird mit dem Stethoskop ein Geräusch gehört
3) Das akustische Phänomen entsteht an den Herzklappen
4) Das akustische Phänomen entsteht im Aortenbogen
5) Das akustische Phänomen entsteht in der Ellenbogenarterie

A) nur 1 und 3 sind richtig
B) nur 1 und 5 sind richtig
C) nur 2 und 3 sind richtig
D) nur 2 und 4 sind richtig
E) nur 2 und 5 sind richtig

Frage 1011
Welche Gefahren bestehen bei bettlägerigen kranken Personen?

1) Dekubitus
2) Pneumonie
3) Thrombose
4) Osteoporose
5) Diarrhoe

A) nur 1, 2 und 4 sind richtig
B) nur 1, 3 und 4 sind richtig
C) nur 2, 3 und 5 sind richtig
D) nur 1, 2, 3 und 4 sind richtig
E) nur 2, 3, 4 und 5 sind richtig

Frage 1012
Welche der folgenden Aussagen zur Colitis ulcerosa treffen zu:

1) Sie ist bevorzugt im distalen Dickdarm lokalisiert
2) Sie kann auch den Magen befallen
3) In den meisten Fällen bilden sich Fisteln
4) Leitsymptom sind blutig-schleimige Durchfälle
5) Vorwiegend befällt sie die Schleimhaut

A) nur 2 und 3 sind richtig
B) nur 1, 3 und 4 sind richtig
C) nur 1, 4 und 5 sind richtig
D) nur 3, 4 und 5 sind richtig
E) nur 1, 2, 3 und 5 sind richtig

X 3

Frage 1013
Welche der folgenden Aussagen zu den Todeszeichen treffen zu?

1) Austrocknung und Trübung der Hornhaut ist ein sicheres Todeszeichen
2) Totenflecken bilden sich an tiefer gelegenen Körperregionen
3) Die Totenstarre beginnt nach 20 Stunden am Kopf
4) Die Totenstarre löst sich nach ca. 1–6 Tagen wieder
5) Bei der Leichenfäulnis entstehen übel riechende Gase

A) nur 1 und 5 sind richtig
B) nur 1, 2 und 4 sind richtig
C) nur 2, 4 und 5 sind richtig
D) nur 1, 2, 3 und 4 sind richtig
E) nur 2, 3, 4 und 5 sind richtig

Frage 1014
Zu den nötigen Erstmaßnahmen bei einem akuten Herzinfarkt zählen:

1) Sauerstoffgabe, falls vorhanden
2) Bei niedrigen Blutdruckwerten (systolisch unter 100 mmHg), Gabe von Nitrospray
3) Stabile Seitenlagerung bei voll ansprechbarem Patient mit bestehender Spontanatmung zur Vermeidung einer Aspiration
4) Schmerzmittelgabe mittels Injektion in den Glutealmuskel (Gesäßmuskel)
5) Patient von aufgeregten Angehörigen abschirmen

A) nur 1 und 5 sind richtig
B) nur 1, 2 und 5 sind richtig
C) nur 1, 3 und 4 sind richtig
D) nur 2, 3 und 4 sind richtig
E) 1-5, alle sind richtig

Frage 1015
Eine 40-jährige Patientin klagt über gesteigerte Nervosität, Schlaflosigkeit, Wärmeintoleranz, gesteigerte Stuhlfrequenz. Bei der körperlichen Untersuchung finden sich eine Sinustachykardie mit häufigen Extrasystolen sowie eine Struma.
Welche Störung (Störungen) kann (können) dabei ursächlich vorliegen?

1) Morbus Cushing
2) Vitamin-D-Mangel
3) Euthyreote Jodmangelstruma
4) Überproduktion von Parathormon
5) Morbus Basedow

A) nur 1 ist richtig
B) nur 5 ist richtig
C) nur 2 und 4 sind richtig
D) nur 3 und 5 sind richtig
E) 1-5, alle sind richtig

X 4

Frage 1016
Welche der folgenden Symptome deutet auf das Vorliegen einer schizophrenen Störung hin?

1) Denkstörungen
2) Ich-Störungen
3) Funktionelle Syndrome (z. B. Reizdarm)
4) Halluzinationen
5) Wahnvorstellungen

A) nur 1, 2 und 4 sind richtig
B) nur 2, 3 und 4 sind richtig
C) nur 1, 2, 4 und 5 sind richtig
D) nur 1, 3, 4 und 5 sind richtig
E) 1-5, alle sind richtig

Frage 1017
Legionelleninfektionen werden meist erworben durch:

A) Tröpfcheninfektion von Mensch zu Mensch
B) Tröpfcheninfektion von Tier zu Mensch
C) Kontaminierte tierische Lebensmittel
D) Inhalation kontaminierter Aerosole
E) Schmierinfektion von Mensch zu Mensch

Frage 1018
Welche der folgenden Aussagen zur manischen Episode treffen zu?

1) Die gehobene Stimmung ist u. a. durch Heiterkeit und Ausgelassenheit gekennzeichnet
2) Die Antriebssteigerung kann sich in starkem Bewegungsdrang und unermüdlicher Betriebsamkeit äußern
3) Während einer manischen Episode kann es auch zu Gereiztheit, Aggressivität und Streitsucht kommen
4) Während einer manischen Episode sind die Patienten meist klagsam und stark ermüdet
5) Ideenflucht ist typisch bei der Manie

A) nur 1 und 2 sind richtig
B) nur 3 und 4 sind richtig
C) nur 3, 4 und 5 sind richtig
D) nur 1, 2, 3 und 5 sind richtig
E) 1-5, alle sind richtig

Frage 1019
Typisch für eine Scharlacherkrankung ist:

A) Schnupfen
B) Konjunktivitis
C) Großfleckiges konfluierendes Exanthem am gesamten Körper
D) Hautschuppung an Händen und Füßen
E) Splenomegalie

Frage 1020
Für Patienten mit Herzneurose ist typisch:

A) Erhöhtes Herzinfarktrisiko
B) Ohnmacht durch Kreislaufkollaps
C) Stresstod im akuten Herzanfall
D) Zunahme hypochondrische Selbstbeobachtung und Aktivitätseinschränkung
E) Suchtartige Abhängigkeit von Beruhigungsmitteln

Frage 1021
Ordnen Sie der unten skizzierten Transportlagerung die zutreffende Indikation zu:

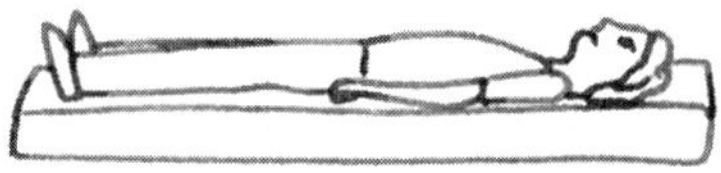

A) Patient im Volumenmangelschock
B) Bewusstloser, nicht intubierter Patient
C) Patient mit Verdacht auf Wirbelsäulenverletzung
D) Patient mit Atemnot
E) Wacher Patient mit starken Bauchschmerzen (z. B. akutes Abdomen)

Frage 1022
Welche der folgenden Aussagen zur Hypotonie trifft (treffen) zu?

1) Durch eine lang anhaltende Hypotonie werden die Gefäßwände geschädigt.
2) In der Regel muss eine medikamentöse Therapie erfolgen.
3) Kreislaufprobleme aufgrund von niedrigem Blutdruck sind unter anderem durch physikalische Maßnahmen behandelbar (z. B. Wechselduschen).
4) Ausdauersport bessert oft die hypotonen Beschwerden.
5) Eine Unterfunktion der Nebennierenrinde kann eine Hypotonie verursachen.

A) nur 3 ist richtig
B) nur 3 und 4 sind richtig
C) nur 1, 3 und 4 sind richtig
D) nur 3, 4 und 5 sind richtig
E) 1-5, alle sind richtig

Frage 1023
Bei alten Menschen (im 7. Lebensjahrzehnt) kommt es zu Veränderungen von Körperfunktionen.
Welche Aussagen treffen zu?

1) Im Vergleich zum 30. Lebensjahr beträgt die Vitalkapazität der Lunge nur noch 30 %.
2) Die Anzahl der Nierenglomeruli nimmt ab und somit die Leistungsfähigkeit der Niere.
3) Es kommt zur Höhenabnahme der Wirbelkörper und der Zwischenwirbelscheiben.
4) Die kognitive Leistungsfähigkeit ist immer deutlich vermindert.
5) Die Haut ist trockener, fettarmer und leichter verletzlich.

A) nur 1 und 2 sind richtig
B) nur 2 und 3 sind richtig
C) nur 2, 3 und 5 sind richtig
D) nur 1, 3, 4 und 5 sind richtig
E) 1-5, alle sind richtig

Frage 1024
Ein zuvor gesundes 10-jähriges Mädchen erkrankt an einem fieberhaften Harnwegsinfekt.
Welcher der im Folgenden genannten Erreger ist die wahrscheinlichste Ursache?

A) Shigellen (Shigella dysenteriae)
B) Escherichia coli
C) Amöben (Entamoeba histolytica)
D) Neisserien (Neisseria gonorrhoeae)
E) Plasmodien

Frage 1025
Zu den allgemein empfohlenen (von Sonderfällen sei hier abgesehen) aktiven Schutzimpfungen für die Gruppe der Säuglinge, Kinder und Jugendlichen zählen, entsprechend dem „Impfkalender für Säuglinge, Kinder, Jugendliche und Erwachsene“ der Ständigen Impfkommission (STIKO) am Robert-Koch-Institut Impfungen gegen

1) Diphtherie
2) Tetanus
3) Masern
4) Tuberkulose (BCG)
5) Mumps

A) nur 2 und 4 sind richtig
B) nur 1, 3 und 5 sind richtig
C) nur 1, 2, 3 und 5 sind richtig
D) nur 1, 3, 4 und 5 sind richtig
E) 1-5, alle sind richtig

Frage 1026
Welche der folgenden Aussagen trifft (treffen) auf das Dickdarmkarzinom zu?

1) Es befindet sich nahezu immer im Rektum.
2) Ballaststoffarme Ernährung kann seine Entstehung begünstigen.
3) Nachweis von hellrotem Blut im Stuhl spricht eindeutig für ein Dickdarmkarzinom.
4) Lebermetastasen sind sehr selten.
5) Es kommt überwiegend eine operative, chirurgische Behandlung in Betracht.

A) nur 2 ist richtig
B) nur 2 und 3 sind richtig
C) nur 2 und 5 sind richtig
D) nur 1, 3 und 4 sind richtig
E) 1-5, alle sind richtig

Frage 1027
Zu den neurotischen Störungen zählen:

1) Agoraphobie (Platzangst)
2) Hysterie
3) Manie
4) Klaustrophobie (Angst vor geschlossenen Räumen)
5) Demenz

A) nur 3 und 4 sind richtig
B) nur 3 und 5 sind richtig
C) nur 1, 2 und 4 sind richtig
D) nur 2, 4 und 5 sind richtig
E) 1-5, alle sind richtig

Frage 1028
Welche der folgenden Aussagen zur chronisch lymphatischen Leukämie treffen zu?
Wählen sie drei Antworten:

A) Häufigste Leukämieform bei über 70-Jährigen.
B) Lymphknotenschwellungen können, aber müssen nicht im Anfangsstadium zu fühlen sein
C) Ein Pruritus (starker Juckreiz) tritt immer auf.
D) Die Krebserkrankung führt rasch zum Tode.
E) Das Differentialblutbild ist auffällig.

Frage 1029
Welche der folgenden Aussagen treffen zu?
Ein akuter peripherer arterieller Gefäßverschluss kann sich klinisch wie folgt äußern:

1) Schmerz
2) Pulslosigkeit
3) Bläuliche Verfärbung
4) Bewegungseinschränkung oder -unfähigkeit
5) Parästhesie

A) nur 1 und 2 sind richtig
B) nur 2 und 4 sind richtig
C) nur 1, 2 und 3 sind richtig
D) nur 1, 2, 4 und 5 sind richtig
E) 1-5, alle sind richtig

Frage 1030
Risikofaktoren für eine Tuberkuloseerkrankung sind:

1) Hohes Lebensalter
2) Silikose
3) AIDS-Erkrankung
4) Alkoholismus
5) Diabetes mellitus

A) nur 2 und 3 sind richtig
B) nur 1, 2 und 4 sind richtig
C) nur 3, 4 und 5 sind richtig
D) nur 1, 2, 3 und 4 sind richtig
E) 1-5, alle sind richtig

Frage 1031
Ein Kind hat sich großflächig im Bereich des Oberkörpers verbrüht. Sinnvolle Maßnahmen sind:

1) Die verbrühte Körperregion mit einer Brandsalbe oder Öl bestreichen
2) Dickes Auftragen von Mehl auf die Wunde
3) Kühlen mit Eiswasser
4) Verständigen des Notarztes
5) Duschen mit kühlem Wasser

A) nur 4 und 5 sind richtig
B) nur 1, 2 und 3 sind richtig
C) nur 1, 2 und 5 sind richtig
D) nur 2, 3 und 4 sind richtig
E) 1-5, alle sind richtig

Frage 1032
Was stellt eine absolute Kontraindikation für die Durchführung einer manuellen Lymphdrainage an den unteren Extremitäten dar?

A) Gonarthrose
B) Arterieller Hypertonus
C) Akute tiefe Beinvenenthrombose
D) Medikamentös eingestellter Diabetes-mellitus-Typ 2
E) Chronisch-venöse Insuffizienz

Frage 1033
Zu den formalen Denkstörungen zählen:

1) Denkhemmung
2) Zerfahrenheit
3) Gedankensperre
4) Halluzinationen
5) Ideenflüchtigkeit

A) nur 1 und 4 sind richtig
B) nur 2 und 3 sind richtig
C) nur 2, 4 und 5 sind richtig
D) nur 1, 2, 3 und 5 sind richtig
E) 1-5, alle sind richtig

Frage 1034
Ein generalisierter Pruritus (Juckreiz) kann als Hautmanifestation bei folgenden Allgemeinerkrankungen auftreten:

1) Chronisches Nierenversagen
2) Hypothyreose
3) Akute Pankreatitis
4) Diabetes mellitus
5) Leukämie

A) nur 2 und 5 sind richtig
B) nur 1, 4 und 5 sind richtig
C) nur 1, 2, 3 und 4 sind richtig
D) nur 1, 2, 4 und 5 sind richtig
E) 1-5, alle sind richtig

Frage 1035
Welche der folgenden Aussagen zu Erektionsstörungen treffen zu?

1) Erektionsstörungen sind fast immer psychisch bedingt (> 90% der Fälle).
2) Ein Diabetes mellitus kann Ursache einer Erektionsstörung sein.
3) Die Einnahme von beta-Blockern hat keinen Einfluss auf die Erektionsfähigkeit.
4) Eine Multiple Sklerose kann mit einer Erektionsstörung einhergehen
5) Die medikamentöse Therapie einer Erektionsstörung kann mit erheblichen Nebenwirkungen einhergehen.

A) nur 1 und 4 sind richtig
B) nur 2, 3 und 5 sind richtig
C) nur 2, 4 und 5 sind richtig
D) nur 1, 2, 4 und 5 sind richtig
E) 1, 3, 4 und 5 sind richtig

Frage 1036
Durch welche Ursachen können Brustschmerzen bedingt sein?

1) Akute Pankreatitis
2) Herpes zoster (Gürtelrose)
3) Hypertone Krise
4) Lungenembolie
5) Überblähter Magen

A) nur 4 und 5 sind richtig
B) nur 1, 2 und 4 sind richtig
C) nur 2, 4 und 5 sind richtig
D) nur 1, 3, 4 und 5 sind richtig
E) 1-5, alle sind richtig

Frage 1037
Welche der folgenden Infektionskrankheiten bzw. Erreger werden im Regelfall durch Tröpfcheninfektion übertragen?

1) Influenza A
2) Toxoplasmose
3) Keuchhusten
4) Diphtherie
5) Meningokokken-Meningitis

A) nur 1 und 4 sind richtig
B) nur 1, 2 und 3 sind richtig
C) nur 1, 3 und 5 sind richtig
D) nur 2, 3 und 4 sind richtig
E) nur 1, 3, 4 und 5 sind richtig

Frage 1038
Hinweise auf eine Bluthochdruckerkrankung können sein:

1) Eltern oder andere nahe Verwandte leiden an einem Bluthochdruck oder einer Gefäßerkrankung.
2) Auftreten von Blutungen z. B. häufiges Nasenbluten.
3) Druckgefühl im Kopf, Ohrensausen
4) Schwindel, Herzklopfen, Sehstörungen.
5) In der Regel Schmerzen im Bereich der Schläfenarterie.

A) nur 3 ist richtig
B) nur 2 und 3 sind richtig
C) nur 1, 2 und 3 sind richtig
D) nur 1, 2, 3 und 4 sind richtig
E) 1-5, alle sind richtig

Frage 1039
Welcher der im Folgenden genannten Faktoren verstärkt die Symptomatik einer Refluxösophagitis?

A) Aufrechte Körperhaltung
B) Niedriger Fettgehalt der Nahrung
C) Alkoholische Getränke (z. B. Wein)
D) Eiweißreiche Mahlzeiten
E) Mehrere kleine Mahlzeiten über den Tag verteilt

Frage 1040
Einer Ihrer Patienten ist 59 Jahre alt, Raucher und leidet an Verengung der Herzkranzgefäße und an Bluthochdruck. Er wird vom Arzt therapiert mit einem Nitratpräparat (Glyzeroltrinitrat) und einem blutdrucksenkenden Medikament (Betarezeptorenblocker).
Nach der Injektion eines pflanzlichen Präparates kommt es zu generalisiertem Juckreiz, Nesselsucht (Urtikaria), Schüttelfrost, Übelkeit und Angstgefühlen. Sie bemerken ein blassgraues Gesicht, kalten Schweiß und eine zunehmende Atemnot. Welche der folgenden Maßnahmen ist (sind) gerechtfertigt, bis der von Ihnen gerufene Notarzt eintrifft?

1) Sie legen einen venösen Zugang und überwachen die Vitalfunktionen.
2) Sie fordern den Patienten auf, eine seiner Nitratkapseln zu zerbeißen, da es sich vermutlich um einen akuten Anfall von Angina pectoris handelt.
3) Sie fordern den Patienten auf, eine seiner Blutdrucktabletten zu schlucken, da es sich vermutlich um eine akute Hochdruckkrise handelt.
4) Sie machen einen Aderlass (250 ml).
5) Sie beginnen sofort mit Herzdruckmassage.

A) nur 1 ist richtig
B) nur 1 und 2 sind richtig
C) nur 1 und 3 sind richtig
D) nur 1 und 4 sind richtig
E) Nur 1 und 5 sind richtig

Frage 1041
Welche Aussage zum Karpaltunnel-Syndrom trifft am ehesten zu?
Das Karpaltunnel-Syndrom

A) kann zu einer Atrophie der Daumenballenmuskulatur führen
B) beruht auf einer Kompression des Nervus ulnaris
C) wird in der Regel mit Medikamenten behandelt
D) ist durch Krankengymnastik gut behandelbar
E) tritt vorwiegend bei jungen Männern (< 20 Jahre) auf

Frage 1042
Welche der folgenden Aussagen zur Endometriose treffen zu?
Wählen Sie drei Antworten!

A) Sterilität ist mitunter das einzige Symptom.
B) Es kommt häufig zu einer Senkung der Gebärmutter
C) Endometrioseherde finden sich in der Regel nicht in der Muskelschicht der Gebärmutter.
D) Blutungen aus dem Darm können auftreten.
E) Es kann zu zystischen Auftreibungen des Ovars kommen.

Frage 1043
Wenn Licht von außen durch die Pupille in das Auge einfällt, so durchdringt es dabei auf dem Weg bis zur Netzhaut in einer bestimmten Reihenfolge dazwischen liegende Gewebeschichten.
Welche der folgenden Aussagen gibt diese Reihenfolge richtig wieder?

A) Bindehaut, Hornhaut, Linse, vordere Augenkammer, Netzhaut
B) Bindehaut, Hornhaut, vordere Augenkammer, Linse, Netzhaut
C) Bindehaut, Hornhaut, Linse, Glaskörper, Netzhaut
D) Hornhaut, vordere Augenkammer, Linse, Glaskörper, Netzhaut
E) Hornhaut, Linse, vordere Augenkammer, Glaskörper, Netzhaut

Frage 1044

Ein 25-jähriger Mann wird durch Überaktivität, sorglose Heiterkeit, Distanzlosigkeit und Unkonzentriertheit auffällig. Krankheitsgefühl besteht nicht. Differentialdiagnostisch sind zu bedenken oder durch weiteren Befund auszuschließen:

1) Eine schizophrene Erkrankung
2) Frühstadium einer frontalen Hirntumorerkrankung
3) Neurologische Systemerkrankung
4) Stimulanzienmissbrauch

A) nur 1 und 3 sind richtig
B) nur 1 und 4 sind richtig
C) nur 2 und 4 sind richtig
D) nur 1, 3 und 4 sind richtig
E) 1-4, alle sind richtig

ANTWORTEN

ANTWORTEN MC 1

Antwort 1

Die Antwort C) ist richtig

Zu 1: Die Anzahl der Neutrophilen Granulozyten mit 70 % ist korrekt (bzw. 50-70 %), da man die Anzahl in das Verhältnis zu den Leukozyten (nicht zu den Granulozyten) setzt. Ein Anteil von 25-40 % Lymphozyten an den Leukozyten schließt somit die Prozentangabe der Neutrophilen Granulozyten nicht aus.

Zu 3: Antikörper werden von Plasmazellen gebildet. Diese stammen von den B-Lymphozyten ab.

Zu 4: Die neutrophilen Granulozyten dienen der unspezifischen Abwehr. Sie phagozytieren Bakterien und Fremdkörper. Sie befinden sich nur ca. für 6-15 h im Blut und gehen danach ins Gewebe über. Die mittlere Lebenszeit beträgt etwa 5 Tage. Ca. 50 % der intravasalen neutrophilen Granulozyten zirkulieren nicht, sondern haften an der Endothelwand. Diese 'ruhenden Zellen' können in Stresssituationen, durch Kortisol- und Adrenalinwirkung, schnell mobilisiert werden. Deshalb nimmt die Zahl der neutrophilen Granulozyten im Blut in der ersten Phase der Krankheit rasch zu.

Antwort 2

Die Antwort C) ist richtig.

Finden sich vermehrt stabkernige, jugendliche Formen oder Metamyelozyten, spricht man von reaktiver Linksverschiebung (z. B. bei bakteriellen Infektionen).

Finden sich unreife neutrophile Granulozyten (Myeloblast, Promyelozyt, Myelozyt) des Knochenmarks im Blut, spricht man von einer pathologischen Linksverschiebung des Differentialblutbildes.

Übersegmentierte Granulozyten sind 'überaltert' (z. B. bei Vitamin-B-12-Mangel). Finden sich diese Formen vermehrt im Differentialblutbild, wird von 'Rechtsverschiebung' gesprochen.

Antwort 3

Die Antwort C) ist richtig.

Die akute Leukämie kommt bei dem hier geschilderten Symptomenkomplex am ehesten in Betracht. Die Atemnot ist über die klinischen Auswirkungen der Anämie zu erklären.

Zu A: Für den M. Hodgkin wären Lymphknotenschwellungen meist im Hals- und Kopfgebiet (aber evtl. auch im Brust- und Bauchraum) charakteristisch, die zu Lymphknotenpaketen verbacken sind 'wie ein Kartoffelsack'.

Zu B: Bei einer Mononukleose würde sich eine fieberhafte Angina tonsillaris und die typischen aktivierten T-Lymphozyten im Differentialblutbild zeigen (evtl. noch Milzschwellung, Ikterus).

Zu D: Das Stadium II der Syphilis beginnt 2-3 Monate nach der Erstinfektion mit ganz unterschiedlicher Symptomatik, vor allem Hauterscheinungen und evtl. generalisierte Lymphknotenschwellung.

Zu E: Auch der Typhus zeigt anfangs eine grippeähnliche Symptomatik, äußert sich dann aber im typischen klinischen Bild: Typhuszunge, Roseolen der Bauchhaut, Obstipation, dann erbsbreiartiger Durchfall, Fieberkontinua (40° C), langsamer Puls (relative Bradykardie) usw.

Antwort 4

Die Antwort A) ist richtig.

Der Weg des Blutkreislaufs durch das Herz:

Kleiner Kreislauf = Lungenkreislauf

Das venöse Blut des Körpers, das sich zunächst im rechten Vorhof befindet, gelangt durch die Trikuspidalklappe in die rechte Kammer, von dort durch die Pulmonalklappe in die Pulmonalarterie (Lungenarterie) und in den Lungenkreislauf. Das sauerstoffarme venöse Blut aus dem rechten Herzen wird in den Lungenkapillaren mit Sauerstoff beladen ('arterialisiert') und fließt dann durch die vier Lungenvenen in den linken Vorhof.

Großer Kreislauf = Körperkreislauf

Das in der Lunge arterialisierte Blut, das sich zunächst im linken Vorhof befindet, gelangt durch die Mitralklappe in die linke Kammer, von dort durch die Aortenklappe in die Hauptschlagader (Aorta). Über die Gefäßäste der Hauptschlagader gelangt das sauerstoffreiche Blut zu Organen und Geweben, gibt dort Sauerstoff ab und nimmt Kohlendioxid auf. Das sauerstoffarme, venöse Blut der unteren Extremitäten gelangt über die untere Hohlvene (V. cava inferior), das der oberen Extremitäten über die obere Hohlvene (V. cava superior) zum rechten Vorhof zurück.

Antwort 5

Die Antwort A) ist richtig.

Zu 1: Körperliche Ruhe und seelische Entlastung sind Grundmaßnahmen zur Behandlung der Herzinsuffizienz.

Zu 2: Eine reichliche Flüssigkeitszufuhr würde dazu führen, dass das insuffiziente Herz noch mehr arbeiten müsste und dadurch noch weiter in die Herzinsuffizienz getrieben würde.

Zu 3: Jede Störung des Kalium- und Kalziumhaushalts kann Herzrhythmusstörungen verursachen bzw. verschlimmern. Bei herzinsuffizienten Patienten sollte der Elektrolythaushalt regelmäßig kontrolliert werden. Eine kaliumreiche Ernährung, mit evtl. daraus resultierender Hyperkaliämie, kann zu schweren Herzrhythmusstörungen (z. B. Kammerflimmern, Asystolie) führen.

Zu 4: Da sich eine Herzinsuffizienz u. a. durch die Ausbildung von Ödemen - und damit durch Gewichtszunahme - zeigt, sind Gewichtskontrollen zur Kontrolle des klinischen Verlaufes und des Therapieerfolges wichtig. Außerdem ist die Gewichtsnormalisierung ein unabdingbarer Bestandteil der Therapie bei Herzinsuffizienz.

Einer symptomatischen Therapie sollte die Suche nach der auslösenden Ursache (z. B. nach einer arteriellen oder pulmonalen Hypertonie, nach Herzfehlern, koronarer Herzkrankheit, Myokarditis, Herzrhythmusstörungen, Anämie, Hyperthyreose, usw.) vorangehen, und nach Möglichkeit eine kausale Therapie folgen.

Hier noch einige ergänzende Bestandteile einer symptomatischen Therapie: Thromboseprophylaxe, Stuhlregulierung, Weglassen herzbelastender Medikamente, Medikamente zur Steigerung der Kontraktionskraft des Herzens (z. B. Digitalis), zur Entlastung des Herzens (Entwässerungstabletten = Diuretika, Nitrate, ACE-Hemmer), zur Rhythmisierung (Digitalis, evtl. Schrittmacherimplantation).

Antwort 6

Die Antwort B) ist richtig.

Wir würden dieses Krankheitsbild als Pankarditis mit Pumpversagen des linken Ventrikels bei Rheumatischem Fieber werten.

Zu A: z. B. Pleuritis.

Zu C: z. B. Endokarditis lenta

Zu D: z. B. Bronchialkarzinom oder Tuberkulose

Zu E: z. B. Spontanpneumothorax

Antwort 7

Die Antwort E) ist richtig.

Zu 2: Als Pulsdefizit wird eine Differenz zwischen peripher palpabler Pulsfrequenz (Palpation an der A. radialis) und auskultatorisch über dem Herz zu hörender (oder im EKG abzuleitenden) Herzfrequenz bezeichnet. Zu einem Pulsdefizit kommt es durch hämodynamisch wirkungslose Kontraktionen des Herzmuskels. (Bei kurzer diastolischer Füllungszeit der Kammern erzeugt die nachfolgende Systole infolge des verminderten Auswurfvolumens keine in der Peripherie tastbare Pulswelle.) Ursachen für ein peripheres Pulsdefizit: z. B. Vorhofflimmern mit absoluter Arrhythmie, frühzeitig einfallende Extrasystolen.

Zu 3: zwischen 1. Herzton (Schluss der Mitral- und Trikuspidalklappe) und dem 2. Herzton (Schluss der Pulmonal- und Aortenklappe), also in der Systole, liegt die (Extra)Systole. Sie beginnt allerdings nach einem 2. Herzton in der Diastole der vorhergehenden Herzaktion. Die Formulierung dieser Aussage halten wir deshalb für unglücklich. Da es die Antwortmöglichkeit 'nur 1, 2 und 4 sind richtig' nicht gibt, haben wir uns für E) entschieden.

Antwort 8
Die Antwort D) ist richtig.
Klinik des akuten Arterienverschlusses (6 x p Regel):

- pain (blitzartiger, stärkster Schmerz),
- paleness (Blässe),
- paresthesia (Missempfindung),
- pulslessness (Pulslosigkeit),
- paralysis (Bewegungsunfähigkeit),
- prostration (Schock).

Zu 3: Bei akutem Verschluss zeigt sich eine Blässe des betroffenen Beines, keine Zyanose.

Antwort 9
Die Antwort E) ist richtig.
Zu A: z. B. Pleuritis sicca
Zu B: z. B. Pankarditis mit Herzinsuffizienz bei Rheumatischem Fieber
Zu C: z. B. Endocarditis lenta
Zu D: z. B. Lungenkarzinom oder Tuberkulose

Antwort 10
Die Antwort D) ist richtig.
Zu A: z. B. Pleuritis (atemabhängiger Schmerz)
Zu B: z. B. rheumatisches Fieber mit Pankarditis
Zu C: z. B. Endokarditis lenta
Zu E: z. B. Spontanpneumothorax

Antwort 11
Die Antwort A) ist richtig.
Zu B: Die Nieren liegen im Retroperitonealraum unterhalb des Zwerchfells, nicht im kleinen Becken.
Zu C: Der Kopf der Bauchspeicheldrüse liegt in der C-Schlinge des Zwölffingerdarms (Duodenums).
Zu D: Das Blut der Leber fließt über die Vv. hepaticae in die V. cava inferior.
Zu E: Die Gallensäuren werden im terminalen Ileum (im Endstück des Ileum) resorbiert.

Antwort 12
Die Antwort D) ist richtig.
Je nach Lehrbuch könnte auch die Lösung E) richtig sein (siehe Anmerkungen zu 3)
Zu 2: Die Milz bekommt ihr Blut aus der Arteria lienalis. Diese stammt aus dem Truncus coeliacus, der etwa in Höhe des 12. Brustwirbels aus der Aorta abzweigt.
Zu 3: Genau genommen liegt der Zwölffingerdarm sekundär retroperitoneal und nicht extraperitoneal. Diese Unterscheidung wird jedoch von einigen Autoren nicht gemacht, so dass diese Frage nicht eindeutig zu beantworten ist. Wir haben die Aussage 3) als falsch gewertet.

Antwort 13
Die Antwort D) ist richtig.
Zu 4: Unter Extrinsic factor wird das mit der Nahrung aufgenommene Vitamin B12 verstanden. Die Magenzellen bilden den Intrinsic factor, der zur Resorption des Vitamin B12 im terminalen Ileum notwendig ist.
In der Magenschleimhaut werden drei sezernierende Zellarten unterschieden:
Belegzellen: Produktion von Salzsäure und Intrinsic factor
Hauptzellen: Produktion von Pepsinogen (eiweißspaltendes Enzym)
Nebenzellen: Produktion des alkalischen Magenschleims (schützt den Magen vor Selbstandauung)

Antwort 14
Die Antwort C) ist richtig.
Zu 1: Der Magenausgang heißt Pylorus (nicht der Mageneingang).
Zu 3: Die Länge des Zwölffingerdarms oder Duodenums entspricht in etwa der Breite von 12 Fingern (25-30 cm).
Zu 4: Der Wurmfortsatz (Appendix) ist eine Ausstülpung aus dem Blinddarm (Zökum).

Antwort 15
Die Antwort B) ist richtig.
Je nach Lehrbuch könnte auch die Lösung C) richtig sein (siehe Anmerkungen zu 1) .

- Intraperitoneal: Leber, Magen, Jejunum, Ileum, Caecum, Appendix, Colon transversum, Milz, Gallenblase,
- retroperitoneal: Duodenum, Colon descendens und ascendens, Ductus thoracicus, Niere, Nebennieren, Pankreas, Ureter, Aorta abdominalis, Vena cava inferior,
- extraperitoneal: Harnblase, Uterus, Rektum.

Zu 1: Genau genommen liegt die Bauchspeicheldrüse (Pankreas) sekundär retroperitoneal und nicht extraperitoneal. Wir haben Aussage 1) falsch gewertet.

Sekundär retroperitoneale Organe (Duodenum, Pankreas, Colon ascendens, Colon descendens) entstehen während der Embryonalphase intraperitoneal, in der Fetalzeit verklebt jedoch ein Teil des viszeralen Bauchfells (Peritoneums) des Organs mit dem parietalen Bauchfell der hinteren Bauchwand, so dass das Organ bei der Geburt retroperitoneal erscheint.

Antwort 16

Die Antwort A) ist richtig.

Die Colitis ulcerosa beschränkt sich auf den Befall des Dickdarms, breitet sich dort kontinuierlich in Form von Ulzerationen der oberflächlichen Schleimhautschichten aus. Sie beginnt meist im Rektum und schreitet in Richtung Dünndarm im Kolon fort. Das Rektum ist nahezu immer befallen, das Kolon nur in 20-50 % d. F.

Leitsymptome der Colitis ulcerosa sind blutig-schleimige Durchfälle, Bauchschmerzen, Tenesmen (schmerzhafter Stuhlgang) und evtl. subfebrile Temperaturen.

Zu 3 und 4: Befall aller Darmwandschichten und Fistelbildungen wären typische Merkmale eines M. Crohn (Ileitis terminalis).

Antwort 17

Die Antwort C) ist richtig.

Zu A: Diese Symptome würden z. B. zu einer Colitis ulcerosa passen.

Zu B: Diese Symptome sprechen eher für eine Amöben- oder Shigellenruhr.

Zu D: Reiswasserähnliche Durchfälle sind typisch für Cholera.

Zu E: Erbsbreiartige Durchfälle, relative Bradykardie und Roseolen sind typische Symptome des Typhus abdominalis.

Antwort 18

Die Antwort E) ist richtig.

Diese Frage ist etwas lieblos gestellt und nicht eindeutig zu beantworten.

Zu 1: Anamnestisch fällt das Rektumkarzinom, zumindest anfangs, nicht durch Schmerzen und im Anfangsstadium auch nicht unbedingt durch Blutungen auf. Im fortgeschrittenen Stadium kann es dann aber zu Schmerzen kommen. Blut im Stuhl ist solange ein Karzinom, bis das Gegenteil bewiesen ist.

Zu 2: Geht das Rektumkarzinom aus einem Rektumpolypen hervor, kann diese Beschreibung stimmen. Man tastet dann aber den (entarteten) Polypen, nicht das Rektumkarzinom. Die Diagnose Karzinom stellt erst der Pathologe/Histologe unter dem Mikroskop. Ein Rektumkarzinom kann sich im Tastbefund auch ganz anders, z. B. in Form eines Geschwürs mit hartem Randwall zeigen (vgl. 3). Wir haben uns dennoch entschlossen, 2) als richtig anzukreuzen, da das Rektumkarzinom sehr häufig aus Polypen hervorgeht.

Antwort 19

Die Antwort E) ist richtig.

Die Bauchspeicheldrüse ist mit ihren Enzymen beteiligt am Abbau von Fetten, Eiweißen (Proteinen) und Kohlenhydraten.

Enzyme der Bauchspeicheldrüse:Trypsin, Chymotrypsin, Carboxypeptidase A und B, Elastase, Alpha-Amylase, Lipase, Esterase, Phospholipase.

Zu 4: Im menschlichen (und tierischen) Organismus kann Zellulose nicht direkt verwertet werden, da hier das Zellulose spaltende Enzym, die Zellulase, fehlt. Der Abbau erfolgt erst im Dickdarm unter Einwirkung von Dickdarmbakterien. (Eine nennenswerte Resorption von Zellulose findet nicht statt).

Antwort 20
Die Antwort E) ist richtig.
Funktionen der Leber:

- Aufnahme und Weitergabe von Kohlenhydraten, Eiweißen und Fetten:
  - Eiweißstoffwechsel: Aufbau der Bluteiweiße, Körpereiweiße und Gerinnungsfaktoren, Abbau von Eiweißen zu Stickstoff, woraus dann in der Leber Harnstoff gebildet wird,
  - Kohlenhydratstoffwechsel: Speicherorgan für Glykogen; Glukoneogenese (= Neubildung von Zucker aus Eiweiß),
  - Fettstoffwechsel: Bildungsort der Blutfette; bei gesteigerter Lipolyse werden Ketonkörper gebildet.
- Abbau von Toxinen,
- Abbau von Hormonen,
- Abbau und Konjugation von Bilirubin,
- Produktion von Galle für den Fettstoffwechsel,
- Blutspeicher für Eisen, Vitamin B12, Vitamine A, D, K,
- Wärmespeicher,
- Abwehrfunktion (Kupfer´sche Sternzellen).

Zu 2: Lipase zur Fettverdauung wird in der Bauchspeicheldrüse gebildet.

Antwort 21
Die Antwort D) ist richtig.
Das Pankreaskopfkarzinom zeigt in 50 % d. F. zunächst einen schmerzlosen Ikterus ('Courvoisier-Zeichen' = prallelastisch tastbare, schmerzlose Gallenblase mit Ikterus), Gewichtsverlust, Appetitlosigkeit, Oberbauchschmerzen, Verdauungsstörungen und rezidivierende Thrombophlebitiden sind weitere typische Symptome.
Zu A: z. B. chronische Pankreatitis mit pankreoprivem Diabetes mellitus
Zu B: z. B. Ulcus duodeni (Nüchternschmerz mit Besserung bei Nahrungsaufnahme)
Zu C: z. B. Reizdarm
Zu E: z. B. Gallensteinleiden (Cholezystolithiasis).

Antwort 22
Die Antwort B) ist richtig.
Bei der Scheuermann-Erkrankung führen aseptische Knochennekrosen zu Wachstumsstörungen der Deck- und Grundplatten der Brustwirbelkörper. Es kommt zu einem ventralen Höhenverlust der Wirbelkörper (Keilwirbel), der zum charakteristischen Bild des Rundrückens (Hyperkyphose) führt. Die ersten Veränderungen beginnen im Alter von 10-13 Jahren, Jungen sind häufiger betroffen als Mädchen. Der M. Scheuermann gilt als die häufigste Wirbelsäulenaffektion.
Zu 4: zum typischen Bild des M. Scheuermann gehört die Kyphose, nicht die Skoliose.

Antwort 23
Die Antwort C) ist richtig.
Zu 1: Der Spreizfuß ist zwar die häufigste Belastungsdeformität des Fußes. Jedoch ist die Querwölbung (nicht die Längswölbung) abgeflacht, der Fußballen ist verbreitert und es kommt zu einer Überlastung der Mittelfußköpfchen II-IV (plantare Schwielenbildung).
Zu 3: Sekundäre Zehendeformitäten, wie Hallux valgus, Krallen- und Hammerzehen sind häufig.
Zu 4: Es gibt zwar operative Verfahren, eine dauerhafte Aufrichtung des Quergewölbes wird damit jedoch nicht erreicht.

Antwort 24
Die Antwort E) ist richtig.
Bei der Dupuytren' schen Kontraktur handelt es sich um eine Beugekontraktur der Finger (bevorzugt des 4. und 5. Fingers) aufgrund einer bindegewebigen Verhärtung und Schrumpfung der Palmaraponeurose (fächerförmige Sehnenplatte in der Hohlhand, Fortsetzung der Sehne des M. palmaris longus). Es kommt zur Ausbildung von derben Strängen und Knoten in der Hohlhand. In 70-80 % sind beide Hände beteiligt. Männer sind 5x häufiger betroffen als Frauen, der Erkrankungsgipfel liegt jenseits des 5. Lebensjahrzehntes.

Dupuytren´sche Kontrakturen zeigen sich auch bei Diabetes mellitus und bei chronischen Lebererkrankungen.

Antwort 25
Die Antwort C) ist richtig.
Zu 1: Die Arthrose ist ein degeneratives Krankheitsbild. Ein akuter Beginn mit Fieber, Schüttelfrost ist nicht typisch für diese chronische Erkrankung.
Zu 2: Die anfallsartige Symptomatik wäre typisch für einen Gichtanfall.
Zu 3: Der M. Bechterew beginnt häufig mit Morgensteifigkeit und (meist nächtlichen) Rückenschmerzen in der Iliosakralregion (Sakroiliitis).
Zu 4: Als Spätsymptom der Lyme-Borreliose kann es zu einer Mono- oder Oligoarthritis kommen.

Antwort 26
Die Antwort D) ist richtig.
Zu 1: Die Klinik des Bandscheibenvorfalls wird vor allem durch Kompression von Wurzeln der Rückenmarksnerven ('Wurzelkompressionssyndrom') verursacht.
zu 2-4: Allgemeine Symptome des Bandscheibenvorfalls sind Parästhesien, Schmerzen und Sensibilitätsstörungen in den betroffenen Hautgebieten (Dermatomen), Abschwächung der Kennmuskeln, evtl. Lähmungen und Muskelatrophie, sowie schmerzbedingte Schonhaltung der Wirbelsäule und Bewegungseinschränkungen.
Je nach Lokalisation können auch andere typische Erscheinungen auftreten, z. B:

- Ischiassyndrom (Kompressionssyndrom L4/L5/S1): Schmerzen in der Lendengegend ('Hexenschuss', Lumbago), die in das betroffene Bein bis zum Fußaußenrand ausstrahlen, evtl. mit Verstärkung beim Niesen, Husten und Pressen.
- Konussyndrom: nach Läsion des Conus medullaris (unteres Ende des Rückenmarks in Höhe des 1. oder 2. Lendenwirbels) auftretend: Blasenlähmung, Lähmung des äußeren Analschließmuskels, Impotenz, Lähmung der Glutealmuskeln, evtl. Sensibilitätsstörung an den Innenseiten der Oberschenkel (S1-S5), sog. 'Reithosenanästhesie'.
- Kaudasyndrom: schlaffe Lähmung nach Läsion der Cauda equina (Nervenfaserbündel welches vom Ende des Rückenmarks nach distal zieht) mit Schmerzen und Sensibilitätsstörungen an den unteren Extremitäten, oft Blasen- und Mastdarmstörungen. Das klinische Bild ist von der Höhe der Schädigung abhängig.

Antwort 27
Die Antwort B) ist richtig.
Zu 1: Neuritis nervi optici: 'Patient und Arzt sehen nichts'. Der Patient kommt mit Sehverlust, der Arzt kann bei der klinischen Untersuchung des Auges keinen pathologischen Befund feststellen.
Zu 2: typischerweise verläuft die MS in Schüben: Es werden vorwiegend schubförmig remittierende Verläufe (ca. 30 %) von zunächst remittierenden, dann chronisch progredienten Krankheitsbildern (ca. 50 %) unterschieden. Prognostisch am ungünstigsten sind primär chronisch progrediente Verläufe bei Patienten mit höherem Erkrankungsalter (ca. 20 %).
Zu 3: durch Schädigung der Pyramidenbahn kommt es zu spastischen Lähmungen.
Zu 4: zwar kommt es bei der Multiplen Sklerose zu psychischen Störungen: häufiger als die Depression sind jedoch Euphorie oder Dysphorie. Wir haben 4) als falsch gewertet.

Antwort 28
Die Antwort C) ist richtig.
Der M. Alzheimer ist eine präsenile Demenz mit fortschreitender Hirnatrophie. Richtungsweisende Symptome sind Gedächtnis- und Wortfindungsstörungen sowie zeitliche und örtliche Desorientierung. Die Persönlichkeit ('Fassade', Umgangsformen) bleibt oft lange erhalten.
Zu 5: Perseveration gilt nicht als typisches Symptom des M. Alzheimer, die

extreme Vergesslichkeit der Patienten ('Vergessen des Vergessens') verhindert ein Haftenbleiben an Vorstellungen.

Antwort 29

Die Antwort D) ist richtig.

Während der Dämmerzustände führen die Patienten, scheinbar geordnet und bei klarem Bewusstsein, komplexe Handlungen aus. Der Zustand kann relativ kurz sein (Sekunden bis Minuten) oder aber auch während Stunden oder gar Tagen andauern, wobei die Patienten komplexe Handlungen, wie z. B. eine Reise, unternehmen können. Für die Zeit der Dämmerzustände besteht eine Amnesie.

Dämmerzustände finden sich bei psychomotorischen epileptischen Anfällen, im Alkohol- oder Drogenrausch, sowie nach Schädel-Hirn-Traumen.

Für das Krankheitsbild der Hysterie sind Dämmerzustände nicht typisch.

Antwort 30

Die Antwort D) ist richtig.

Zeitlich begrenzte Erinnerungslücken finden sich nach Bewusstseinsstörungen und symptomatischen Psychosen, auch nach Hirntraumen (Commotio cerebri, Schädel-Hirn-Trauma), nach epileptischen Anfällen und bei Intoxikationen - z. B. durch Alkohol.

Antwort 31

Die Antwort E) ist richtig.

Zu 1: Die Sprache des Parkinsonkranken ist leise, monoton und wenig artikuliert, bei bestimmten Parkinsonformen auch sakkadiert (ruckartig).

Zu 2 und 3: Die typische Haltung des Parkinsonkranken beim Stehen und Gehen ist vornübergebeugt, mit leicht gebeugten Knien und Ellenbogen. Die Aufhebung der Mitbewegungen zeigt sich besonders im fehlenden Schwingen der Arme beim Gehen.

Zu 4: Der Ruhetremor, ein unwillkürliches Zittern des Parkinson-Patienten, wird durch emotionale Spannung verstärkt.

Klassisches Parkinson-Trias:

- Rigor, sog. 'Zahnradphänomen',
- Akinese oder Hypokinesie: Bewegungsarmut (betrifft Willkürmotorik, Mimik und die Mitbewegungen),
- Ruhetremor: rhythmische Bewegung von Fingern, Händen, Füßen oder Kopf.

Antwort 32

Die Antwort D) ist richtig.

Als Intervallbehandlung zur Migräne eignen sich Akupunktur, Verzicht auf bestimmte Nahrungsmittel und die Reduzierung von Stress.

Zu 2: Kürbissamen (Semen cucurbitae) finden als Mittel gegen Bandwürmer und gegen benigne Prostatahyperplasie Verwendung (zweifelhaftes Therapieprinzip). Als hilfreiches Mittel gegen Migräne sind sie uns nicht geläufig.

Zu 3: In Einzelfällen wirkt das z. B. in Käsesorten enthaltene Tyramin auslösend für Migräneanfälle ('diätetische Migräne'). Diese Patienten sollten Tyraminhaltige Produkte meiden.

Antwort 33

Die Antwort C) ist richtig.

Polyneuropathien sind Erkrankungen der peripheren Nerven mit meist distal symmetrisch betonten sensiblen, motorischen und vegetativen Störungen. In Europa sind der Diabetes mellitus und die Alkoholkrankheit die häufigsten Ursachen für die Entstehung von Polyneuropathien.

Klinik:

- Schmerzen und symmetrische Missempfindungen der Füße und Hände,
- Gefühlsstörungen (Parästhesien) distal, symmetrisch als strumpf- und handschuhförmige Sensibilitätsstörungen (meist der unteren Extremität): unangenehme Temperaturempfindungen, 'Ameisenlaufen', quälendes Kribbeln, Brennen der Füße ('Burning feet'),
- vegetativ-trophische Störungen (z. B. auch Blasenfunktionsstörungen),

- evtl. Lähmungen (distal betonte Lähmungen aller Extremitäten: 'Tetraparese'),
- Eigenreflexe an der unteren Extremität meist herabgesetzt oder erloschen. (Der Achillessehnenreflex fehlt oft schon bevor sensible oder motorische Schäden nachweisbar sind.)
- evtl. Hirnnervenbefall
- evtl. Schwankschwindel und nächtliche Muskelkrämpfe

Antwort 34
Die Antwort E) ist richtig.
Typische Symptome für ein Alkoholentzugsdelir:
- Magen-Darm-Symptome: Durchfälle, Brechreiz,
- Kreislaufsymptome: Tachykardie,
- vegetative Symptome: Fieber, Schwitzen, Schlafstörungen,
- neurologische Symptome: epileptische Anfälle, feinschlägiger Tremor, Artikulationsstörungen,
- psychische Symptome: Innere (psychomotorische) Unruhe ('Nesteln'), Angst, Depressionen, Halluzinationen ('weiße Mäuse', krabbelnde Tiere), Angst, Desorientiertheit, Bewusstseinsstörungen (Desorientiertheit, Amnesie).

Antwort 35
Die Antwort C) ist richtig.
Eine Phobie ist eine an bestimmte Situationen, Räume, Gegenstände, Tiere oder Menschen geknüpfte, lokalisierte Angst.
Zur Behandlung von Phobien wird von den meisten Therapeuten die Verhaltenstherapie favorisiert.
Auch psychoanalytisch orientierte Verfahren und Entspannungsverfahren sowie Medikamente (trizyklische Antidepressiva, Benzodiazepine in der akuten Krise) kommen zum Einsatz.

Antwort 36
Die Antwort D) ist richtig.
Die Anorexia nervosa heißt auch auch Magersucht bzw. Pubertätsmagersucht. Sie ist nicht genau identisch mit der Bulimie. Bulimie ist durch das häufige Auftreten zeitlich begrenzter 'Fressanfälle' und aktive Gewichtskontrolle durch selbst provoziertes Erbrechen und/oder die Verwendung von Abführmitteln (auch Diuretika und Appetitzüglern) definiert.
Allgemein:
Durch die Nahrungsverweigerung und durch die ihr folgende Amenorrhoe (Ausbleiben der Menstruation) wird im übertragenen Sinne eine Verweigerung der Übernahme der weiblichen Rolle erzielt. Hass, Wut und letztlich Trauer sind die verdrängten Gefühle. Anerkennung wird durch ein hohes Leistungs- und Aktivitätsniveau gesucht. Sowohl bei der Anorexie als auch bei der Bulimie (siehe unten) scheinen genetische Faktoren von Bedeutung zu sein. Beginn ist meist zwischen dem 12. und 23. Lebensjahr. Mädchen sind 8-10x so häufig betroffen wie Jungen.
Klinik der Anorexie:
- Ablehnung der Nahrungsaufnahme,
- deutliche bis extreme Abmagerung (bis zu 30 kg, mind. 20 % unterhalb der Norm),
- Amenorrhoe,
- Hypotonie, Bradykardie und niedriger Grundumsatz,
- Obstipation,
- heimliche Provokation von Erbrechen,
- Phasen von Heißhunger,
- übertriebener Ehrgeiz, der - wie die ganze Krankheit - etwas selbstzerstörerisches hat,
- übertriebene körperliche Aktivität.

Antwort 37
Die Antwort D) ist richtig.
zu 1, 2 und 4: 50 % aller Suizide werden von Menschen mit psychischen Störungen und Leidenszuständen durchgeführt (Depression, Alkoholismus, Schizophrenie).
Zu 4: Herzneurotiker haben keine erhöhte Suizidrate.

Antwort 38

Die Antwort C) ist richtig.

Typisch für akut-allergische Kontaktekzeme sind Erythem, exsudative Effloreszenzen (Bläschen, Nässen) und Krustenbildung.

Zu A: Bei Masern würde das Exanthem hinter den Ohren beginnen, sich dann über den ganzen Körper ausbreiten. Es erscheint makulopapulös-konfluierend (großfleckig-zusammenfließend) und endet später mit einer feinen Schuppung. Der Allgemeinzustand der Kinder ist stark beeinträchtigt: 'verheult, verrotzt, verschwollen'.

Zu B: Röteln gehören ebenso wie Masern zu den typischen Kinderkrankheiten: subfebrile Temperaturen, stecknadelkopfgroßes (mittelfleckiges), blass-rotes Exanthem (beginnt im Gesicht), nuchale Lymphknoten schmerzlos geschwollen.

Zu D: Die Neurodermitis ist eine Erkrankung mit erblicher Disposition, die genaue Ätiologie wird noch kontrovers diskutiert. Klinik: Symmetrisches Erythem an den Streckseiten der Gliedmaßen, matte Hautoberfläche, Bläschen und nässenden Läsionen, später Krusten- und Schuppenbildung.

Zu E: Impetigo contagiosa ist eine hochinfektiöse bakterielle Epidermisinfektion mit Blasen- und Krustenbildung, die vor allem bei Kindern, überwiegend im Sommer und unter unhygienischen Verhältnissen vorkommt (fällt unter Behandlungseinschränkungen für Heilpraktiker nach § 34 des Infektionsschutzgesetzes).

Klinik:

- Entzündungsherde überwiegend im Gesicht und an Extremitäten,
- anfängliche Blasenbildung mit dünner, brüchiger Blasendecke,
- anschließend honiggelbe Krustenbildung auf geröteter Haut,
- runde Herde, peripher fortschreitend, zentral abheilend,
- Komplikationen: regionäre Lymphadenitis, postinfektiöse Nephritis.

Antwort 39

Die Antwort C) ist richtig.

Klinik der Neurodermitis:

- Beginn bereits im Alter von 3-4 Monaten mit Milchschorf (= Gneis) an Kopfhaut und Wangen,
- symmetrische Erytheme mit matter Hautoberfläche,
- in der akuten Phase mit Bläschen und nässenden Läsionen,
- papulöse und erosive Läsionen,
- Abtrocknung unter Krusten- und Schuppenbildung,
- bevorzugt Befall der Streckseiten der Extremitäten, kraniokaudale Ausbreitung,
- nach 1-2 Jahren oft Spontanheilung,
- später überwiegen die Zeichen der chronischen Entzündung mit Knötchenbildung und Lichenifikation (= verstärktes Hervortreten des Hautreliefs) durch Infiltration und Hautverdickung.

Bei späterem Auftreten Wechsel der Lokalisation:

- Bevorzugter Befall der Beugeseiten der Extremitäten (Ellenbeuge, Kniekehle),
- periorbital (Dennie-Morgansches Zeichen, typische Unterlidfalte), Hals, perioral,
- Blässe zentraler Gesichtsbereiche,
- Reduktion der lateralen Augenbrauen (Hertoghe-Zeichen),
- typische Haaransatzzone: fehlender Schläfenwinkel,
- Glanznägel, durch Reiben und Kratzen glattpolierte Fingernägel,
- unerträglicher Juckreiz, entsprechend oft Schlaflosigkeit,
- Neigung zu Sekundärinfekten mit Bakterien (Staphylokokken), Pilzen, Viren (Herpes-Viren, Ekzema herpeticatum).

Provokationsfaktoren sind u. a:

- Jahreszeit: Herbst und Winter verstärken die Neurodermitis,
- Infekte,
- Stress.

Antwort 40

Die Antwort A) ist richtig.

Die Psoriasis vulgaris (auch: Schuppenflechte), ist eine der häufigsten Hautkrankheiten (1-2 % der Bevölkerung). Sie verläuft chronisch und ist durch wechselnde Remissionen und unvorhersehbare Krankheitsschübe gekennzeichnet, die sich in vermehrter Hautschuppung und Erythembildung zeigen.

Klinik der Psoriasis:

- Prädilektionsstellen: Streckseiten der Extremitäten (v.a. Ellbogen und Knie), Kopfhaut,
- Besserungen im Sommer, Rückfälle im Herbst und Winter,
- meist ohne Juckreiz (bisweilen auch juckend),
- vaskulär: dermales Erythem,
- epidermal: vermehrte Schuppung,
- rundlich-gerötete Herde mit silberweiß-glänzenden Schuppen,
- Kerzen-Phänomen: beim Kratzen an der Schuppenoberfläche fallen kleine Plättchen ab, wie das Geschabsel an einer Kerze.
- Phänomen des 'letzten Häutchens': nach Abkratzen glänzt eine letzte dünne Hautschicht.
- Auspitz-Phänomen (auch 'Phänomen des blutigen Taus'): kratzt man sämtliche Schuppen ab, so werden kleinste punktförmige Hautblutungen aus dem Papillargebiet sichtbar.
- Koebner-Phänomen: durch äußere Reize (z. B. Kratzen) kann ein neuer Krankheitsherd provoziert werden.

Bei Mitbefall der Nägel:

- Psoriatische Tüpfelnägel,
- fokale parakeratotische Herde auf dem Nagelrücken hinterlassen grübchenförmige Vertiefungen und/oder weißlich-gefleckte Verhornungsherde, Verdünnung der Nagelplatte mit Längsrillenbildung,
- psoriatische Ölflecke: rötlich-braune Verfärbungen unter dem Nagel, führen evtl. zur Ablösung des Nagels vom Nagelbett. Die Psoriasis kann zur Zerstörung der Nagelplatte führen.

Sonderformen der Psoriasis:

Psoriasis arthropathica geht mit polyarthritischen Gelenkbeschwerden (schmerzhafte Gelenkschwellungen, oft an Interphalangealgelenken, Sakroiliakalgelenk und Wirbelsäule) einher. Die Rheumaserologie ist negativ, HLA-B27 ist gehäuft positiv.

Antwort 41

Die Antwort D) ist richtig.

Die Lyme-Borreliose ist in Europa die am meisten durch Zecken übertragene Erkrankung. Sie wird durch das Bakterium Borrelia burgdorferi verursacht und hat eine Inkubationszeit von ca. 3-30 Tagen. Die Erkrankung tritt gehäuft nach saisonaler Aktivität der Zecken im Sommer und im Herbst auf.

Klinik: allgemeine grippale Symptome, Erythema migrans von der Zeckenbissstelle ausgehend, Lymphadenosis cutis benigna (gutartige Infiltrate der Haut) u. a.

Nicht selten kommt es dann zu Spontanremissionen. Schreitet die Erkrankung weiter fort, zeigen sich u. a. Mono- oder Oligoarthritiden (z. B. Knie- und Sprunggelenk), eine Myokarditis mit Reizleitungsstörungen, neurologische Symptomatik (Hirnnervenausfälle, z. B. Fazialisparese) und die Akrodermatitis chronica atrophicans ('Zigarettenpapierhaut').

Die Lyme-Borreliose wird u. a. über einen (noch recht unzuverlässigen) serologischen Antikörpernachweis diagnostiziert und muss so früh wie möglich mit Antibiotika behandelt werden!

Zu 2: Ein Katarrh der oberen Luftwege gehört nicht zur Symptomatik der Lyme-Borreliose.

Antwort 42

Die Antwort D) ist richtig.

Die Beläge werden in den meisten Lehrbüchern nicht als gelblich sondern als weißlich-grau beschrieben. Sie haften fest und bluten beim Abwischen. Die 'gelblichen' Beläge verwirren etwas. Wir haben

uns dennoch entschlossen, die Aussage 1) als richtig anzukreuzen
Zu 2: Möglichst früh sollte neben Penizillin humanes Diphtherie-Antitoxin verabreicht werden. Man kann eine Diphtherie natürlich auch ohne jede medizinische Therapie überleben.
Zu 3: Der wichtigste Übertragungsweg der Diphtherie ist die Tröpfcheninfektion.
Zu 4: Die seltenen Diphtherie-Fälle in den letzten Jahrzehnten hatten eine Letalität von ca. 20 %. Durch eine generalisierte Intoxikation mit Diphtherie-Toxin kommt es u. a. zu einer toxische Myokarditis mit Myokardnekrose. ('Häufig' ist relativ. Wir haben eine tödliche Komplikationsrate von ca. 20 % als häufig gewertet.)

Antwort 43
Die Antwort E) ist richtig
In der Regel sind Komplikationen bei der subkutanen Injektion relativ selten. Am naheliegensten sind lokale Infektionen und allergische Reaktionen auf injizierte Medikamente. Natürlich ist eine versehentliche intramuskuläre Injektion nicht auszuschließen, und somit sind auch sämtliche Gefahren dieser Injektionsmethode zu beachten (Nervenläsionen, Infektionen, Fettgewebsnekrosen, Knochenhautverletzung).
Bei Patienten, die über lange Zeit gehäuft subkutane Injektionen bekommen, sollte darauf geachtet werden, dass die Lokalisationspunkte täglich gewechselt werden (z. B. bei insulinpflichtigen Diabetikern), um im Laufe der Zeit subkutane bindegewebige Narben auszuschließen, da hier das Injektionsdepot wesentlich langsamer resorbiert werden kann.

Antwort 44
Die Antwort A) ist richtig.
Verschiedene Methoden zur besseren Darstellung schlecht sichtbarer Venen:

- Reiben und Beklopfen der betroffenen Einstichstelle (können aber Laborwerte verändern!),
- Auftragen einer gefäßerweiternden Salbe (z. B. Nitrosalben; kostspieliges Verfahren),
- beim Anlegen des Stauschlauchs den Patienten zusätzlich bitten, die Faust schnell kräftig zu öffnen und zu schließen,
- vor dem Anlegen des Stauschlauchs den Arm in ein warmes Armbad legen,
- Auflegen eines mit heißem Wasser getränkten Waschlappens auf die Einstichstelle.

Es sollte immer daran gedacht werden, dass es wichtiger ist, eine Vene zu tasten, als sie zu sehen; oft sind gerade die gut sichtbaren Rollvenen am schwierigsten zu punktieren.

Antwort 45
Die Antwort E) ist richtig.
Intrakutane Injektionen können an allen aufgeführten Stellen durchgeführt werden.

Antwort 46
Die Antwort D) ist richtig.
Zu 1: Als Beispiel kann hier Vitamin B12 genannt werden. Es kann bei einer Erkrankung im terminalen Ileum (z. B. Ileitis terminalis = M. Crohn), oder aufgrund eines Mangels an Intrinsic factor (z. B. bei einer chronischen Gastritis Typ A) im Dünndarm nicht resorbiert werden.
Zu 2: Bestimmte Medikamente dürfen, aufgrund darin enthaltener venenreizender Bestandteile, nicht i.v. gespritzt werden.
Zu 3: Bei injizierten Medikamenten kann die Freisetzung des Wirkstoffes u. U. bis zu mehreren Monaten verzögert werden. Auf diese Weise wird ein bestimmtes Depot des Medikaments im Körper angelegt (z. B. Depot-Insulin, Dreimonatsspritze zu Empfängnisverhütung, Benzathin-Penicillin).
Zu 4: Wenn Medikamente schnell wirken sollen, wählt man die i.v.-Injektion, nicht die intramuskuläre. Dadurch gelangt das Medikament direkt in den Blutkreislauf und somit schnell an seinen Wirkort. Allerdings ist der Wirkungseintritt einer in-

tramuskulären Injektion meist schneller als der Wirkungseintritt bei oraler Anwendung eines Medikamentes. 'Schnell' in Aussage 4) ist also relativ. Wir haben uns dafür entschieden 4) als falsch anzukreuzen.

Antwort 47
Die Antwort C) ist richtig.
Zucker im Urin findet sich bei:
- Diabetes mellitus,
- Glukosurie bei Nierenschäden,
- signifikant erniedrigte Nierenschwelle für Glukose (renale Glukosurie),
- alimentäre Glukosurie (auch beim Nierengesunden nach kohlenhydratreichen Mahlzeiten oder Glukosebelastung).

Antwort 48
Die Antwort C) ist richtig.
Beim spezifischen Gewicht wird das Gewichtsverhältnis von 1 l Urin zu 1 l Wasser bestimmt. Die Höhe des spezifischen Gewichts ist abhängig von der Anzahl und der Masse der Teilchen im Urin. Man bedient sich bei dieser Untersuchung eines geeichten Urometers bzw. neuerdings des Urinstix. Normalwert: 1001-1040.
Bei normaler Nierenfunktion ist das spezifische Gewicht weitgehend von der Flüssigkeitsbilanz abhängig.
Bei reichlichem Wasserlassen (z. B. nach Biergenuss) ist das Harnvolumen groß, die Harnfarbe fast wasserhell und das spezifische Gewicht sehr niedrig (um 1001).
Im Durstzustand oder nach starkem Schwitzen wird der spärlich fließende Urin dunkel-bernsteinfarben sein, und das spezifische Gewicht ist hoch (maximal 1040).
Die klassische Ausnahme von dieser Regel ist der Diabetes mellitus: Trotz großer (osmotischer) Diurese und heller Harnfarbe ist das spezifische Gewicht hier hoch (z. B. 1028), da durch den erhöhten Glukosegehalt des Urins das Wasser vermehrt gebunden wird.
Das spezifische Gewicht kann ebenfalls aufgrund von fortgeschrittenen chronischen Nephropathien verändert sein:
- Pyelonephritis,
- interstitielle Nephritis,
- renaler Diabetes insipidus,
- polyurische Phase des akuten Nierenversagens.

Antwort 49
Die Antwort C) ist richtig.
Bilirubin (= Gallenfarbstoff) ist das Abbauprodukt des Hämoglobins aus dem Erythrozytenabbau. Hämoglobin wird in 'Häm' und 'Globin' gespalten. 'Häm' wird zunächst in Biliverdin (grünlich) umgewandelt. Dieses wird in das wasserunlösliche, indirekte, unkonjugierte Bilirubin (gelblich-bräunlich) umgebaut. Das Bilirubin wird – an Albumin gebunden – zur Leber transportiert.. Bei der Aufnahme des Bilirubins in die Leberzelle wird das Albumin wieder abgespalten. Bilirubin wird mit Glukuronsäure konjugiert, und es entsteht das wasserlösliche, direkte, konjugierte Bilirubin. Dieses wird über die Galle in dem Darm abgegeben. Es bildet sich Urobilinogen, dieses wird zu ca. 20-90 % im sog. enterohepatischen Kreislauf in den Körper rückresorbiert, gelangt zum überwiegenden Anteil über das Blut zur Pfortader und wird über die Leber wieder der Galle zugeführt. Der andere Teil des Urobilinogens wird im Darm zu Sterkobilinogen und Sterkobilin umgewandelt (diese sind verantwortlich für die braune Stuhlfarbe) und mit dem Stuhl ausgeschieden.
Zu 1: Bei schweren Darmerkrankungen kann kein Bilirubin im Urin nachgewiesen werden.
Zu 2: Bei einem hämolytischen Ikterus kommt es durch die gesteigerte Hämolyse zu einer Erhöhung des unkonjugierten Bilirubins (<6 mg/dl) im Serum, da die Leberkapazität nicht ausreicht, um das gesamte Bilirubin weiter zu verstoffwechseln. Da das ansteigende unkonjugierte Bilirubin nicht wasserlöslich ist, kann es nicht über die Niere ausgeschie-

den werden. Beim hämolytischen Ikterus erscheint also kein Bilirubin im Urin.
Zu 3: Bei einem intrahepatischen Ikterus ist oft die Aufnahme und die Konjugation des unkonjugierten Bilirubins ohne weiteres möglich. Das Problem ergibt sich erst bei der Abgabe des konjugierten Bilirubins. Diese ist durch die pathologischen Veränderungen in der Leberzelle nicht mehr möglich. Das konjugierte Bilirubin diffundiert zurück ins Blut und wird - da es wasserlöslich ist - über die Niere in den Urin ausgeschieden.
Zu 4: Beim posthepatischen Verschlussikterus (z. B. durch einen Gallenstein oder ein Pankreaskopfkarzinom) kommt es, aufgrund der Behinderung des Galleabflusses, zu einer Diffusion des konjugierten Bilirubins zurück ins Blut. Dieses wird dann wieder über die Niere in den Urin ausgeschieden.

Antwort 50
Die Antwort B) ist richtig.
In eine 2 ml-Spritze werden 0,4 ml 3,8 %ige Natriumzitratlösung (evtl. auch EDTA) als Gerinnungshemmer und anschließend 1,6 ml Venenblut aufgezogen und durch Kippen (kein Schütteln) gemischt. Die Blutprobe wird mit einem mit einer Millimetergraduierung versehenen Glas- oder Kunststoffröhrchen bis zur Höhe von 200 mm aufgezogen.
In senkrechter Position des Röhrchens wird die Sedimentation des Erythrozyten in mm/Std. nach einer und nach zwei Stunden abgelesen (Methode nach Westergren).

Antwort 51
Die Antwort D) ist richtig.
Das spezifische Gewicht des Harns ist ein Indiz für die Konzentrationsfähigkeit der Nieren. Das spezifische Gewicht wird im 24-Stunden-Urin gemessen.
Zu A: Zur Uringewinnung sollte in der Regel Mittelstrahlurin genommen werden, da die Urinprobe nicht durch Leukozyten, Erythrozyten, Bakterien usw. verunreinigt sein sollte. (Katheterurin oder Blasenpunktionsurin bleibt Ausnahmefällen vorbehalten).
Zu B: Für die meisten Untersuchungzwecke hat sich der Morgenurin bewährt, der im Allgemeinen durch die lange Verweildauer eine Zusammensetzung besitzt, die nicht durch tageszeitliche Schwankungen, Ernährung, Flüssigkeitsaufnahme oder körperlichen Belastung (und somit Schwitzen) verändert ist. (Für die Untersuchung auf eine Glukosurie ist allerdings am besten ein Urin geeignet, der etwa 2 Stunden nach einer kohlenhydratreichen Mahlzeit gelassen wurde.)
Zu C: Auch Spontanurin sollte als Mittelstrahlurin gewonnen werden.

Antwort 52
Die Antwort D) ist richtig.
Ursachen der bakteriellen Leukozyturie:
- Akute und chronische Pyelonephritis,
- Entzündungen der ableitenden Harnwege (wie z. B. Cystitis, Urethritis),
- angeborene oder erworbene Harntransportstörungen (Fehlbildungen, Steine).

Ursachen der abakteriellen Leukozyturie:
- Abheilende Harnwegsinfekte,
- Analgetika-Nephropathien,
- Glomerulopathien,
- Intoxikationen,
- Infektion durch Trichomonaden, Gonokokken, Mykoplasmen, Viren, Mykosen (diese Erreger wachsen auf Eintauchnährböden nicht an!),
- Tumore,
- Harntransportstörungen,
- Bilharziose (bei entsprechender Anamnese!),
- Tbc der Nieren oder des Urogenitaltrakts (die abakterielle Leukozyturie ist oft einziger Hinweis).

Zu 1: Eine Leukämie geht nicht mit einer Leukozyturie (Leukozyten im Urin) einher.

Antwort 53
Die Antwort D) ist richtig.
Zu 1: Bilirubin verfärbt den Urin rotbraun bis dunkelbraun - im Gegensatz zu

anderen Verfärbungen kommt es bei Anwesenheit von Bilirubin zu einem typischen Schüttelschaum.
Zu 2: Bei einer massiven Hämolyse verfärbt sich der Urin nahezu schwarz
Zu 3: Beim Diabetes mellitus ist der Urin aufgrund der osmotischen Diurese nicht dunkelgelb, sondern hellgelb, hat jedoch ein hohes (bzw. normales) spezifisches Gewicht (ca. 1028).

Antwort 54
Die Antwort C) ist richtig.
Bei der Sedimentuntersuchung des Urins kann man unter dem Lichtmikroskop neben Bakterien und Protozoen (Trichomonaden) auch Pilze erkennen. Da es die richtige Antwortkombination (nur 1, 3 und 4 sind richtig) nicht gibt, haben wir uns für die Antwortmöglichkeit C) entschieden. Das mittlerweile nicht mehr in Erscheinung tretende Pockenvirus war so groß, dass es im Lichtmikroskop zu erkennen war. Dies hat aber bei der Urindiagnostik nie eine Rolle gespielt.

Antwort 55
Die Antwort E) ist richtig.
Die Blutsenkungsreaktion ist eine sehr unspezifische Suchreaktion. Eine normale Blutsenkung schließt eine Erkrankung prinzipiell nicht aus. Auch die erwähnten Krankheitsbilder können im Einzelfall mit normalen Blutsenkungsreaktionen einhergehen.

Antwort 56
Die Antwort A) ist richtig.
Die Blutsenkungsreaktion ist nicht entzündungsspezifisch, ihr Wert wird z. B. beeinflusst von Hämatokrit, Erythrozytenform, Erythrozytengröße und Immunglobulinwert.
Zu 1: Eine Blutsenkung muss nicht im Nüchternblut bestimmt werden, fettreiche Mahlzeiten haben in der Regel keine verfälschende Wirkung auf die Blutsenkung.
Zu 2: Eine starke Flüssigkeitszufuhr verändert den Hämatokritwert des Blutes. Dies kann die BSG verändern.
Zu 3: Eine Desinfektion der Punktionsstelle mit Alkohol verändert die Blutsenkung nicht.
Zu 4: Die Verwendung von 3,8 %iger Natriumzitratlösung ist richtig (eine Vermehrung des 3,8 %igen Natriumzitratanteils täuscht eine erhöhte, eine Verminderung eine erniedrigte BSG vor.) Viele Substanzen mit antiphlogistischen (entzündungshemmenden) Eigenschaften wirken als Senkungsblocker: z. B. Kortison, Phenylbutazon, Indometazin, Acetylsalicylsäure.

Antwort 57
Die Antwort B) ist richtig.
Die Laborwerte schwanken je nach Bestimmung von Labor zu Labor. Wir lieben solche Fragen nicht, da eine allgemein gültige Aussage schwer zu treffen ist: In einigen Lehrbüchern wären 4000 Leukozyten pro µl z. B. normal (dann wäre A richtig).
Als gängigen Standard empfehlen wir notgedrungen, die Blutbild-Normalwerte aus dem Pschyrembel (Klinisches Wörterbuch) zu lernen. Hier werden die Normalwerte für Leukozyten mit 4800 bis 10 000/µl angegeben.

Antwort 58
Die Antwort D) ist richtig.
Normalwerte der Blutsenkung:
Männer: 3-8 mm nach der 1. Stunde;
5-18 mm nach der 2. Stunde
Frauen: 6-11 mm nach der 1. Stunde;
6-20 mm nach der 2. Stunde

Antwort 59
Die Antwort D) ist richtig.
Als Stimmfremitus wird das tastbare Vibrieren (Schwirren) der Brustwand bezeichnet, welches der Untersucher mit aufgelegten Händen palpiert, während der Patient mit tiefer Stimme '99' sagt.
Da Gewebe besser leitet als Luft, ist der Stimmfremitus immer dann erhöht, wenn es in den Alveolen zu einer verstärkten Gewebeneubildung oder -ansammlung kommt.

Der Stimmfremitus ist z. B. bei der Pneumonie erhöht, bei einem Emphysem, einem Pleuraerguss, Atelektasen und einem Pneumothorax abgeschwächt oder völlig aufgehoben.

Antwort 60

Die Antwort B) ist richtig.

Zu 1: Da es beim Lungenemphysem zu einer Erweiterung der Lufträume distal der Bronchioli terminalis kommt, zeigen sich bei der Perkussion tief stehende Lungengrenzen.

Zu 2: Bei einer Zwerchfellähmung würden sich hoch stehende Lungengrenzen finden.

Zu 3: Bei einem Pleuraerguss würde man bei der Perkussion eine Dämpfung mit lateral ansteigender Ellis-Damoiseauscher Linie vorfinden (= obere Begrenzung von Pleuraergüssen in Form einer nach oben konvexen parabelförmigen Linie). Letztlich wäre die 'Lungengrenze' dann aber u. E. auch 'hoch stehend' zu perkutieren. Wir hätten also 3) als richtig angekreuzt. Diese Kombination gab es jedoch nicht.

Zu 4: Die Unterränder der Lunge finden sich bei ruhiger Atmung in Höhe der 10.-11. Rippe paravertebral (neben der Wirbelsäule).

Antwort 61

Die Antwort B) ist richtig.

Unserer Meinung nach ist 3) und 4) richtig -oder will das Gesundheitsamt nur 4) hören? Keine Gewähr für diese Frage ...

Bei wenig lebhaften und bei scheinbar nicht auslösbaren Reflexen kann man eine Aktivierung ('Bahnung') versuchen. Dies geschieht z. B. durch kräftiges Anspannen von synergistisch wirkenden Muskeln oder aber durch Anspannung entfernterer Muskeln (hier: Zusammenbeißen der Zähne).

Gängige Methoden sind: Aktives Heben des Kopfes, aktive Plantarflexion des Fußes und Jendrassik-Handgriff: Bei diesem Handgriff zieht der Patient die ineinander gehakten Hände während der Reflexprüfung der unteren Extremität kräftig auseinander.

Antwort 62

Die Antwort A) ist richtig.

Kloni sind sich schnell wiederholende reflektorische Muskelkontraktionen als Antwort auf einen Dehnungsreiz. Kloni sind Ausdruck gesteigerter Eigenreflextätigkeit mit permanenter Reflexfolge. Erschöpfliche Kloni sind nur pathologisch bei Seitendifferenz. Unerschöpfliche Kloni sind immer pathologisch. Sie sind Hinweis auf eine Läsion des 1. motorischen Neurons (Pyramidenbahnzeichen). Der Patellarklonus wird am liegenden Patienten durch ein ruckartiges Distalwärtsschieben und Festhalten der zwischen Daumen und Zeigefinger gefassten Patella provoziert. Der Klonus äußert sich dann in einem selbständigen Hin- und Herbewegen der Patella.

Antwort 63

Die Antwort D) ist richtig

Sinnvolle Maßnahmen bei einer arteriellen Blutung: Anheben des Armes, Abdrücken der Arterie über dem Schlüsselbein und Anlegen eines Druckverbandes.

Antwort 64

Die Antwort D) ist richtig.

Durch einfaches Ansprechen wird zunächst die Bewusstseinslage überprüft.

Bei intakten Vitalfunktionen wird jeder Bewusstlose in der stabilen Seitenlage gelagert. Fehlen Bewusstsein, Puls und Herz-Kreislauf-Funktion, ist unverzüglich mit der Herz-Lungen-Wiederbelebung zu beginnen (Notfall-ABC): Atemwege frei machen und frei halten, Beatmen, Circulation wiederherstellen (Herzdruckmassage).

Antwort 65

Die Antwort B) ist richtig.

Schock ist eine Mikrozirkulationsstörung im Kapillarsystem. Der Puls steigt auf über 100 /min der Blutdruck fällt unter 100 mmHg.

Es gibt den kardialen, neurogenen, septischen, hypoglykämischen und hypovolämischen Schock.
Zu 1: Veränderungen der Bewusstseinslage - Unruhe und Bewusstseinstrübung - sind bei Schockzuständen häufig.
Zu 2: Schock geht mit Hypotonie und Tachykardie einher.
Zu 3: zum Schock gehört eine kleine Blutdruckamplitude und Blutdruckabfall.
Zu 4: Ein allgemeines Schockzeichen ist die kühle, feuchte, blass zyanotische und marmorierte Haut.

Antwort 66
Die Antwort B) ist richtig.
Wir sind uns bei der Beantwortung dieser Frage nicht ganz sicher: Kopfschmerz gehört zu den Symptomen der intrakraniellen Drucksteigerung. Es handelt sich aber um einen diffusen Dauerkopfschmerz, eine Verstärkung beim Husten und Pressen ist - zumindest in unseren Neurologiebüchern - nicht beschrieben. Auch eine Lichtempfindlichkeit gehört nicht zu den klassischen Symptomen des Hirndrucks. Wir haben uns deshalb für die Antwortmöglichkeit B (nur 1 und 4 sind richtig), entschieden.
Sowohl gutartige als auch bösartige intrakranielle Raumforderungen führen im klinischen Verlauf zu einem intrakraniellen Druckanstieg (Tumorwachstum, Hirnödementwicklung) und je nach Art und Ort des Tumors zu neurologischen Herdsymptomen:

- Kopfschmerzen (meist morgendlich, diffus),
- psychische Veränderungen (Reizbarkeit, Affektlabilität),
- Persönlichkeitsveränderungen: vor allem bei Tumorlokalisation im Frontalhirn,
- epileptische Anfälle (Initialsymptom bei etwa 25 % der Erkrankten. Merke: epileptische Anfälle, die sich nach dem 20. Lebensjahr einstellen, sind immer tumorverdächtig.)
- Neurologische Herdsymptome: Lähmungen (Paresen), Sehverschlechterung, Gesichtsfeldausfall, Schwindel, Ataxie (Störung der Koordination von Bewegungsabläufen), Gehörminderung (z. B. Akustikusneurinom),
- Hirndruck-Symptomatik: Kopfschmerz, Übelkeit, Erbrechen, Schwindel, psychische Veränderungen, evtl. Stauungspapille (ophthalmoskopisch), evtl. Mydriasis (N.-oculomotorius-Schädigung bei beginnender Mittelhirneinklemmung);
- später: Mittelhirneinklemmung mit Extremitätenlähmungen (zunächst einseitig, später beidseitig mit Lähmung aller Extremitäten (= Tetraplegie), 'Streckkrämpfe' mit Innenrotationsbewegungen der Arme, Störungen der Atem- und Kreislaufregulation mit Blutdruckanstieg und Bradykardie (sog. 'Druckpuls').

Antwort 67
Die Antwort A) ist richtig.
Die Berufsbezeichnung lautet Heilpraktiker oder Heilpraktikerin. Andere Berufsbezeichnungen, wie z. B. Psychotherapeut, Chiropraktiker usw. sind unzulässig. Es darf jedoch die Angabe von bis zu drei Therapieverfahren gemacht werden (also: Homöopathie, Chiropraktik usw). Das Praxisschild soll 35 x 50 cm nicht überschreiten und darf folgende Angaben enthalten: Sprechzeiten, Fernsprechnummer, Stockwerk, Privatadresse, u. U. Bezeichnungen wie 'Naturheilpraxis').

Antwort 68
Die Antwort C) ist richtig.
Infektionsschutzgesetz § 2, Begriffsbestimmungen:
'*Im Sinne des Gesetzes ist Ausscheider eine Person, die Krankheitserreger ausscheidet und dadurch eine Ansteckungsquelle für die Allgemeinheit sein kann, ohne krank oder krankheitsverdächtig zu sein.*'

Antwort 69
Die Antwort C) ist richtig.
Definition der Flächendesinfektion:
'Desinfektion von Flächen nach der Wisch- und Scheuermethode mit einem dafür gelisteten Mittel (Arbeitstische, Waschbecken, Wände, Böden, Oberfläche von Geräten).'
Definition der Wisch- und Scheuermethode:
'2-Eimer-Methode; es werden nachfolgend zwei Eimer mit Desinfektionsmittel für den Wischgang des Bodens benötigt.'

Antwort 70
Die Antwort E) ist richtig.
Jedem Eingriff in den menschlichen Körper sollte eine Hautdesinfektion vorausgehen.

Antwort 71
Die Antwort C) ist richtig.
Aldehyde haben bei der Flächendesinfektion eine Einwirkdauer von bis zu mehreren Stunden.

Antwort 72
Die Antwort B) ist richtig.
Definition der Sterilisation:
'Sterilisation ist das Abtöten oder Entfernen aller lebensfähigen Vegetativ- und Dauerformen von pathogenen und apathogenen Mikroorganismen, in Stoffen, Zubereitungen oder an Gegenständen', (d. h. eine Maßnahme, die eine völlige Keimfreiheit bezweckt).
Zur Heißluftsterilisation eignen sich nur Materialien, die thermostabil und gegenüber einer Temperatur von 200 °C unempfindlich sind. Aus diesem Grunde können nur Materialien wie Metall, Glas, Porzellan oder wasserfreie Substanzen wie Öle, Fette und Pulver im Heißluftsterilisator sterilisiert werden.
Vier verschiedene Formen der Sterilisation:

- Heißluftsterilisation bei 180 °C für die Zeit von 30 Min., ab dem Zeitpunkt, zu dem der Sterilisator eine Temperatur von 180° C erreicht hat,
- Dampfsterilisation im Autoklaven bei 120 °C für 20 Min. (bei einem Betriebsdruck von 1 atü), oder bei 134 °C für 5 Min. (bei einem Betriebsdruck von 2 atü),
- Ausglühen, z. B. von Lanzetten, sofern sie aus einem Material bestehen, das diese Methode zulässt,
- Chemische Sterilisation, z. B. von Textilien, bzw. Materialien, die für keine andere Sterilisationsmethode geeignet sind.

Zu 2: Textilien werden der chemischen Sterilisation unterworfen.
Zu 3: Spritzen, die im Heißluftsterilisator sterilisiert werden, müssen schwer schmelzbare Dichtungen besitzen.

Antwort 73
Die Antwort C) ist richtig.
Aus den Desinfektionsbehältern sollte eine sterile Entnahme des Desinfektionsmittels möglich sein. Flaschen mit Stöpseln sind dazu nicht geeignet, da die Stöpsel leicht mit Keimen kontaminiert werden.
Da bei Durchführung einer hygienischen Händedesinfektion die Hände gewaschen werden müssen, sollten die Desinfektionsbehälter in der Nähe des Waschbeckens angebracht werden.
Zu 1: Diese Antwortmöglichkeit bereitet uns Kopfzerbrechen. Gegen eine zusätzliche Sprühflasche neben der Untersuchungsliege hätten wir eigentlich nichts einzuwenden, wir denken aber, dass dieses 'zusätzlich' hier nicht gemeint ist ...

Antwort 74
Die Antwort B) ist richtig.
Definition der Desinfektion:
'Desinfektion ist eine Maßnahme, die durch Abtötung, Reduzierung, Inaktivierung, bzw. Entfernung von pathogenen Mikroorganismen (Bakterien, Viren, Pilze, Protozoen), ein Material in einen nichtinfektiösen Zustand versetzt.'

Antwort 75
Die Antwort D) ist richtig.
Geburtshilfe darf der Heilpraktiker nur im Notfall leisten, da er ansonsten gegen das Hebammengesetz verstößt. Die Tätigkeit des Heilpraktikers ist auch auf folgenden Gebieten eingeschränkt:

- Verschreibung rezeptpflichtiger Arzneimittel,
- Verordnung von Betäubungsmitteln,
- Impfungen und Nachschau (Dieses Gesetz gilt nur indirekt, da das Impfgesetz an das Gesetz über die Pockenimpfung gebunden war, und dieses außer Kraft gesetzt ist. Da es dem Heilpraktiker jedoch untersagt ist, Eintragungen ins Impfbuch zu machen, und die meisten Impfstoffe rezeptpflichtig sind, regelt sich diese Einschränkung von selbst. An die Sorgfaltspflicht denken.)
- Ausübung der Zahnheilkunde,
- Heilbehandlungen nach der Reichsversicherungsordnung,
- Behandlung übertragbarer Erkrankungen nach dem Infektionsschutzgesetz,
- Leichenschau, Ausstellung der Totenscheine und Leichenpässe,
- Untersuchungen und Blutproben bei strafbaren Handlungen,
- medizinische Leistungen zur Rehabilitation.

Antwort 76
Die Antwort E) ist richtig.
Diaphorese = Schweißsekretion; Diaphoretische Verfahren sind Therapien oder Medikamente welche die Schweißsekretion unterstützen, bzw. steigern.
Zu 4: Schweißtreibende Tees eignen sich zur Unterstützung diaphoretischer Verfahren. Wir würden nun aber gerade eine Teezubereitung aus Salbeiblättern eher für kontraindiziert halten: Salbei wirkt schweißhemmend, nicht schweißfördernd. So ist bei Punkt 4) die Hauptaussage richtig, die Aussage in der Klammer ist jedoch falsch. Und jetzt? Wir haben uns dazu entschlossen, Punkt 4), aufgrund der Hauptaussage, als richtig zu werten.

Antwort 77
Die Antwort E) ist richtig.
Zu 1: Sojalecithin wird aufgrund klinischer Untersuchungen lipidsenkende Eigenschaften zugeordnet. Anwendungsgebiete: Fettstoffwechselstörungen, insbesondere Hypercholesterinämie.
Zu 2: Rosskastaniensamen haben eine antiödematöse Wirkung und fördern den venösen Rückfluss. Anwendungsgebiete (innerlich und äußerlich): Symptome der chronisch-venösen Insuffizienz, postthrombotisches Syndrom, trophische Veränderungen der Haut (z. B. Ulcus cruris venosum), posttraumatische und postoperative Weichteilschwellungen
Zu 3: Ginsengwurzel führt nach oraler Einnahme zu einer Erhöhung von Konzentration und Aufmerksamkeit. Anwendungsgebiete: Erschöpfungszustände, Rekonvaleszenz. (Da die Antwortkombination 1, 2, 4 nicht möglich ist, halten wir die Antwort E für die Richtige, wobei Ginsengwurzel eigentlich keine Präventivwirkung altersbedingter Gefäßerkrankungen und Fettstoffwechselstörungen aufweist. Evtl. sind hier Ginkgoblätter gemeint?)
Zu 4: Die Inhaltsstoffe der Knoblauchzwiebel wirken antibakteriell, antimykotisch und lipidsenkend. Klinische Untersuchungen ergaben eine Hemmung der Thrombozytenaggregation, eine Verlängerung der Blutungs- und Gerinnungszeit, sowie eine Steigerung der Fibrinolyseaktivität. Anwendungsgebiete: Erhöhung der Blutfettwerte (zur Unterstützung entsprechender Diätmaßnahmen), Vorbeugung altersbedingter Gefäßerkrankungen.

Antwort 78
Die Antwort C) ist richtig.
Zu 1: Das ätherische Öl der Pfefferminzblätter wirkt spasmolytisch an der glatten Muskulatur des Magen-Darm-Traktes, 'entblähend' und 'galletreibend'. Anwendungsgebiete: Krampfartige Beschwer-

den im Magen-Darm-Trakt und den Gallenwegen.
Zu 2: Der Kava-Kava-Wurzelstock wirkt beruhigend, spasmolytisch (entkrampfend), muskelrelaxierend (muskelentspannend) und einschlaffördernd. Anwendungsgebiete: Nervöse Angst-, Spannungs- und Unruhezustände, Schlafstörungen, begleitende Therapie bei Hyperthyreose.
Zu 3: Das Maiglöckchenkraut, auch Convallariae genannt, gehört, wie auch die Meerzwiebel, zu den Herzglykosiden. Sie ökonomisiert die Herztätigkeit, wobei das Maiglöckchenkraut nicht die Herzfrequenz beeinflusst. Aufgrund der Nebenwirkungen (u. a. auch Herzrhythmusstörungen) wird von nicht standardisierten Drogenzubereitungen abgeraten. Anwendungsgebiete: Leichte Herzinsuffizienz (Stadium 1-2 NYHA), Altersherz, chronisches Cor pulmonale.
Zu 4: Weißdorn, auch Crataegus genannt, soll den Koronardurchfluss infolge gefäßdilatierender (erweiternder) Wirkung steigern, wodurch es zu einer Verbesserung der Myokarddurchblutung kommen soll (umstrittenes Therapieprinzip). Zusätzlich bewirkt die Droge eine Ökonomisierung der Herztätigkeit. Anwendungsgebiete siehe Maiglöckchenkraut
Einige weitere Phytotherapeutika für Herz-Kreislauferkrankungen:

- Funktionelle Herzbeschwerden: Herzgespannkraut,
- leichte Herzinsuffizienz: Adoniskraut,
- Grenzwerthypertonie: Rauwolfiawurzel,
- Hypotone Kreislaufdysregulation: Campher, Lavendel, Rosmarin.

Antwort 79
Die Antwort C) ist richtig.
Zu 1: Zubereitungen aus Johanniskraut lassen sedierende (beruhigende) und antidepressive Wirkungen erwarten. Ölige Zubereitungen zu äußeren Anwendung wirken antiphlogistisch. Somit können folgende Anwendungsgebiete genannt werden:

- Innere Anwendung: Psychovegetative Störungen, leichte depressive Verstimmungszustände, Angst und nervöse Unruhe,
- Äußere Anwendung: Behandlung und Nachbehandlung von Traumen und Myalgien.

Zu 2: Das ätherische Öl der Kamillenblüten besitzt antiphlogistische und spasmolytische Wirkungen, fördert weiterhin die Wundheilung und wirkt antibakteriell.

- Innere Anwendung: entzündliche Erkrankungen des Magen-Darm-Trakts mit spastischen Beschwerden.
- Äußere Anwendung: Haut- und Schleimhautentzündungen, Pulpitis (Entzündung der Zahnpulpa), Gingivitis (Zahnfleischentzündung), Katarrhe der Atemwege, Entzündungen im Analbereich, Entzündungen im Genitalbereich.

Zu 3: Die Meerzwiebel gehört zu den Herzglykosiden, wirkt sich ökonomisierend auf die Herzarbeit aus, d.h. die Herzmuskelkraft wird verstärkt (und somit die Auswurfleistung gesteigert), der Herzrhythmus wird herabgesetzt. Insgesamt werden dadurch der, im Rahmen einer Herzinsuffizienz, gesteigerte linksventrikuläre enddiastolische Druck, wie auch der pathologisch erhöhte Venendruck gesenkt.
Anwendungsgebiete: leichte Formen der Herzinsuffizienz (Stadium 1 - 2 NYHA), auch wenn eine eingeschränkte Nierenfunktion vorliegt
Zu 4: Die Melisse zeichnet sich einerseits durch ihre beruhigende und 'entblähende', sowie auch durch spasmolytische und antibakterielle Wirkung aus. Ganz aktuell wurden auch antivirale Wirkungen von Melisseextrakten gegen Herpesviren beschrieben.

Anwendungsgebiete:

- Nervöse Unruhe, Einschlafstörungen (Förderung der Schlafbereitschaft),
- Funktionelle Magen-Darm-Beschwerden mit Meteorismus.

Eine Wirkung auf den Magen zeigen auch die folgenden Phytotherapeutika:

- Gastritis: Belladonna, Minzöl, Pfefferminze (oft reizende Wirkung),
- Appetitlosigkeit: Ingwerwurzelstock, Isländisch Moos, Orangenschalen, Wermutkraut, Tausendgüldenkraut,
- Dyspepsie: Koriander, Schafgarbe, Zimtrinde,
- Verminderte Magensaftsekretion: Tausendgüldenkraut, Wermut,
- Verminderte Gallensekretion: Curcumawurzelstock, Kardamom, Minzöl, Pfefferminzblätter, Schöllkraut,
- Blähungen und kolikartige Beschwerden: Anisfrüchte, Belladonna, Fenchel, Kümmel, Minzöl, Pfefferminze,
- Unterstützung der Magenschleimhautfunktion: Süßholzwurzel,
- Ulkuserkrankung mit spastischen Beschwerden: Belladonna.

Antwort 80

Die Antwort D) ist richtig.

Wirkungen des Aderlasses: senkt den Hämatokrit

Indikationsgebiete:

- Erhöhter Hämatokrit,
- Polyzythämie, Polyglobulie.

Kontraindikationen u.a:

- Hochfieberhafte Erkrankungen,
- Infektionserkrankungen,
- Schwangerschaft,
- Endzustände von Krankheiten,
- allgemeine Körperschwäche,
- Hypotonie,
- massive Kreislaufstörungen,
- Anämie.

ANTWORTEN MC 2

Antwort 81
Die Antwort D) ist richtig.
Zu 2: Das Normalgewicht der Milz beim Erwachsenen beträgt 100-350 g.
Die Milz ist ca. 11x7x4 cm groß (Merkhilfe: '4711'), hat die Form einer Kaffeebohne und liegt intraperitoneal im linken Oberbauch unter dem Zwerchfell (zwischen Magenfundus und Zwerchfell unter dem linken Rippenbogen). Am Milzhilus treten A. lienalis und V. lienalis ein bzw. aus. Die Außenfläche der Milz lagert sich an das Zwerchfell (Diaphragma) an. Die Innenfläche berührt den Magen, den linken Nierenpol und die linke Dickdarmflexur. Über den linken oberen Pol der Milz schieben sich Lungenlappen und Pleuraspalt. Die gesunde Milz ist nicht tastbar. Sie ist das größte Organ des lymphatischen Systems. Hier werden überalterte Blutzellen, vor allem Erythrozyten abgebaut und von Makrophagen phagozytiert. ('Friedhof der Erythrozyten'). Außerdem spielt die Milz eine Rolle bei der antigeninduzierten Differenzierung von B- und T-Lymphozyten.
Mikroskopisch ist die Milz aus Trabekeln (Gewebsbalken), der roten und weißen Pulpa (Milzgewebe) und der außen liegenden Bindegewebshülle aufgebaut.

Antwort 82
Die Antwort A) ist richtig.
Der Hämatokrit ist der Anteil der zellulären Bestandteile am gesamten Blutvolumen.

Antwort 83
Die Antwort E) ist richtig.
(Unseres Erachtens ist auch die Antwort D nicht falsch).
Zu A: Mundwinkelrhagaden, brüchige Nägel und Haare sind typisch für eine Eisenmangelanämie.
Zu C: Teerstuhl ist ein schwärzlich gefärbter, evtl. teerartig-klebriger Stuhl, der bei allen Blutungen in oder oberhalb des Magens auftreten kann, da sich das Blut durch die Salzsäure des Magens schwarz färbt.
Zu D: Blutungsneigungen sind Zeichen von Blutgerinnungs- oder Blutstillungsstörungen, die u. a. durch Thrombozytopenien oder Lebererkrankung entstehen können. Bei Vitamin-B12-Mangel ist auch die Bildung von weißen Blutkörperchen und Thrombozyten gestört. Es kann über die Thrombozytopenie zur Störung der Blutstillung kommen. Deshalb wäre u. E. auch die Aussage D) richtig.
Zu E: Klinik der Vitamin-B12-Mangelanämie:

- Allgemeine Anämiesymptome: 'strohgelbe' Blässe (Anämie und diskreter Ikterus durch gesteigerte Hämolyse),
- gastrointestinale Symptome: Magenschleimhautentzündung, Entzündung der Zunge (Hunter-Glossitis) mit Zungenbrennen und Lackzunge (glatte, tiefrote Zunge), Schleimhautveränderungen,
- neurologische Symptome: Gangunsicherheit, spastische Lähmungen, schmerzhafte Empfindungsstörungen (Parästhesien) an Händen und Füßen, evtl. Fehlen der Eigenreflexe, Störung des Vibrationsempfindens,
- Symptome der ursächlichen Erkrankung (z. B. Dünndarmentzündung im terminalen Ileum).

Antwort 84
Die Antwort D) ist richtig.
Zu 1: Bei der Mononukleose wird oft eine Milzschwellung beobachtet, gefürchtet ist die Milzruptur.
Zu 2: Ein Trauma führt in der Regel nicht zu einer Milzvergrößerung.
Zu 3: 80 % der kindlichen Leukämien die akute Form. Bei den - im Kindesalter sehr seltenen - chronisch myeloischen Leukämien (CML), kann es jedoch zu einer extremen Milzvergrößerung kommen.
Zu 4: Aufgrund einer gesteigerten Erythropoese kommt es natürlich kom-

pensatorisch auch zu einer gesteigerten Hämolyse. Da die Milz der 'Friedhof der Erythrozyten' ist, führt diese 'Mehrarbeit' zu einer Milzvergrößerung (Splenomegalie).
Zu 5: Bei hämolytischen Anämien kommt es aufgrund einer gesteigerten Hämolyse zur Milzvergrößerung.

Antwort 85
Die Antwort A) ist richtig.
Die meisten Faktoren des Gerinnungssystems werden in der Leber gebildet. Synthesestörungen der Leber (bei Lebererkrankungen) führen deshalb zu einer gestörten Blutgerinnung mit verlängerter Blutungszeit.
Zu E: Eine Thrombopenie (zu wenig Blutplättchen) führt zu einer Störung der Blutstillung.

Antwort 86
Die Antwort D) ist richtig. Das Lungenödem tritt als Endstadium einer Linksherzinsuffizienz auf.
Klinik der Rechtsherzinsuffizienz (Rückstau in den Körperkreislauf):

- Sichtbare Venenstauung (Halsvenen, Unterzungenvenen),
- Gewichtszunahme und Ödeme (Knöchel, Unterschenkel, bei liegenden Patienten am Kreuzbein = tiefster Körperpunkt),
- Stauungsleber, Stauungsgastritis (Blutrückstau in die Pfortader),
- Stauungsnieren mit Proteinurie (= Eiweiß im Urin),
- Nykturie (nächtliches Wasserlassen)
- Tachykardie (schneller Herzschlag > 100 Schläge pro Minute),
- Herzhypertrophie (Herzvergrößerung)
- kardiogener Schock.

Antwort 87
Die Antwort D) ist richtig.
Zeichen eines Herzinfarktes sind:

- Lang anhaltender Angina-pectoris-Schmerz, Nitroglyzerin unwirksam ('nitratresistent'),
- retrosternale Schmerzen mit Ausstrahlung in den linken Arm u. a. (siehe Angina pectoris),
- Schmerzprojektion bis in den Oberbauch,
- Schwäche, Todesangst, vegetative Begleitsymptomatik (Schweiß, Erbrechen, RR-Abfall),
- Herzrhythmusstörungen (z. B. Kammerflimmern),
- Symptome einer Linksherzinsuffizienz (Extremform: kardiogener Schock),
- MERKE: 20 % der Infarkte laufen stumm ab!
- Komplikationen: Elektrische Instabilität mit Rhythmusstörungen bis hin zum Kammerflimmern (häufigste Todesursache), Pumpversagen aufgrund einer Linksherzinsuffizienz.

Zu 4: Eine Unterscheidung zwischen Angina pectoris und Herzinfarkt aufgrund der Schmerzsymptomatik ist nicht möglich.

Antwort 88
Die Antwort E) ist richtig.
zu 1 Zu 2: Bei Anämie und Hyperthyreose kommt es über eine gesteigerte Herzfrequenz (Tachykardie) zu einer Herzverbreiterung.
Zu 3: Wie der Skelettmuskel reagiert auch der Herzmuskel auf 'Mehrarbeit' (Tachykardie) mit einer Hypertrophie (= Größenzuwachs der einzelnen Muskelzelle) bzw. mit einer Herzverbreiterung (Dilatation).
zu 4 Zu 5: Bei der arteriellen Hypertonie und Aortenklappenstenose liegt eine anderer Pathomechanismus vor: Hier kommt es aufgrund einer Druckbelastung zur Hypertrophie und Dilatation der linken Herzkammer.

Antwort 89
Die Antwort E) ist richtig.
Herzrhythmusstörungen sind Abweichungen der zeitlichen Folge bzw. Regelmäßigkeit der Herzaktionen von der normalen Herzfrequenz.

Ursachen:
- koronare Herzkrankheit und Herzinfarkt, Herzmuskelentzündung, Herzmuskelerkrankungen,
- Volumenbelastung des Herzens, z. B. Herzklappeninsuffizienzen, Septumdefekte,
- Druckbelastung des Herzens, z. B. Hypertonus, Herzklappenstenosen,
- Hyperthyreose,
- Hypoxie,
- Elektrolytstörungen,
- Medikamente (Digitalis, Psychopharmaka),
- Genussmittel (Kaffee, Alkohol),
- überempfindlicher Karotissinus,
- psychovegetative Faktoren.

Antwort 90
Die Antwort A) ist richtig.
Ein Ödem ist eine pathologische Ansammlung von Flüssigkeit im interstitiellen Raum.
Man unterscheidet generalisierte (immer beidseitig) von lokalisierten Ödemen (z. B. allergisches, entzündliches, Phleb- oder Lymphödem). (Die Fragestellung hier meint wohl generalisierte Ödeme.)
Allgemeine Ätiologie:
- Anstieg des hydrostatischen Drucks,
- Abfall des kolloidosmotischen (onkotischen) Drucks,
- Permeabilitätsstörungen der Gefäßwand.

Spezielle Ätiologie:
- Kardial bedingt: Herzinsuffizienz, Kardiomyopathien, Myokarditis usw. (Rückstau des Blutes und Anstieg des hydrostatischen Drucks),
- hepatisch bedingt: Lebererkrankungen (gestörte Eiweißsynthese mit Abfall des onkotischen Drucks),
- Hungerödem (fehlende Baustoffe für die Eiweißsynthese und somit Abfall des onkotischen Drucks),
- renal bedingt: Nierenerkrankungen (entweder durch verminderte Ausscheidungsaktivität, und dem damit verbundenen Anstieg des hydrostatischen Drucks oder durch Eiweißverlust und Abfall des onkotischen Drucks),
- medikamentös bedingt: Mineral-/Glukokortikoide, Magenmittel, Östrogene, Lakritze, Vitamin A, Diuretika, Laxanzien (Hypervolämie durch Verschiebung des Wasser-Elektrolythaushalts),
- exsudative Enteropathie = Verlust von Eiweißen über die erkrankte Darmmukosa mit Abfall des onkotischen Drucks,
- endokrinologisch bedingt: M. Cushing (Hypervolämie durch mineralokortikoide Restwirkung des Kortisols),
- idiopathisch.

Antwort 91
Die Antwort D) ist richtig.
Die tiefe Beinvenenthrombose geht mit der Gefahr der Lungenembolie und des postthrombotischen Syndroms einher. Sie ist ein polyätiologisches Krankheitsbild, entsteht aber u. a. durch Bettlägrigkeit und Immobilisation.
Klinik:
- Beginnt oft völlig symptomlos, Lungenembolie ist oft erstes Symptom! Das Fehlen von Symptomen schließt eine Phlebothrombose nicht aus! Nur bei 1/3 aller Lungenembolien ist eine Phlebothrombose klinisch nachweisbar.
- Trias: Schmerz Schwellung, Zyanose,
- Schwere, Spannungsgefühl im Bein,
- Druckempfindlichkeit der tiefen Venen
- Homans-Zeichen: Wadendruckschmerz bei Dorsalflexion im Sprunggelenk ,
- Payr-Zeichen: Fußsohlendruckschmerz,
- Meyer-Druckpunkte (entlang der inneren Schienbeinkante),
- Überwärmung, Glanzhaut,
- Fieber oder subfebrile Temperaturen, Pulsanstieg.

Zu A und B: Bei der Herzinsuffizienz und dem Nephrotischen Syndrom würde sich ein generalisiertes Ödem entwickeln (an beiden Beinen).

Zu C: Das Erysipel, auch Wundrose genannt, ist eine Hautentzündung unter der Epidermis mit schaft begrenzter Rötung und flammenartigen Ausläufern, die auf dem Lymphweg zur Ausbreitung neigt. Die Entzündung entsteht durch Schmierinfektion - Eintrittsstellen sind Wunden.

Zu E: Die arterielle Verschlusskrankheit würde sich anfangs mit einem Belastungsschmerz im betroffenen Bein zeigen.

Antwort 92

Die Antwort D) ist richtig.

Zu 1: Beim Glaukom kommt es u. a. zu einer Erhöhung des Augeninnendrucks (intraokularer Druck). Das Glaukom ist keine Folge der arteriellen Hypertonie.

Zu 3: Umgekehrt wäre die Aussage richtig: Hypertonie kann Folge des Diabetes mellitus sein.

Klinik der Hypertonie:

- Hypertoniker fühlen sich oft gesund (sie 'stehen unter Druck' und 'treiben die Welt um').
- Beschwerden können lange Zeit fehlen. Typisch sind frühmorgendliche Kopfschmerzen, Schwindel, Ohrensausen, Nervosität, Herzklopfen, Brustschmerzen vor dem Herzen ('Präkordialschmerz'), Nasenbluten, Atemnot bei Belastung.
- Hochdruckkrise: plötzlich auftretende schwere Hypertonie mit vitaler Gefährdung des Patienten (Schlaganfall, Linksherzüberlastung mit Lungenödem, Angina-pectoris-Anfall, Hirnmassenblutungen). Notarztindikation!

Komplikationen:

- Gefäßsystem: in 50-60 % d. F. frühzeitige Atherosklerose,
- Herz: Druckhypertrophie, die zur Linksherzinsuffizienz führt; koronare Herzkrankheit (als Angina pectoris, Herzinfarkt, plötzlicher Herztod, Linksherzinsuffizienz),
- Gehirn: Infarkt, hypertone Massenblutung, akute Hochdruckenzephalopathie (durch Versagen der Autoregulation der Hirngefäße erfolgt druckpassive Erweiterung der Hirnarteriolen, dadurch Hirnödem),
- Nieren: Die atherosklerotische Schrumpfniere führt zur Einschränkung der Nierenfunktion.
- Bauchaortenaneurysma mit Rupturgefahr, bei 10 % der männlichen Hypertoniker > 65 Jahre.
- Ablatio retinae (Netzhautablösung).

Antwort 93

Die Antwort E) ist richtig.

Achtung: Bei länger andauerndem Husten muss röntgenologisch immer eine Tuberkulose oder ein Bronchialkarzinom ausgeschlossen werden.

Zu 1: Die Tuberkulose geht mit einer Allgemeinsymptomatik (subfebrile Temperaturen, Gewichtsverlust, Nachtschweiß, Schwäche) und bronchopulmonalen Symptomen (nur in 50 % d. F: Husten, Auswurf, Atemnot, Brustschmerz) einher.

Zu 2: Bronchiektasen sind gekennzeichnet durch Husten mit 'maulvollem' Auswurf eines dreischichtigen Sputums (besonders morgens).

Zu 3: Beim Bronchialkarzinom ist das Symptom Husten oft das früheste Erkrankungszeichen. Asthma und Bronchitis mit einer kurzen Anamnese, rezidivierende Lungenentzündungen und therapieresistente 'Erkältungskrankheiten' sind im Alter >40 Jahre ebenso karzinomverdächtig wie jeder Husten, der trotz Therapie länger als 4 Wochen anhält.

Zu 4: Eine chronische Bronchitis ist dann anzunehmen, wenn bei einem Patienten in 2 aufeinander folgenden Jahren während mindestens 3 Monaten pro Jahr Husten und Auswurf (= produktiver Husten) bestanden.

Zu 5: Bei einer Linksherzinsuffizienz kann es aufgrund des Rückstaus des Blutes in den Lungenkreislauf und des somit entstehenden pulmonalen Hochdrucks zur

Ausbildung eines sog. Asthma cardiale kommen. Es ist gekennzeichnet durch:

- Nächtliche Hustenanfälle mit Atemnot und Orthopnoe,
- Herzfehlerzellen im Sputum (= Alveolarmakrophagen, die sich im Sputum finden).

Antwort 94

Die Antwort C) ist richtig.

Das Lungenemphysem ist eine irreversible Erweiterung der Lufträume distal der Bronchioli terminales infolge Destruktion ihrer Wand.' (= Luftüberblähung der Alveolen).

Klinik:

Man unterscheidet zwei Formen:

- Typ A = 'pink puffer': hagerer Typ mit ausgeprägter Atemnot, kämpft gegen das Emphysem an; respiratorische Partialinsuffizienz (Hypoxämie: zu wenig O_2).
- Typ B = 'blue bloater': übergewichtig, keine Atemnot, Zyanose mit Polyglobulie, Husten, Auswurf (chronische Bronchitis), respiratorische Globalinsuffizienz (Hypoxämie und Hyperkapnie: zu viel CO_2), hat sich seiner Atemnot ergeben.
- Körperlicher Untersuchungsbefund:
  - Inspektion: fassförmiger Thorax; waagrecht verlaufende Rippen; geblähte Schlüsselbeingruben,
  - Palpation: Stimmfremitus abgeschwächt,
  - Perkussion: hypersonorer Klopfschall; tief stehende Lungengrenzen; verminderte Verschieblichkeit der Lungengrenzen,
  - Auskultation: abgeschwächte bis aufgehobenen Atemgeräusche; Bronchophonie abgeschwächt.

Zu 4: Das Lungenemphysem kann zwar eine entzündliche Ursache haben, es ist aber im engeren Sinne keine entzündliche Erkrankung.

Antwort 95

Die Antwort D) ist richtig.

Bei obstruktiven Lungenerkrankungen kommt es aufgrund eines auslösendes Mechanismus (z. B. Allergen-Einwirkung bei Asthma bronchiale) zu einem Bronchospasmus, bzw. bei der chronischen Bronchitis zu einer Schädigung des Flimmerepithels. Durch die Zerstörung der Mastzellen werden Mediatoren (u. a. Histamin) freigesetzt, die ein Schleimhautödem verursachen, worauf eine Dyskrinie (= abnorme Schleimproduktion) folgt.

Durch die somit entstandene Ventilationsstörung kommt es zu einem erniedrigten PO_2 (Sauerstoffpartialdruck), der eine verminderte Perfusion mit Vasokonstriktion nach sich zieht (Euler-Liljestrand-Reflex). Es kommt zum Cor pulmonale mit einer pulmonalen Hypertonie.

Zu 4: Die Hypoxie ist Folge der obstruktiven Lungenerkrankung, nicht deren Ursache.

Antwort 96

Die Antwort D) ist richtig.

Klinik des akuten tetanischen Anfalls:

- Pfötchenstellung,
- Muskelkrämpfe und Krampfanfälle bei vollem Bewusstsein, Stimmritzenkrampf,
- Kribbeln,
- Ameisenlaufen,
- Parästhesien,
- Chvostek-Zeichen positiv: Beim Beklopfen des N. facialis im Bereich zwischen Mundwinkel und Ohr treten Zuckungen im Fazialisgebiet auf.

Zu 5: Eine Hypokalzämie, nicht die Hypokaliämie, kann die Ursache für einen tetanischen Anfall sein. Aber auch bei einer Normokalzämie (z. B. beim Hyperventilationssyndrom) kann es, aufgrund einer vermehrten Bindung des Kalziums im Blut, zu einer Tetanie kommen.

Antwort 97

Die Antwort D) ist richtig.

Das Bronchialkarzinom ist der häufigste bösartige Tumor beim Mann, der zweithäufigste bei der Frau (nach Brustkrebs). 25 % aller Karzinome sind Bronchialkarzinome. Häufigkeitsgipfel 55.-60. Lebensjahr (5 % < 40 J).

Metastasierung:

- Lymphogen: frühzeitiger Befall regionärer Lymphknoten,
- hämatogen: mit Fernmetastasen in Leber, Gehirn, Nebennieren, Skelett.

Klinik: keine typischen Symptome im Frühstadium, später: Husten, Atemnot, Schmerzen im Brustkorb. Asthma und Bronchitis mit einer kurzen Anamnese, rezidivierende Lungenentzündungen und therapieresistente Erkältungskrankheiten sind im Alter > 40 Jahre ebenso karzinomverdächtig wie jeder Husten, der trotz Therapie länger als 4 Wochen anhält.

Spätsymptome: Bluthusten (Hämoptoe), Lähmung des N. recurrens und des N. phrenicus, Pleuraerguss (oft blutig), Einflussstauung.

Antwort 98

Die Antwort D) ist richtig.

Zu 4: Man hört klingende, feuchte Rasselgeräusche.

Weiterhin kann bei der Pneumonie folgende Untersuchungsbefunde erhoben werden:

Crepitatio indux: Knisterrasseln entsteht bei Bildung der Entzündung, also in der ersten Phase des Krankheitsverlaufs (auch 'Anschoppung' genannt), durch die bei der Atmung erfolgende Trennung von Bronchiolenverklebungen.

Crepitatio redux: Knisterrasseln entsteht bei Lösung der Entzündung, also in der vierten Phase des Krankheitsverlaufs (auch 'Lysis' genannt).

Antwort 99

Die Antwort A) ist richtig.

Zu A: Divertikel sind umschriebene Ausstülpungen im Verdauungstrakt, die entweder aus der gesamten Wand bestehen (echtes Divertikel, vielfach angeboren) oder nur eine Ausstülpung der Schleimhaut (Mukosa) durch Muskellücken darstellen (Pseudodivertikel). Wenn es zum Stuhlstau oder zu Entzündungen im Bereich der Divertikel kommt, bezeichnet man dies als Divertikulitis. Im Gegensatz zur symptomlosen Divertikulose geht sie mit erheblichen Beschwerden einher.

Klinik der Sigmadivertikulitis:

- Schmerzen im linken Unterbauch ('Linksappendizitis des alten Mannes', da oft ältere Menschen betroffen sind),
- Verstopfung, Blähungen, nach dem Stuhlgang oft Erleichterung,
- evtl. druckschmerzhafte Walze im linken Unterbauch tastbar,
- evtl. subfebrile Temperaturen,
- Labor: BSG erhöht.

Zu B: Die Harnleiterkolik würde sich mit einer anderen Schmerzsymptomatik bemerkbar machen: starke Schmerzen im Rücken und/oder im seitlichen Unterbauch, die ins Genitale oder in die Flanken ausstrahlen.

Zu C: Die Colitis ulcerosa würde mit Bauchschmerzen und evtl. mit krampfartig, schmerzhaftem Stuhldrang und Diarrhoe auftreten. Die beschriebene wulstartige Verdickung wäre eher untypisch.

Zu D: Eine Milzvenenthrombose würde mit einer Milzschwellung, Aszites evtl. auch mit Schmerzen im linken Oberbauch einhergehen..

Zu E: Gegen eine Eileiterschwangerschaft spricht natürlich das Alter der Patientin.

Antwort 100

Die Antwort E) ist richtig.

Klinik des Magenkarzinoms:

- Anamnese: kurz bzw. fehlend,
- meist keine Frühsymptome,
- am Anfang ist das Leiden oft unabhängig von der Nahrungsaufnahme,
- Gewichtsabnahme, Leistungsknick, Widerwille gegen Fleisch, subfebrile Temperaturen (dies sind schon Zeichen des fortgeschrittenen Stadiums),

- Brechreiz, Druckgefühl im Oberbauch,
- tastbarer Oberbauchtumor im fortgeschrittenen Stadium,
- Zeichen der Metastasierung:
  - hämatogen: Leber: Lebervergrößerung (Hepatomegalie); Aszites (Bauchwassersucht); Lunge, Knochen, Hirn,
  - lymphogen: u. a. über den Ductus thoracicus in den Virchow-Lymphknoten links supraklavikulär.
- Akute Magenblutung bzw. chronische Blutung mit Eisenmangelanämie,
- Magenausgangsverengung und Tumorkachexie (extreme Gewichtsabnahme, körperlicher Verfall),
- Blutnachweis im Stuhl (fehlt beim infiltrativen Typ des Magenkarzinoms).

Antwort 101
Die Antwort B) ist richtig.
Ein eingeklemmter Leistenbruch ist eine absolute Operationsindikation. Repositionsversuche sind zu unterlassen (Gefahr der vordergründig 'erfolgreichen' Reposition eines schon irreversibel geschädigten Darmabschnittes. Dies hätte dann eine Darmperforation mit Peritonitis, ein lebensbedrohliches Krankheitsbild, zur Folge).

Antwort 102
Die Antwort E) ist richtig.
Definition des Pfortaderhochdrucks (portale Hypertension):
Druck: > 12 mmHg (Quecksilbersäule).
Man unterscheidet einen prähepatischen (z. B. Thrombose von Milzvene oder Pfortader), von einem intrahepatischen (z. B. chronische Hepatitis, Leberzirrhose) und einem posthepatischen Block (z. B. Verschluss der Lebervenen = Budd-Chiari-Syndrom).
Klinik:

- Kollateralkreislauf: 'Umgehungsvenen': 'Caput medusae', Speiseröhren- und Funduskrampfadern, evtl. mit (tödlichen) Blutungskomplikationen.
- Splenomegalie, evtl. mit Hypersplenismus (Anämie, Thrombopenie und Leukozytopenie),
- Aszites ('Bauchwassersucht').

Zu E: Ein Pfortaderhochdruck wäre Folge einer Rechtsherzinsuffizienz, jedoch nicht deren Ursache.

Antwort 103
Die Antwort C) ist richtig.
Ca. 55 % aller Virushepatitiden sind durch HBV verursacht. Die Hepatitis B wird über den Kontakt mit Blut und Blutprodukten übertragen, bzw. auch durch Geschlechtsverkehr und während der Geburt von der infizierten Mutter auf das Kind.
Risikogruppen: medizinisches Personal, Empfänger von Blut bzw. Blutprodukten, Dialysepatienten, Fixer, Tätowierte, Homosexuelle, promiskuitive Heterosexuelle, geistig Behinderte in Heimen u. a.
Die Inkubationszeit beträgt 1-6 Monate.
Verlaufsmöglichkeiten der HBV-Infektion:

- Asymptomatische Infektion mit Viruselimination (65 %),
- akute Hepatitis mit Heilung und Viruselimination (25 %),
- Tod an fulminanter Hepatitis (0,1-1 %),
- Viruspersistenz (= Virusträger und infektiös) (10 %).

Personen mit Viruspersistenz können klinisch gesund sein (70-90 %) oder eine chronische Hepatitis entwickeln (10-30 %).

Antwort 104
Die Antwort E) ist richtig.
Die Leberzirrhose ist eine chronische Lebererkrankung mit Zerstörung der Läppchen- und Gefäßstruktur der Leber mit entzündlicher Fibrose. Es kommt zu einer fortschreitenden, irreversiblen, narbig-bindegewebigen-knotigen Umwandlung der Leber. Das Funktionsgewebe (= Parenchym) Leber wird durch minderwertiges Bindegewebe ersetzt.

Ätiologie: chronischer Alkoholabusus (50 % d. F.), Virushepatitiden (HVB, HVC, HVD; 40 % d. F). Seltenere Ursachen sind: autoimmune chronisch-aktive Hepatitis, primäre biliäre Zirrhose, medikamenteninduziert, Hämochromatose, M. Wilson, chronische Stauungsleber bei Rechtsherzinsuffizienz, Budd-Chiari-Syndrom (Verschluss der Lebervenen).

Außer einer Allgemeinsymptomatik (Leistungsknick, Abgeschlagenheit, Druck- und Völlegefühl im Oberbauch, evtl. Übelkeit, Gewichtsabnahme) und hormonellen Störungen sind die Leberhautzeichen typisch für eine chronische Lebererkrankung:

- Glatte, rote Lackzunge, Lacklippen,
- palmar- und Plantarerythem (Handinnenfläche und Fußsohle gerötet),
- Spider naevi,
- Juckreiz (Pruritus) und Kratzeffekte (Einlagerung von Gallensäuren in die Haut),
- Weißnägel, Dupuytren-Kontrakturen, Caput medusae (Venenhautzeichnung über dem Abdomen) u. a.
- Bei Frauen: Regelstörung mit sekundärer Amenorrhoe (Ausbleiben der Regelblutung),
- bei Männern: Verlust der männlichen Sexualbehaarung, Hodenatrophie, evtl. Gynäkomastie (Entwicklung einer weiblichen Brust).

Komplikationen:

- Portale Hypertension mit Ösophagusvarizenblutungen, Aszites, Hypersplenismus,
- hepatische Enzephalopathie mit Leberausfallkoma,
- primäres Leberzellkarzinom als Spätfolge.

Antwort 105

Die Antwort D) ist richtig.

Durch den Verschluss den Ductus choledochus kommt es zum Rückstau der Galle in die Gallenblase und in die Leber. Folglich gelangt kein Bilirubin in den Darm und der Stuhl enthält kein Sterkobilin - ist also hell. Aufgrund des Rückstaus gelangt direktes, wasserlösliches Bilirubin zurück ins Blut und wird dort über die Niere ausgeschieden (dunkler Urin mit Schüttelschaum und Ikterus).

Zu 4: Petechien gehören nicht zum typischen klinischen Bild der Choledocholithiasis.

Antwort 106

Die Antwort A) ist richtig.

Bei der Gicht kommt es aufgrund von Harnsäurestoffwechselstörungen (erbliche Störung), vermehrter Harnsäurebildung (bei vermehrtem Zellumsatz bei Leukämie, Polyzythämie, hämolytischen Anämien) oder verminderter Harnsäureausscheidung (Nierenerkrankungen, Fasten) zu einem erhöhten Harnsäurespiegel im Blut.

Zu B: Harnstoff ist ein Produkt des Eiweißstoffwechsels und wird als harnpflichtige Substanz über die Niere ausgeschieden. Bei Nierenerkrankung (Niereninsuffizienz) ist der Laborwert für Harnstoff typischerweise erhöht.

Zu C: Eine Erhöhung des Hämatokrits (prozentualer Anteil der zellulären Bestandteile am Blutvolumen) findet man z. B. bei Polyglobulie und Polycythaemia vera.

Zu D: Der Cholesterinwert im Blut ist bei Störungen des Fettstoffwechsels erhöht, z. B. bei Hypercholesterinämie.

Zu E: Der Kaliumwert im Blut ist z. B. bei schweren Störungen der Nierenausscheidung erhöht.

Antwort 107

Die Antwort E) ist richtig.

Diätempfehlung bei Diabetes mellitus: Reduktionskost zur Gewichtsnormalisierung (oft normalisiert sich beim Typ-2-Diabetes allein dadurch der erhöhte Blutzucker), keine großen Mahlzeiten, sondern mehrere kleine.

Zusammensetzung der Nahrung:

- Eiweiß bis zu 15 % der Gesamtkalorien (fettarmes Fleisch, Fisch, pflanzliche Eiweiße), bei diabetischer Nephropathie eiweißarme Diät.

- Fett so wenig wie möglich (< 25 % der Gesamtkalorien),
- Kohlenhydrate restlicher Kalorienbedarf ca. 60 %, Berechnung nach Broteinheiten (BE = 12g Kohlenhydratäquivalent = 25g Brot) oder nach Äquivalenzwerten (Austauschtabellen), keine schnell resorbierbaren Zucker (Mono- oder Disaccharide).

Zusätzlich können noch Phytotherapeutika empfohlen werden, dabei ist aber Folgendes zu beachten:
Pflanzenheilmittel wirken insulinähnlich, aber erheblich schwächer und unsicherer. Tees können höchstens als Adjuvans (Zusatz) bei leichtem Altersdiabetes angewandt werden: Heidelbeerblätter (Vaccinium myrtillus), Bohnenhülsen (Legumina phaseoli), Goldgelbes Fingerkraut (Potentilla aurea), Geißraute (Galega officinalis), Rinde eines tropischen Baumes (Cortex syzygii jambolani).

Antwort 108
Die Antwort E) ist richtig.
Zu 1: Die Atherosklerose des Diabetikers wird als diabetische Makroangiopathie bezeichnet. Sie ähnelt im Wesentlichen der 'herkömmlichen' Atherosklerose, entwickelt sich jedoch schneller, tritt früher auf und zeigt schwerere Verläufe. Die atherosklerotischen Gefäßkrankheiten (arterielle Hypertonie, koronare Herzkrankheit, periphere arterielle Verschlusskrankheit, Apoplexie) sind die häufigsten Todesursachen beim Diabetes Typ 2.
Zu 2: Die diabetische Polyneuropathie ist wahrscheinlich direkte Folge der stoffwechselbedingten Nervenschädigung. Es kommt zu sensiblen, distal betonten, meist symmetrischen Nervenausfällen. Störungen des Berührungs-, Schmerz-, Temperaturempfindens, der Tiefensensibilität und des Vibrationsempfindens, sowie eine Abschwächung der Eigenreflexe können hinzutreten.
Besonders häufig klagen die Patienten über schmerzhafte Parästhesien, die besonders in den Füßen als brennende Schmerzen ('burning feet') auftreten und zu erheblichen Schlafstörungen führen können.
Im Allgemeinen unterscheidet man folgende Formen der Polyneuropathie:

- Periphere sensomotorische Neuropathie,
- autonome Neuropathie:
  - Kardioneuropathie (Vagusschädigung): Ruhetachykardie, Herzfrequenzstarre,
  - Neuropathie des Blutgefäßsystems (sympathische Schädigung): asympathikotone orthostatische Hypotonie (Dg: Schellong-Test), regionale Gefäßlähmung mit rötlich-bläulicher Verfärbung der Füße,
  - Neuropathie des Magen-Darm-Traktes (parasympathische Schädigung): Speiseröhrenmotilitätsstörung evtl. mit Schluckbeschwerden, Magenlähmung (Gastroparese) mit Völlegefühl und Druck im Oberbauch, Durchfall im Wechsel mit Verstopfung, Verdauungsstörungen,
  - Neuropathie des Urogenitalsystems (parasympathische Schädigung): Blasenlähmung mit Blasenentleerungsstörungen (Restharnbildung, Harnwegsinfekte), Impotenz,
  - Neuropathie der Pupille: gestörter Pupillenreflex,
  - Neuropathie der Haut: trockene, atrophische Haut der Füße, Geschwürbildung an Druckstellen des Fußes ('neuropathisches Ulkus').

Zu 3: Die diabetische Nephropathie ist im engeren Sinne Folge der Mikroangiopathie der Nierengefäße. Es werden klinisch erfassbare, unterschiedliche Stadien beschrieben, die zuerst mit einer Funktionssteigerung der Nieren beginnen (Anstieg der Kreatininclearance). Es entwickeln sich dann über Jahrzehnte hinweg pathologisch-anatomische Veränderun-

gen, die sich klinisch über eine Mikroalbuminurie bemerkbar machen (= erstes Zeichen einer gesteigerten Kapillardurchlässigkeit). Bei fortschreitender Nephropathie zeigt sich dann eine Makroalbuminurie, der Rückgang der Kreatininclearance und letztlich ein Anstieg der Retentionswerte mit der Gefahr der terminalen Niereninsuffizienz.
Im Stadium der Mikroalbuminurie ist durch eine frühzeitige konsequente Blutdruck- und Blutzuckerbehandlung die terminale Niereninsuffizienz evtl. noch zu verhindern.

Klinische Erscheinungsformen der diabetischen Nephropathie:

- Diabetische Glomerulosklerose (Kimmelstiel-Wilson),
- Arterio-Arteriolosklerose der Nierengefäße,
- begleitende interstitielle Nephritis und Neigung zu Harnwegsinfekten.

Zu 4: Als Folge eines schlecht eingestellten Diabetes kann es zu Fettstoffwechselstörungen in Form so genannter sekundärer Hyperlipoproteinämien kommen, die besonders als Hypertriglyzeridämie auffallen. Klinisches Erscheinungsbild ist die Leberverfettung.
Bei schlecht eingestelltem Typ-2-Diabetes zeigen sich aufgrund der sekundären Hyperlipoproteinämien Xanthome und Xanthelasmen.
Zu 5: Eine Embryopathie ist eine pränatale (vor der Geburt) Erkrankung, die mit einer intrauterinen (innerhalb der Gebärmutter) Entwicklungsstörung des Embryos einhergeht, und u. a. auch durch Stoffwechselerkrankungen (wie z. B. Diabetes mellitus) hervorgerufen werden kann.

Antwort 109

Die Antwort E) ist richtig.
Zu 1 und 4: Aufgrund der Frühatherosklerose (Makroangiopathie) kommt es zur arteriellen Hypertonie, koronaren Herzerkrankungen, peripherer arterieller Verschlusskrankheit (PAVK) und Apoplexie.
Zu 2: Die Niereninsuffizienz ist durch die Glomerulosklerose und Atherosklerose des Nierengefäßsystems bedingt.
Zu 3: Bei der diabetischen Atherosklerose werden eine Makroangiopathie und eine Mikroangiopathie unterschieden. Folgen der Mikroangiopathie sind:

- Retinopathie mit Sehstörungen,
- Glomerulosklerose,
- Gangrän,
- diabetische Polyneuropathie.

Zu 5: Bei der diabetische Polyneuropathie kommt es u. a. auch zur Neuropathie des Magen-Darm-Traktes, also aufgrund parasympathischer Schädigung, zu Durchfällen im Wechsel mit Obstipation, Magenlähmungen, Verdauungsbeschwerden.

Antwort 110

Die Antwort C) ist richtig.
Die Hypoglykämie wird definiert als: 'Verminderung des Blutzuckers unter 50 mg/dl (2,8 mmol/l).'
Unterschieden werden die Nüchternhypoglykämie (z. B. bei Inselzelltumoren, schweren Lebererkrankungen), die reaktive Hypoglykämie nach dem Essen (z. B. Dumping-Spätsyndrom nach Magenresektion) und eine exogene Hypoglykämie (z. B. Insulinüberdosierung, Alkoholexzess).
Klinik:

- Parasympathikotone Reaktion: Heißhunger, Übelkeit, Erbrechen, Schwäche,
- sympathikotone Reaktion: Unruhe, Schwitzen, Tachykardie, Zittern, Pupillenerweiterung, Hypertonus, gesteigerte Reflexe,
- zentralnervöse Störung: Kopfschmerzen, Psychosyndrom, primitive Automatismen, Krämpfe, neurologische Ausfälle, Schläfrigkeit, Koma, zentrale Atem- und Kreislaufstörungen.

Antwort 111
Die Antwort D) ist richtig.
Obligate Symptome der akuten Glomerulonephritis sind Mikrohämaturie und leichte Proteinurie. Die Symptome Hypertonie und Ödeme sind fakultativ.
Zu 5: Klopfschmerz im Nierenlager deutet immer auf eine Harnwegsinfektion in Kombination mit einer Nierenbeckenentzündung (Pyelonephritis) hin.

Antwort 112
Die Antwort E) ist richtig.
Klinik der chronischen Niereninsuffizienz:

- Versagen der exkretorischen Nierenfunktion,
- Störungen im Wasser-, Elektrolyt- und Säure-Basen-Haushalt,
- Störungen der inkretorischen Nierenfunktion,
- toxische Organschäden durch die retinierten harnpflichtigen Substanzen,
- allgemeine Symptome: urämischer Geruch, Schwäche, Juckreiz, Kopfschmerzen, Café-au-lait-Farbe der Haut (keine Gelbfärbung der Skleren), Rückgang der Wassermenge, Ödeme (Oberlidödem),
- ZNS: Konzentrationsschwäche, Schläfrigkeit bis Koma, Psychosen, Polyneuropathie, Krampfanfälle (Hypertoniefolgen), gesteigerte Reflexe,
- Lunge: Lungenödem, Lungenentzündung, Pleuritis, 'Wasserlunge' (fluid lung), Stauungspneumonie,
- Herz-Kreislauf: arterielle Hypertonie mit Linksherzbelastung, Herzbeutelentzündung (Perikarditis), Rhythmusstörungen,
- Magen-Darmtrakt: urämische Gastroenteritis mit Erbrechen und Durchfällen, Magen-Darm-Blutungen
- Blut: nierenbedingte (normochrome) Anämie (Ursachen: Störung der Erythropoese durch Erythropoetinmangel und Urämiegifte, Hämolyse), Thrombozytopenie, Thrombozytopathie,
- Knochenerkrankung (renale Osteopathie): Kombination aus Osteomalazie durch Vitamin-D3-(= Calcitriol-) Mangel, Hyperphosphatämie (reduzierte renale Phosphatausscheidung) und sekundärem Hyperparathyreoidismus.

Antwort 113
Die Antwort A) ist richtig.
Zu A: Die Nieren- bzw. Harnleiterkolik ist das Leitsymptom der Nephrolithiasis (Nierensteinkrankheit). Durch die Steineinklemmung in den Nierenkelchen, im Nierenbecken oder im Harnleiter lokalisieren sich die starken, wellenförmigen Schmerzen im Rücken und/oder im seitlichen Unterbauch und können ins Genitale (bei tiefsitzenden Harnleitersteinen), in die Leiste und in die Flanke ausstrahlen. U. a. kann es zu Brechreiz, Stuhl- und Windverhalt (reflektorischer paralytischer Ileus), Blasenkrämpfen und Hämaturie kommen.
Zu B: Bei der Eileiterschwangerschaft (Tubargravidität) kommt es zur 'Implantation' des befruchteten Eis in den Eileiter, was nach wenigen Wochen zum Tubarabort (schwache Blutung), aber auch, in wenigen Fällen, zur gefürchteten Tubarruptur (starke, oft lebensbedrohliche Blutung) führt.
Klinik:

- Plötzliche Schmerzen (peritoneale Reizung),
- hämorrhagischer Schock,
- akutes Abdomen.

Zu C: Die Gallenkolik würde typischerweise nicht in die Leiste, sondern in die rechte Schulter und in den Rücken ausstrahlen.
Zu D: Ein Bandscheibenvorfall darf natürlich differentialdiagnostisch nie ganz ausgeschlossen werden, wäre aber aufgrund der wellenförmigen Schmerzbeschreibung eher unwahrscheinlich.

Antwort 114
Die Antwort D) ist richtig.
Die Harnblase ist normalerweise bakterienfrei. Bakterien im Bereich der ableitenden Harnwege weisen auf eine Harnwegsinfektion hin und sind über den Urinstix zu diagnostizieren.

Antwort 115
Die Antwort A) ist richtig.
Die Erythrozytenbildung wird über das Hormon Erythropoetin reguliert, das in der Niere gebildet wird. Es wird bei zu niedrigem O_2-Partialdruck ins Blut ausgeschüttet und steigert die Erythropoese (Blutbildung) im Knochenmark.
Zu 1: Die Niere nimmt keinen wesentlichen hormonellen Einfluss auf die Darmmotorik. Die Darmmotilität wird neben dem vegetativen Nervensystem hormonell über das Hormon Motilin beeinflusst, das im Duodenum gebildet wird.
Zu 3: Der Blutdruck wird u. a. durch die Ausschüttung von Renin aus der Niere, über den sog. 'Renin-Angiotensin-Aldosteron-Mechanismus' reguliert. Renin kommt zwar aus der Niere, ist aber ein Enzym. Wir hoffen, dass den Fragestellern der kleine Unterschied zwischen Enzym und Hormon bekannt ist ... (sonst wäre evtl. die Antwort B richtig).
Zu 4: Die Niere nimmt keinen Einfluss auf die Galleproduktion.
Zu 5: Der Kalziumhaushalt wird über das Parathormon der Nebenschilddrüse, das Vitamin-D-Hormon und das Kalzitonin der Schilddrüse (C-Zellen) reguliert. Die Niere spielt im Vitamin-D-Stoffwechsel eine Rolle (hier wird das aktive Vitamin D3 gebildet. Vitamin D ist aber kein Hormon, sondern ein Vitamin. Deshalb ist auch 5) falsch.

Antwort 116
Die Antwort C) ist richtig.
Leitsymptome der primären NNR-Insuffizienz:

- Schwäche und rasche Ermüdbarkeit,
- Pigmentierung von Haut- und Schleimhäuten (Charakteristikum),
- Gewichtsverlust und Wassermangel (Dehydration durch Mangel an Aldosteron),
- arterielle Hypotonie,
- evtl. Abdominalschmerzen, Übelkeit, Erbrechen, Verlust der Sekundärbehaarung bei Frauen (durch Androgenmangel),

Klinik der Addison-Krise: Neben den oben genannten Symptomen:

- Austrocknung (Exsikkose), Blutdruckabfall, Schock, Oligurie,
- Pseudoperitonitis (abdominelle Symptomatik wie bei einer Bauch-fellentzündung),
- evtl. Durchfälle und Erbrechen,
- Hypoglykämie (Kortisol als Gegenspieler von Insulin vermindert), metabolische Azidose,
- anfangs unternormale Temperatur, später Exsikkose-Fieber,
- Delir, Koma.

Antwort 117
Die Antwort E) ist richtig.
Beim M. Cushing kommt es, aufgrund eines Adenoms im Hypophysenvorderlappen, zu einer gesteigerten Ausschüttung von Kortisol aus der Nebennierenrinde. Es betrifft vor allem Frauen im mittleren Alter. Durch die vermehrte ACTH-Sekretion sind oft auch die Androgene erhöht.
Klinik des M. Cushing:

- Fettstoffwechselstörung: Umverteilung der Depotfette: Vollmondgesicht mit starker Rötung, Stiernacken, Stammfettsucht, Hypercholesterinämie
- Eiweißstoffwechselstörung: Osteoporose (verminderte Ca-Aufnahme), Muskelschwäche (gesteigerter Eiweißabbau),
- Kohlenhydratstoffwechselstörung: Diabetes mellitus (bzw. Steroiddiabetes, da Kortisol Gegenspieler des Insulins ist),
- Mineralkortikoide Restwirkung: Hypervolämie, Hypertonie (und evtl. Hypokaliämie),

- Blutbildveränderungen: Leukozyten, Erythrozyten und Thrombozyten erhöht; Eosinophilie, Lymphozyten erniedrigt,
- Hauterscheinungen: Neigung zu Akne, Furunkulose, Geschwüren und Auftreten von blau-roten Striae (Striae = Streifen, ähneln 'roten Schwangerschaftsstreifen'), sog. Striae rubrae,
- Androgenwirkung: Potenzstörungen, Amenorrhoe (Ausbleiben der Regelblutung), Hirsutismus (vermännlichende Behaarung der Frau), Wachstumsstillstand bei Kindern,
- psychische, evtl. psychotische Veränderungen.

Antwort 118

Die Antwort E) ist richtig.

Zu 1: Aufgrund der mineralokortikoiden Restwirkung des Kortisols kommt es zur Rückresorption von Natrium (und Wasser), zur Hypervolämie und dadurch zur arteriellen Hypertonie.

Zu 2: Katarakt und Glaukom können Nebenwirkungen bei hochdosierter Langzeittherapie sein.

Zu 3: Da Kortison ein Gegenspieler des Insulins ist, kommt es zuerst zu einer prädiabetischen Stoffwechsellage und dann zum sog. Steroiddiabetes.

Zu 4: Amenorrhoe bei Frauen und Potenzstörungen bei Männern können Nebenwirkungen einer Kortison-Langzeittherapie sein.

Zu 5: Aufgrund des gestörten Eiweißstoffwechsels und der verminderten Ca-Aufnahme kommt es zur sekundären Osteoporose, die wiederum Kreuzschmerzen verursachen kann.

Antwort 119

Die Antwort A) ist richtig.

Zu A: Arthrose ist ein Sammelbegriff für alle Arten von degenerativen Gelenkerkrankungen, bei denen kein immunologisch-entzündliches Geschehen ursächlich ist, sondern die sich aus einer chronischen Abnutzung des Gelenkknorpels bzw. der Zwischenwirbelscheiben ergeben.

Die chronische Abnützung des Gelenkknorpels führt sekundär zur Schädigung von Knochen und Gelenkkapsel in Form einer Degeneration. Besonders häufig sind die Wirbelsäule und die großen Extremitätengelenke (Knie, Schulter, Hüfte) betroffen, da hier besonders hohe Druck- und Reibungsbelastungen auf den Gelenkknorpel wirken.

Klinik:

- Anfangs Bewegungsschmerz, später Ruheschmerz. Typisch ist auch der sog.
- Anlaufschmerz: morgendliche Anlaufschwierigkeiten in einem arthrotischen Gelenk, die im Laufe weiterer Bewegung besser werden,
- Schwellung im und um das Gelenk,
- schmerzhafte Bewegungseinschränkung,
- zunehmende Deformität mit Fehlstellung, Instabilität und Muskelatrophie.

Zu B: Für die akute Gicht ist der plötzliche, meist nachts auftretende starke Schmerz im Bereich des Großzehengrundgelenks ('Podagra') mit allgemeinen Entzündungszeichen typisch.

Zu C: Als Arthritis wird die akute Gelenksentzündung bezeichnet: allgemeine Entzündungszeichen (Schmerz, Schwellung, Überwärmung, Rötung, Bewegungseinschränkung).

Zu D: Bei chronischer Polyarthritis besteht oft eine 'Morgensteifigkeit' mehrerer Gelenke. Im akuten Schub dieses schweren Krankheitsbildes stehen u. a. Schmerzen und Bewegungseinschränkungen mehrerer Gelenke im Vordergrund.

Zu E: Die Polyneuropathie ist eine Erkrankung peripherer Nerven. Als Symptomatik würden keine Gelenkschmerzen, sondern z. B. Parästhesien, Missempfindungen, Lähmungen und vegetativ-trophische Störungen in Erscheinung treten.

Antwort 120

Die Antwort B) ist richtig.

Das Schultergelenk hat keine starke Bandsicherung. Deshalb müssen die

Muskeln, die das Gelenk umhüllen, dieses Kugelgelenk sichern (muskelgesichertes Gelenk). Stellt man das Gelenk ruhig (z. B. mittels Armbinde o. Ä.) kann es - vor allem bei älteren Menschen - innerhalb von wenigen Tagen zu irreversiblen Bewegungseinbußen kommen. Eine Ruhigstellung ist kontraindiziert.

Antwort 121

Die Antwort B) ist richtig.

Der M. Bechterew ist eine chronisch progrediente, abakterielle systemische Entzündung mit bevorzugter Manifestation im Bereich der Wirbelsäule. In erster Linie sind die Iliosakralgelenke und die kleinen Wirbelgelenke betroffen. Im Gefolge der schubweisen Entzündung kommt es zu Atrophie des Gelenkknorpels und zu einer aufsteigenden knöchernen Durchbauung von Gelenken, Bandscheiben und Bändern. Es kommt zu einer Einsteifung der Wirbelsäule (Bambusstabform). Periphere Gelenke, Sehnen- und Bänderansätze können mitbetroffen sein.

Frühsymptome:

- Allgemeine Schwäche, Morgensteifigkeit und meist nächtliche Rückenschmerzen in der Iliosakral-Region (Sakroiliitis),
- atemabhängiger Thoraxschmerz,
- Extravertebralarthritiden (Gelenkentzündungen außerhalb der Wirbelsäule in 50-70 % d. F.),
- Augenbeschwerden: Iridozyklitis (Entzündung der Iris und des Ziliarkörpers in 30 % d. F.),
- Achillessehnen- und Fersenschmerzen (in 20 % d. F.),
- Männer erkranken ca. 10 x häufiger als Frauen, Erkrankungsgipfel zwischen dem 15. und 40. Lebensjahr.

Zu A: Der M. Scheuermann gehört zu dem Bereich der aseptischen Knochennekrosen. Es kommt zu Wachstumsstörungen der Deck- und Grundplatten der Brustwirbelkörper und zur Ausbildung von Keilwirbeln, die zum charakteristischen Bild des Rundrückens führen. Die ersten Veränderungen beginnen schon im Jugendalter (10-13 Jahre) - deswegen wird der M. Scheuermann auch juvenile Kyphose oder Adoleszentenkyphose genannt.

Zu C: Das Wirbelgleiten (Spondylolisthesis) wird verursacht durch die Spondylolyse (= angeborene oder erworbene Spaltbildung meist der Bogenwurzel von L4 oder L5). Beim Wirbelgleiten können die Wirbel nach vorne ventral gleiten und durch Verletzung oder Kompression von Nervenstrukturen zu einer ausgeprägten neurologischen Symptomatik führen.

Zu D: Der Bandscheibenvorfall kann je nach Lokalisation sehr unterschiedliche Schmerzsymptomatik auslösen, je nach dem ob periphere Nerven betroffen sind (mediolateraler oder lateraler BSV) oder eher die Rückenmarkshäute (medialer BSV).

Zu E: Bei der Osteoporose handelt es sich um einen, über das altersübliche Maß hinausgehenden, pathologischen Verlust an Knochenmasse, der den organischen und Mineralanteil des Knochens gleichermaßen betrifft. Es kommt hier zu allgemeinen Knochenschmerzen (nicht nur auf die Wirbelsäule beschränkt), Neigung zu Spontanfrakturen und Wirbeldeformitäten bis hin zum sog. Buckel (Hyperkyphose).

Antwort 122

Die Antwort B) ist richtig.

Klinik des Kaliummangels:

- Neuromuskuläre Symptome: Apathie, Adynamie, Lähmungen und Hypotonie der Muskulatur, Wulstbildung beim Beklopfen der Muskulatur, Bewusstseinsstörungen bis zum Koma,
- gastrointestinale Symptome: Appetitlosigkeit, Verstopfung bis hin zum Subileus und Ileus (Darmverschluss),
- renale Symptome: hypokaliämische Nephropathie,
- kardiovaskuläre Symptome: Tachykardie, Extrasystolen, EKG-Veränderungen, Ödeme,

Antwort 123
Die Antwort A) ist richtig.
Zu 3: Beidseitiger Reflexausfall ist zwar in der Regel pathologisch, muss es aber nicht sein. Auf jeden Fall muss zunächst eine Aktivierung ('Reflexbahnung') versucht werden. Hierzu dient an den unteren Extremitäten z. B. der Jendrassik-Handgriff: Verschränken und Ineinanderhaken der Hände und kräftiger Zug an denselben (an den Armen kann man eine Bahnung z. B. durch kräftigen Faustschluss versuchen). Häufig werden die Reflexe dann doch noch auslösbar.
Zu 4: Wenn links eine Neuropathie vorliegt, so ist der Reflex links gegenüber rechts abgeschwächt.
Zu 5: Es kommt zu einer Plantarflexion.

Antwort 124
Die Antwort D) ist richtig.
Eine Niereninsuffizienz gehört nicht zu den typischen Folgen der Alkoholkrankheit. Einige Folgekrankheiten bei Alkoholismus:
Zu 1: Magen: evtl. Magenblutungen durch erosive Gastritis; Mallory-Weiss-Syndrom: Schleimhauteinrisse im ösophago-kardialen Übergang, ausgelöst durch Erbrechen mit Blutung.
Zu 2: Herz: alkoholtoxische Herzrhythmusstörungen (z. B. Vorhofflimmern), alkoholtoxische dilatative Kardiomyopathie
Zu 3: periphere Nerven: 20-40 % der Alkoholiker entwickeln eine Polyneuropathie (Alkoholismus ist die häufigste Ursache der Polyneuropathie).
Zu 5: Leber: Fettleber, Alkoholhepatitis, Leberzirrhose (mit der Komplikation eines primären Leberzellkarzinoms).

Antwort 125
Die Antwort A) ist richtig.
Für Multiple Sklerose und Diabetes mellitus sind Kopfschmerzen eher untypisch.
Zu 1: Migräne: typisch ist der anfallsweise Halbseitenkopfschmerz (Hemikranie).
Zu 2: Arterieller Bluthochdruck: typisch ist ein morgendlicher Kopfschmerz.
Zu 3: Der Glaukomanfall (grüner Star, Augeninnendruckerhöhung) kann mit starken Kopfschmerzen einhergehen.

Antwort 126
Die Antwort A) ist richtig.
Die Subarachnoidalblutung ist eine spontane Blutung in den Subarachnoidalraum, meist aus angeborenen oder erworbenen Aussackungen (Aneurysmen) der Hirnarterien. Subarachnoidalblutungen können, vor allem im jüngeren und mittleren Alter, einem Schlaganfall zugrunde liegen. Klinik:

- Meist aus völliger Gesundheit heraus, in 2/3 während körperlicher Ruhe,
- stärkster, schlagartig einsetzender Kopfschmerz, vorwiegend in der Nacken-, aber auch in der Stirnregion. (Die Patienten machen bei der Schilderung der Kopfschmerzen in etwa die Handbewegung des 'Abstreifens eines Motorradhelms'.)
- Manchmal Vorboten (Prodromi): Kopfschmerzen und Augenmuskellähmungen,
- Übelkeit, Erbrechen,
- Bewusstseinsstörungen unterschiedlicher Ausprägung (Verwirrtheit bis Koma),
- evtl. Krampfanfälle,
- Meningismus (Nackensteifigkeit, positives Lasègue-, Kernig- und Brudzinski-Zeichen)
- evtl. zentral-vegetative Regulationsstörungen wie Temperatur- und Blutdruckanstieg,
- neurologische Ausfälle (Hemiparesen, Hirnnervenausfälle u. a).
- Komplikationen: Blutungsrezidiv, Hirninfarkt, Entwicklung eines Hydrozephalus ('Wasserkopf').

Zu B und C: Gegen die Diagnose FSME und tuberkulöse Meningitis spricht der schlagartige Beginn mit stärksten Kopfschmerzen und sofort auftretenden neurologischen Ausfällen.
Zu D: Die subdurale Blutung (= Bluterguss zwischen der Dura mater und den weichen Hirnhäuten) entsteht oft auf-

grund einer venösen Sickerblutung und entwickelt sich langsam über Tage, Wochen und Monate. Die Klinik zeigt einen wenig dramatischen Beginn mit langsam fortschreitendem organischem Psychosyndrom und Halbseitenlähmung.
Zu E: Die schlagartig einsetzenden Kopfschmerzen, Nackensteifigkeit und neurologischen Ausfälle sind nicht typisch für den Botulismus. Botulismus würde mit Symptomen wie Übelkeit, Erbrechen, Obstipation, später dann Doppeltsehen, Augenflimmern, Lichtscheu und Schluckstörungen.

Antwort 127
Die Antwort E) ist richtig.
Alle hier erwähnten Krankheiten und auch psychische Belastungen können zu Schlafstörungen führen.

Antwort 128
Die Antwort E) ist richtig.
Schwindel ist der Oberbegriff für subjektive Störungen der Orientierung des Körpers im Raum (Scheinbewegungen von Körper und Umwelt), klinisch charakterisiert durch Nystagmus (nur systematischer Schwindel), Übelkeit, Erbrechen und Ataxie.
Man unterscheidet den physiologischen Schwindel (Stimulation des Vestibularapparates, Höhenschwindel) vom pathologischen Schwindel. Beim letztgenannten unterscheidet man systematischen von asystematischem Schwindel. Alle der oben angegebenen Ursachen können eine Schwindelsymptomatik hervorrufen.

Antwort 129
Die Antwort E) ist richtig.
Alle angegebenen Symptome sind typisch für ein Alkoholentzugsdelir.
Vgl. Antwort auf Frage **34**.

Antwort 130
Die Antwort B) ist richtig.
Während des Anfalls kann man nur Sorge tragen, dass sich der Patient möglichst wenig verletzt. Alle anderen Maßnahmen sind während des Anfalls nicht möglich.

Antwort 131
Die Antwort A) ist richtig.
Die geschilderte Klinik spricht für ein Karpaltunnelsyndrom (auch: CTS, Medianuskompressionssyndrom, genuine Daumenballenatrophie). Eine mechanische Schädigung des N. medianus im verengten Karpaltunnel (infolge Verdickung des Retinaculum flexorum = Lig. carpi transversum) führt zu motorischen und sensiblen Ausfällen im Versorgungsgebiet des N. medianus (Versorgungsgebiet: Daumenballenmuskulatur, Sensibilität der Hohlhand, der Finger 1-3 und der Radialseite des 4. Fingers). Das Krankheitsbild findet sich vor allem bei Frauen zwischen dem 40. und 50. Lebensjahr.
Klinik des Karpaltunnelsyndroms:
- Sensibel: Kribbelparästhesien; evtl. mit Ausstrahlung in den Unterarm (vor allem nachts),
- motorisch: langsame Atrophie des Daumenballens (Musc. abductor pollicis brevis und Musc. opponens pollicis) mit lokalisiertem Schmerz.

Antwort 132
Die Antwort C) ist richtig.
Psychose ist die allgemeine Bezeichnung für psychische Störungen mit Wandel des Erlebens. Die exogenen Psychosen (auch: symptomatische, organische, körperlich begründbare Psychosen) sind auf organische Veränderungen des ZNS zurückzuführen und kommen z. B. bei Hirntumoren, Schädel-Hirn-Traumen, Infektionen und Intoxikationen (Alkohol, Drogen), Hirndurchblutungsstörungen und Hirnatrophie vor.
Leitsymptome sind Bewusstseinstörungen (Ich-Erlebnisstörungen, Gedächtnisstörungen, Denkstörungen, Wahn, Halluzinationen).
Zu 4: Endokrine Psychosyndrome (die zu den exogenen Psychosen gerechnet werden) finden sich z. B. bei Hypo- und Hyperthyreose und beim Addison-Syndrom.
Zu 5: Psychotherapie kann in Einzelfällen hilfreich sein, ist aber keineswegs obligat.

Antwort 133

Die Antwort C) ist richtig.

Der Neurosebegriff war und ist vor allem wegen seiner auf Sigmund Freud zurückgehenden Bestimmung über psychodynamische Inhalte ein umstrittener Krankheitsbegriff.

Zu 3: Die psychoanalytische Neurosenlehre stellt das theoretisch am weitesten ausdifferenzierte Modell neurotischen Erlebens und Handelns dar.

Eine Neurose ist demnach eine psychogene Störung, deren Symptome symbolischer Ausdruck eines psychischen Konflikts sind, der seine Wurzeln in der Kindheitsgeschichte des Subjekts hat; die Symptome sind Kompromissbildungen zwischen dem Wunsch und der Abwehr.

Zu 1 und 4: Therapieverfahren:

- Psychotherapie: z. B. psychoanalytische oder klientenzentrierte Therapie,
- Medikamente:
  - Tranquilizer nur vorübergehend als 'Krücke' oder 'Überbrückung',
  - Antidepressiva nur während sehr tiefer Verstimmungszustände (therapeutischer Effekt ist erwiesen, jedoch weniger ausgeprägt als bei Melancholien).

Zu 5: Neurosen zeigen häufig auch körperliche Symptome, so z. B. die Angstneurose:

Tachykardie, Palpitationen, Brustschmerzen, Tremor, Harndrang, Durchfall, abdominelle Beschwerden, Ohnmachtsgefühl, kalter Schweiß, Dyspnoe, Erstickungsgefühle, Hyperventilation, Parästhesien ('Kribbeln') usw.

Antwort 134

Die Antwort D) ist richtig.

Die zyklothyme Manie imponiert durch inadäquate gehobene Stimmung, Antriebssteigerung, beschleunigtes Denken und Selbstüberschätzung. Nicht wenige Betroffene empfinden dies als positive Steigerung des Lebensgefühls. Das erschwert die Behandlung, da der manische Mensch, anders als der depressive, nicht selten gar nicht von seinem Zustand abnormer Heiterkeit – bisweilen allerdings auch Gereiztheit - befreit werden möchte.

Klinik der Manie:

- Manische Verstimmung (grundlose Heiterkeit, pathologisch gehobene übermütige Stimmungslage mit Selbstüberschätzung und Fehlen der Lebensangst),
- Größenideen,
- Ideenflucht und Ablenkbarkeit,
- psychomotorische Erregung (gesteigerter Rede-, Bewegungs- und Betätigungsdrang),
- Gehobenheit der Vitalgefühle,
- körperlich-vegetative Symptome,
- paranoide, halluzinatorische und katatone Symptome (Störung der Willkürmotorik).

Antwort 135

Die Antwort D) ist richtig.

Der M. Menière ist eine einseitige Erkrankung des Innenohrs mit anfallsartigen Beschwerden durch Hydrops (Wassersucht, vermehrte Flüssigkeitsansammlung) des häutigen Labyrinths.

Symptome-Trias:

- Drehschwindelanfälle oder Schwankschwindel mit Übelkeit und Erbrechen,
- einseitiges Ohrgeräusch (Sausen), Druck und Völlegefühl im Ohr,
- einseitige Schwerhörigkeit, häufig mit Diplakusis (= im kranken Ohr werden die Töne höher empfunden).

Die Schwindelanfälle dauern Minuten bis Stunden an und kehren nach Tagen oder Wochen unregelmäßig wieder.

Psychische Belastung, Föhneinbruch, Nikotin- oder Alkoholabusus können eine ursächliche Rolle spielen bzw. Anfälle auslösen.

Antwort 136

Die Antwort E) ist richtig.

Als Komplikation einer Otitis media kann eine Mastoiditis, eine eitrige Einschmelzung der knöchernen Zellen im pneumatisierten Warzenfortsatz, auftreten.

Zu A: Erreger meist bakteriell: hämolysierende Streptokokken (Erwachsene), Pneumokokken (Kinder), Haemophilus influenzae, Staphylococcus aureus, Kolibakterien

Zu B: Ohrentropfen erreichen das Mittelohr logischerweise nicht, da das Trommelfell dies verhindert.

Zu C: Hämorrhagische Bläschen sind typisch für die (virale) Grippe-Otitis.

Zu D: Es besteht eine Schallleitungsstörung.

Antwort 137

Die Antwort D) ist richtig.

Zu 4: Der Glaukomanfall ('grüner Star') ist normalerweise einseitig. Eine weite, lichtstarre Pupille findet sich dann nur auf einem Auge.

Klinik des akuten Winkelblockglaukoms:

- Achtung: Notfall, da das Augenlicht in Gefahr ist!!!
- Spontane Auslösung,
- Schmerzen: heftige Schmerzen im betroffenen Auge und um das Auge herum. Ausstrahlung in die Zähne, in den ganzen Kopf, evtl. sogar ins Abdomen,
- tastbare Härte des Augapfels: beim akuten Glaukomanfall fühlt sich der Augenbulbus steinhart an (= wichtigstes Symptom, Augeninnendruck 60-80 mm Hg),
- Nebelsehen und Farbringe: Bei Dunkelheit werden Farbringe um Lichtquellen gesehen (Folge des Hornhautödems),
- weitere Symptome: gerötete Bindehaut, episklerale Gefäße erweitert (gemischte Injektion), Hornhaut-Ödem mit matt-hauchiger Trübung, Vorderkammer flach oder völlig aufgehoben, Iris verwaschen.

Beidseitig weite, lichtstarre Pupillen sind normalerweise ein Zeichen des klinischen Todes.

Antwort 138

Die Antwort C) ist richtig.

Zu A: Cholera wird über fäkal kontaminiertes Trinkwasser, Meeresfrüchte und kontaminierte Lebensmittel übertragen. Besonders gefährlich sind gesunde oder genesende, symptomlose Ausscheider.

Zu B: Botulismus ist im eigentlichen Sinne keine Infektionserkrankung, sondern eine Lebensmittelvergiftung.

Zu C: Die Hepatitis B wird i. d. R. über Blut und Blutprodukte ausschließlich von Mensch zu Mensch übertragen.

Zu D: Die Malaria wird in der Regel über die weibliche Anophelesmücke übertragen.

Zu E: Die Salmonellose wird nicht ausschließlich von Mensch zu Mensch übertragen: Übertragungsweg durch Kranke und Ausscheider; Tiere und Tierprodukte (z. B. Eier, Geflügel u. a).

Antwort 139

Die Antwort C) ist richtig.

Der Tetanuserreger, Clostridium tetani, befindet sich überall im Erdboden. Er kann auch durch noch so kleine Bagatellverletzungen in den Körper eindringen.

Zu 2: Vor einer Leistenbruch-Operation muss aufgrund der sterilen Gegebenheiten im Operationssaal nicht gegen Tetanus geimpft werden.

Antwort 140

Die Antwort E) ist richtig

Über den Geschlechtsverkehr können Bakterien, Viren, Pilze und Protozoen (Trichomonaden) übertragen werden. Chlamydieninfektionen im Bereich der Geschlechtsorgane sind weit verbreitet. Sie sind nicht immer einfach zu diagnostizieren, da sie oft sehr diffuse Beschwerden verursachen (z. B. Ausfluss, rezidivierende Zysten).

Antwort 141

Die Antwort B) ist richtig.

Typhus abdominalis, Diphtherie und Milzbrand sind gemmäß § 6 des Infektionsschutzgesetzes meldepflichtig.

Zu 4: Die Leukämie ist keine Infektionskrankheit.
Zu 5: die Mononukleose, eine Viruserkrankung, ist nicht meldepflichtig.

Antwort 142
Die Antwort C) ist richtig.
Botulismus und akute Virushepatitis sind nach § 6 Infektionsschutzgesetz meldepflichtig.
Zu 1: M. Hodgkin ist keine Infektionskrankheit. Das Krankheitsbild fällt nicht unter die Meldepflicht.
Zu 2 und 4: Bei Tularämie ('Hasenpest') und Influenza besteht – allerdings nach § 7 Infektionsschutzgesetz - Meldepflicht für den Erregernachweis (Francisella tularensis und Influenzaviren).

Antwort 143
Die Antwort C) ist richtig.
Nach § 6 des Infektionsschutzgesetz besteht bei Masern Meldepflicht bei Krankheitsverdacht, Erkrankung und Tod.
zu A, D und E: Bei FSME, Gelbfieber und Influenza ist nach § 7 des Infektionsschutzgesetz der Erregernachweis meldepflichtig.
Zu B: Bei Tuberkulose besteht nach § 6 Meldepflicht bei Erkrankung und Tod (nicht bei Verdacht).

Antwort 144
Die Antwort E) ist richtig.
Die Tollwut ist eine weltweit verbreitete Viruserkrankung warmblütiger Haus- und Wildtiere, die durch den Biss infizierter Tiere auf den Mensch übertragen wird (Zoonose) und nach ihrem Ausbruch unter dem Bild einer Gehirnentzündung (Enzephalitis) immer tödlich endet.
Nach § 6 des Infektionsschutzgesetzes ist der Verdacht, die Erkrankung und der Tod an Tollwut meldepflichtig. Zu melden ist außerdem die Verletzung eines Menschen durch ein tollwutkrankes, -verdächtiges oder –ansteckungsverdächtiges Tier sowie die Berührung eines solchen Tieres oder Tierkörpers.

Antwort 145
Die Antwort E) ist richtig.
Die Begriffsbestimmung für ‚übertragbare Krankheit‘ im § 2 des Infektionsschutzgesetzes lautet:
'*eine durch Krankheitserreger oder deren toxische Produkte, die unmittelbar oder mittelbar auf den Menschen übertragen werden, verursachte Erkrankung*'

Antwort 146
Die Antwort B) ist richtig.
Die Shigellenruhr ist eine Infektionserkrankung (Meldepflicht bei Verdacht, Erkrankung, Tod und Ausscheider), die durch Schmierinfektion, verunreinigte Nahrungsmittel oder kontaminiertes Wasser übertragen wird Sie führt zu einer Lokalinfektion des Dickdarms mit eitrig nekrotisierender Entzündung der Dickdarmschleimhaut.
Klinik:

- Fieber um 39° C mit starkem Krankheitsgefühl (Kopfschmerz, Übelkeit, Mattigkeit),
- schmerzhafte, blutig-schleimige Durchfälle (heftige Tenesmen = Schmerzen am After vor, während und nach dem Stuhlgang),
- Stuhlfrequenz bis 50 x pro Tag, jeweils mit nur geringen Stuhlmengen ('ständig ein Löffel Blut und Schleim'),
- Druckschmerz im Kolonverlauf (besonders Colon descendens und Sigmoideum),
- belegte, trockene Zunge, Exsikkose.

Komplikationen:
Darmblutungen und -perforationen, Elektrolyt- und Wasserverlust, reaktive Arthritis, chronische Form, die sich über Monate hinzieht.
Die Diagnose wird über Anamnese, Klinik, Rektalabstrich mit Wattebausch oder Spezialnährböden abgeklärt.
Therapie:
Bettruhe, Diät, Antibiotikum, Ausgleich des Wasser- und Elektrolythaushaltes

Normal ist die Prognose gut, jedoch sind Säuglinge, Greise und Abwehrgeschwächte gefährdet.

Antwort 147
Die Antwort E) ist richtig.
Die Influenza ist eine Infektionserkrankung, die durch die Influenzaviren A, B und C verursacht wird. Sie wird durch Tröpfcheninfektion übertragen, wobei es zu einer Schädigung des Flimmerepithels im Respirationstrakt kommt. Meldepflicht bei Tod.
Klinik:

- In 80 % d. F. verläuft die Infektion symptomarm als relativ leichte Erkältungskrankheit.
- Plötzlicher Krankheitsbeginn mit: Frösteln, Fieber, starkem Krankheitsgefühl, Laryngotracheobronchitis mit trockenem Husten, Rhinitis, Pharyngitis, Abgeschlagenheit, Kopf- und Gliederschmerzen. Fieber 2-3 Tage anhaltend, ein zweiter Fieberanstieg ist meist Hinweis für eine Sekundärinfektion ('Superinfektion').
- Sputum: spärlich, zäh, schleimig (evtl. leicht blutig),
- Nasenbluten,
- Magen-Darm-Beschwerden,
- über Wochen anhaltende Schwäche und Müdigkeit ('verzögerte Rekonvaleszenz').

Komplikationen:
Lungenentzündung, Nasennebenhöhlenentzündung (Sinusitis), Mittelohrentzündung (Otitis media), Myo- bzw. Perikarditis, Meningoenzephalitis, orthostatische Hypotonie. Besonders gefährdet sind Kinder, Schwangere, ältere Menschen mit Vorerkrankungen und Patienten mit Abwehrschwäche.

Antwort 148
Die Antwort E) ist richtig.
Die Poliomyelitis (epidemische spinale Kinderlähmung) ist eine virale Infektionskrankheit, verursacht durch das Poliovirus (mit 3 serologischen Typen). Meldepflicht bei Verdacht, Erkrankung und Tod. Bei 90 % der Erkrankten ist die Auseinandersetzung mit dem Erreger am Ende des Prodromalstadiums (Fieber, allgemeine Abgeschlagenheit, Halsschmerzen, Erbrechen, evtl. Abdominalschmerzen, Durchfall, Obstipation) abgeschlossen.
Bei 10 % der Patienten folgt nach einer beschwerdefreien Latenzzeit von 3-4 Tagen das meningitische Stadium mit Kopfschmerzen, Erbrechen, Meningismus (Nackensteifigkeit), Adynamie und Schmerzen im Bereich der später gelähmten Muskelpartien. Nur bei einer kleinen Anzahl der Patienten kommt es dann zu den typischen asymmetrischen schlaffen Lähmungen (Paresen) der proximalen Muskelgruppen ohne Sensibilitätsausfälle (oft jedoch mit quälenden Muskelschmerzen).
Zu A: Durchfälle sind im Prodromalstadium der Poliomyelitis durchaus möglich. Ein Inapparenter Verlauf ist jedoch häufiger.
Zu B: Meningeale Reizerscheinungen treten im Rahmen einer Poliomyelitis nur selten auf.
Zu C: Bei Poliomyelitis finden sich schlaffe Lähmungen.

Antwort 149
Die Antwort B) ist richtig.
Das Erysipel (auch: Wundrose) ist eine sich auf dem Lymphweg ausbreitende Entzündung der Haut und des Unterhautzellgewebes.
Erreger sind beta-hämolysierende Streptokokken der Gruppe A.
Reservoir: Mensch
Übertragungsweg: direkter Kontakt, verschmutzte Gegenstände
Inkubationszeit: Stunden bis 2 Tage
Klinik:
Es kommt zu Entzündung der Haut und des Unterhautzellgewebes (mit Ausbreitung auf dem Lymphweg). Die häufigsten Eintrittspforten sind z. B. Ulcus cruris, Fußpilz, Rhagaden am Naseneingang

- Schüttelfrost, hohes Fieber,

- scharf begrenzte, schmerzhafte, ödematöse Rötung mit flammenförmigen Ausläufern, oft mit Bläschen und Blasen, Gangrän oder Vordringen in die Subkutis,
- Komplikationen: Rezidive, Verstopfung der Lymphbahnen (mit Elephantiasis), Sepsis.

Antwort 150
Die Antwort E) ist richtig.
Röteln sind eine Infektionserkrankung, verursacht durch das Rötelnvirus (RNS-Virus); Meldepflicht bei Erkrankung und Tod an Rötelnembryopathie. Die Inkubationszeit beträgt 16-18 Tage (14-21 Tage).
Zu 1: Die Kontagiosität beginnt bereits Tage vor Ausbruch des typischen Exanthems und dauert maximal bis zu dessen Ende.
Zu 2: Bei der Infektion einer Schwangeren mit Röteln kann das Rötelnvirus auf die Frucht übertragen werden. Je früher in der Schwangerschaft die Infektion auftritt, desto höher ist das Risiko. Die Infektion führt zum Abort oder zur Rötelnembryopathie. Diese verursacht zahlreiche Missbildungen.
Zu 3: Röteln gehen mit einer generalisierten Lymphknotenschwellung einher: Es kommt zum Auftreten erbs- bis bohnengroßer schmerzloser Lymphknoten zunächst im Nacken (= nuchale Lymphknoten) und hinter den Ohren (= retroaurikulär), später dann generalisiert. Aufgrund der typischen nuchalen Lymphknotenschwellung sind Röteln 'im Dunkeln' zu diagnostizieren.
Zu 4: Bei Röteln findet sich ein mittelfleckiges blass-rötliches Exanthem, das nicht zusammenfließt, hinter den Ohren beginnt und ca. 3 Tage dauert.
Zu 5: Die Übertragung geschieht durch Tröpfcheninfektion aus dem Nasenrachenraum, seltener indirekter Kontakt mit Gegenständen, die mit infektiösem Nasen-Rachen-Sekret kontaminiert sind, selten durch Blut, Urin, Stuhl, Konjunktivalsekret.

Antwort 151
Die Antwort A) ist richtig.
Der Herpes zoster ist eine Viruserkrankung durch Reinfektion (erneute Infektion) mit dem Varicella-zoster-Virus bei Teilimmunität nach Windpockenerkrankung oder (häufiger) durch Reaktivierung von Varicella-zoster-Viren, die nach früherer Varizelleninfektion in den Spinalganglien persistieren. Gehäuftes Auftreten bei Patienten mit Immunschwäche (Malignome, Leukosen, AIDS, usw.) und im Alter.
Klinik:

- Bläschenausschlag streng begrenzt auf ein oder mehrere Dermatome, evtl. Fieber
- Starke Schmerzen im Bereich der betroffenen Innervationsgebiete spinaler Nerven (oft Thoraxnerven, oft einseitig). Der Schmerz kann vor, während und nach dem Auftreten von Bläschen einsetzen. In der Regel erfolgt eine narbenfreie Abheilung.

Komplikationen:

- Zoster ophthalmicus mit Hornhautläsion,
- Zoster oticus mit Fazialisparese,
- Zosterenzephalitis,
- Postzoster-Nervenschmerzen (Neuralgien),
- Embryopathie bei Infektion der Mutter in der Frühschwangerschaft (sehr selten).

Antwort 152
Die Antwort A) ist richtig.
Durchfall ist kein typisches Symptom des Botulismus ('Lebensmittelvergiftung'). Typische Symptome des Botulismus: Übelkeit, Erbrechen, Obstipation, später dann Doppeltsehen, Augenflimmern, Lichtscheu und Schluckstörungen.

Antwort 153
Die Antwort A) ist richtig.
zu 1, 2 und 3: 10-20 Tage nach einer Erkrankung mit beta-hämolysierenden Streptokokken der Gruppe A können - als autoallergische Zweiterkrankung - rheu-

matisches Fieber (mit Endokarditis) oder eine Glomerulonephritis auftreten. Es handelt sich um streptokokkenallergische entzündliche Systemerkrankungen, bedingt durch eine Allergie vom verzögerten Typ gegen Streptokokkenantigene. Man spricht hier auch von sterilen Folgekrankheiten, da die Erreger der Erstinfektion nicht mehr nachweisbar sind.
Das rheumatische Fieber manifestiert sich am Herz (Endo-, Myo-, Perikarditis mit Herzklappenveränderungen und Herzrhythmusstörungen), an den Gelenken (akute wandernde Polyarthritis; bevorzugt große Gelenke), an der Haut (Erythema nodosum, Erythema anulare rheumaticum) und am Gehirn (Chorea minor). Allgemeinerscheinungen wie Fieber, Schwitzen, Kopfschmerzen u. a. können zusätzlich auftreten.
Bei der akuten postinfektiösen Glomerulonephritis kommt es zu Entzündungsprozessen durch Immunkomplexablagerungen im Bereich der Glomeruli, was zu Gefäßpermeabilitätsstörungen und zu Störungen des Glomerulumfilters führt. Es kommt zu Proteinurie und Hämaturie. Zusätzlich können Ödeme und Hypertonie, sowie auch Kopf-, Glieder-, Flankenschmerzen, epileptische Anfälle, Schläfrigkeit (Hirnödem) und hypertone Krisen, mit Atemnot und Lungenödem, auftreten.
Zu 4: Die Orchitis (Hodenentzündung), oft mit nachfolgender Sterilität, kann z. B. als Komplikation im Rahmen der Parotitis epidemica auftreten. Auch sie ist keine übliche Folgeerkrankung nach Streptokokkeninfektionen.
Zu 5: Die Angina pectoris gehört zu den KHK (koronaren Herzkrankheiten), und ist Folge einer Herzkranzgefäßverengung unterschiedlicher Genese, jedoch nicht Folge einer Streptokokkeninfektion.

Antwort 154
Die Antwort A) ist richtig.
Die Harnblase (Vesica urinaria) ist das vorderste Organ im kleinen Becken, liegt vor der Schambeinfuge und steigt mit zunehmender Füllung an der vorderen Bauchwand in Richtung Nabel hoch. Sie ist das Sammelbecken für den von den Nieren ausgeschiedenen Sekundärharn, der bis zur Entleerung (Miktion) dort gespeichert wird, ohne vom Körper rückresorbiert zu werden. Die Harnblase stellt ein mit Schleimhaut (Übergangsepithel mit submuköser Bindegewebsschicht) ausgekleidetes muskulöses Hohlorgan dar.
Bei einer Füllung von etwa 200 ml tritt Harndrang auf, der ab etwa 400 ml sehr heftig wird. Die maximale Kapazität, bei der der Harndrang nicht mehr zu unterdrücken ist, variiert abhängig vom Training.
Orientierend kann die Harnblase in Harnblasenspitze (Apex vesicae), Harnblasenkörper (Corpus vesicae), Harnblasengrund (Fundus vesicae), Mündung der beiden Harnleiter und Harnblasenhals (unteres Blasendrittel, Cervix vesicae), Übergang in die Harnröhre (Urethra) eingeteilt werden.

Antwort 155
Leider muss die Antwort D) als richtig angekreuzt werden.
Diese seltsame Frage zieht sich seit Jahren durch die mündlichen und schriftlichen Prüfungen, ohne dass sie korrigiert worden wäre. Eine Injektion in den oberen äußeren Quadranten gilt - juristisch bereits in mehreren Grundsatzurteilen bestätigt - als Kunstfehler. Diese Injektionsmethode ist heute nicht mehr aktuell. Ihr müsst trotzdem D) ankreuzen ... auch wenn ihr es eigentlich besser wisst.

Antwort 156
Die Antwort B) ist richtig.
Bewusstlose Patienten mit intakten Vitalfunktionen werden grundsätzlich in der stabilen Seitenlage gelagert.

Antwort 157
Die Antwort A) ist richtig:
Sichere Zeichen des allgemeinen Todes:
- Totenflecke = Livores,
- Leichenstarre = Rigor mortis,
- Selbstandauung = Autolyse.

Nur bei Vorliegen mindestens eines sicheren Todeszeichens kann der Tod bescheinigt werden.
Die Totenflecken sind rosarote Flecken, die sich an den abhängigen (tiefsten) Partien der Haut bilden. Während der ersten zehn Stunden nach dem Tod lassen sich die Totenflecken noch wegdrücken.
Die Totenstarre beginnt ca. 4 Stunden nach Todeseintritt (abhängig von der Außentemperatur usw.) und erreicht nach ca. 6 Stunden ihr Maximum. Sie beginnt an Unterkiefer-, Hals- und Nackenmuskulatur und löst sich nach 1-6 Tagen in der gleichen Reihenfolge.
Bei der Autolyse wird das Organeiweiß durch die beim Zelltod frei werdenden Enzyme abgebaut.
Zu 3: Glanzlose oder getrübte Hornhaut ist ein Zeichen einer Keratitis (Hornhautentzündung) oder eines Ulkus.
Zu 4: Abgeschwächte oder aufgehobene Lichtreaktion mit Mydriasis (Pupillenerweiterung) können Zeichen sein für: schweren Hirnschaden, Hirnblutung, Sauerstoffmangel (Hypoxie), Parasympathikuslähmung, Okulomotoriuslähmung, Erblindung, Adie-Syndrom (harmlose Pupillotonie).
Zu 5: Ein Herz-Kreislauf-Stillstand ist kein sicheres Todeszeichen. Der Patient muss nicht biologisch irreversibel tot sein. Er kann u. U. durch geeignete Wiederbelebungsmaßnahmen (Herz-Lungen-Wiederbelebung = kardiopulmonale Reanimation) ins Leben zurückgeholt werden.

Antwort 158

Die Antwort A) ist richtig.
Folgende Erkrankungen, die nach § 6, 7 und 34 unter das Behandlungsverbot für Heilpraktiker fallen, sind nur in § 34 erwähnt:

- Impetigo contagiosa (ansteckende Borkenflechte),
- Keuchusten,
- Läuse,
- Mumps,
- Scabies (Krätze),
- Scharlach oder sonstigen Streptococcus-pyogenes-Infektionen,
- Windpocken.

Antwort 159

Die Antwort B) ist richtig.
Zu A: Ein Heilpraktiker darf die Heilkunde nicht im Umherziehen ausüben (§ 3 Heilpraktikergesetz).
Zu B: Der Heilpraktiker darf Arzneimittel nur zum Zweck der Anwendung, nicht aber der Weitergabe, herstellen.
Zu C: Über den Antrag zur berufsmäßigen Ausübung der Heilkunde ohne Bestallung entscheidet die untere Verwaltungsbehörde (in Kreisstädten die Stadtverwaltung, in Gemeinden mit staatlicher Polizeiverwaltung die staatliche Polizeibehörde, in Landkreisen das Landratsamt) im Einvernehmen mit dem zuständigen Gesundheitsamt.
Zu D: Seit In-Kraft-Treten des Infektionsschutzgesetzes (und Außer-Kraft-Treten des Gesetzes zur Bekämpfung der Geschlechtskrankheiten) ist dem Heilpraktiker die Untersuchung der Geschlechtsorgane und die Behandlung von nicht meldepflichtigen Erkrankungen der Geschlechtsorgane erlaubt.
Zu E: Lt. § 9 des Infektionsschutzgesetzes muss die Meldung einer meldepflichtigen Infektionskrankheit unverzüglich, spätestens innerhalb von 24 Stunden nach erlangter Kenntnis ... erfolgen.

Antwort 160

Die Antwort B) ist richtig.
Als Richtwerte können gelten:

- Autoklav (Hochdrucksterilisator):
  120° C über 30 Minuten,
  134° C über 10 Minuten.
- Heißluft:
  180° C über 30 min,
  200° C über 10 min.

ANTWORTEN MC 3

Antwort 161
Die Antwort C) ist richtig.
Allgemeine Entzündungszeichen:
- Rötung = Rubor,
- Schwellung = Tumor,
- Überwärmung = Calor,
- Schmerz = Dolor,
- Funktionseinschränkung = Functio laesa.

Antwort 162
Die Antwort D) ist richtig.
Durch den Vitamin-B12-Mangel kommt es zur einer Bildungsstörung der DNS und zur Kernreifungsstörung der Körperzellen. Dies führt zu einer Verminderung der Blutzellen (besonders der Erythrozyten). Es resultiert eine Vitamin-B12-Mangelanämie (eine megaloblastäre Anämie).
Ursachen:
- Mangel an 'Instrinsic factor',
- Mangelernährung,
- Dünndarmerkrankungen mit gestörter Resorption,
- bakterielle Ileumüberwucherungen,
- chronischer Alkoholabusus,
- vermehrter Verbrauch durch den im terminalen Ileum siedelnden Fischbandwurm (Diphyllobothrium latum).

Klinik:
Schleichender Krankheitsbeginn mit der klinischen Trias :
- Anämiesymptome: strohgelbe Blässe (Anämie und diskreter Ikterus) und Anämiesymptome (Tachykardie, Ohrensausen, Mattigkeit, Atemnot bei Belastung usw.)
- Gastrointestinale Symptome: Gastritis, Entzündung der Zunge (Hunter-Glossitis) mit Zungenbrennen und Lackzunge, (glatte, tiefrote Zunge), Schleimhautveränderungen.
- Neurologische und psychiatrische Symptome: Gangunsicherheit, spastische Lähmungen, schmerzhafte Empfindungsstörungen (Parästhesien) an Händen und Füßen, evtl. Fehlen der Eigenreflexe, Störung des Vibrationsempfindens, organisches Psychosyndrom.
- Symptome der ursächlichen Erkrankung.

Antwort 163
Die Antwort D) ist richtig.
Es handelt sich hier um das Krankheitsbild des M. Hodgkin, ein bösartiger Tumor des lymphatischen Gewebes. Im Frühstadium äußert sich der M. Hodgkin als lokalisierte Lymphknotenerkrankung, später als Systemerkrankung, die sich auch an extralymphatischen Organen manifestiert.
Klinik:
- Erkrankungsalter: 2-gipflig: 15-30 Jahre und > 50 Jahre,
- B-Symptome (verschlechtern die Prognose): Fieber, Nachtschweiß, Gewichtsverlust,
- Leistungsminderung, Juckreiz
- Lymphknotenschmerzen nach Alkoholgenuss (selten),
- Lymphknotenschwellung meist im Hals-Kopfgebiet, auch im Brust- und Bauchraum (schmerzlose, zu Paketen verbackene Lymphknoten, die sich anfühlen 'wie ein Kartoffelsack'),
- evtl. Leber- und/oder Milzschwellung.

Zu A: Das Pfeiffer-Drüsenfieber ist eine Infektionserkrankung, die mit einem akuten Krankheitsgeschehen, u. a. mit einer fieberhaften Angina tonsillaris und in 50 % d. F. mit einer generalisierten Lymphknotenschwellung einhergeht.
Zu B: Mandelentzündungen gehen in der Regel mit Halsschmerzen als Leitsymptom einher, es würde nicht zu Symptomen wie Leistungsknick, Alkoholschmerz und Gewichtsverlust kommen.
Zu C: Die Toxoplasmose ist eine Infektionserkrankung, die mit einer generalisierten Lymphknotenschwellung einhergehen kann. Alkoholschmerz kommt bei Toxoplasmose nicht vor. Der Alkoholschmerz ist typisch für den M. Hodgkin.

Antwort 164
Die Antwort C) ist richtig.
Vgl. zur Rechtsherzinsuffizienz Antwort auf Frage **86**.
Zu 1: Das Lungenödem ist das Endstadium einer Linksherzinsuffizienz.
Zu 3: Ein Spider naevus (auch: Naevus araneus, Sternnävus, Spinnennävus) ist eine arterielle Gefäßneubildung mit zentralem stecknadelkopfgroßem Gefäßknötchen (evtl. pulsierend) und davon ausstrahlenden radiären feinen Gefäßreisern. Man findet sie u. a. bei chronischen Lebererkrankungen und bei Sklerodermie.

Antwort 165
Die Antwort E) ist richtig.
Normalerweise strahlt der hinter dem Brustbein (retrosternal) gelegene Schmerz einer Angina pectoris in die linke Schulter und kleinfingerwärts in den linken Arm aus. Der Schmerz kann jedoch auch in alle hier angegebenen topographischen Regionen ausstrahlen.

Antwort 166
Die Antwort D) ist richtig.
Zu 1: Ein Herzinfarkt ist ein irreversibler Untergang von Herzmuskelgewebe (Myokardnekrose) aufgrund einer unzureichenden Sauerstoffversorgung (Ischämie). (Angina pectoris: reversible Herzmuskelschädigung aufgrund einer Ischämie.)
Zu 2: Ca. 20 % der Infarkte laufen stumm ab (vor allem bei Diabetikern und älteren Menschen).
Zu 3: In der Stärke des Schmerzes bestehen normalerweise bei Herzinfarkt und Angina pectoris keine Unterschiede.
Zu 4: Nitro = Nitroglyzerin (Nitro-Spray u. a.). Ein Angina-pectoris-Anfall kann evtl. durch Nitro gestoppt werden, beim Herzinfarkt zeigt Nitro keine Wirkung.
Zu 5: Ein Herzinfarkt führt häufig zur elektrischen Instabilität mit Rhythmusstörungen bis hin zum Kammerflimmern. Kammerflimmern ist die häufigste Todesursache bei Herzinfarkt.

Antwort 167
Die Antwort B) ist richtig.
Ein Cor pulmonale ist eine Hypertrophie und/oder Dilatation des rechten Ventrikels als Folge einer Struktur-, Funktions- oder Zirkulationsstörung der Lunge mit pulmonaler Hypertonie ('Lungenhochdruck').
Als Cor pulmonale (CP) wird ein Herz bezeichnet, welches charakteristische Veränderungen aufweist, die durch eine akute oder chronische Drucksteigerung im Lungenkreislauf (verursacht durch eine Erkrankung der Lunge) entstanden sind. Erkrankungen des linken Herzens und Herzfehler gehören definitionsgemäß (WHO) nicht zu den Ursachen des chronischen Cor pulmonale.
Formen:
1. akutes Cor pulmonale z. B. bei massiver Lungenembolie, Status asthmaticus, Spannungspneumothorax
2. chronisches Cor pulmonale z. B. bei chronischen Lungenerkrankungen (Lungenemphysem, obstruktive Bronchitis, Sarkoidose, Alveolitis, Lungenfibrose) rezidivierende Lungenembolien, primär vaskuläre pulmonale Hypertension

Antwort 168
Die Antwort D) ist richtig.
Zu 1: Beim durchtrainierten Sportler kommt es aufgrund einer physiologischen Herzhypertrophie zu einer Ökonomisierung der Herztätigkeit und somit zu einer Bradykardie bei gleichzeitiger Steigerung des Herzschlagvolumens.
Zu 2: Pro Grad Fiebererhöhung erwartet man ca. 10 Schläge Pulsfrequenzerhöhung. Diese fieberbedingte Beschleunigung der Herzfrequenz tritt bei Typhus abdominalis (auch bei Gelbfieber und Brucellose) nicht ein. Man spricht deshalb von einer relativen Bradykardie.
Zu 3: Unter Digitalis kommt es i. d. R. zu einer Abnahme der Herzfrequenz.
Zu 4: Atropin ist Antagonist des Acetylcholins am Herzen. Bei Vergiftung mit Atropin wird der Parasympathikus ge-

hemmt, der Sympathikus bekommt ein Übergewicht, es kommt zur Tachykardie.

Zu 5: Das Sick-Sinus-Syndrom wird auch Sinusknoten- oder Bradykardie-Tachykardie-Syndrom genannt:

Ursachen: degenerative Erkrankungen (Koronarsklerose), Myokarditis, gelegentlich findet sich eine fibrinöse Umwandlung des Herzmuskels zwischen Sinusknoten und Erregungsleitungssystem.

Klinik:

- mangelnde Zunahme der in Ruhe normalen Sinusfrequenz nach Belastung auf max. 80-90 Schläge/Min.
- Sinusbradykardie infolge Vorhofflimmern,
- Bradykardie-Tachykardie-Syndrom, evtl. mit Auslösung arterieller Embolien bei Rhythmuswechsel,
- u. U. Adams-Stokes-Syndrom.

Antwort 169

Die Antwort B) ist richtig.

Claudicatio intermittens beschreibt das Stadium II der peripheren arteriellen Verschlusskrankheit (PAVK).

Klinik:

Bei Einengungen der Arterie > 90 % ist der Puls unterhalb der Einengung nicht mehr tastbar. Haben sich Umgehungskreisläufe (Kollateralen) gebildet, kann der Patient noch beschwerdefrei gehen (Stadium I). Kommt es aufgrund der arteriellen Minderdurchblutung zu belastungsabhängigen Schmerzen unterhalb der Stenose, muss der Patient nach einer gewissen Gehstrecke stehen bleiben, um sich zu erholen ('Schaufensterkrankheit' oder Claudicatio intermittens, Stadium II). Später Ruheschmerzen (Stadium III) und Nekrosen (Stadium IV):

Stadien der arteriellen Verschlusskrankheit (nach Fontaine):

I. Beschwerdefreiheit (Pulslosigkeit)

II. Belastungsschmerz (Claudicatio in termittens)

a) Gehstrecke >200m

b) Gehstrecke <200m

III. ischämischer Ruheschmerz

IV. Nekrose, Gangrän

Antwort 170

Die Antwort E) ist richtig.

Strikte Bettruhe ist bei oberflächlicher Thrombophlebitis kontraindiziert.

Antwort 171

Die Antwort B) ist richtig.

Zu 2: Die Pfortader führt das venöse Blut der unpaaren Bauchorgane zur Leber.

Zu 4: Die obere Hohlvene (V. cava superior) bringt das venöse Blut aus den Bereichen von Armen, Schultergürtel, Hals und Kopf zum Vorhof des rechten Herzens.

Zu 5: Die tiefen Beinvenen führen venöses Blut aus den Beinen über die V. cava inferior zum rechten Herzen.

Antwort 172

Die Antwort C) ist richtig.

Als peripheres Pulsdefizit wird die Differenz zwischen peripherer Pulsfrequenz (palpiert an der A. radialis) und der Herzfrequenz (auskultiert über dem Herzen) infolge frustraner Herzkontraktionen oder unzureichender Ventrikelfüllung bezeichnet. Die frustrane Herzaktion führt nicht zu einer tastbaren Pulswelle in der Peripherie.Ein peripheres Pulsdefizit findet sich z. B. bei Vorhofflimmern und Extrasystolie.

Antwort 173

Die Antwort B) oder D) ist richtig.

Leitsymptom der Aortenklappeninsuffizienz ist die große Blutdruckamplitude (Differenz zwischen systolischem und diastolischem Blutdruckwert). Aufgrund der Schließstörung der Aortenklappe fließt das Blut während der Diastole zurück in den linken Ventrikel, was zu einer Volumenüberlastung und weiterhin zur Hypertrophie des linken Ventrikels führt. Durch das daraus resultierende große Schlagvolumen ergibt sich ein hoher systolischer und ein niedriger diastolischer Blutdruck.

Zu A: Bei der Aortenklappenstenose kommt es aufgrund der Öffnungsstörung der Aortenklappe zu einem verminderten

Druck in der Aorta und somit zu einer kleinen Blutdruckamplitude.

Zu C: Bei einer Insuffizienz der Trikuspidalklappe kommt es zu einer Schließstörung und zu einem Rückfluss des Blutes in die V. cava zurück. Leitsymptom ist ein sichtbarer Jugularvenenpuls und eine sichtbare Herz- und Oberbauchpulsation. Die Leber ist palpatorisch vergrößert und ebenfalls pulsierend.

Zu D: Der Ductus arteriosus Botalli ist eine fetale Kurzschlussverbindung zwischen der Lungenarterie und der Körperschlagader zur Umgehung des Lungenkreislaufs. Physiologischerweise schließt er sich in den ersten 3 Wochen nach der Geburt. Bleibt er jedoch bestehen, kommt es zu einem Links-Rechts-Shunt: Aufgrund der nach der Geburt veränderten Druckverhältnisse fließt das Blut nun umgekehrt von der Aorta zurück in die Lungenarterie und erneut in die Lunge. Auch der offenen Ductus arteriosus Botalli geht mit einer hohen Blutdruckamplitude einher. Diese Frage ist deshalb nicht eindeutig zu beantworten..

Zu E: Bei der Pulmonalklappenstenose kommt es zu einer Druckbelastung des rechten Ventrikels, was zur Hypertrophie der rechten Herzkammer und evtl. zur Rechtsherzinsuffizienz führt.

Antwort 174

Die Antwort A) ist richtig.

Eine diastolische Grenzwerthypertonie hat Werte zwischen 90 und 95 mm Hg.

Obere Normgrenze des Blutdrucks: 139/89 mm Hg.

Grenzwerthypertonie: Blutdruck zwischen 140/90 und 160/95 mm Hg.

Hypertonie: Blutdruck > 160/95 mm Hg.

Antwort 175

Die Antwort B) ist richtig.

- AZV = Atemzugvolumen (= Atemvolumen, welches bei normaler Einatmung aufgenommen wird) = 500 ml,
- IRV = inspiratorisches Reservevolumen (= Atemvolumen, welches nach normaler Einatmung zusätzlich eingeatmet werden kann) = 2100-3000 ml,
- ERV = exspiratorisches Reservevolumen (= Atemvolumen, welches nach normaler Ausatmung zusätzlich ausgeatmet werden kann) = 800-1200 ml,
- RV = Residualvolumen (= Volumen, das sich nach maximaler Ausatmung noch in der Lunge befindet) =1200 ml,
- VK = Vitalkapazität (= Atemvolumen, das nach maximaler Ausatmung, maximal eingeatmet werden kann) = 4000 - 5000 ml,
- TK = Totalkapazität (= Vitalkapazität plus Residualvolumen) = 6000-9000 ml,
- AMV = Atemminutenvolumen (= Atemzugvolumen X Atemfrequenz) = 7000 ml (Erwachsener in Ruhe),
- AF = mittlere Atemfrequenz in Ruhe:
  - Erwachsener: 14 Atemzüge/min.
  - Kinder: 20-30 Atemzüge/min.
  - Kleinkinder: 30-40 Atemzüge/ min.
  - Neugeborene 40-50 Atemzüge/ min.

Antwort 176

Die Antwort D) ist richtig.

Zu 2 und 3: Typisch für Bronchiektasen sind Husten und Auswurf eines dreischichtigen Sputums.

Die 'maulvollen Expektorationen' (Auswurf) sind vor allem morgens zu finden, da der produzierte Schleim nachts nicht abgehustet wird.

Zu 5: Das dreischichtige Sputum besteht aus Eiter, Schleim und Schaum.

Antwort 177

Die Antwort A) ist richtig.

Ätiologie der Lungenembolie (= Verschluss einer Lungenarterie durch einen Embolus (meist ein losgerissener Thrombus, selten Fett-, Luft- oder Fremdkörperembolie):

Allgemeine Risikofaktoren:

- Hohes Lebensalter,
- Immobilität (Bettlägrigkeit, lange Autofahrten, Langstreckenflüge),
- frühere Thrombosen oder Lungenembolien,
- Übergewicht (Adipositas).

- Schwangerschaft, Östrogeneinnahme, Pille,
- Krampfadern (Varikosis),
- operative Eingriffe: Thrombosegipfel um den 7. Tag, hohes Risiko bei Hüft- oder Kniegelenkoperationen,
- Internistische Erkrankungen: Herzinsuffizienz, Schlaganfall (Apoplexie), Herzinfarkt, Schock, Malignome, wassertreibende Medikamente (Diuretika), Thrombozytosen, Mangel an: Antithrombin III, Protein C oder Protein S.

Antwort 178

Die Antwort C) ist richtig.

Die geschilderte Klinik ist typisch für einen Spontanpneumothorax.

Zu A: Gegen einen Myokardinfarkt würde das Alter des Patienten und der klinische Befund sprechen.

Zu B: Die Pleuritis wäre nicht unbedingt in Zusammenhang mit körperlicher Belastung und dem klinischen Befund zu bringen. Perkussion: absolute Dämpfung beim Pleuraerguss; Auskultation: atemsynchrone Reibegeräusche über den basalen Lungenabschnitten ('Lederknarren') bei Pleuritis sicca, bzw. abgeschwächtes bis aufgehobenes Atemgeräusch bei Pleuritis exsudativa.

Zu D: Gegen eine Lungenembolie würden die Anamnese und der Perkussions- und Auskultationsbefund sprechen.

Zu E: Eine Milzruptur würde sich primär mit Schmerzen im linken Oberbauch und durch einen Blutungsschock bemerkbar machen. Perkussion und Auskultation sind bei einer Milzruptur ohne Befund.

Antwort 179

Die Antwort D) ist richtig.

Komplikationen des Ulcus duodeni:

Akut und oft ohne Vorboten (als erstes Symptom):

- Blutung: 25 % aller Ulkuspatienten,
- Perforation: 'Durchbruch' z. B. in die Bauchhöhle: akuter Bauch = akutes Abdomen,
- Penetration: 'Durchdringung' in ein anderes Organ (z. B. Bauchspeicheldrüse).

Spätkomplikationen:

- Magenausgangsverengung (Stenose) durch Narbenbildung (Erbrechen, Gewichtsabnahme).

Zu 3: Karzinomatöse Entartung kommt zwar beim Ulcus ventriculi (3 % d. F.) vor, ist jedoch für das Duodenalulkus nicht beschrieben.

Antwort 180

Die Antwort D) ist richtig.

Zu 1: Hauptursache für den Myokardinfarkt (koronare Herzkrankheit) ist die Koronaratherosklerose. Emotionaler Stress ist ein Risikofaktor zweiter Ordnung für die Entwicklung einer Atherosklerose.

Zu 2 und 4: Reizdarmsyndrom und Herzneurose gelten als klassische psychosomatische Erkrankungen.

Zu 3: Bei Asthma bronchiale kann es zu einer psychosomatischen Überlagerung des Krankheitsbildes kommen (Auslösung eines Asthma-Anfalls beim Anblick eines Fotos des Allergens, z. B. Foto einer Blumenwiese).

Zu 5: Asthma cardiale (Herzasthma) ist eine anfallsweise, besonders nachts auftretende Atemnot, die durch eine Lungenstauung als Folge einer Linksherzinsuffizienz ausgelöst wird und durch einen zusätzlichen Bronchospasmus charakterisiert ist.

Antwort 181

Die Antwort B) ist richtig.

Der paralytische Ileus entspricht einer neuroreflektorischen, einer neurotoxischen oder einer durch Elektrolytverschiebung bedingten Muskellähmung des Dünn- u./o. Dickdarms.

Klinik:

- Stuhl- und Windverhalt (evtl. mit Überlauferbrechen),
- Meteorismus, Schluckauf (Singultus),
- aufgetriebene, aber weiche Bauchdecken (keine Abwehrspannung),

- schneller Puls und Blutdruckabfall (Schock),
- (jeder mechanische Ileus kann in einen paralytischen Ileus übergehen).

Zu A: Bei einem Blutrückstau in die Mesenterialvenen aufgrund einer Rechtsherzinsuffizienz können sich gastrointestinale Symptome bemerkbar machen (z. B. Stauungsgastritis). Ein Stuhl- und Windverhalt und fehlende Darmgeräusche bei der Auskultation wären mit dieser Diagnose nicht zu erklären.

Zu C: Klinik des mechanischen Ileus:

- Allmählich zunehmender Schmerz oder plötzlich auftretende peristaltiksynchrone Kolik (krampfartig an- und abschwellender Schmerz) mit basalem Dauerschmerz,
- Stuhl- und Windverhalt,
- Aufstoßen, Erbrechen,
- Pulsanstieg (Tachykardie),
- reflektorische Abwehrspannung,
- Meteorismus,
- Überlauferbrechen ('Miserere').

Zu D: Häufig bleibt ein Aneurysma asymptomatisch und wird als Zufallsbefund (z. B. im Rahmen einer Abdominalsonografie) diagnostiziert. In Abhängigkeit von der Lokalisation können Kompressionserscheinungen und Schmerzen aufgrund von Durchblutungsstörungen (Ischämie) auftreten. In akuten Fällen zeigt sich das Bauchaortenaneurysma mit schwerer Schmerzsymptomatik, stechender Schmerz im Rücken ('wie eine Axt im Rücken'). Die Diagnose kann über einen pulsierenden Tumor (Palpation), Gefäßgeräusche (Auskultation), Ultraschalldiagnostik, Röntgenuntersuchung, Computertomographie gestellt werden.

Zu E: Roemheld-Syndrom = gastrokardialer Symptomenkomplex:

Es kommt hier zu einer Verschiebung des Herzens nach oben rechts infolge eines Zwerchfellhochstands (meist links) durch geblähten Mangen oder Darm. Vorwiegend sind Männer davon betroffen. Tierexperimentelle Versuche zeigten eine Verminderung der Koronardurchblutung.

Klinik:

Herzbeschwerden, Extrasystolen, evtl. Angina pectoris, Magenschmerzen und Übelkeit.

Antwort 182

Die Antwort D) ist richtig.

35 pro 100 000 Einwohner erkranken jährlich an einem Magenkarzinom. In Westeuropa und USA wird es z. Z. seltener. Häufigkeitsgipfel ab 50. Lebensjahr (10 % zwischen 30.-40. Lebensjahr).

Ursachen:

- Genetische Faktoren: Blutgruppe A bevorzugt, nationale Herkunft (z. B. hohes Risiko in Japan, China, Finnland, Chile),
- äußere (exogene) Faktoren: hoher Nitritgehalt der Nahrung (z. B. geräucherte und gesalzene Speisen), Helicobacter pylori?,
- innere (endogene) Faktoren: Magenpolypen, Verlust der Magensäure (Anazidität), chronisch atrophische Gastritis Typ A, 15-20 Jahre nach Magen(teil)entfernung.

Klinik:

- Anamnese: kurz bzw. fehlend (oft keine Frühsymptome),
- Gewichtsabnahme, Leistungsknick, Widerwille gegen Fleisch, subfebrile Temperaturen,
- Brechreiz, Druckgefühl im Oberbauch,
- tastbarer Oberbauchtumor im fortgeschrittenen Stadium,
- Zeichen der Metastasierung:
    - hämatogen (auf dem Blutweg) in die Leber: Lebervergrößerung (Hepatomegalie), Aszites (Bauchwassersucht), in die Lunge, in die Knochen und das Hirn,
    - lymphogen (auf dem Lymphweg) z. B. über den Ductus thoracicus in den Virchow-Lymphknoten links supraklavikulär.
- Akute Magenblutung bzw. chronische Blutung mit Eisenmangelanämie,

- Magenausgangsverengung, Tumorkachexie (Gewichtsabnahme, körperlicher Verfall),
- Blutnachweis im Stuhl (fehlt beim infiltrativen Typ des Magenkarzinoms).

Antwort 183

Die Antwort A) ist richtig.

Typisch für ein Ulcus duodeni ist der Spät-, Nacht- und Nüchternschmerz im mittleren Oberbauch (Epigastrium), der sich nach Nahrungsaufnahme bessert.

Zu B: Das Colon irritable (Reizdarmsyndrom) ist ein Syndrom aus Stuhlregulationsstörungen infolge gestörter Darmmotilität bzw. gestörter Darmsekretion. Es wird zu den psychosomatischen Erkrankungen gerechnet. Das Reizdarmsyndrom ist immer eine Ausschlussdiagnose.

Klinik:

- Jüngere Menschen,
- lange Anamnese,
- guter Allgemeinzustand,
- kein Blut im Stuhl,
- oft keine nächtlichen Beschwerden.

Zu C: Der typische Schmerz einer akuten Pankreatitis wäre der heftige dumpfe Dauerschmerz im Oberbauch mit gürtelförmiger Ausstrahlung. Die Schmerzen würden durch Nahrungsaufnahme nicht gebessert.

Zu D: Eine akute Cholezystitis würde typischerweise mit einem Schmerz im rechten Oberbauch, ausstrahlend in die rechte Schulter, einhergehen.

Zu E: Bei akuter Appendizitis würde man im typischen Falle rechtsseitige Unterbauchschmerzen erwarten.

Antwort 184

Die Antwort D) ist richtig.

Klinik der chronischen Pankreatitis:

- Leitsymptom: rezidivierender, starker, nicht kolikartiger Schmerz in der Tiefe des Oberbauches, gürtelförmige Ausstrahlung nach beiden Seiten (stark, dumpfer, schneidender Schmerz; Schonhaltung),
- Nahrungsintoleranz: Fett löst Übelkeit, Erbrechen und Schmerz aus,
- evtl. rezidivierender Ikterus (Verengung von Pankreas- und Gallengang),
- Maldigestion: Gewichtsabnahmen, Fettstühle, Blähungen, Durchfall, diabetische Stoffwechsellage (sog. pankreopriver Diabetes durch verminderte Insulinausschüttung), tritt erst auf, wenn die Pankreasfunktion auf 10 % der Norm abgefallen ist,
- fortschreitender Abfall der Verdauungsfunktion,
- Schmerzhaftigkeit der Schübe wird immer geringer, je weiter die Zerstörung des Pankreas fortgeschritten ist,
- Spätstadium: endokrine und exokrine Insuffizienz.

Zu 2: Vitamin K ist ein fettlösliches Vitamin. Bei einer chronischen Pankreatitis kann es zu Resorptionsstörungen kommen.

Antwort 185

Die Antwort C) ist richtig.

Folgen eines Pfortaderhochdrucks:

Kollateralkreislauf: 'Umgehungsvenen': 'Caput medusae'; Speiseröhren- und Funduskrampfadern, evtl. mit (tödlichen!) Blutungskomplikationen.

Splenomegalie evtl. mit Hypersplenismus: Anämie, Thrombopenie und Leukozytopenie

Aszites ('Bauchwassersucht')

Zu 3: Gefäßsternchen sind arterielle Gefäßneubildungen mit zentralen stecknadelkopfgroßen, evtl. pulsierenden Gefäßknötchen und. davon ausstrahlenden radiären feinen Gefäßreisern. Man findet sie gehäuft bei chronischen Lebererkrankungen und bei Sklerodermie.

Zu 5: Unterschenkelvarizen sind nicht Folgen eines Pfortaderhochdrucks.

Unterschenkelvarizenbildung haben ihre Ursachen in:

Alter, familiäre Disposition (Venenklappeninsuffizienz und Nichtanlage von Venenklappen, Gefäßfehlbildungen), weibliches Geschlecht (Hormone), mehrere Schwangerschaften, langjährige stehende

Tätigkeit, Alkohol, Übergewicht (Adipositas), Bewegungsmangel.
Bei der sekundären Varikosis (postthrombotische Varikosis) kommt es in Folge einer tiefen Beinvenenthrombose oder einer Insuffizienz der Venenklappen (meist Vv. perforantes) zum Krampfaderleiden.

Antwort 186
Die Antwort E) ist richtig.
Man kann die Leber als größtes Stoffwechselorgan (= Laboratorium) des menschlichen Organismus bezeichnen.
Zusammenfassend hat die Leber folgende Funktionen:

- Aufnahme und Weitergabe von Kohlenhydraten, Eiweißen, Fetten,
- Aufbau der Bluteiweiße (Albumin), Körpereiweiße und Gerinnungsfaktoren,
- Abbau von Toxinen (Medikamente, Alkohol),
- Abbau von Hormonen,
- Abbau und Konjugation von Bilirubin,
- Produktion der Galle zur Fettverdauung,
- Blutspeicher für Eisen, Vitamin B12, Glykogen und Vitamine A, D und K,
- Wärmespeicher,
- Abwehrfunktion (Kupffersche' Sternzellen).

Antwort 187
Die Antwort E) ist richtig.
Zu 1: Der bierbraune Urin wird durch das konjugierte, direkte, wasserlösliche Bilirubin hervorgerufen.
Zu 2: Sterkobilin, ein Abbauprodukt des Bilirubins, ist für die Stuhlfarbe verantwortlich. Bei Verschlussikterus kann kein Sterkobilin mehr gebildet werden, der Stuhl entfärbt und wird hell (acholisch).
Zu 3: Der Juckreiz wird durch Einlagerung von Gallensäuren in die Haut verursacht.
Zu 4: Der Ikterus wird durch Einlagerung von direktem Bilirubin in die Haut hervorgerufen.
Zu 5: Typisch sind kolikartige Schmerzen im rechten Oberbauch, die zwischen die Schulterblätter und in die rechte Schulter ausstrahlen.

Antwort 188
Die Antwort E) ist richtig.
Das sog. Courvoisier-Zeichens - die prallelastisch sicht- oder tastbare Gallenblase mit schmerzlosem Ikterus - ist typisch für ein Pankreaskopfkarzinom.

Antwort 189
Die Antwort D) ist richtig.

Antwort 190
Die Antwort B) ist richtig.
Broteinheit (Abkürzung BE). Eine Broteinheit ist eine Menge von insgesamt 12 Gramm an Kohlenhydraten (Monosacchariden, verdaulichen Oligo- und Polysacchariden sowie Sorbit und Xylit). Die Broteinheit ist eine Hilfsgröße zur Berechnung der Zuckerdiät.

Antwort 191
Die Antwort D) ist richtig.
Zu 5: Diabetische Netzhauterkrankung (Retinopathie), häufigste Erblindungsursache! Nach 10 J. 50 % der Patienten, nach 20 J. 80 % der Patienten (Netzhautablösungen, Glaskörperblutungen, Gefäßneubildungen, Mikroaneurysmen, Netzhautödeme, Exsudate).
Vgl. auch Antwort zu Frage **109**.

Antwort 192
Die Antwort D) ist richtig.
Beim akuten Gichtanfall kommt es meist plötzlich aus voller Gesundheit, oft nachts, zu starken Gelenkschmerzen, wobei meist das Großzehengrundgelenk ('Podagra') mit Hautrötung, Überwärmung und Schwellung betroffen ist. Es können jedoch auch Sprung-, Knie- und Daumengrundgelenk betroffen sein.

Antwort 193
Die Antwort D) ist richtig.
Beim Typ-1-Diabetes handelt es sich wahrscheinlich um eine Autoimmunerkrankung, bei der die Insulin-produzierenden B-Zellen des Pankreas zerstört

werden. Genetische Faktoren spielen eine prädisponierende Rolle.

Beim Typ-2-Diabetes handelt es sich um einen erworbenen Defekt des Insulinrezeptors und um eine gestörte Insulinsekretion. Der Defekt wird begünstigt durch Überernährung und Übergewicht. Hohe Insulinspiegel vermindern die Zahl der Rezeptoren in der Peripherie (= 'Downregulation') und damit die Insulinwirkung. Dies führt über Regelkreise zu einer noch stärkeren Insulinausschüttung ('Teufelskreis'). Wenn die Rezeptorenzahl weiter abnimmt, kommt es durch die zunehmende Insulinresistenz zu einer Erschöpfung der Kapazität der insulinproduzierenden B-Zellen im Pankreas, zum Typ-2-Diabetes.

Auch beim Typ-2-Diabetes-mellitus spielen genetische Faktoren eine Rolle.

Verschiedene Faktoren begünstigen das Auftreten eines Typ-2-Diabetes:

- Übergewicht,
- Schwangerschaft,
- Lebererkrankungen,
- Vermehrung der als Gegenspieler zum Insulin wirkenden Hormone: endokrine Erkrankungen (Akromegalie, Cushing-Syndrom, M. Conn, Hyperthyreose, Phäochromozytom); Stressfaktoren (Infektionen, Operationen, Herzinfarkt u. a.); Medikamente (Glukokortikoide, Ovulationshemmer u. a.)
- körperliche Inaktivität.

Zu 4: vermehrter Alkoholgenuss spielt bei der Pathogenese des Diabetes mellitus in der Regel keine Rolle.

Antwort 194

Die Antwort C) ist richtig.

Man unterscheidet bei der Ulkusentstehung das akute Stressulkus vom chronischen Ulkusleiden. Grundsätzlich besteht jedoch eine Ungleichgewicht zwischen aggressiven Faktoren (endogen: Salzsäure, Pepsin und Galle; exogen: Stress, Rauchen, Entzündungshemmende Medikamente, Glukokortikoide, Helicobacter pylori) und schützenden Faktoren (Schleim-Bikarbonatsekretion, Regeneration des Schleimhautepithels und Blutversorgung).

Antwort 195

Die Antwort A) ist richtig.

Die 'Kussmaulatmung' ist eine rhythmische, abnorm tiefe Atmung mit normaler oder erniedrigter Frequenz. Sie bewirkt eine Hyperventilation mit respiratorischer Kompensation (vermehrte CO_2-Abatmung) einer ausgeprägten metabolischen Azidose (Azidoseatmung). Die Kussmaul-Atmung kommt vor beim diabetischen Koma und bei Niereninsuffizienz.

Beim hyperglykämischen Koma werden zwei Formen unterschieden:

Hyperosmolares Koma: Kommt vorwiegend beim Typ-2-Diabetes-mellitus vor; Blutzuckerwerte steigen hierbei bis auf 600 mg/dl an, wobei das vorhandene Insulin noch ausreicht um eine gesteigerte Lipolyse zu verhindern; (ca. 20 % d. F. von Coma diabeticum).

Im ketoazidotischen Koma (vorwiegend beim Typ-1-Diabetiker) kommt es aufgrund einer gesteigerte Lipolyse zur Ketonkörperbildung und zur metabolischen Azidose (Übersäuerung). Die tiefe Kussmaul-Atmung ist der Versuch einer respiratorischen Kompensation der metabolischen Azidose (ca. 80 % d. F. von Coma diabeticum).

Zu C: Bei schweren Hirnschädigungen, Hirndruckerhöhungen oder Störungen des Atemzentrums kommt es zur sog. 'Biot-Atmung' = intermittierende Atmung mit kräftigen, gleichmäßig tiefen Atemzügen, unterbrochen von plötzlichen Atempausen.

Zu D: Nach körperlicher Anstrengung kommt es zu einer physiologisch gesteigerten Atemtätigkeit, um die O_2-Versorgung des Körpers zu gewährleisten.

Zu E: Bei der Hyperventilation kommt es zu einer über die physiologischen Bedürfnisse des Körpers hinaus gesteigerten Atemtätigkeit, die zur vermehrten Abatmung von CO_2 (= Hypokapnie) und zur

Verschiebung des pH-Wertes in den alkalischen Bereich (= Alkalose) führt; häufig; meist psychogene Ursachen.

Antwort 196

Die Antwort D) ist richtig.

Die Poststreptokokken-Glomerulonephritis ist eine sterile Folgekrankheit nach Infektion mit beta-hämolysierenden Streptokokken der Gruppe A. Es kommt zu Entzündungsprozessen aufgrund von Immunkomplexablagerungen im Bereich der Glomerula.

Klinik:

Nach einem beschwerdefreien Intervall von 1-2 Wochen, nach einem meist unkomplizierten Streptokokkeninfekt des oberen Respirationstraktes (Mandel- oder Halsentzündung) oder der Haut, fühlt sich der Patient erneut krank (50 % d. F. verlaufen asymptomatisch und werden nur zufällig oder nicht diagnostiziert).

Leitsymptome:

- Obligat: Hämaturie (Erythrozytenzylinder im Sediment), Proteinurie (< 3g/24 Stunden),
- eventuell: Ödeme, Hypertonie,
- andere mögliche Symptome: Makrohämaturie, Lidödem, Gesichtsödem, Kopf- und Gliederschmerzen, Flankenschmerzen (Nierenkapselspannung), epileptische Anfälle, Schläfrigkeit (Hirnödem), hypertone Krise mit Atemnot und Lungenödem, evtl. Fieber.

Antwort 197

Die Antwort A) ist richtig

Vgl. auch Antwort auf Frage **113**.

Die Anamnese und Symptomatik spricht für eine Nierenkolik. Der Stuhl- und Windverhalt erklärt sich durch einen schmerzbedingten reflektorischen paralytischen Ileus.

Antwort 198

Die Antwort B) ist richtig.

Die Nebenschilddrüse übernimmt durch die Produktion von Parathormon (PTH) u. a. die Regulation des Kalzium- und Phosphathaushaltes.

Zu A: In der Schilddrüse werden die Schilddrüsenhormone T3 (Trijodthyronin) und T4 (Thyroxin), in den C-Zellen der Schilddrüse Kalzitonin gebildet.

Zu C: Die Nebennierenrinde produziert Kortisol (Glukokortikoid; in der Zona fasciculata), Aldosteron (Mineralkortikoid, Zona glomerulosa) und Androgene (Sexualhormon, Zona reticularis).

Zu D: Die Bauchspeicheldrüse produziert inkretorische Hormone in den Langerhans-Inseln:

- Gastrin in den A1-Zellen (geringer als in den G-Zellen der Magenschleimhaut),
- Glukagon in den A2-Zellen,
- Insulin in den B-Zellen,
- Somatostatin in den C-Zellen.

Weiterhin produziert die Bauchspeicheldrüse in ihrer exkretorischen Funktion Enzyme zur Aufspaltung der Nahrungsbestandteile (Kohlenhydrate, Eiweiße, Fette) und bikarbonathaltigen Schleim.

Zu E: Die Niere produziert einerseits das Hormon Erythropoetin, andererseits das proteinspaltende Enzym Renin.

Antwort 199

Die Antwort E) ist richtig.

Die mittlere Schicht der Nebennierenrinde heißt Zona fasciculata. Hier werden Glukokortikoide (z. B. Kortisol) gebildet.

Zu A: Aldosteron (Mineralkortikoid) wird in der äußeren Schicht der Nebennierenrinde - der Zona glomerulosa - gebildet.

Zu B: Erythropoetin (stimuliert die Erythropoese) wird in der Niere gebildet.

Zu C: Katecholamine werden im Nebennierenmark gebildet.

Zu D: Androgene, die männlichen Geschlechtshormone, werden in der innersten Schicht der Nebennierenrinde - der Zona reticularis - gebildet.

Antwort 200

Die Antwort B) ist richtig.

Eine feuchte Haut wäre typisch für eine Schilddrüsenüberfunktion. Bei Unterfunktion zeigt sich eine trockene, kühle, teigige Haut.

Weitere Symptome der Hypothyreose:

- Körperlicher und geistiger Leistungsabfall: Müdigkeit, Antriebsarmut, Desinteresse (Gesichtsausdruck!), Depression; Verlangsamung, mimische Starre, verlangsamte Reflexe,
- Bradykardie, Hypotonie,
- Kälteintoleranz (gesteigerte Kälteempfindlichkeit),
- evtl. Myxödem: Ein Myxödem hinterlässt nach Fingerdruck keine Eindellung (im Gegensatz zu anderen Ödemen).
- Trockenes, brüchiges Haar,
- raue, heisere Stimme,
- Gewichtszunahme, Obstipation,
- Hypercholesterinämie (deshalb Frühatherosklerose).

Antwort 201

Die Antwort D) ist richtig.

Das Phäochromozytom ist ein Tumor des Nebennierenmarks (in 90 % d. F. einseitig und gutartig, in 10 % d. F. bösartig). Er produziert vermehrt Adrenalin und Noradrenalin ('Katecholamine'). Der Überschuss dieser kreislaufwirksamen Hormone bewirkt eine Hypertonie (ca. 0,1 % aller arteriellen Hypertonien). Die Hypertonie kann kontinuierlich oder auch akut auftreten.

Klinik:

- Gesichts- und Hautblässe, da Adrenalin die Gefäße verengt (ist im Zusammenhang mit Hypertonie ein wichtiges Zeichen, da die 'normale' Hypertonie zu Gesichtsröte führt),
- Kopfschmerzen, Schweißausbruch Herzklopfen,
- Hyperglykämie und Glukosurie (1/3 d. F.)

Antwort 202

Die Antwort C) ist richtig.

Zur Klinik des M. Addison (Hypokortisolismus) vgl. Antwort auf Frage **116**.

Zu 4: Beim M. Addison fällt Kortisol als Gegenspieler des Insulins aus: Es entwickelt sich eine Hypoglykämie.

Zu 5: Stammfettsucht ist ein typisches Zeichen der Nebennierenrindenüberfunktion (M. Cushing, Hyperkortisolismus).

Antwort 203

Die Antwort C) ist richtig.

Rheumatoide Arthritis = chronische Polyarthritis

Zu 1: Morgensteifigkeit von wenigstens einer Stunde gehört zu den Diagnosekriterien der rheumatischen Arthritis (chronische Polyarthritis).

Zu 2: Sog. Rheumaknoten: vor allem an Druckstellen (Streckseiten der Unterarme, Hinterkopf) auftretende, bis hühnereigroße, derbe, verschiebliche subkutane Knoten.

Zu 3: symmetrischer Gelenkbefall seit wenigsten 6 Wochen ist ein wichtiges Diagnosekriterium der rheumatischen Arthritis.

Zu 4: Die Fingerendgelenke sind normalerweise bei der rheumatoiden Arthritis nicht geschwollen. Typisch sind Gelenkschwellungen der Fingermittel- und Fingergrund- und Handgelenke, sowie Ellenbogen, Knie, obere Sprunggelenke, Zehengrundgelenke.

Zu 5: Anlaufschmerz ist ein typisches Symptom der Arthrose.

Antwort 204

Die Antwort E) ist richtig.

Das Schultergelenk ist ein vorwiegend muskelgesichertes Gelenk.

Bei Ruhigstellung des Schultergelenkes kann es - vor allem bei älteren Menschen - innerhalb von wenigen Tagen (im Extremfall innerhalb von 24 Stunden) zu irreversiblen Bewegungseinbußen kommen. (Merke: Keine Armschlinge bei Schulterschmerzen.)

Antwort 205

Die Antwort D) ist richtig.

Der M. Bechterew ist eine chronische, progrediente, abakterielle systemische Entzündung mit bevorzugter Manifestation im Bereich der Wirbelsäule. In erster Linie sind die Iliosakralgelenke und die kleinen Wirbelgelenke betroffen. Die

Krankheit betrifft hauptsächlich Männer, bevorzugt zwischen dem 15. und 45. Lebensjahr.
Zu E: Versteifungen der Wirbelsäule kann man zwar durch intensive Krankengymnastik vorbeugen, bereits eingetretene Versteifungen der Wirbelsäule sind jedoch irreversibel.

Antwort 206
Die Antwort D) ist richtig.
Als begünstigende Faktoren für eine Osteoporose gelten:

- Mangelernährung,
- Malabsorption,
- Immobilisation (Inaktivität),
- endokrine Störungen:
  - Cushing-Syndrom (bzw. langdauernde Glukokortikoidtherapie)
  - Hyperthyreose,
  - Akromegalie,
  - Östrogenmangel in der Postmenopause (Klimakterium).

Zu 2: Übergewicht begünstigt eine Osteoporose nicht.

Antwort 207
Die Antwort B) ist richtig.
Bei einer Arthrose bessert sich der Schmerz, der nach längerer Ruhe beim Beginn einer Bewegung auftritt, nach einiger Zeit. Dies bezeichnet man als 'Anfangsschmerz' oder 'Anlaufschmerz'.
Zu A: Im akuten Schub einer rheumatoiden Arthritis findet sich der Bewegungsschmerz, der anfangs mit Schwellungen, aber ohne Deformierungen einhergeht. Typisch ist ein symmetrischer Befall der kleinen Fingermittel- und Fingergrundgelenke.
Zu C: Für den M. Bechterew sind die Morgensteifigkeit und die nächtlichen Rückenschmerzen im Bereich des Iliosakralgelenks typisch. Weitere Symptome: atemabhängiger Thoraxschmerz, Extravertebralarthritiden, Iridozyklitis, Achillessehnen- und Fersenschmerzen.
Zu D: Trias der chronischen Polyarthritis:

- Fehlender Faustschluss,
- schmerzhafter Händedruck,
- nachlassende Kraft der Hände.

Zu E: Die Infektarthritis zeigt die typischen Zeichen einer akuten Entzündung: Rötung, Schwellung, Schmerz, Überwärmung, gestörte Funktion.

Antwort 208
Die Antwort A) ist richtig.
Diese Frage ist unseres Erachtens nicht eindeutig zu beantworten. Sichere Frakturzeichen sind Crepitatio und abnorme Beweglichkeit. Knochenreiben (Crepitatio) ist das eindeutigste Frakturzeichen. Wir haben uns deshalb für A) entschieden.
Als sichere Frakturzeichen gelten:

- Abnorme Beweglichkeit,
- Crepitatio (Rasseln, Knirschen: Knochenreiben bei Bewegungen im Bruchbereich),
- Fehlstellung (Deformität, Deformation) durch Verschiebung der Bruchenden,
- sichtbare Knochenfragmente.

Als unsichere Frakturzeichen gelten:

- Tumor (Weichteilschwellung),
- Dolor (Schmerz),
- Functio laesa (Funktionseinschränkung),
- Hämatom (Bluterguss).

Antwort 209
Die Antwort B) ist richtig.

Antwort 210
Die Antwort B) ist richtig.
Beim sog. 'Brillenhämatom' handelt es sich um einen Bluterguss im Bereich beider Ober- und Unterlider. Es findet sich bei Schädelbasisfrakturen.

Antwort 211
Die Antwort D) ist richtig.
Zu 1: Die quer gestreifte (Skelett-) Muskulatur ist eine willkürliche Muskulatur und wird vom animalischen (auch: zerebrospinalen oder zentralen) Nervensystem gesteuert und nicht vom vegetativen (auch: viszeralen oder autonomen) Nervensystem.

Zu 2 und 5: Das vegetative Nervensystem wird in Sympathikus und Parasympathikus eingeteilt. Es steuert und koordiniert unwillkürlich die Funktionen der inneren Organe.
Zu 3: Die Bildung von Magensäure wird über den Hauptnerv des Parasympathikus, den N. vagus, angeregt.
Zu 4: Für den Geruchsinn ist der I. Hirnnerv, der N. olfactorius, verantwortlich.

Antwort 212
Die Antwort A) ist richtig.
Die Nervenzellen, welche die Inspiration (Einatmung) und Exspiration (Ausatmung) steuern, liegen im verlängerten Rückenmark, der Medulla oblongata.

Antwort 213
Die Antwort B) ist richtig.
Aus der Vielzahl sich oft völlig unterschiedlich manifestierender Anfallstypen sei hier der 'klassische' Grand-mal-Anfall (neue Nomenklatur: generalisierter tonisch-klonischer Anfall) beschrieben.

- Prodromalerscheinungen: vermehrte Reizbarkeit, Schwindel, Kopfschmerzen, motorische Unruhe, depressive Verstimmung,
- Aura: bei 10 % der Patienten beginnt das Anfallsgeschehen mit einer bewusst erlebten Aura von wenigen Sekunden Dauer z. B. in Form von Sprachstörungen, Lichtblitzen, Blickwendungen, epigastrischem Unbehagen o. Ä.
- Initialschrei: der Patient stürzt bei Anfallsbeginn abrupt, häufig mit Ausstoßen eines Schreies ('Initialschrei'), bewusstlos zu Boden. Hierbei zieht er sich häufig Verletzungen zu.
- Tonisch-klonische Zuckungen: die erste, tonische Phase des Anfalls ist geprägt durch einen Strecktonus der Arme und Beine, durch ein Überstrecken des Kopfes ('Opisthotonus'), durch Atemstillstand mit Zyanose und lichtstarre, weite Pupillen. Nach ca. 30 Sekunden folgt dieser tonischen Phase dann eine klonische Phase: rhythmische, klonische Zuckungen, die etwa ½ bis 2 Minuten andauern und in einer allgemeinen Muskelerschlaffung enden.
- Häufig (nicht obligatorisch): Zungenbiss, Einnässen, Einkoten (selten), vermehrter Speichelfluss mit Schaum vor dem Mund, Verletzungen (durch den Sturz).
- Terminalschlaf: nach dem Anfall folgt ein bis zu Stunden dauernder sog. Terminalschlaf, aus dem der Kranke mit einem Muskelkater (starke Muskelbeanspruchung während des Krampfes) erwacht. Häufig befindet sich der Kranke nach dem Anfall in einem Dämmerzustand mit Verwirrtheit, motorischer Unruhe, Ratlosigkeit, Sprech- und Wahrnehmungsstörungen. Für den gesamten Anfall besteht eine Erinnerungslücke (Amnesie).

Antwort 214
Die Antwort B) ist richtig.
Die geschilderte Symptomatik spricht für das Krankheitsbild des M. Parkinson.
Beim M. Parkinson kommt es aufgrund einer Erkrankung des Mittelhirns zur Störung extrapyramidalmotorischer Bahnen. Diese Bahnen steuern normalerweise die unwillkürlichen Muskelbewegungen und den Muskeltonus, und sie modifizieren die Willkürmotorik (Pyramidenbahn). Ihr Ausfall führt zu Störungen der normalen Bewegungsabläufe.
Klinik:

- Klassische Trias:
  - Rigor: als Ausdruck einer extrapyramidalmotorischen Erkrankung kommt es zu einem wechselnden Dehnungswiderstand der Muskulatur bei passiver Dehnung. Der Dehnungswiderstand kann während der Prüfung (z. B. Beugen des Unterarmes im Ellenbogengelenk) immer wieder ruckartig etwas nachlassen: 'Zahnradphänomen'.
  - Akinese oder Hypokinesie: Bewegungsarmut sowohl der

   - Willkürmotorik als auch der Ausdrucksbewegungen (Mimik) und Mitbewegungen.
   - Ruhetremor (Zittern von Händen, Beinen, evtl. Kopf mit einer Frequenz von 4-7/s). Unter Tremor versteht man die rhythmische Bewegung von Fingern, Händen, Füßen oder Kopf.
- Bradyphrenie (Verlangsamung aller seelischen Abläufe),
- starre, oft gebeugte Körperhaltung,
- kleinschrittiger 'trippelnder' Gang (Schwierigkeiten beim Abbremsen der Gangbewegungen),
- Mikrografie (kleine bzw. während des Schreibens kleiner werdende Schrift),
- Verarmung von Gestik und Mimik ('Maskengesicht'),
- 'psychisches Kopfkissen' (in fortgeschrittenen Fällen liegen die Patienten bewegungslos auf dem Rücken, aufgrund der Tonuserhöhung ist der Kopf von der Unterlage abgehoben).
- Vegetative Störungen:
   - Starker Speichelfluss (Hypersalivation),
   - 'Salbengesicht' (durch starke Talgdrüsenabsonderung) ,
   - Tonuserhöhung der glatten Muskulatur von Magen, Darm und Harnblase mit Verstopfung (Obstipation) und Harnverhalt, Temperaturregulationsstörungen.
- Psychische Störungen: depressive Verstimmungen, symptomatische Psychosen (selten: organische Wesensänderung)
- Komplikationen: Parkinson-Krise mit hohem Fieber, Schweißausbrüchen und Kreislaufversagen, Demenz (wird in unterschiedlicher Ausprägung bei bis zu 30 % der Patienten beobachtet, vor allem im Endstadium).

Antwort 215
Die Antwort C) ist richtig.
Psychose ist die allgemeine Bezeichnung für psychische Störungen mit Wandel des Erlebens. Die exogenen Psychosen (auch: symptomatische, organische, körperlich begründbare Psychose) ist auf Veränderungen des ZNS zurückzuführen und kommt z. B. bei Hirntumoren, Schädel-Hirn-Traumen, Infektionen und Intoxikationen (Alkohol, Drogen), Hirndurchblutungsstörungen und Hirnatrophie vor.
Leitsymptome sind Bewusstseinstörungen (Ich-Erlebnisstörungen, Gedächtnisstörungen, Denkstörungen, Wahn, Halluzinationen).
Zu 4: Psychotherapie kann in Einzelfällen hilfreich sein, ist aber nicht obligat.

Antwort 216
Die Antwort D) ist richtig.
Die zyklothyme Manie imponiert durch inadäquate gehobene Stimmung, Antriebssteigerung, beschleunigtes Denken und Selbstüberschätzung. Nicht wenige Betroffene empfinden dies als positive Steigerung des Lebensgefühls. Das erschwert die Behandlung, da der manische Mensch, anders als der depressive, nicht selten gar nicht von seinem Zustand 'abnormer' Heiterkeit - und leider allzu oft auch Gereiztheit - befreit werden möchte.
Klinik:
- Manische Verstimmung (grundlose Heiterkeit, pathologisch gehobene übermütige Stimmungslage mit Selbstüberschätzung und Fehlen der Lebensangst),
- Größenideen,
- Ideenflucht und Ablenkbarkeit,
- psychomotorische Erregung (gesteigerter Rede-, Bewegungs- und Betätigungsdrang),
- Gehobenheit der Vitalgefühle,
- körperlich-vegetative Symptome,
- paranoide, halluzinatorische und katatone Symptome (Störung der Willkürmotorik).

Antwort 217

Die Antwort C) ist richtig.

Ein Enophthalmus, das Zurücksinken des Augapfels in die Augenhöhle (Orbita), ist kein typisches Syndrom einer Nasennebenhöhlenentzündung (Sinusitis).

Klinik der akuten Sinusitis:

- Heftige, pochende Kopfschmerzen, schlimmer tagsüber und beim Bücken oder Pressen, (Schmerzen über der Stirnhöhle, hinter den Augen auch dann, wenn nur Kieferhöhlen und Siebbeinzellen betroffen sind),
- Druckschmerzhaftigkeit der Nervenaustrittspunkte (NAP) der Nn. infra- und supraorbitales,
- Druck- und Klopfschmerz im Bereich der betroffenen Nebenhöhlen,
- behinderte Nasenatmung, reichliche Absonderung von Schleim und Eiter, oft einseitig,
- Rhinoskopie: Schleimhautschwellung und schleimiger Eiter besonders im mittleren Nasengang,
- Hyposmie/Anosmie,
- Postrhinoskopie: Eiter in den Choanen; bei Keilbeinhöhleneiterung: Eiterstraße an den hinteren Rachenwand.

Bei Befall der Stirnhöhle/n (Sinusitis frontalis):

- Starker Druckschmerz am Stirnhöhlenboden, besonders im Bereich der inneren Augenwinkel.
- Bei Befall der Keilbeinhöhle: (Sinusitis sphenoidalis - wird häufig übersehen!) eher uncharakteristisches Bild: typisch sind dumpfe Schmerzen, die in den Hinterkopf ausstrahlen.

Komplikationen: Fortleitung der Eiterung in die Nachbarschaft (Durchbruch durch die knöchernen Wandungen):

- Von der Kieferhöhle (Oberkieferosteomyelitis),
- von Siebbeinzellen (Lidödem, vor allem bei Kindern),
- von der Stirnhöhle: je nach Ausbreitungsrichtung kann es zum Durchbruch in die Augenhöhle kommen (Orbitalphlegmone), zur Stirnbeinosteomyelitis oder (selten): Durchbruch zum Schädelinneren mit der Gefahr eines Hirnabszesses, einer Meningitis, einer Thrombose von Hirnblutleitern oder des Sinus cavernosus (= Zusammenfluss der Hirnblutleiter).

Antwort 218

Die Antwort B) ist richtig.

Zu 2: Pfeiffer-Drüsenfieber: auch: Mononukleose, Infektiöse Mononukleose, Monozytenangina, Kissing disease (= Kussfieber: spielt auf den Übertragungsmodus durch Küssen an).

Klinik: Trias:

- Fieberhafte Angina tonsillaris,
- Lymphknotenschwellung (generalisiert, 50 % d. F.),
- typisches Blutbild.

Oft wird eine Milzschwellung beobachtet (gefürchtet: Milzruptur), gelegentlich (5 %) Leberbeteiligung mit Gelbsucht (Ikterus).

Zu 5: Klinik der Diphtherie:

- Entzündung der Mandeln (Tonsillitis) mit weißlich-grauen, fest haftenden Belägen, die auf den Nasenrachenraum übergreifen und beim Abstreifen bluten (Pseudomembranen),
- süßlicher Geruch, blutiger Schnupfen (Nasendiphtherie bei Säuglingen)
- Temperatur um 38°C, oft sehr schneller Puls,
- stark geschwollene, druckschmerzhafte Kieferwinkellymphknoten,
- systemische Intoxikation: Myokarditis, Gewebeuntergang in Herzmuskel, Leber, Nieren und Nebennieren, Polyneuritis, Lähmungen im Bereich der motorischen Kopfnerven. Oft treten die toxischen Schäden erst nach Abklingen der akuten Lokalinfektion als Spätschäden zutage.

Antwort 219
Die Antwort A) ist richtig.
Beim Glaukom findet sich eine lichtstarre, weitgestellte Pupille.

Antwort 220
Die Antwort B) ist richtig.
Das Basaliom ist ein von den basalen Zellschichten der Epidermis und dem Follikel ausgehender Tumor, der invasiv und destruierend (zerstörend) wächst, jedoch in der Regel nicht metastasiert. Deshalb wird das Basaliom auch als 'semimaligner' (= 'halbbösartiger') Tumor bezeichnet.
Das Basaliom ist der häufigste Tumor der Haut. Die Häufigkeit des Auftretens steigt mit zunehmendem Alter. Basaliome vor dem 40. Lebensjahr sind selten. Männer und Frauen werden gleich häufig befallen.
Ätiologie:
UV-Licht, genetische Disposition, krebsauslösende Giftstoffe.
Klinik:
- Basaliome treten oft multipel und mit großer Vielfalt im klinischen Erscheinungsbild auf.
- Bevorzugter Sitz: Gesicht, oberhalb des Mundes und auf vorgeschädigter Haut,
- Frühphase: entweder 1-3 mm großes, hautfarbenes, derbes Knötchen oder hautfarbene Verhärtung (oft von gesundem Gewebe schwer zu unterscheiden: Palpation),
- später: nach Monaten bis Jahren entwickelt sich ein glasiger, hautfarbener, halbkugeliger Tumor mit teleangiektatischen Gefäßzeichnungen (solides Basaliom) oder ein zentral atrophierender Tumor mit perlschnurartig glänzendem Randsaum (zikatrisierendes Basaliom).

Schwierig zu diagnostizieren: sklerodermiformes Basaliom (hautfarbene Verhärtung ohne sonstige typische Kriterien).

Antwort 221
Die Antwort E) ist richtig.
Pruritus (Juckreiz) = Hautjucken mit zwanghaftem Kratzen, an dessen Zustandekommen und Verarbeitung die Schmerzrezeptoren, das vegetative System, die Hirnrinde, die Psyche, bestimmte Mediatoren (z. B. Histamin, Trypsin, Kallikrein), das Gefäßsystem der Haut und die inneren Organe beteiligt sind.
Zu 1 und 2: Bei Leberinsuffizienz und Gallenblasenerkrankungen kommt es zu einem Anstieg der Gallensäuren im Blut. Diese gelangen in die Haut und verursachen dort Juckreiz.
Zu 3: Bei der Lebensmittelallergie kommt es aufgrund der allergischen Reaktion zu Hauterscheinungen, u. a. auch zu Juckreiz.
Zu 4: Bei der Krätze (Infektionserkrankung durch Acarus siro = Krätzmilbe) kommt es zu stark juckenden Hauterscheinungen (vor allem nachts bei Bettwärme).
Zu 5: Psychische Belastungen und Erkrankungen können Juckreiz (und andere Hautkrankheiten) hervorrufen oder verschlimmern.
Weitere Ursachen für Pruritus:
- Niereninsuffizienz, Urämie,
- Schwangerschaft,
- Diabetes mellitus,
- Leukämie, Lymphome u. a. maligne Tumore,
- Windpocken,
- Hautkrankheiten, wie z. B. Neurodermitis, Ekzeme
- ungeklärte Ursachen (idiopathisch).

Antwort 222
Die Antwort C) ist richtig.
Zu 1: Botulismus ist eine Lebensmittelvergiftung, bei der das bakterielle Botulismusgift in eingedosten und gepökelten Lebensmitteln gebildet wird und über den Verzehr dieser Lebensmittel in den menschlichen Verdauungstrakt gelangt.
Zu 2: Die Cholera wird durch symptomlose Ausscheider, über kontaminierte

Lebensmittel, Meeresfrüchte und Wasser übertragen.

Zu 3: Tetanus ist nicht von Mensch zu Mensch übertragbar. Die Infektion findet über Eindringen des Erregers (Verschmutzung) in Wunden (auch kleinste Bagatellverletzungen) statt.

Zu 4: Die Hepatitis B wird hauptsächlich über Blut, Blutprodukte und sexuell von Mensch zu Mensch übertragen. Auch eine Übertragung während der Geburt, von der infizierten Mutter auf das Kind, ist möglich.

Zu 5: Die Malaria wird nur über einen Stich der weiblichen Anophelesmücke auf den Menschen übertragen.

Antwort 223

Die Antwort D) ist richtig.

Unter dem Begriff 'Epidemie' versteht man das gehäufte Auftreten einer Infektionskrankheit (Seuche) in örtlicher und zeitlicher Begrenzung.

Zu C: Eine Endemie ist eine Dauerverseuchung mit einem Infektionserreger in einem bestimmten geographischen Gebiet, also mit örtlicher, aber ohne zeitliche Beschränkung.

Zu E: Eine Pandemie ist die Ausbreitung einer Seuche über Länder und Kontinente hinweg.

Antwort 224

Die Antwort B) ist richtig.

Tröpfcheninfektion: Vom Infizierten beim Husten oder Niesen ausgestoßene erregerhaltige Tröpfchen führen zur Infektion. Zu den typischen Infektionskrankheiten, die durch Tröpfcheninfektion übertragen werden, gehören:

Diphtherie, Scharlach, Masern, Windpocken, Pocken, Keuchhusten, Grippe und Tbc.

Zu 3: Der Gasbrand wird über Kontakt von Wunden (mit schlecht durchblutetem Gewebe) mit infiziertem Staub verursacht. Er gilt nicht als typische Tröpfcheninfektion.

Zu 5: Bei der Leptospirose erfolgt die Infektion durch direkten Kontakt mit dem Erreger über Verletzungen von Haut und Schleimhäuten, über die Bindehaut und über kontaminierte Aerosole.

Antwort 225

Die Antwort E) ist richtig.

Alle aufgeführten Krankheiten können durch verschmutztes Wasser übertragen werden.

Antwort 226

Die Antwort B) ist richtig.

Für Scharlach wird keine Impfung empfohlen.

Antwort 227

Die Antwort C) ist richtig.

Nach § 24 und § 34 (1) besteht für den Heilpraktiker bei Mumps Behandlungsverbot. Sie sollten die Mutter also an einen Arzt verweisen. Da diese Antwortmöglichkeit nicht existiert, haben wir uns für die Antwort C) entschieden.

Zu 2 und 4: Otitis media (Mittelohrentzündung) und Pneumonie sind keine typischen Komplikationen der Mumpserkrankung.

Neben den erwähnten Komplikationen (Orchitis, Meningitis und Pankreatitis) kann noch eine Thyreoiditis auftreten, bzw. kann es zu einem Befall nahezu aller Drüsen im Körper kommen ('Adenopathie': Erkrankung der Drüsen). Eine Hirnentzündung (= Enzephalitis), mit ernster Prognose, kommt eher selten vor.

Antwort 228

Die Antwort D) ist richtig.

Nach heutigem Kenntnisstand kann HIV über Geschlechtsverkehr, Blut, Blutprodukte, vor und während der Geburt und durch Muttermilch übertragen werden. Nicht nachgewiesen sind Infektionen durch Speichel oder Insektenstiche.

Antwort 229

Die Antwort C) ist richtig

Erreger der Hepatitis B ist ein DNA-Virus.

Zu 1: Inkubationszeit: 30-180 Tage

Zu 2: Hepatitis-B-Viren werden nicht im Stuhl ausgeschieden.

Zu 3: Übertragungsweg: Das Virus wird in Deutschland hauptsächlich durch Sexualkontakt übertragen (30 %-50 %). Andere Übertragungswege sind der Kontakt mit Blut oder Blutprodukten oder während der Geburt von der infizierten Mutter auf das Kind.
Zu 4: Eine chronische Hepatitis B gilt als Risikofaktor für das primäre Leberzellkarzinom.
Zu 5: Verlaufsmöglichkeiten der HBV-Infektion:

- Asymptomatische Infektion mit Viruselimination (65 %),
- akute Hepatitis mit Heilung und Viruselimination (25 %),
- Tod an fulminanter Hepatitis (0,1-1 %),
- Viruspersistenz (= Virusträger und infektiös) (10 %),
- Personen mit Viruspersistenz können klinisch gesund sein (70-90 %) oder eine chronische Hepatitis entwickeln (10-30 %).

Antwort 230
Die Antwort E) ist richtig.
Masern sind eine typische virale Kinderkrankheit. Sie werden durch Tröpfcheninfektion übertragen, die Inkubationszeit beträgt ca. 10 Tage.
Klinik:

- Verheult, verrotzt, verschwollen,
- Beginn: Rhinitis, Konjunktivitis, Tracheobronchitis, bellender Husten, Lichtscheu, gedunsenes Gesicht, Kopfschmerzen,
- am 12.-13. Tag: Typisches Enanthem am Gaumen und Koplik-Flecken (weiße, kalkspritzerartige Flecken in den Wangentaschen gegenüber den Mahlzähnen), Fieber,
- am 14.-15. Tag: Exanthem beginnt hinter den Ohren, breitet sich von dort über den ganzen Körper aus, ist großfleckig-zusammenlaufend ('makulopapulös-konfluierend'), später feine Schuppung,
- Halslymphknotenschwellung, Resistenzminderung,
- Abfall von Leukozyten, Lymphozyten, Eosinophilen und Thrombozyten.

Komplikationen:

- Pneumonie, Masernkrupp (akute verengende Laryngotracheitis), Mittelohrentzündung,
- Gehirnentzündung (Enzephalitis, gefürchtet! 20 % tödlich, bei weiteren 30 % bleibende neurologische Schäden),
- SSPE (subakute, sklerosierende Panenzephalitis; sehr selten: ca 7 Fälle auf eine Million an Masern erkrankter Patienten, immer tödlich!)
- Abwehrschwäche (mit Kreislaufversagen),
- psychische Entwicklungsstörungen.

Antwort 231
Die Antwort B) ist richtig.
Inkubationszeiten:

- Botulismus: 12 - 48 Stunden (4 Stunden - 14 Tage),
- Tollwut: 3 Wochen - 3 Monate (6 Tage - 1 Jahr),
- Cholera: Stunden - 5 Tage (2 - 3 Tage),
- Tetanus: 8 - 10 Tage (3 - 28 Tage),
- Diphtherie: 2 - 5 Tage (1 - 7 Tage).

Antwort 232
Die Antwort A) ist richtig.
Die gefürchtetste Komplikation bei Virusgrippe ist die Pneumonie. Besonders gefährdet sind ältere Menschen mit Vorerkrankungen, Patienten mit Abwehrschwäche und Kinder.
Pneumonietypen:

- Sekundär-bakterielle Grippepneumonie (am häufigsten),
- interstitielle Grippepneumonie,
- primär-hämorrhagische Grippepneumonie (oft tödlich).

Weitere Komplikationen der Virusgrippe:

- Sinusitis,
- Otitis media,
- Pseudokrupp bei Kleinkindern,
- Myoperikarditis,
- Meningoenzephalitis,

- orthostatische Hypotonie,
- verzögerte Rekonvaleszenz (typisch: über Wochen anhaltende Schwäche und Müdigkeit).

Antwort 233
Die Antwort A) ist richtig.
Zu A: Klinik der Mononukleose
Trias:
- Fieberhafte Angina tonsillaris, Schluckbeschwerden, Foetor ex ore,
- Lymphknotenschwellung (generalisiert, 50 % d. F.),
- typisches Blutbild (typische aktivierte T-Lymphozyten),

zusätzlich:
- Kinder haben oft einen verquollenen Gesichtsausdruck mit leichtem Oberlidödem,
- in 5 % d. F. Symptome wie bei Appendizitis,
- oft wird eine Milzschwellung beobachtet (gefürchtet: Milzruptur), gelegentlich (5 %) Leberbeteiligung mit Gelbsucht (Ikterus).

Antwort 234
Die Antwort C) ist richtig.
Anamnese und Klinik passen am ehesten zum Krankheitsbild der Poliomyelitis (spinale Kinderlähmung).
zu A, D und E: Amöbenruhr, Malaria und Hepatitis gehen nicht mit Lähmungserscheinungen einher.
Zu B: Eine HIV-Infektion müsste aufgrund der Anamnese differentialdiagnostisch in Erwägung gezogen werden (akutes Stadium der Infektion), jedoch wäre der zweigipflige Fieberanstieg und die Lähmungserscheinungen untypisch. Im fortgeschrittenen Stadium der Erkrankung kann es zwar zu Störungen im Bereich des zentralen und peripheren Nervensystems kommen, jedoch nicht 1-2 Wochen nach Infektion.

Antwort 235
Die Antwort E) ist richtig.
Zu 1: Es wird eine primäre von einer postprimären Tuberkulose unterschieden.
Zu 2 und 5: Die Tuberkulose ist häufig in den Atemorganen lokalisiert, kann jedoch grundsätzlich alle Organe befallen.
Zu 3: Typisch für eine Tbc ist das Tuberkel. Dieses ist im Zentrum nekrotisch (sog. verkäsende Nekrose oder tuberkulöser Käse).
Zu 4: Der Verlauf einer Primär-Tbc ist oft symptomarm: subfebrile Temperaturen, Abgeschlagenheit, Nachtschweiß (bzw. Schweißneigung).

Antwort 236
Die Antwort E) ist richtig.
Scharlach ist eine Infektionserkrankung durch Streptokokken.
Klinik:
Trias: Fieber, Mandelentzündung, Hautausschlag:
- Gerötete Rachenhinterwand (Pharyngitis), Entzündung und eitrige Beläge der Gaumenmandeln (Tonsillitis), starke Schmerzen im Rachenbereich, Kieferlymphknoten geschwollen, Fieber, Kopfschmerz.
- Hautausschlag (Exanthem): feinfleckig (stecknadelkopfgroß), hochrot, zusammenfließend; beginnt am Hals und breitet sich bis zu den Extremitäten hin aus, blasst dann ab und wird von einer intensiven Schuppung (vor allem an Händen und Fußsohlen) abgelöst (= lamellöse Schuppung).
- Zunge: zunächst dick weißlich belegt, dann charakteristisch: Erdbeerzunge 2.-3. Tag (gerötete Papillen), dann Himbeerzunge 4.-5. Tag (gerötete Zunge).
- Das Gesicht zeigt eine diffuse Wangenröte (fiebrig gerötet) mit perioraler Blässe (freies Kinn-Mund-Dreieck), kirschrote Lippen.

Komplikationen:
- Septischer Scharlach mit nekrotisierender Angina, eitriger Mastoiditis und multiplen Eiterherden sowie Streptokokkenzweiterkrankungen (Glomerulonephritis, Rheumatisches Fieber).

Antwort 237
Die Antwort A) ist richtig.
Die Diphtherie ist eine Infektionserkrankung, die durch Tröpfcheninfektion übertragen wird. Sie ist bei Erkrankung und Tod meldepflichtig. Der Erreger ist das Corynebacterium diphtheriae. Dieses bildet ein Toxin, welches die eigentlichen Krankheitssymptome verursacht.
Klinik:
- Blässe, Lethargie, selten hohes Fieber,
- Entzündung der Mandeln (Tonsillitis) mit weißlich-grauen, fest haftenden Belägen, die auf den Nasenrachenraum übergreifen und beim Abstreifen bluten (Pseudomembranen),
- süßlicher Geruch, blutiger Schnupfen (Nasendiphtherie bei Säuglingen),
- Temperatur um 38° C, oft sehr schneller Puls,
- stark geschwollene, druckschmerzhafte Kieferwinkellymphknoten,
- systemische Intoxikation: Myokarditis, Gewebeuntergang im Herzmuskel, Leber, Nieren und Nebennieren, Polyneuritis, Lähmungen im Bereich der motorischen Kopfnerven. Oft treten die toxischen Schäden erst nach Abklingen der akuten Lokalinfektion als Spätschäden zutage.
- Gefahr von Erstickung bei Kehlkopfbefall (Kehlkopfdiphtherie = echter Krupp).

Antwort 238
Die Antwort A) ist richtig.
Cumarin ist eine gerinnungshemmende Substanz. Intramuskuläre Injektionen können bei Patienten, die mit diesem Gerinnungshemmer behandelt werden, zu schweren arteriellen Blutungen ins Muskelgewebe führen. Bei mit Cumarin behandelten Patienten sind intramuskuläre Injektionen deshalb kontraindiziert.

Antwort 239
Die Antwort B) ist richtig.
- Glukose nüchtern: 70 - 120 mg/dl,
- Glukose nach 1 Std: < 200 mg/dl,
- Glukose nach 2 Std: < 140 mg/dl.

Antwort 240
Die Antwort B) ist richtig.
Sowohl bei der Ein-Helfer-Methode als auch bei der Zwei-Helfer-Methode wird die Herz-Lungen-Wiederbelebung mit 2 Beatmungen begonnen und dann im Wechsel mit 15 Herzdruckmassagen fortgeführt (2:15, 2:15, 2:15 ...)

Antwort 241
Die Antwort B) ist richtig.
Unter Hitzschlag versteht man eine lebensgefährliche Wärmeregulationsstörung, die nach längerem Einfluss hoher Temperaturen und unzureichender Wärmeabgabe auftritt.
Klinik:
- Kopfschmerz,
- Übelkeit,
- Pulsbeschleunigung,
- Blutdruck erst normal, dann Blutdruckabfall,
- Temperatur > 40° C,
- Im Anfangsstadium ('rotes Stadium') ist die Haut rot, trocken und heiß. Im späteren Stadium grau und zyanotisch.

Zu 3: Im roten Stadium ist normalerweise noch keine Bewusstseinstrübung, bzw. Bewusstlosigkeit festzustellen. Diese tritt normalerweise erst im grau-zyanotischen Stadium auf.
Therapie:
- Kühlen (Umschläge), Abkühlung auf 38° C,
- i. v. Elektrolytsubstitution,
- O_2-Inhalation, evtl. Beatmung.

Antwort 242
Die Antwort B) ist richtig.
Vgl. Antwort auf Frage **160**.

ANTWORTEN MC 4

Antwort 243
Die Antwort D) ist richtig.
Vgl. Antwort auf Frage **166**.

Antwort 244
Die Antwort D) ist richtig.
Zu 1: Atteste und Bescheinigungen, die unter die Reichsversicherungsordnung fallen (z. B. Arbeitsunfähigkeitsbescheinigungen), dürfen, wie andere ärztliche Leistungen in diesem Bereich, nur von Ärzten bzw. Zahnärzten ausgestellt werden.Wir gehen jedoch nicht davon aus, dass hier diese besondere Art von Attesten und Bescheinigungen gemeint ist. Andere Atteste und Bescheinigungen darf ein Heilpraktiker natürlich ausstellen.
Zu 2: Die Behandlung von meldepflichtigen Infektionskrankheiten (§ § 6, 7 und 34 des Infektionsschutzgesetztes) ist dem Heilpraktiker untersagt (§ 24 Infektionsschutzgesetz).
Zu 3: Die Zahnheilkunde und die Behandlung der Mundhöhle ist dem Heilpraktiker untersagt, jedoch nicht die Beratung hinsichtlich einer Prophylaxe gegen Karies.
Zu 4: Seit In-Kraft-Treten des Infektionsschutzgesetzes (und Außer-Kraft-Treten des Gesetzes zur Bekämpfung der Geschlechtskrankheiten) ist dem Heilpraktiker die Untersuchung der Geschlechtsorgane und die Behandlung von nicht meldepflichtigen Erkrankungen der Geschlechtsorgane erlaubt.
Zu 5: Die Durchführung von Injektionen ist dem Heilpraktiker erlaubt.

Antwort 245
Die Antwort C) ist richtig.
Wahrscheinlich soll hier C) richtig sein. Die Maßeinheit ist falsch. Der Normalwert der Leukozyten im Blut beträgt ca. 4000-8000 /µl Blut (nicht pro ml Blut).
Grundsätzlich werden die Normalwerte einer Laboruntersuchung auf dem Auswertungsbefund jedes Labors festgehalten. Es ist eigentlich sinnlos, sie auswendig zu lernen. Jedoch sollte man für die 'Amtsärztliche Prüfung' die Laborparameter der wichtigsten Werte parat haben (z. B. aus den Tabellen bei Hildebrand/Lovric: Lehrbuch für Heilpraktiker bzw. aus dem Pschyrembel) und sich ggf. auf diese Lehrbücher berufen.

Antwort 246
Die Antwort A) ist richtig.
Der Hämatokrit ist der Anteil der zellulären Bestandteile am Gesamtblutvolumen.

Antwort 247
Die Antwort D) ist richtig.
Ursachen einer Eisenmangelanämie:

- Mangelnde Zufuhr: Tagesbedarf: m: 1 mg, w: 2 mg, Schwangere: 3 mg,
- mangelnde Resorption im Dünndarm durch Säuremangel im Magen (Anazidität), Magenresektion oder Malassimilation,
- erhöhter Bedarf bei Wachstum, Schwangerschaft (Gravidität), Stillperiode,
- Eisenverluste (in 70% d. F. durch chronische Blutungen aus dem Verdauungstrakt, bei Frauen in 10-15% d. F. durch genitale Blutungen).

Antwort 248
Die Antwort A) ist richtig.
Der Aderlass gehört zu den 'Ausleitungsverfahren nach Aschner' (blutentziehenden Verfahren). Er entspricht einer Reiztherapie. Durch Entnahme von 100-350 ml Blut (je nach Art der Erkrankung) fließt aus dem umliegenden Gewebe zur Auffüllung des Kreislaufs Gewebsflüssigkeit nach, führt dadurch zur Verdünnung des Blutes, verbessert die Fließeigenschaften und erleichtert die Herzarbeit. Aderlass soll angeblich die Körperabwehr steigern und bei vielen Krankheiten zu einer körperlichen Umstimmung führen. Als Wirkungen werden angegeben:

- Reinigt das Blut von 'schlechten Säften' (was immer das sein soll ...) = antidyskratische Wirkung,
- entstaut, entgiftet, verdünnt (?...?),
- fördert die Mikrozirkulation,
- senkt den Hämatokrit.

Indikationen:

- Zu hohe Hämatokritwerte; Polycythaemia vera, Polyglobulie,
- Hypertonie,
- Adipositas,
- Stoffwechselerkrankungen: Hypercholesterinämie; Gicht, bzw. Hyperurikämie,
- Hämochromatose.

Kontraindikationen:
Hochfieberhafte Erkrankungen, Infektionserkrankungen, vor Operationen, Bluter, hämorrhagische Diathesen, Koagulopathien, Schwangerschaft, Diabetes-mellitus-Typ 1, Endzustände von schweren Krankheiten, sehr alte oder sehr junge Menschen, allgemeine Körperschwäche, massive Kreislaufstörungen

Antwort 249
Die Antwort E) ist richtig.
Die Gerinnungsfaktoren II, VII, IX, X werden in der Leber mit Hilfe von Vitamin K gebildet. Vitamin K wird von Bakterien und Pflanzen synthetisiert und findet sich in hoher Konzentration in bestimmten Nahrungsmitteln.
Zu A: Die Vitamin-A-Gruppe umfasst eine Reihe von fettlöslichen Wirkstoffen, die in der Darmwand durch Spaltung von Karotinoiden (werden über die Nahrung aufgenommen) gebildet und in der Leber gespeichert werden.
Funktion: Epithelienwachstum, verbesserte Infektionsabwehr an Schleimhäuten, Bestandteil des Sehpurpurs, Beteiligung am Skelettwachstum
Zu B: Die Vitamin-B-Gruppe ist wasserlöslich und besteht unter anderem aus Vitamin B1, B2, B6 und B12.
Funktion:

- Vitamin B1 hat eine Schlüsselfunktion beim Kohlenhydratstoffwechsel und bei der Acetylcholinsynthese.
- Vitamin B2 ist wichtig für die Wasserstoffionenübertragung in die Atmungskette.
- Vitamin B6 ist im Aminosäurestoffwechsel von Bedeutung.
- Vitamin B12 ist an der Biosynthese der Erbsubstanz und an der Bildung der Myelinscheide im Nervensystem beteiligt.

Zu C: Vitamin C (Ascorbinsäure) = ähnlich wie Vitamin E ein Oxidationsschutzmittel im zellulären Stoffwechsel.
Funktion: Umbau von Hormonen und Coenzymen, Stoffwechsel der Aminosäuren und Kollagenen, Abdichtung von Kapillaren, Abwehr von entarteten, malignen Zellen. Mangelerscheinung führt zum Krankheitsbild Skorbut.
Zu D: Die biologische Funktion des Vitamin E ist noch weitgehend ungeklärt. Sicher ist die Funktion als Oxidationsschutz, vor allem bei ungesättigten Fettsäuren. In Tierversuchen lassen sich u. a. Wirkungen auf Fruchtbarkeit, Blutbild, Muskulatur und Gehirn nachweisen. Beim Menschen ist kein sicheres Vitamin-E-Mangelsyndrom bekannt.

Antwort 250
Die Antwort D) ist richtig.
Cumarin ist eine gerinnungshemmende Substanz. Die Blutgerinnungsfähigkeit ist stark herabgesetzt (hier: Quick 20 % anstatt 100 %). Intramuskuläre Injektionen können zu schweren arteriellen Blutungen ins Muskelgewebe führen. Sie sind deshalb beim mit Cumarin behandelten Patienten zu unterlassen.

Antwort 251
Die Antwort A) ist richtig.
Normalerweise verursacht der Sinusknoten, der sog. 'Schrittmacherknoten' des Herzens, die Erregung der Herzmuskulatur.

Antwort 252

Die Antwort C) ist richtig.

Kontraindikationen eines Saunabesuches:

- Akute Lungen Tbc mit Aktivitätszeichen,
- virale bzw. bakterielle Erkrankungen mit toxischer Einwirkung auf das Herz-Kreislaufsystem,
- akut entzündliche Erkrankungen der inneren Organe,
- akuter Myokardinfarkt,
- postthrombotisches Syndrom,
- Herz-Kreislauf-Dekompensation,
- renaler Hypertonus,
- Erkrankungen, die zu einem erheblichen pulmonalen Kreislaufwiderstand führen (Cor pulmonale, Mitralstenose, Pulmonalsklerose u. a.),
- Epilepsie,
- Hyperthyreose,
- chronische Nephritis,
- fixierter Hypertonus (wegen Funktionseinschränkung thermoregulatorischer Abläufe).

Indikationsgebiete eines Saunabesuches:

- Grenzwerthypertonie (Einfluss auf neurohumorales Regulationsverhalten),
- Erkrankungen des Bewegungsapparates (Muskeln, Sehnen, Gelenke, Bindegewebe),
- Erkältungskrankheiten, chronische Bronchitis (warme Luft führt zu reaktiver Hyperämie an der Schleimhaut der oberen Luftwege und zur Bronchodilatation, und es kommt somit zur Steigerung der maximalen Ventilationsleistung),
- funktionelle arterielle Durchblutungsstörungen (z. B. Raynaud-Syndrom), es kommt hier zur Vasodilatation,
- Hypotone Regulationsstörungen (Betonung der Kühlungsphase beachten!).

Antwort 253

Die Antwort C) ist richtig.

Klinik der Linksherzinsuffizienz (Rückstau in den Lungenkreislauf):

- Frühsymptom: feines Rasseln über den Lungen,
- Atemnot (= Dyspnoe, anfangs Belastungs-, später Ruhedyspnoe),
- Orthopnoe: (Atemnot im Liegen, die durch Aufsitzen gebessert wird. Die Patienten legen zum Schlafen immer mehr Kopfkissen ins Bett = grobes Maß für die Insuffizienz.)
- Asthma cardiale (nächtlicher Husten und Atemnot),
- Lungenödem (= Endstadium der Linksherzinsuffizienz),
- Zyanose,
- Nykturie,
- Tachykardie,
- Herzvergrößerung,
- Leistungsminderung,
- Hirnfunktionsstörungen,
- Kardiogener Schock.

Zu A: Bei einer Rechtsherzinsuffizienz kommt es zu einem Rückstau des Blutes in den Körperkreislauf ohne pulmonale Symptomatik.

Zu B: Ein Lungenödem würde nicht hauptsächlich nachts auftreten, der Auskultationsbefund wäre ein anderer: grobes Rasseln und Kochen über der Brust, welches teilweise auch ohne Stethoskop hörbar ist.

Zu D: Angina-pectoris-Anfälle würden eher im Anschluss an Belastung, nach reichhaltigen Mahlzeiten oder aufgrund kalter Lufteinwirkung auftreten. Ein typischer Auskultationsbefund über der Lunge wäre nicht zu erheben.

Zu E: Das Lungenemphysem gehört zu den chronisch obstruktiven Atemwegserkrankungen. Diese führen zu einer Rechtsherz-, nicht einer Linksherzinsuffizienz. Auskultationsbefund des Lungenemphysems: leises, abgeschwächtes Atemgeräusch, leise Herztöne.

Antwort 254

Die Antwort E) ist richtig.

Diese Frage können wir leider nicht eindeutig beantworten. Auch D) könnte richtig sein.

Was wollte uns der Prüfer damit fragen? Die Definition des Ödems? Oder ob wir wissen, dass es bei Hypothyreose zum sog. 'Myxödem' kommt? Im ersteren Falle wäre D) die 'richtige' Antwort, in letzerem Falle die Antwort E. Wir nehmen an, dass E) die richtige Antwort sein sollte.

Ein Ödem (griech. Oidema: Geschwulst, Schwellung) ist die Ansammlung einer wässrigen Flüssigkeit in Haut oder Schleimhaut, Gewebsspalten oder Organen durch verschiedene Ursachen. Streng nach Definition wäre dann D) richtig, da die Hypothyreose, das sog. 'Myxödem', kein Ödem im engeren Sinne darstellt: Die ödematös-teigige Aufschwemmung der Haut, der Unterhaut und des Muskelgewebes beim Myxödem wird nicht durch Einlagerung von Wasser hervorgerufen, sondern durch eine generalisierte Ablagerung von Glykosaminoglykanen (Mukopolysaccharide). Im Gegensatz zum Wasserödem bleibt beim Myxödem nach Druck keine Delle in der Haut zurück.

Antwort 255

Die Antwort B) ist richtig.

Ca. 20-25 Tropfen einer wässrigen Lösung ergeben 1 ml.

Wie viel Tropfen einer Flüssigkeit einen Milliliter ergibt ist abhängig von der Oberflächenspannung der verwendeten Flüssigkeit. So entspricht 1 Milliliter wässriger Lösung etwa 20 Tropfen, ein ml alkoholischer Lösung entspricht dagegen 40-50 Tropfen.

Weitere praktische Maßeinheiten:

1 Esslöffel=15 ml, 1 Teelöffel=5ml

Antwort 256

Die Antwort D) ist richtig.

Zu 5: Im Rahmen der Herzrhythmusstörungen können sekundär auch Symptome einer Atemnot entstehen. Im engeren Sinne ist die Atemnot zunächst nicht typisch für eine Digitalisintoxikation.

Zur Überdosierung von Digitalis kommt es bei ca. 10-15 % der Behandlungen.

Symptomatik der Digitalisintoxikation:

- Kardiale Symptome: in 90 % der Fälle kommt es zu Herzrhythmusstörungen. (Eine Digitalisüberdosierung kann nahezu jede Rhythmusstörung vom AV-Block bis zum Kammerflimmern auslösen.)
- Gastrointestinale Symptome: in ca. 70 % d. F. kommt es zu Übelkeit, Erbrechen und Durchfall.
- Neurozerebrale Symptome: Reizbarkeit, Kopfschmerzen, Verwirrtheit, Neuralgien, Augenflimmern, Wolkensehen, Farbensehen (rot-gelb-grün).

Antwort 257

Die Antwort B) ist richtig.

Risikofaktoren für die Entstehung einer Atherosklerose:

Unbeeinflussbare Risikofaktoren:

- Lebensalter,
- männliches Geschlecht,
- familiäre Disposition.

Beeinflussbare Risikofaktoren:

Risikofaktoren 1. Ordnung:

- Rauchen,
- Hypertonie,
- Hypercholesterinämie,
- Diabetes mellitus,
- (Neuerdings wird als Risikofaktor 1. Ordnung auch eine bakterielle Infektion mit Chlamydia pneumoniae diskutiert.)

Risikofaktoren 2. Ordnung:

- Übergewicht,
- Bewegungsmangel,
- emotionaler Stress (Ehrgeiz, Aggression, Hektik).

Antwort 258

Die Antwort B) ist richtig.

Der Schellong-Test ist eine Kreislauffunktionsprüfung zur Beurteilung von hypotonen und hypodynamischen Kreislaufregulationsstörungen; bestimmt werden die Veränderungen von Pulsfrequenz und Blutdruck (sowie der QRS-Dauer im EKG) in Ruhe, bei orthostatischer Belastung (Stehtest) und bei Kniebeugenbelastung.

Antwort 259
Die Antwort B) ist richtig.
Zu E: Ein systolisch-diastolisches Spindelgeräusch („Maschinengeräusch") findet sich beim offenen Ductus arteriosus Botalli (PDA).

Antwort 260
Die Antwort D) ist richtig.
Klinik der Lungenembolie:

- Merke: Nur 1/4 der zur Lungenembolie führenden tiefen Beinvenenthrombosen zeigt klinische Symptome vor dem Auftreten der Lungenembolie. Plötzlich, meist nach dem morgendlichen Aufstehen, beim Stuhlgang (Druckerhöhung) oder bei plötzlicher Anstrengung:
- Atemnot/schnelle Atmung (Tachypnoe),
- Brustschmerzen, 'peitschenartiger Schmerz',
- schneller Puls (Tachykardie),
- Husten,
- Angst, Beklemmungsgefühl,
- Schweißausbruch,
- Bewusstlosigkeit (Synkope) und Schock.
- Die Mehrzahl tödlicher Lungenembolien verläuft in Schüben! Typisch für rezidivierende Lungenembolien sind: Schwindelanfälle, kurze Bewusstlosigkeit, unklares Fieber und Tachykardie. Todesursache ist eine akute Rechtsherzinsuffizienz aufgrund der Widerstandserhöhung im kleinen Kreislauf.

Komplikationen:
Lungeninfarkt und blutiger Auswurf (Hämoptyse), Infarktpneumonie, Rechtsherzversagen, Pneumonie, Pleuritis und Pleuraerguss, weitere Embolien.

Antwort 261
Die Antwort C) ist richtig.
Diese Frage ist nicht zu beantworten. Angeblich soll hier C) richtig gewesen sein.
Ein Bluthochdruck herrscht nach der bei uns geläufigen WHO-Definition bei Werten, die entweder höher sind als 160 mm Hg systolisch bzw. höher als 95 mm Hg diastolisch. Demnach wäre nur 5 und damit keine der gegebenen Antwortmöglichkeiten richtig.
Die sog. Grenzwerthypertonie umfasst Werte zwischen 91-95 mm Hg diastolisch und 141-160 mm Hg systolisch. Damit wären alle Werte 1-5 pathologisch und Antwortmöglichkeit E) wäre richtig.

Antwort 262
Die Antwort C) ist richtig.
Therapie der Wahl sowohl bei arteriellen als auch bei venösen Blutungen einer Extremität sind Druckverband und Hochlagern.

Antwort 263
Die Antwort C) ist richtig.
Klinik des akuten Arterienverschlusses (6 x p Regel):

- Pain (blitzartiger, stärkster Schmerz),
- paleness (Blässe),
- paresthesia (Missempfindung),
- pulslessness (Pulslosigkeit),
- paralysis (Bewegungsunfähigkeit),
- prostration (Schock).

Zu 5: Bei akutem Verschluss zeigt sich eine Blässe des betroffenen Beines, keine keine bläulich-livide Verfärbung oder Zyanose.

Antwort 264
Die Antwort E) ist richtig.
Die Ornithose ist eine durch Vögel übertragene bakterielle Infektionskrankheit (auch: Psittakose oder Papageienkrankheit). Klinisch imponiert sie als schwere fieberhafte, grippeartige Allgemeinerkrankung mit vorwiegender Beteiligung der Lungen (Bronchopneumonie). Erreger ist Chlamydia psittaci. Die Inkubationszeit beträgt 6-20 Tage. Für Chlamydia

psittaci, den bakteriellen Erreger, besteht Meldepflicht für den Erregernachweis nach § 7 des Infektionsschutzgesetzes.
Zu 2: Die Influenza wird durch den Grippevirus verursacht, der das Flimmerepithel des Respirationstraktes schädigt und als Komplikation eine Lungenentzündung hervorrufen kann.
Zu 3: Coxiella burnetii ist der Erreger des Q-Fiebers. Es geht typischerweise mit starken Kopfschmerzen, schwerem Krankheitsgefühl, Fieber und einer atypischen (interstitiellen) Pneumonie mit bronchopulmonaler Symptomatik einher.
Zu 4: Die Legionärskrankheit, verursacht durch das Bakterium Legionella pneumophila, kann harmlose grippeähnliche Verläufe aber auch hochfieberhafte Pneumonien hervorrufen.
Zu 5: Bei AIDS kommt es häufig infolge von opportunistischen Infektionen zu einer PCP (Pneumocystis-carinii-Pneumonie). Auch Lungentuberkulosen und Zytomegalie-Pneumonien sind im Endstadium der HIV-Infektion häufig.

Antwort 265
Die Antwort D) ist richtig.
Die obstruktive Bronchitis zeigt im Auskultationsbefund typischerweise trockene oder feuchte Rasselgeräusche (je nach Sekretmenge), mit einem feinen Rasseln am Anfang der Inspiration. Die feuchten Rasselgeräusche würden sich als grobblasige, tieffrequente Geräusche auskultieren lassen.

Antwort 266
Die Antwort E) ist richtig.
Bei normaler Ernährung ist ein Vitamin-A-Mangel in Deutschland nicht zu erwarten. Eine prophylaktische - zudem hochdosierte - Vitamin-A-Gabe ist nicht indiziert. Sie könnte zu einer Hypervitaminose führen: Übelkeit, Erbrechen, trockene Haut und trockene Schleimhäute, Kopfschmerz; später Periostschwellungen, Hämorrhagien, Haarausfall und Reizbarkeit.

Antwort 267
Die Antwort C) ist richtig.
Zu A: Bei einer akuten Appendizitis findet sich normalerweise eine Temperatur von 37,5-39° C - im typischen Fall mit einer axillär-rektalen Temperaturdifferenz von 1° C.
Zu B: Palpationsbefund: Der Mc Burney-Punkt, auf halber Entfernung zwischen vorderem oberem Darmbeinstachel rechts (Spina iliaca anterior superior) und Nabel, ist druckschmerzhaft.
Der Lanz-Punkt, der rechte Drittelpunkt einer die beiden Darmbeinstachel verbindenden Linie, ist druckschmerzhaft.
Am Blumberg-Punkt, der dem Mc Burney-Punkt gegenüberliegt, ist der sog. Loslassschmerz (LLS) auslösbar: Bei tiefem, langsamem Eindrücken der Bauchdecke und plötzlichem Nachlassen des Druckes gibt der Patient Schmerzen im rechten Unterbauch an, obwohl der LLS links geprüft wird (Grund: lokale Bauchfellentzündung = Peritonitis rechts. Die Erschütterung löst dort Schmerzen aus).
Rovsing-Verschiebeschmerz: Mit der Hand wird tief in den linken, absteigenden Dickdarmrahmen (Colon descendens) gedrückt, und dieser wird kreisförmig in Richtung Querkolon (Colon transversum) und Appendix verschoben. Bei Appendizitis führt dies zu Schmerzen im rechten Unterbauch.
Zu 3: Schmerzen bei manueller Austastung ('Stoßpalpation') des Enddarms im Bereich des rechten Douglasraums (= tiefster Raum des Bauchfells).
Zu 4: Bei einer akuten Appendizitis ist häufig, jedoch nicht immer, eine Leukozytose zu finden.
Zu 5: Der Bauchumfang ist bei der Appendizitis nicht verändert - eher z. B. bei einem Aszites (= Bauchwassersucht).

Antwort 268

Die Antwort E) ist richtig.

Klinik des Magenkarzinoms:

- Anamnese: kurz bzw. fehlend, meist keine Frühsymptome,
- am Anfang ist das Leiden oft unabhängig von der Nahrungsaufnahme,
- Gewichtsabnahme, Leistungsknick, Widerwille gegen Fleisch, subfebrile Temperaturen (dies sind schon Zeichen des fortgeschrittenen Stadiums),
- Brechreiz, Druckgefühl im Oberbauch,
- tastbarer Oberbauchtumor im fortgeschrittenen Stadium,
- Zeichen der Metastasierung: hämatogen: Leber: Lebervergrößerung (Hepatomegalie); Aszites (Bauchwassersucht); Lunge, Knochen, Hirn; lymphogen: u. a. über den Ductus thoracicus in den Virchow-Lymphknoten links supraklavikulär,
- akute Magenblutung bzw. chronische Blutung mit Eisenmangelanämie,
- Magenausgangsverengung und Tumorkachexie (extreme Gewichtsabnahme, körperlicher Verfall),
- Blutnachweis im Stuhl (fehlt beim infiltrativen Typ des Magenkarzinoms).

Antwort 269

Die Antwort E) ist richtig.

Sprue ist eine Erkrankung der Dünndarmschleimhaut aufgrund einer allergischen Reaktion auf ein Getreideprotein. Das Krankheitsbild heißt beim Erwachsenen einheimische Sprue, im Säuglings- und Kindesalter Zöliakie.

Ätiologie:

Allergische Reaktion der Dünndarmschleimhaut (bei genetisch disponierten Personen) gegenüber der Gliadin-Fraktion des Glutens, eines Getreideproteins.

Klinik:

Diarrhoe, Steatorrhoe im Kindes- oder Erwachsenenalter.

Diagnose:

Anamnese, Klinik, Nachweis von Antikörpern gegen Gliadin, Gewebeentnahme aus dem Dünndarm mit Histologie.

Therapie:

Glutenfreie Diät.

Antwort 270

Die Antwort A) ist richtig.

Zu A: Vgl. Antwort zu Frage **181**.

Zu B: Das klassische Symptom der Peritonitis ist die generalisierte Abwehrspannung über dem Abdomen.

Zu C: Eine chronische Magenschleimhautentzündung zeigt in den meisten Fällen überhaupt keine Beschwerden. Es kann evtl. zu uncharakteristischen Oberbauchbeschwerden, wie z. B. Völlegefühl nach dem Essen und Blähungen kommen, jedoch nie zum Stuhl- und Windverhalt.

Zu D: Die akute Anamnese passt nicht zur Diagnose einer chronischen Pankreatitis oder chronischen Gastritis. Die chronische Pankreatitis würde sich mit Dauerschmerzen in der Tiefe des Oberbauches (gürtelförmige Ausstrahlung) bemerkbar machen.

Zu E: Die Diagnose Reizkolon ist immer eine Ausschlussdiagnose. Akuter Stuhl- und Windverhalt gehört eindeutig zu einem Ileus und niemals zu einem Reizkolon.

Antwort 271

Die Antwort C) ist richtig.

Bei Blutungen aus dem Magen oder den oberen Darmabschnitten zeigt sich ein schwärzlich gefärbter, evtl. teerartig-klebriger Stuhl ('Teerstuhl'). Die Verfärbung kommt durch Abbau des Hämoglobins (im Kontakt mit Salzsäure) zustande. Bei Blutungen aus unteren gastrointestinalen Gebieten ist das Blut dem Stuhl dunkel- oder hellrot beigemischt ('Blutstuhl').

Bei sehr starken Blutungen in oberen Darmabschnitten kann es auch zu Blutstuhl (und nicht Teerstuhl) kommen, da die Salzsäure des Magens, die den Teerstuhl durch Abbau des Hämoglobins mitverursacht, von den Blutmassen weggespült wird.

Antwort 272
Die Antwort D) ist richtig.
Wenn ein Stein den Ductus cysticus verschließt, ist der Gallefluss in den Dünndarm nicht gestört. Ein Ikterus, ein Anstieg der Gallensäuren oder ein durch Bilirubin dunkel gefärbter Urin sind deshalb klinisch nicht zu erwarten. Durch die Steineinklemmung würde sich das Bild einer Gallenkolik entwickeln, mit kolikartigen Schmerzen im rechten Oberbauch, die zwischen die Schulterblätter und in die rechte Schulter ausstrahlen.

Antwort 273
Die Antwort D) ist richtig.
Vgl. Antwort auf Frage **184**.

Antwort 274
Die Antwort E) ist richtig.
Das sog. Courvoisier-Zeichens - die prallelastisch sicht- oder tastbare Gallenblase mit schmerzlosem Ikterus - ist typisch für ein Pankreaskopfkarzinom.

Antwort 275
Die Antwort B) ist richtig.
Da es bei der Gicht zu einer Erhöhung des Harnsäurespiegels im Blut kommt und die Harnsäure ein Abbauprodukt des Purinstoffwechsels ist, sollten Gichtkranke auf eine purinarme Diät achten. Diätempfehlung bei Gicht:

- Normalisierung des Körpergewichts,
- Vorsicht bei Fasten und Zytostatikatherapie (Harnsäurespiegel steigt an),
- viel trinken (Nieren 'spülen'; verhindert Nierensteine),
- evtl. medikamentöse Therapie,
- purinarme Diät: fleischarme Kost, Verzicht auf Innereien (Leber, Niere, Bries), Sardinen, Fleischextrakt u. a.
- Kein Alkohol (Alkohol säuert den Urin an; Azidose erschwert die Harnsäureausscheidung),
- keine Hülsenfrüchte und Krustentiere,
- Vorsicht bei Gabe wassertreibender Mittel (einige der 'Diuretika' vermindern die Harnsäureausscheidung).

Antwort 276
Die Antwort A) ist richtig.
Die Ursache einer diabetischen Polyneuropathie ('Gefühlsstörung') der Beine ist im Detail noch ungeklärt (Mikrozirkulationsstörungen der Vasa nervorum, metabolische Störungen der Nervenzelle?). Durch die Zuckererkrankung kommt es jedoch letztlich zu einer Schädigung der Nervenzellen und der Nerven.

Antwort 277
Die Antwort E) ist richtig.
Zu 1: Bewusstlose (mit intakten Vitalfunktionen) werden grundsätzlich nie in Rückenlage, sondern immer in der stabilen Seitenlage gelagert.
Zu 2 und 4: Beim bewusstlosen Diabetiker kann sowohl ein hyper- als auch ein hypoglykämisches Koma vorliegen. Das hypoglykämische Koma ist weitaus gefährlicher, da die Gehirnzellen schon bei einer geringen Unterversorgung mit Glukose schnell geschädigt werden. Bei einer Hyperglykämie stellt die zusätzliche Gabe von Glukose keine wesentliche Gefahr dar. Im Zweifelsfall also immer Glukose, niemals Insulin spritzen.
Zu 3: Es ist grundsätzlich kontraindiziert, Bewusstlosen Medikamente oral zuzuführen, da die Gefahr der Aspiration besteht.
Zu 5: Die Anlage einer Venenverweilkanüle ist in Notfallsituationen immer richtig.

Antwort 278
Die Antwort C) ist richtig.
Der Terminus 'nephrotisches Syndrom' ist ein Sammelbegriff für eine Vielzahl von Nierenkrankheiten, die durch folgende Befunde gekennzeichnet sind:

- Große Proteinurie (> 3 g pro Tag),
- Hypoproteinämie (=> Hypalbuminämie => Abfall onkotischer Druck => Ödem),

- Ödeme (Hypalbuminämie=> Abfall onkotischer Druck => Verminderung des Plasmavolumens => Anstieg Aldosteron => Zunahme Natrium- und Wasserresorption => Verstärkung des Ödems),
- Hypercholesterinämie.

Antwort 279
Die Antwort C) ist richtig.
Vgl. Antwort auf Frage **122**.

Antwort 280
Die Antwort B) ist richtig.
Zu 4: Eine starke Proteinurie würde man eher bei einer Glomerulonephritis bzw. bei einem nephrotischen Syndrom erwarten.
Bei einer chronischen Pyelonephritis zeigt sich evtl. eine Proteinurie (häufiger auch hier: Bakteriurie und Leukozyturie).
Zu 5: Bakteriurie und Leukozyturie sind wichtige laborchemische Untersuchungsparameter für die Diagnose einer akuten Pyelonephritis.

Antwort 281
Die Antwort A) ist richtig.
Vgl. Antwort auf Frage **115**.

Antwort 282
Die Antwort A) ist richtig.
Klinik der Hyperthyreose:

- Struma („Kropf": 70-90% der Patienten); aufgrund der starken Durchblutung ist auskultatorisch über der Schilddrüse sog. „Nonnensausen" (altdeutsch: Nonne = Kreisel) zu hören.
- Psychomotorische Unruhe mit gesteigerter nervaler Erregbarkeit: z. B. feinschlägiger Tremor der Hände (Feinzittrigkeit der Hände), lebhafte Reflexe, Schlaflosigkeit, Nervosität,
- warme und feuchte Haut (Händedruck!), weiches dünnes Haar,
- Wärmeintoleranz (Unverträglichkeit von Wärme), Schweißausbrüche, subfebrile Temperatur,
- Tachykardie, Rhythmusstörungen, große Blutdruckamplitude,
- Gewichtsverlust (trotz Heißhungers!),
- Durchfall,
- negative Kalziumbilanz mit Hyperkalzämie und Knochenbrüchigkeit, Fettleber,
- evtl. Hyperglykämie oder pathologische Glukosetoleranz.

Zu 2, 3 und 4: Diese Symptome wären typisch für eine Hypothyreose.

Antwort 283
Die Antwort A) ist richtig.
Eine Überfunktion der Nebenschilddrüse (z. B. aufgrund von Adenomen oder Karzinomen der Nebenschilddrüse oder einer Hyperplasie der Epithelkörperchen) bewirkt eine vermehrte Parathormonausschüttung.
Klinik:
Die Hälfte aller Patienten (25 pro 100 000 Einwohner pro Jahr) hat keine oder nur unspezifische Beschwerden und fällt zufällig durch einen hohen Kalziumspiegel auf. Zur übrigen Klinik lässt sich der Vers 'Stein-, Bein- und Magenpein' gut merken.

- Nieren: Nierensteine (Nephrolithiasis) und Kalksalzablagerungen im Nierengewebe (Nephrokalzinose),
- Knochen: Durch Vermehrung der knochenabbauenden Zellen (Osteoklasten) kommt es zu einer negativen Knochenbilanz (Osteopenie). Es resultieren Knochen- und Gliederschmerzen.
- Magen-Darm-Trakt: Allgemeinsymptome wie Appetitlosigkeit, Übelkeit, Verstopfung, Blähungen, Gewichtsabnahme, seltener auch: Magen- und Zwölffingerdarmgeschwüre (Ulcus ventriculi et duodeni) und Pankreatitis.
- Neurologisch-psychiatrische Symptome: Muskelschwäche, Leistungsabfall, Depression,
- Kalziumhaushalt: Hyperkalzämische Krise (ohne Vorboten!) mit Polyurie (vermehrte Urinausscheidung), Polydipsie (vermehrte Flüssigkeitsauf-

nahme), Austrocknung (Exsikkose), Erbrechen, Kraftlosigkeit (Adynamie), Schläfrigkeit (Somnolenz), Koma; rasch entwickelt sich eine Niereninsuffizienz, plötzlicher Herztod durch Herzrhythmusstörungen.

Antwort 284
Die Antwort E) ist richtig.
Zu 1: Eine Fettembolie ist eine besondere Form einer Embolie, bei der es zu Einschwemmung feinverteilter Fetttropfen in die Blutbahn kommt. Klinik: motorische Unruhe, Beklemmungsgefühl, Tachykardie, Hypotonie, zunehmende Dyspnoe, Zyanose, Husten, Bewusstseinsstörungen (Verletzung der Hirngefäße), Sehstörungen (Retinablutungen).
Zu 2: Eine akute Komplikation einer offenen Fraktur können Nervenläsionen durch die Knochenfragmente sein.
Zu 3: Ebenso wie zu Nervenläsionen, kann es auch zu Läsionen anderer Leitungsbahnen, wie z. B. zur Verletzung von Blutgefäßen, kommen.
Zu 4: Eine Osteomyelitis ist eine Knochenmarkentzündung, die als Komplikation bei offenen Knochenbrüchen gefürchtet ist. Klinik: Zeichen einer schweren Allgemeininfektion (Fieber, Schüttelfrost), Schmerzen, Schwellung und Überwärmung des betroffenen Gliedmaßenabschnittes.
Zu 5: Arthrosen können auch als Folge von Frakturen auftreten.
Weitere Komplikationen einer offenen Knochenfraktur:

- Posttraumatische Osteitis (= Knochenentzündung),
- Sudeck-Syndrom (= posttraumatische Dystrophie bzw. Atrophie von Extremitäten),
- Kompartmentsyndrom (= v. a. am Unterschenkel auftretendes Syndrom, das durch Gewebedrucksteigerung in einem geschlossenen Muskelkompartiment (Faszienloge) und dadurch bedingter Minderdurchblutung zu neuromuskulären Funktionsausfällen und Muskelnekrosen führt, z. B. über den Druck von Gipsverbänden oder Ödemen).

Antwort 285
Die Antwort B) ist richtig.
Vgl. Antwort auf Frage **121**.

Antwort 286
Die Antwort B) ist richtig.
Vgl. Antwort auf Frage **208**.

Antwort 287
Die Antwort B) ist richtig.
Beim sog. 'Brillenhämatom' handelt es sich um einen Bluterguss im Bereich beider Ober- und Unterlider. Es findet sich bei Schädelbasisfrakturen.

Antwort 288
Die Antwort C) ist richtig
Es werden verschiedene Formen der Schädelbasisfraktur unterschieden:
Klinik einer Fraktur im Bereich der Nasennebenhöhlen nach frontaler Gewalteinwirkung:

- Nasaler und pharyngealer Verlust von Liquor (= Liquorrhoe),
- Brillen- oder Monokelhämatom,
- Hämatom am Rachendach bei Keilbeinhöhlenfraktur.

Klinik einer Felsenbeinlängsfraktur:

- Blutungen aus dem Ohr,
- Liquorverlust bei Duraverletzung,
- Blutungen in den Nasen-Rachen-Raum durch die Ohrtrompete,
- Mittelohrschwerhörigkeit, Trommelfellruptur, Hämatotympanon (= Blutansammlung in der Paukenhöhle),
- Fazialislähmung.

Klinik einer Felsenbeinquerfraktur:

- Meist totaler Labyrinthausfall mit Taubheit, Schwindel und Spontannystagmus zur Gegenseite,
- Fazialislähmung,
- Hämatotympanon.

Antwort 289
Die Antwort C) ist richtig.
Zu 1 und 2: Sympathikus und Parasympathikus sind Antagonisten innerhalb des vegetativen (autonomen, viszeralen) Ner-

vensystems. Mit ihrer Hilfe werden die Funktionen der inneren Organe gesteuert und koordiniert. Sie beeinflussen die unbewusste, unwillkürliche, glatte Muskulatur.
Zu 3: die quer gestreifte (Skelett-) Muskulatur ist eine willkürliche Muskulatur und wird vom animalischen (auch: zerebrospinalen oder zentralen) Nervensystem gesteuert und nicht vom vegetativen (auch: viszeralen oder autonomen) Nervensystem.
Zu 4: Über den Hauptnerv des Parasympathikus, den N. vagus, wird die Bildung von Magensäure angeregt.

Antwort 290
Die Antwort A) ist richtig.
Unter dem Karpaltunnelsyndrom versteht man eine mechanische Schädigung des N. medianus im verengten Karpaltunnel (infolge Verdickung des Retinaculum flexorum = Lig. carpi transversum). Dies führt zu motorischen und sensiblen Ausfällen im Versorgungsgebiet des N. medianus (Versorgungsgebiet: Daumenballenmuskulatur, Sensibilität der Hohlhand, der Finger 1-3 und der Radialseite des 4. Fingers).
Auftreten vor allem bei Frauen zwischen dem 40. und 50. Lebensjahr.

Antwort 291
Die Antwort D) ist richtig.
Als Bandscheibenvorfalls bezeichnet man den Austritt von Gewebe des inneren Gallertkerns der Bandscheibe durch Risse im äußeren Faserring. Klinik (allgemein):
- Evtl. starke Schmerzen, Nervendehnungsschmerzen (Lasègue, Brudzinski, Neri, Bragard), Schmerzprovokation beim Husten, Niesen, Pressen,
- Bewegungseinschränkung mit fixierter Schonhaltung,
- Segmentale Beschwerden: Schmerzausstrahlung, Sensibilitätsstörungen, Paresen, Parästhesien, Reflexabschwächung.

Antwort 292
Die Antwort A) ist richtig.
Der Terminus ‚hirnorganisches Psychosyndrom' ist eine allgemeine Bezeichnung für psychische Störungen, die infolge einer Schädigung des Gehirns auftreten, z. B. bei Hirntumoren, Vergiftungen (Kohlenmonoxid, Alkohol), Hirnatrophie, Hirn- oder Hirnhautentzündungen, endokrine Störungen (Hyper- oder Hypothyreose, M. Addison).
Typische klinische Symptome sind:
- Antriebsstörungen,
- Affektlabilität,
- Gedächtnisstörungen,
- Denkstörungen,
- Störungen der Orientierung,
- evtl. Intelligenzminderung,
- Demenz,
- Unruhe.

Wahnideen, Halluzination und Depression gehören nicht zum typischen Bild des hirnorganischen Psychosyndroms.

Antwort 293
Die Antwort D) ist richtig.
Die Anorexia nervosa (auch: Magersucht, Pubertätsmagersucht) gehört zu den psychiatrischen Erkrankungen aus dem Bereich der Essstörungen. Die meist in der Pubertät oder Adoleszenz beginnenden Essstörungen sind durch eine intensive Furcht vor dem Dickerwerden, ein verändertes Essverhalten und durch eine Störung der Körperwahrnehmung charakterisiert. Essstörungen sind potentiell chronische Erkrankungen, insbesondere die Anorexie ist mit einer hohen Mortalitätsrate belastet.
Durch die Nahrungsverweigerung, und durch die ihr folgende Amenorrhoe (Ausbleiben der Menstruation) wird im übertragenen Sinne eine Verweigerung der Übernahme der weiblichen Rolle erzielt. Anerkennung wird durch ein hohes Leistungs- und Aktivitätsniveau gesucht. Sowohl bei der Anorexie als auch bei der Bulimie scheinen genetische Faktoren von Bedeutung zu sein. Beginn ist meist zwischen dem 12. und 23. Le-

bensjahr. Mädchen sind 8-10x so häufig betroffen wie Jungen.
Klinik: vgl. Antwort zu Frage **36**.

Antwort 294
Die Antwort D) ist richtig.
Die Schizophrenie ist eine Form der endogenen Psychose, die durch ein Nebeneinander von gesunden und veränderten Erlebnis- und Verhaltensweisen gekennzeichnet ist.
Klinik:
- Denkstörungen,
- Antriebsstörungen,
- Wahn,
- Halluzinationen,
- psychomotorische Störungen,
- Affektstörungen,
- Ich-Erlebensstörungen.

Antwort 295
Die Antwort C) ist richtig.
Klinik der endogenen Depression:
- Unmotivierte depressive Verstimmung:
  - melancholisch herabgestimmt,
  - ernster, leidender, erstarrter oder verarmter Gesichtsausdruck,
  - schlaffe Haltung,
  - eintönige, leise, verlangsamte Sprache,
  - Selbstentwertungstendenz,
  - Unfähigkeit sich zu freuen (Anhedonie),
  - Nichtfühlenkönnen und Nichttraurigseinkönnen ('Gefühl der Gefühllosigkeit').
- Affekt der grundlosen, elementaren vitalen Angst,
- Denkhemmung,
- Psychomotorische Hemmung:
  - Verlangsamung der Bewegungsabläufe,
  - Minderung der Entschluss- und Handlungsfähigkeit,
  - depressiver Stupor.
- Tagesschwankungen mit Morgentief,
- Suizidgefährdung,
- Melancholisches Wahnerleben,
- Leibliche Missempfindung,
- Vegetative Symptome.

Zu 3: Vermehrtes Redebedürfnis tritt vorwiegend bei der Manie auf.

Antwort 296
Die Antwort E) ist richtig.
Die Alkoholkrankheit (Alkoholismus) ist definiert als Missbrauch oder Abhängigkeit von Alkohol, mit somatischen, psychischen oder sozialen Schädigungen, bzw. Auftreten eines Entzugssyndroms bei Abstinenz.
Ätiologie:
Es werden verschiedene Ursachen diskutiert:
- Genetischer Defekt der Alkoholdehydrogenase,
- bestimmte Persönlichkeitsstrukturen,
- soziale Situationen,
- psychische Einflüsse (Krisensituationen).

Klinik:
- Rausch, Delir,
- Korsakow-Syndrom,
- exogene Psychose.

Folgen:
- Fettleber, Alkoholhepatitis, Leberzirrhose,
- Zieve-Syndrom,
- Pankreatitis, Ösophagitis, Gastritis, Mallory-Weiss-Syndrom,
- Kardiomyopathie,
- Kleinhirnatrophie, Wernicke-Enzephalopathie, hirnorganische Krampfanfälle,
- Probleme am Arbeitsplatz, Isolation, familiäre Konflikte, zivil- oder strafrechtliche Konsequenzen.

Antwort 297
Die Antwort B) ist richtig.
Die Tuba auditiva (auch: Ohrtrompete oder Tuba Eustachii) ist ein ca. 4 cm langer Kanal, der die Paukenhöhle mit dem Nasenrachenraum verbindet. Der paukenhöhlennahe Teil der Ohrtrompete ist zusammen mit dem M. tensor tympani in einen Knochenkanal des Felsenbeins eingelagert.

Erst im rachennahen knorpeligen Teil nimmt die Schleimhaut allmählich den Charakter der Rachenschleimhaut an und wird mit respiratorischem Epithel ausgekleidet. Vorher entspricht sie der Paukenhöhlenschleimhaut.
Die Tuba auditiva dient dem Druckausgleich der Paukenhöhle. Bei raschem Überwinden größerer Druckunterschiede wird das Trommelfell entsprechend dem Druckgefälle in die Paukenhöhle oder den Gehörgang gepresst. Normalerweise braucht man zum Druckausgleich nur zu schlucken oder zu gähnen.

Antwort 298
Die Antwort C) ist richtig.
Die Tränen werden ständig in kleinen Mengen von den Tränendrüsen gebildet. Ein kleiner Teil verdunstet an der Luft, der andere Teil fließt über den Ductus nasolacrimalis ab.
Die Tränenflüssigkeit ist eine klare, alkalische, salzige Flüssigkeit mit geringem Eiweißgehalt. Ihre Zusammensetzung entspricht etwa einem Ultrafiltrat des Blutplasmas.
Sie dient der Befeuchtung, als sog. 'Schmiermittel' und zur Reinigung der Bindehäute (Konjunktiven) und der Hornhaut (Kornea). An der Oberfläche der Hornhaut sorgt sie für eine Verbesserung der optischen Eigenschaften und ist verantwortlich für die physiologische Quellung des Hornhautepithels. Durch Lysozymanteile wirkt die Tränenflüssigkeit antibakteriell (bakterizid).
Zu A: Der Tränen-Nasen-Gang (Ductus nasolacrimalis) ist ein ca. 15 mm langer Kanal, der von der Augenhöhle aus in den unteren Nasengang mündet und überschüssige Tränenflüssigkeit über die Nase ableitet. Er hat keine Verbindung zum venösen System.
Zu B: Die Tränenflüssigkeit verbessert nicht die Transparenz der Hornhaut, da die Kornea aufgrund ihrer Konsistenz schon durchsichtig ist. Es wird lediglich ihre optische Funktion verbessert.
Zu D: Die Tränenflüssigkeit schwemmt Fremdkörper von der Hornhaut weg, nicht von der Iris.
Zu E: Da die Tränenflüssigkeit überhaupt keine Verbindung zum inneren Auge, also auch nicht der Netzhaut, hat, ist sie nicht an den Ursachen einer Netzhautablösung beteiligt.

Antwort 299
Die Antwort A) ist richtig.
Notfallmaßnahmen am Unfallort bei Verätzungen der Augen:
Sofort spülen. Die ersten Sekunden und Minuten sind entscheidend! (Isogutt, Wasser, Getränke - z. B. Mineralwasser, Pufferlösung, physiologische Kochsalzlösung, keine Milch)
Notarzt benachrichtigen zum sofortigen Transport in eine Augenklinik. Dieser führt am Unfallort weitere Maßnahmen durch:
Lokalanästhetikum tropfen. Dadurch wird der Lidkrampf beseitigt, und es können alle Bereiche des Bindehautsacks erreicht werden.
Erneut spülen (ca. 15 Min.) unter Ektropionieren (= Umstülpung der Augenlider zur Fremdkörperentfernung). Zwischendurch mechanische Reinigung unter (wenn möglich doppeltem) Ektropionieren, um z. B. feste (anhaftende!) Kalkpartikel zu entfernen.
Notfalltransport in eine Augenklinik.

Antwort 300
Die Antwort C) ist richtig.
Als Erblindungsursachen beim Glaukom gelten eine Augeninnendruckerhöhung und eine Durchblutungsstörung im Bereich des Sehnerven.

Antwort 301
Die Antwort D) ist richtig.
Bei ausgedehnten Brandwunden verliert der Körper immer Flüssigkeit, wodurch die Gefahr eines Volumenmangelschocks (eines hypovolämischen Schocks) besteht.
Primär muss die Verbrennungsquelle beseitigt und die Haut gekühlt werden.

Kleider müssen unbedingt entfernt werden, da sie die Kühlung behindern. Verbrannte oder verbrühte Körperteile werden sofort mindestens 15 Minuten in kühles Wasser getaucht oder unter fließendem Wasser gekühlt (empfohlen wird Wasser mit einer Temperatur von ca. 18°C für ca. 10-20 min, Vorsicht bei großflächigen Verbrennungen: Gefahr der Unterkühlung).
Nachdem die Wunden abgedeckt sind, muss eine Schockprophylaxe folgen. Zum Abdecken der Wunden nur saubere Tücher oder Verbandtücher benutzen. Stehen diese nicht zur Verfügung, bleibt die Wunde unbedeckt. Keinesfalls Salben, Puder o. Ä. verwenden. In die Haut eingebrannte Materialien, wie z. B. Teer, nicht entfernen.

Antwort 302
Die Antwort E) ist richtig.
Klinik der malignen Melanome:
- Verdächtig sind alle Hautareale, die jucken, bluten, schnell wachsen oder sich anderweitig verändern,
- braun-blauschwarze Flecken oder Tumoren, die satellitenförmig metastasieren,
- variables Aussehen durch sekundäre Veränderungen wie: Erosion, geschwüriger Zerfall (Ulzeration), Naevi mit verschiedener Pigmentierung, unscharfer Abgrenzung oder rötlichem Rand,
- Farbe, Form und Größe der Hauttumoren können völlig unterschiedlich sein,
- bevorzugter Sitz: Bereich des Rückens, der Brust und der Extremitäten; bei LMM (Lentigo maligna Melanomen) im Gesicht, an Hals, Armen und Unterschenkeln.

Antwort 303
Die Antwort A) ist richtig.
Als Inkubationszeit wird die Zeit zwischen Infektion und Auftreten von ersten Krankheitssymptomen bezeichnet. Sie ist charakteristisch für jede Krankheit. Sie kann Stunden, Tage, Wochen, gelegentlich sogar Jahre betragen.

Antwort 304
Die Antwort A) ist richtig.
Mumps hinterlässt nach Erkrankung in der Regel eine lebenslange Immunität.

Antwort 305
Die Antwort E) ist richtig.
Die klinischen Erscheinungsbilder der HIV-Infektion werden in Kategorien eingeteilt:
- Kategorie A: Frühphase der Infektion
  - Akutes retrovirales Syndrom: ca. 30-60 % der Infizierten erkranken 1-6 Wochen nach der Infektion an einem mononukleose- oder grippeähnlichem Krankheitsbild (in ca. 50 % mit Hautausschlag).
  - Asymptomatische Infektion: die Patienten sind klinisch gesunde, ansteckungsfähige Virusträger (Stadium kann Monate bis Jahre dauern).
  - Generalisierte Lymphadenopathie: positive Serologie; generalisierte Lymphknotenschwellung; Fehlen von Allgemeinsymptomen.
- Kategorie B: Syndrome bei mäßiger Immundefizienz:
  Dazu gehören folgende Krankheitsbilder: ITP; Soor-Infektionen; Hautveränderungen; periphere Neuropathien; AIDS-Related-Complex u. a.
- Kategorie C: AIDS: letzte Phase der HIV-Infektion:
  - Auftreten sekundärer Infektionskrankheiten mit meist opportunistischen Erregern,
  - Tumorerkrankungen (z. B. Kaposi-Sarkom, invasives Zervixkarzinom), Non-Hodgkin-Lymphome von hohem Malignitätsgrad,
  - Erkrankungen des zentralen und des peripheren Nervensystems
  - Syndrome unklarer Genese.

Antwort 306
Die Antwort D) ist richtig.
Zu 1 und 2: Nach einem Prodromalstadium zunächst Fieberabfall, dann wieder Fieberanstieg (39-40°C) und Beginn des Exanthems hinter den Ohren mit Ausbreitung über Hals, Gesicht, Schultern, Rumpf und Extremitäten.
Zu 3 und 5: Manchmal bleibt das Masernexanthem kleinfleckig, es läuft auch nicht immer zusammen (konfluiert). In der Regel ist das Masernexanthem jedoch grobfleckig und konfluierend. Es hinterlässt keine Narben.

Antwort 307
Die Antwort B) ist richtig.
Die Beschreibung des klinischen Bildes ist typisch für die Koplik-Flecken der Wangenschleimhaut bei Masern: weiße, kalkspritzerartige Flecken in den Wangentaschen gegenüber den Mahlzähnen.
Leitsymptome bei Masern: 'verheult, verrotzt, verschwollen':
Zu A: Bei Scharlach würde sich eine Tonsillitis und die typische Erdbeer- oder Himbeerzunge zeigen.
Zu C: Symptomatik bei Mumps: schmerzhafte Schwellung der Parotis (in 75 % beidseits) mit abstehenden Ohrläppchen und Schmerzen beim Kauen, subfebrile Temperatur.
Zu D: Symptomatik bei Röteln: typisches Exanthem mit kleinen, blass-roten, stecknadelkopfgroßen Hautveränderungen, am Stamm beginnend, subfebrile Temperaturen, typische Schwellung der nuchalen Lymphknoten.
Zu E: Symptomatik der Diphtherie: Tonsillitis mit weißlich-grauen, fest haftenden Belägen, die auf den Nasenrachenraum übergreifen und beim Abstreifen bluten, süßlicher Geruch, stark geschwollene, druckschmerzhafte Kieferwinkellymphknoten; bei Säuglingen: blutiger Schnupfen.

Antwort 308
Die Antwort A) ist richtig.
20 % der Virushepatitiden sind durch HAV verursacht, wobei sich saisonale Gipfel im Herbst und Winter zeigen.
Verlauf:

- Regelmäßige Ausheilung (keine chronischen Verlaufsformen),
- keine Virusträger (Viruspersistenz),
- lebenslange Immunität.

Zu 3: Der HAV wird in der Regel fäkal-oral (verunreinigtes Wasser, Nahrungsmittel, rohe Meeresfrüchte u. Ä.) übertragen.
Zu 4: Die Inkubationszeit wird in den meisten Büchern zwischen 10 und 45 Tagen angegeben. Wir sind davon ausgegangen, dass 4) richtig sein soll ...
Zu 5: Die Hepatitis A wird nur ausnahmsweise sexuell übertragen.

Antwort 309
Die Antwort A) ist richtig
Zu 1 und 4: Die Tuberkulose ist eine weltweit verbreitete bakterielle Infektionskrankheit, die chronisch verläuft. Sie ist vor allem in den Atemorganen lokalisiert, kann jedoch grundsätzlich alle Organe befallen.
Zu 2: Meldepflicht besteht nach § 6 des Infektionsschutzgesetzes bei Erkrankung und Tod an Tuberkulose (nicht schon bei Verdacht)..
Zu 3: Die Übertragung erfolgt durch Tröpfcheninfektion über die Atemwege, seltener auf oralem Weg (Milch), noch seltener über Haut und Augen.
Vgl. auch Antwort zu Frage **235**.

Antwort 310
Die Antwort B) ist richtig.
Tetanus kann nicht von Mensch zu Mensch übertragen werden. Der Erreger, Clostridium tetani, ein Sporenbildner, kann durch kleinste Verletzungen in den Körper gelangen. Tetanus ist eine lebensgefährliche Infektionskrankheit.
zu 1) Durch eine Veränderung des Kalium-Blutspiegels (Hypokalzämie) wird das Krankheitsbild der Tetanie hervorgerufen, nicht der Tetanus.

Antwort 311
Die Antwort A) ist richtig.
Die Lyme-Borreliose und die FSME (Frühsommermeningoenzephalitis) werden durch Zecken übertragen. Die Lyme-Borreliose ist die häufigste durch Zecken übertragene Krankheit in Europa.
Zu 3: Übertragungsweg bei Meningokokkenenzephalitis: Tröpfcheninfektion
Zu 4: Übertragungsweg bei Herpes-Enzephalitis: Schmier- und Tröpfcheninfektion aus Herpesläsionen.
Zu 5: Der Ausdruck ‚Staphylodermien' ist ein Sammelbegriff für Pyodermien (= Infektion der oberflächlichen oder tieferen Hautschichten und der Hautanhangsgebilde), die durch Staphylokokken verursacht werden: z. B. Furunkel, Karbunkel usw.
Staphylokokken werden am häufigsten durch verschmutzte Hände übertragen. Extrem infektiös sind z. B. Eiterherde.

Antwort 312
Die Antwort C) ist richtig.
Impfungen haben den Zweck, im menschlichen Organismus die Entstehung einer Immunität zu veranlassen. Sie rufen einen über die unspezifische Abwehr, die Resistenz, hinausgehenden spezifischen Schutz hervor. Die Impfung erfolgt durch künstliche Zufuhr von Aufbereitungen der Erreger oder ihrer Wirkstoffe. Impfungen werden im Allgemeinen zur Prophylaxe durchgeführt (können aber auch als Therapie dienen). Außer der Möglichkeit, mit Hilfe von Impfstoffen den Körper zu veranlassen, einen spezifischen Impfschutz selbst aufzubauen, also aktiv zu immunisieren, gibt es die Möglichkeit passiv zu immunisieren. Bei der passiven Impfung werden dem Patienten von immunisierten Menschen oder Tieren gewonnene Immunglobulinpräparate (Antikörper) eingespritzt. Der Patient bildet die Antikörper also nicht - wie bei der aktiven Impfung - selbst, sondern er erhält Antikörper, die andere für ihn gebildet haben. Der passive Impfschutz tritt sofort ein, hält jedoch meist nur einige Wochen, dann sind die Fremdantikörper abgebaut.
Zu 1: Ein Teil der mütterlichen Antikörper (IgG) kann die Plazenta passieren und gewährt so dem Säugling in den ersten Lebensmonaten Schutz.

Antwort 313
Die Antwort E) ist richtig.

Antwort 314
Die Antwort E) ist richtig.
Zu 1: Thromboplastinzeit (auch Quick-Wert oder Prothrombinzeit). Mit ihr werden die Gerinnungsfaktoren: I, II, V, VII, X geprüft.
Zu 2: Die partielle Thromboplastinzeit (PTT) prüft die Gerinnungsfaktoren II, V, VIII, IX, X, XI?, XII
Zu 3: Die Blutungszeit (= Zeit zwischen Gefäßverletzung und erstem, durch Thrombozyten vermitteltem, noch nicht stabilem Wundverschluss: Zeit der Blutstillung) ist eine Suchmethode zur Feststellung von Störungen im Gerinnungssystem und/oder der Thrombozytenfunktion. In jeder Praxis einfach durchzuführen: Einstich mit Lanzette in Fingerbeere, Dauer bis zum Blutungsstillstand wird registriert (120-300 s).
Zu 4: Die Blutgerinnungszeit beginnt nach Abschluss der Blutungszeit, und dauert an bis zum stabilen Gefäßverschluss, ca. 5-7 Min.
Zu 5: Der Rumpel-Leede-Test ist ein Prinzip zur Überprüfung der Kapillarresistenz, die wiederum abhängig ist von der Funktion der Gefäße und von der Zahl und Funktion der Thrombozyten: Nach 10-15 Min. venöser Stauung mit der Blutdruckmanschette (bei tastbarem Radialispuls!) treten punktförmige Blutungen unterhalb der Stauungsmanschette auf. (Test auch mittels Saugglocke möglich.) Das Auftreten von Petechien ist ein Hinweis auf Kapillarstörungen und evtl. Thrombozytopenien.

Antwort 315

Die Antwort E) ist richtig.

Die gamma-GT (Gammaglutamyltransferase) ist ein Enzym, das vor allem in den Nieren, der Leber (insbesondere in den intrahepatischen Gallenwegepithelien), dem Pankreas, der Milz und im Dünndarm vorkommt. Es gehört zu den Transaminasen, die bei gesteigertem Zelluntergang vermehrt ins Serum freigesetzt werden.

Das Enzym ist auch bei Cholestase (= Rückstau von Galle) erhöht.

Leber- und Gallenwegserkrankungen führen deshalb in der Regel zu einem Anstieg der gamma-GT.

Enzymdiagnostik bei Lebererkrankungen:

- Zellintegrität: GOT, GPT, GLDH, gamma-GT, Fe, Ferritin,
- Cholestase: AP, LAP, gamma-GT, Bilirubin,
- Stoffwechselleistung/Leberfunktion: CHE (ist pathologisch erniedrigt), Albumin, Quick-Wert, Fe.

Antwort 316

Die Antwort C) ist richtig.

Die sog. ABC-Regel der Herz-Lungen-Wiederbelebung (Ein-Helfer-Methode):

- A: Atemwege frei machen und frei halten,
- B: Beatmen (2x),
- C: Circulation wiederherstellen (15x).

Nach den neuen Ilcor-Richtlinien aus dem Jahr 2000 ist die Frequenz 2x Beatmen, dann15x Herzmassage für die Ein- und Zwei-Helfer-Methode gleich.

Antwort 317

Die Antwort B) ist richtig.

Laut Arzneimittelgesetz ist es dem Heilpraktiker nicht erlaubt, Medikamente zur Abgabe herzustellen. Erlaubt ist die Herstellung von Arzneimitteln zur Anwendung in der Praxis.

Antwort 318

Die Antwort C) ist richtig.

Weitere Pflichten des Heilpraktikers:

- Sorgfaltspflicht,
- Aufklärungspflicht (über Behandlung, Behandlungskosten, Nebenwirkungen der Therapie, Prognose der Erkrankung) Achtung: Kein Heilversprechen,
- Dokumentationspflicht,
- Meldepflicht bei bestimmten Infektionserkrankungen,
- Weiterbildungspflicht,
- Notfallpflicht.

Antwort 319

Die Antwort C) ist richtig.

Nach der Einteilung der Abfälle entsprechend der Richtlinie 8 der Länderarbeitsgemeinschaft 'Abfall' und nach den Richtlinien des Bundesgesundheitsamtes gelten Wund- und Gipsverbände als Abfälle, 'die grundsätzlich jeder Beseitigungsmethode zugänglich sind'. Sie können - gut verpackt - dem Hausmüll zugeführt werden.

(Für Verbände, die durch Erreger verschmutzt sind, welche nach dem Infektionsschutzgesetz meldepflichtig sind, gelten z. T. andere Regelungen. Diese Erkrankungen dürfen Heilpraktiker jedoch nicht behandeln).

Antwort 320

Die Antwort E) ist richtig.

Die Berufsordnungen der Heilpraktiker haben Satzungscharakter: Sie sind nur für die Mitglieder des jeweiligen Verbandes gültig. Eine allgemeine rechtliche Verbindlichkeit besitzen sie nicht; der/die einzelne HP kann im Übrigen frei entscheiden, ob er/sie sich einem Berufsverband anschließen möchte oder nicht. Vier große HP-Verbände haben eine gemeinsam erstellte Berufsordnung ratifiziert. Die dort niedergelegten Bestimmungen entsprechen weitgehend den gesetzlichen Vorgaben.

Antwort 321
Die Antwort B) ist richtig.
Heilpraktiker dürfen Schlafmohn (Papaver somniferum) ab D4 und Opium (Mohnsaft) ab D6 verordnen.

Antwort 322
Die Antwort C) ist richtig.
Sind Hände sichtbar mit infektiösem Material kontaminiert, so sind diese Stellen zuvor mit einem in Händedesinfektionsmittel getränkten Zellstofftuch zu reinigen. In diesem Falle (und bei der Kontamination mit Tuberkelbakterien) ist die Desinfektion zweimal durchzuführen.
Also:
- Sichtbare Verschmutzungen grob mit Desinfektionsmittel-getränktem Einmaltuch entfernen,
- desinfizieren,
- mit Seife waschen,
- nochmals desinfizieren.

Seifenreste sind vor der Desinfektion ausreichend zu entfernen.

Antwort 323
Die Antwort B) ist richtig.
Zu 2: Die Hepatitis A wird fäkal-oral und (selten) sexuell übertragen.
Zu 5: Die Tuberkulose wird über Tröpfcheninfektion übertragen.

Antwort 324
Die Antwort B) ist richtig.

ANTWORTEN MC 5

Antwort 325
Die Antwort C) ist richtig.
Zu 1 und 5: Legionellen leben im Wasser oder in feuchter Erde. Sie werden durch Aerosole infizierter Wasseranlagen (Duschen, Warmwasseranlagen, Kühltürme, Befeuchtungsanlagen) übertragen.
Zu 2: Die Klinik der Legionellosen zeigt ein breites Spektrum! Von harmlosen, grippeähnlichen Symptomen bis zu hochfieberhaften (z. T. tödlich verlaufenden) Pneumonien mit Schüttelfrost, Kopfschmerzen und Luftnot, auch mit gastrointestinalen Beschwerden und Leberbeteiligung.
Zu 3: Nach einem Treffen amerikanischer Kriegsveteranen im Sommer 1976 in Philadelphia kam es zu 180 schweren Erkrankungen des Respirationstraktes mit 29 Todesfällen. Dies gab der Erkrankung den Namen 'Legionärskrankheit'.
Zu 4: Bei der Legionärskrankheit ist nach § 7 des Infektionsschutzgesetzes der Nachweis des Krankheitserregers (Legionella sp.) meldepflichtig.

Antwort 326
Die Antwort C) ist richtig.
Die Anamnese spricht für die Erstmanifestation eines Diabetes-mellitus-Typ 1.

Antwort 327
Die Antwort A) ist richtig.
Die Klinik spricht für ein Phäochromozytom. Dies ist ein Adrenalin bzw. Noradrenalin produzierender Tumor des Nebennierenmarks.
Klinik des Phäochromozytoms:
Hypertonie (anfallsweise oder persistierend), Tachykardie, Kopfschmerz, Schweißausbrüche, Zittern, evtl. Hyperglykämie (auch symptomarmer Verlauf möglich).

Antwort 328
Die Antwort B) ist richtig.
Zu 1 und 2: Mit Perkussion und Auskultation am Thorax können nur Prozesse erfassen, die nicht weiter als ca. 5-7 cm unter der Thoraxoberfläche lokalisiert sind. Das ist u. a. der Grund dafür, dass man - allein mit klinischer Untersuchung - den Verdacht auf eine Pneumonie nicht ausräumen kann. Eine starke Fettschicht dämpft die Geräuschphänomene ebenfalls und erschwert so die Befunderhebung.
Zu 3: Indirekte Perkussion ist das Standardverfahren bei der Perkussion: Mit dem rechten Mittelfinger (Rechtshänder) als Perkussionshammer klopft man auf das Endgelenk des linken Mittelfingers (als Plessimeter), der fest auf die Körperoberfläche aufgelegt ist.

Antwort 329
Die Antwort E) ist richtig.
Beim Lungenödem ist der Patient sitzend und mit herabhängenden Beinen zu lagern, um den venösen Rückfluss zum rechten Herzen und damit auch zum Lungenkreislauf zu vermindern. Dem gleichen Ziel dient der unblutige Aderlass (abwechselnde venöse Stauung an den Extremitäten). Diese therapeutischen Maßnahmen sollen Blutvolumen und Blutdruck im kleinen Kreislauf verringern.

Antwort 330
Die Antwort C) ist richtig.
Zu 1: Die stabile Seitenlage ist die richtige Lagerung für bewusstlose Patienten mit intakten Vitalfunktionen.

Antwort 331
Die Antwort C) ist richtig.
Eine sorgfältige Kompressionstherapie ist das Fundament jeder sinnvollen Behandlung von Varizen. Ebenso wichtig ist die Mobilisation: die Erkrankten sollen auch tagsüber öfters die Beine hochlegen, sich aber ansonsten sportlich betätigen (kein Kraftsport, aber z. B: Rad fahren, Schwimmen, Spazierengehen). Abschnürende Kleidungsstücke behindern den Abfluss aus den oberflächlichen Venen

(die bei Varikosis evtl. Kollateralfunktionen übernehmen müssen) und belasten die Varizen um so mehr.
Zu 4 und 5: Hohe Absätze sind ungeeignet, die Durchblutung zu verbessern. Wärmeanwendungen kommen allenfalls in Form von Wechselbädern in Betracht; im Übrigen sollen Venenkranke Hitze meiden.

Antwort 332
Die Antwort D) ist richtig.
Um eine bedrohliche Kreislaufsituation (Blutverlust; Schockgefahr) zu erkennen, müssen Blutdruck und Puls gemessen und überwacht werden. Als Sofortmaßnahmen empfehlen sich: sitzend lagern, Kopf nach vorne (damit Blut nach außen abfließt), Eisbeutel oder kalte Umschläge auf Nacken und/oder Stirn (führt zur reflektorischen Kontraktion der Gefäße), Nasenflügel der blutenden Seite fest andrücken.
Falls möglich: feste Watteeinlage bzw. feste Tamponade mit Gazestreifen.

Antwort 333
Die Antwort D) ist richtig.
Die Angina pectoris kann u. a. durch körperliche Anstrengung, Aufregungen (psychischer und beruflicher Stress), Kälte und schwere Mahlzeiten ausgelöst werden.
Zu 5: Unter Interkostalneuralgie versteht man Nervenschmerzen eines oder mehrerer Zwischenrippennerven (Nn. intercostales) mit Hyper- oder Hypästhesie in den entsprechenden Zwischenrippenräumen (Interkostalräumen). Die Interkostalneuralgie ist eine wichtige Differentialdiagnose zur Angina pectoris.

Antwort 334
Die Antwort E) ist richtig.
Das Basaliom metastasiert in der Regel nicht und hat nach entsprechender Therapie (Operation) eine sehr gute Prognose.
Vgl. Antwort zu Frage **220**.

Antwort 335
Die Antwort D) ist richtig.
Das Lungenemphysem ist eine irreversible Erweiterung der Lufträume distal der Bronchioli terminales - also der Alveolen (Lungenbläschen). Die Lunge ist überbläht, der Brustkorb bleibt weitgehend in der Einatmungsstellung fixiert, die Atemverschieblichkeit der Lunge ist herabgesetzt. Das entspricht (im fortgeschrittenen Stadium) dem Bild eines Fassthorax mit horizontalem Rippenverlauf und einem vergrößerten epigastrischen Winkel.
Die größere Lufthaltigkeit des Lungengewebes führt dazu, dass sich der normale sonore Lungenklopfschall zu einem hypersonoren Klopfschall wandelt. Der Stimmfremitus wird abschwächt.
Durch die erhöhte Lufthaltigkeit der Lunge und die Fixierung des Brustkorbes in Einatmungsstellung sind die Verschiebeеräume der Pleura (Recessus costodiaphragmaticus, Recessus costomediastinalis) von geblähtem Lungengewebe ausgefüllt: die Berührung der Herzspitze mit der Brustwand ist dadurch auf einen kleinen Bezirk eingeengt, so dass die absolute Herzdämpfung kleiner, die relative Herzdämpfung größer wird.

Antwort 336
Die Antwort E) ist richtig.

Antwort 337
Die Antwort C) ist richtig.
Bei der perniziösen Anämie fehlt Vitamin B12.
Die perniziöse Anämie ('Perniziosa') ist eine Sonderform der Vitamin-B12-Mangelanämie. Bei dieser megaloblastären Anämie kommt es aufgrund einer fehlenden Sekretion von Intrinsic factor (Ursache: Magenschleimhautatrophie bei Autoimmungastritis) zu einer verminderten Resorption von Vitamin B12.

Antwort 338

Die Antwort E) ist richtig.

Zu 1: Bei akuter Methylalkoholvergiftung (Methanolvergiftung) kommt es nach oraler Aufnahme von Methanol zu Schwindel, Kopfschmerz, Erbrechen, Sehstörungen bis zur Erblindung und Krämpfen. Bei chronischer Methylalkoholvergiftung kommt es durch Resorption über die Haut und Einatmung zur Reizung der Augenbindehäute und des Atemtrakts, Kopfschmerz, Ohrensausen, Sehstörungen, zentralem Skotom, Neuritiden und Leberschäden.

Zu 2: Doppelbildersehen und Neuritis nervi optici sind häufige Symptome der Multiplen Sklerose.

Zu 3: Sehstörungen sind typisch für eine Digitalisvergiftung, z. B. eine Veränderung des Farbensehens im Grün-Gelb-Bereich.

Zu 4: Muskelrelaxanzien wie z. B. Curare wirken an der Synapse und hemmen dort die Wirkung von Acetylcholin. Auch andere Substanzen, wie z. B. Tranquilizer (Diazepam = Valium), haben eine muskelrelaxierende Wirkung. Sie wirken auf spinal fördernde Interneurone (zentrale Muskelrelaxanzien). Als Nebenwirkung dieser Präparate kann es zu Sehstörungen kommen.

Zu 5: Die Iritis (Regenbogenhautentzündung) kann, über Verklebungen der Iris und Ausfällungen auf der Hornhaut, zu Sehstörungen führen.

Antwort 339

Die Antwort E) ist richtig.

Die Urtikaria (Nesselsucht, Quaddelsucht) ist eine Intoleranzreaktion der Haut auf verschiedene Reize (immunologische, pseudoallergische, physikalische). Als Auslöser kommen alle Mechanismen in Frage, die zu einer Freisetzung von Histamin (u./o. anderen Aminen) führen.

Zu 4: z. B. durch Kontakt mit Raupen, Brennnesseln, Quallen

Zu 5: Die Pathogenese der Kälteurtikaria ist ungeklärt.

Antwort 340

Die Antwort B) ist richtig.

Doppelbilder durch Augenmuskellähmung sind ein typisches Symptom bei Botulismus, der Intoxikation mit dem Gift des Bakteriums Clostridium botulinum.

Antwort 341

Die Antwort E) ist richtig.

Unter Blutdruckamplitude wird die Differenz zwischen maximalem (systolischen) und minimalem (diastolischen) Blutdruckwert einer Herzaktion verstanden. Eine große Blutdruckamplitude findet sich z. B. bei:

- Aortenklappeninsuffizienz,
- Hyperthyreose,
- offenem Ductus arteriosus Botalli,
- Atherosklerose,
- Bradykardie.

Antwort 342

Die Antwort B) ist richtig.

Herzklappenfehler, also die Schlussunfähigkeit (Insuffizienz) oder die Verengung (Stenose) von Herzklappen können angeboren oder erworben sein. Ursachen für erworbene Herzklappenfehler sind das Rheumatische Fieber und die häufig daran anschließenden - meist bakteriellen - Endokarditiden.

Antwort 343

Die Antwort C) ist richtig.

Zu 1: Die Ödeme bei Rechtsherzinsuffizienz kommen durch den Rückstau des Blutes in den venösen Schenkel des großen Kreislaufs zustande. Sie sind typischerweise nicht einseitig, sondern immer beidseitig.

Zu 2: Beim Nephrotischen Syndrom ist durch den Eiweißverlust der kolloidosmotische Druck im Blutgefäßsystem herabgesetzt. Das Blut kann weniger Wasser binden und es kommt zum Ausstrom von Wasser in das Gewebe. Die Ödeme sind nicht einseitig, sondern immer beidseitig (Knöchelödem, Unterschenkelödem, Anasarka, Gesichtsödem, Lungenödem).

Zu 3: Das Erysipel (Wundrose) ist eine Infektion des Unterhautgewebes mit betahämolysierenden Streptokokken der Gruppe A. Schlechte trophische Verhältnisse der Haut (z. B. bei venösen oder arteriellen Durchblutungsstörungen) begünstigen den Eintritt der Erreger durch kleinste Hautläsionen.

Zu 4: Die tiefe Beinvenenthrombose ist durch ihren häufig symptomlosen Verlauf besonders gefährlich, weil mit der Lungenembolie eine lebensgefährliche Komplikation droht. Zum einseitigen Ödem des Beines kann es während einer akuten Thrombose kommen; häufig führt die Thrombose zu bleibenden Abflussstörungen, die dann evtl. erst nach Jahren zum einseitigen Beinödem führen und in eine chronisch venöse Insuffizienz (CVI, postthrombotisches Syndrom) einmünden.

Zu 5: Lymphabflussstörungen können angeboren (= primär, z. B. Klappendefekt, Fehlen von Klappen) oder erworben sein (= sekundär, als Folge von Entzündungen, Narben, Operationen, Tumoren, Bestrahlung, Parasitenbefall u.a). Selten sind sie durch fehlerhafte Zusammensetzung der Lymphe bedingt.

Antwort 344

Die Antwort D) ist richtig.

Zu 1: Der Heilpraktiker nimmt keine amtlichen Handlungen vor, stellt also auch keine Atteste auf amtlichen Formularen aus. 'Atteste und Bescheinigungen' sind aber neutrale Begriffe und haben nicht automatisch amtlichen Charakter; der/die HP darf sie ausstellen. Ein Arbeitgeber ist aber beispielsweise nicht verpflichtet, die Bescheinigung eines HP als Krankschreibung anzuerkennen.

Zu 2: Die weibliche Brust darf vom Heilpraktiker untersucht werden.

Zu 3: Die Ausübung der Zahnheilkunde ist dem HP nicht gestattet. Vorträge zur gesundheitlichen Aufklärung sind aber erlaubt, da sie noch keine Behandlung darstellen.

Zu 4: Betäubungsmittel (BTM) dürfen vom HP grundsätzlich nicht verordnet werden, auch nicht in noch so hoher homöopathischer Verdünnung. Anders als bei rezeptpflichtigen Arzneimitteln macht sich der HP sogar strafbar, wenn er gegen dieses Verbot verstößt. Einzige Ausnahmen: Papaver somniferum (Schlafmohn) ab D4 und Opium (Mohnsaft) ab D6 dürfen verordnet werden.

Zu 5: Der HP darf grundsätzlich alle Injektionen durchführen, die er technisch beherrscht. Voraussetzung ist u. a. eine Aufklärung des Patienten über die Risiken.

Antwort 345

Die Antwort E) ist richtig.

Die Prüfung des Stimmfremitus gehört zur Palpation, nicht zur Auskultation. (Sind Sie darauf hereingefallen?) Der Patient soll bei Überprüfung des Stimmfremitus mit tiefer Stimme ´99´ sagen. Der Behandler legt dabei die Hände auf den Brustkorb und nimmt die Vibrationen (Stimmfremitus) wahr. Über einem Infiltrat der Lunge werden die Vibrationen der Stimme stärker auf die Brustwand übertragen (Stimmfremitus verstärkt); befindet sich dagegen vermehrt Flüssigkeit im Pleuraspalt (Pleuraexsudat) oder ist der Pleuraspalt verwachsen (Pleuraschwarte) ist der Stimmfremitus abgeschwächt. Auch verstärkt lufthaltiges Gewebe (Emphysem) führt zu einer Abschwächung des Stimmfremitus.

Zu D: Hier ist die Bronchophonie beschrieben. Über infiltriertem Lungengewebe (Pneumonie) hört der Untersucher die Zischlaute ('66') sehr deutlich über das Stethoskop, während sie über gesundem Gewebe nur schwach zu hören sind.

Antwort 346

Die Antwort E) ist richtig.

Als vorbeugende Maßnahmen zur Verhütung oder Verminderung der Zahnkaries gelten:

- Verminderung der unvermeidlichen täglichen Mikroentkalkungen infolge Säurebildung der Bakterien im Zahnbelag (Plaque) durch regelmäßige Mundhygiene: Plaqueentfernung,

- Beschränkung der Häufigkeit der Zuckeraufnahme,
- Unterstützung der Wiederverkalkung durch Einnahme von Flour. (Die Fluoridanwendung erfolgt nach dem Zahndurchbruch lokal durch Fluorzahnpasten, Pinseln der Zähne mit fluoridhaltigen Lösungen oder Gelen, evtl. orale Fluoridzufuhr (im 1. Lj. kombiniert mit Calciferolen). Die Entstehung behandlungsbedürftiger kariöser Defekte kann dadurch vermindert werden. (In einigen Ländern erfolgt eine Trinkwasserfluoridierung.)

Antwort 347

Die Antwort A) ist richtig.

Unter hyperkinetischem Syndrom versteht man eine pathologisch gesteigerte Motorik vor allem der Skelettmuskulatur mit z.T. unwillkürlich ablaufenden Bewegungen ('Zappelphilipp"). Sie ist meist mit einer geringen Konzentrationsfähigkeit des Kindes verknüpft. Man findet sie bei Erkrankungen des extrapyramidalen Systems (z. B. Athetose, Ballismus, Chorea) und bei Störungen der Psychomotorik (z. B. bei affektiver Psychose).

Antwort 348

Die Antwort E) ist richtig.

Ein Furunkel ist eine, meist durch Staphylokokken verursachte, akute eitrige Entzündung eines Haarfollikels und seiner Talgdrüse.

Zu 1: Die Beschreibung ist etwas ungewöhnlich, trifft aber auf ein Furunkel zu.

Zu 3: Ein häufiges Auftreten von Furunkeln oder anderen eitrigen Infektionen der Haut ist häufig ein Hinweis auf Abwehrschwäche verursacht z. B. durch AIDS, Karzinome, Diabetes mellitus oder andere Stoffwechselerkrankungen.

Zu 4: Die Hautvenen im Bereich des Gesichtes (oberhalb der Lippenlinie) haben (über die Vena angularis u. a.) Verbindungen zu den venösen Hirnblutleitern im Schädelinneren. Auf diesem Weg kann es zur Ausbreitung von Infektionen kommen. Meningitis/Enzephalitis und die akut lebensbedrohliche Sinus-cavernosus-Thrombose sind mögliche Erscheinungsformen.

Antwort 349

Die Antwort A) ist richtig.

Zu 3: Es gibt bei der Hepatitis B ca. 10 % chronische Verläufe.

Personen mit Viruspersistenz können klinisch gesund sein (70-90 %) oder eine chronische Hepatitis entwickeln (10-30 %): Von einer chronischen Hepatitis wird gesprochen, wenn die akute Hepatitis nach 6 Monaten nicht ausgeheilt ist. Bei der chronischen Hepatitis werden zwei Verläufe unterschieden:

- CPH = chronisch persistierende Hepatitis,
- CAH = chronisch aktive (aggressive) Hepatitis,

Zu 4: Hepatitis B wird in der Regel durch Kontakt mit Blut oder Blutprodukten übertragen.

Zu 5: Nach § 6 des Infektionsschutzgesetzes besteht bei akuter Virushepatitis eine Meldepflicht bei Verdacht, Erkrankung und Tod . Nach § 7 des Infektionsschutzgesetzes ist der direkte und indirekte Nachweis des Hepatitis-B-Erregers meldepflichtig.

Antwort 350

Die Antwort B) ist richtig.

Unter Skoliose versteht man eine fixierte, seitliche Verbiegung der Wirbelsäule mit Drehung der einzelnen Wirbelkörper (Torsion) und Versteifung in diesem Abschnitt.

Ätiologie:

1. Idiopathische Skoliose: häufigste (ca. 80%), z. T. stark progrediente Form mit Manifestation vor der Pubertät, vor allem bei Mädchen (m:w = 3:1).
2. Symptomatische Skoliose:
   a) angeboren infolge Fehlbildung der Wirbelkörperanlagen, Rippen oder. anderer statischer Elemente;
   b) nach metastatischen, traumatischen od. entzündlichen Wirbeldeformierungen;
   c) bei Lähmungen, Muskel- und Bindegewebeerkrankungen;

d) statisch bedingt durch Längendifferenz der unteren Extremitäten od. Veränderungen im Bereich des Beckens (Hüftluxation u. a.);
e) infolge eines rachitischen Erweichungsherdes.

3. Säuglingsskoliose: im 1. Lebensjahr vorkommende, i. d. R. ohne strukturelle Veränderungen mit guter Rückbildungstendenz.

Die Skoliose zeigt eine Asymmetrie des Taillendreiecks. Ein einseitiger Beckentiefstand muss bei Skoliose nicht unbedingt auftreten, da die Verkrümmung oft durch eine Gegenkrümmung ausgeglichen wird (S-förmige Skoliose bzw. Trippelskoliose). Bei der C-förmigen Totalskoliose kommt es jedoch zum einseitigen Beckentiefstand.

Zu A: Ein Schiefhals ist eine fixierte Fehlhaltung des rotierten und seitlich geneigten Kopfes. Häufigste Ursache ist eine Verkürzung des M. sternocleidomastoideus einer Seite infolge eines bindegewebig organisierten Geburtshämatoms, Druckatrophie u.ä (andere Ursachen: ossär, neural, rheumatisch, okulär, otogen).

Zu C: Eine Skoliose führt zu einem einseitigen Schulterhochstand ('Rippenbuckel', Gibbus), der vor allem beim Vornüberbeugen sichtbar wird.

Zu D: Eine Beinlängendifferenz führt über einen Beckenschiefstand (veränderte Gesamtstatik) zu einer statischen Skoliose. Eine idiopathische Skoliose geht jedoch nicht mit einer anatomischen Beinlängendifferenz einher.

Antwort 351

Die Antwort D) ist richtig.

Die Pleura (Brustfell) erleichtert die gleitende Verschiebung der Lunge bei der Ein- und Ausatmung. Sie gehört zu den serösen Häuten (wie Bauchfell und Herzbeutel) und besteht wie jene aus zwei bindegewebigen Blättern (Pleura parietalis und Pleura visceralis), die mit Epithel ausgekleidet sind. Zwischen den Blättern befindet sich ein flüssigkeitsgefüllter kapillärer Spalt. In diesem Pleuraspalt herrscht ein Unterdruck.

Zu A: Eine Verwachsung der beiden Pleurablätter miteinander (Pleuraschwarte) kann z. B. als Folge einer Pleuritis auftreten und ist stets pathologisch.

Zu E: Es ist umgekehrt: der rechte Hauptbronchus steht steiler als der linke, so dass aspirierte Fremdkörper eher dort hinein gelangen.

Antwort 352

Die Antwort D) ist richtig.

Antwort 353

Die Antwort A) ist richtig.

Bei den gelben Hauteinlagerungen am Augenlid handelt es sich um Xanthelasmen. Sie werden durch Cholesterinablagerungen hervorgerufen und sind bei jungen Menschen Folge einer Hyperlipoproteinämie (Typ 2). Bei älteren Menschen findet man sie häufig unabhängig von einer Fettstoffwechselstörung als harmlose Veränderungen.

Zu B: Das Großzehengrundgelenk wäre eine typische Prädilektionsstelle für einen Gichtknoten (Tophus). Gichtanfälle sind häufig im Großzehengrundgelenk lokalisiert ('Podagra').

Zu C: Hier handelt es sich am ehesten um eine Heberden-Polyarthrose. Sie zeigt sich an den distalen Interphalangealgelenken der Finger. Sie ist charakterisiert durch die sog. Heberden-Knoten: erbsengroße, knorpelig-knöcherne Verdickungen an den Dorsalseiten dieser Gelenke.

Zu D: Hämatome sind z. B. Zeichen einer Blutgerinnungsstörung bzw. einer Thrombozytopenie oder -pathie. Bei Fettstoffwechselstörungen würden sich an den Streckseiten der Gelenke sog. Xanthome finden: gelbe Hautknoten durch lokale Fetteinlagerungen.

Zu E: Melaninpigmentierung an den Lippen findet sich beim Krankheitsbild der Peutz-Jeghers-Polypose, einer autosomaldominant vererbten Polypenerkrankung des Darms (hauptsächlich Dünndarm, aber auch Magen, Kolon und Rektum).

Antwort 354
Die Antwort E) ist richtig.
Zu 1: Eine Schnappatmung ist eine langsame, von größeren Pausen unterbrochene Atmung bei Schädigung des Atemzentrums infolge zerebraler Hypoxie. Vorkommen: kurz vor dem Tode als sog. agonale Atmung.

Antwort 355
Die Antwort D) ist richtig.
Zu 1: Die Aussage ist unglücklich formuliert; es wird zwar seit langem diskutiert, ob bei der Pathogenese ein Enterotoxin eine Rolle spielt (Intoxikationsinfektion), aber der Begriff Intoxikation trägt hier eher zur Verwirrung bei.
Zu 3: Nach § 6 des Infektionsschutzgesetzes sind meldepflichtig, d*er Verdacht auf und die Erkrankung an einer mikrobiell bedingten Lebensmittelvergiftung oder an einer akuten infektiösen Gastroenteritis, wenn a) eine Person betroffen ist, die eine Tätigkeit im Sinne des § 42 ausübt* (Personen die mit Lebensmitteln umgehen), *b) zwei oder mehr gleichartige*
Erkrankungen auftreten, bei denen eine epidemiologischer Zusammenhang wahrscheinlich ist oder vermutet wird.
Nach § 7 ist auch der direkte oder indirekte Nachweis des Krankheitserregers (Salmonella sp.) meldepflichtig.
Zu 4: Die Infektionsdosis wird in der Literatur mit ca. 10^6 angegeben. Andere Autoren gehen schon von einem Infektionsrisiko bei 10^2 aus. (Nach unseren Informationen soll als Antwort D richtig gewesen sein).

Antwort 356
Die Antwort C) ist richtig.
Zu 1: § 24 des Infektionsschutzgesetzes besagt, dass *die Behandlung von Personen, die an einer der in § 6 Abs. 1, Satz 1 Nr.1, 2 und 5 oder § 34 Abs. 1 genannten übertragbaren Krankheiten erkrankt oder dessen verdächtig sind oder die mit einem Krankheitserreger nach § 7 infiziert sind ... im Rahmen der berufsmäßigen Ausübung der Heilkunde nur Ärzten gestattet* ist.
Nach § 8 des Infektionsschutzgesetzes hat der Heilpraktiker Meldepflicht für die in § 6 (1) und (3) genannten Infektionskrankheiten.

Antwort 357
Die Antwort B) ist richtig.
Der Mundgeruch (Foetor ex ore) beim Leberkoma (Coma hepaticum) wird beschrieben als Geruch nach frischer Leber oder Lehmerde.

Antwort 358
Die Antwort A) ist richtig.
Beim Lasègue-Test wird das gestreckte Bein des liegenden Patienten passiv angehoben. Durch Dehnung des N. ischiadicus kommt es zur Schmerzauslösung in Gesäß und Oberschenkel der erkrankten Seite. Der Winkelgrad, bei dem der Schmerz bei Anhebung auftritt, wird vermerkt (z. B: Lasègue bei 60° positiv).
Vorkommen: z. B. bei Bandscheibenvorfall, Ischiassyndrom und meningealem Reizzustand.

Antwort 359
Die Antwort D) ist richtig.
Die Psoriasis (sog. Schuppenflechte) ist eine häufige Hauterkrankung der Epidermis (Morbidität in Europa ca. 1-2%).
Zu 2: Prädilektionsstellen: Ellenbogen, Knie, Kreuzbeingegend und behaarter Kopf.
Zu 3: Klinisch zeigen sich scharf begrenzte, erythematöse, mit silberweißen Schuppen bedeckte, zuweilen juckende Herde: Die Schuppen treten beim Kratzen deutlicher hervor (sog. Kerzenfleckphänomen); darunter liegt eine dünne Epidermis (sog. letztes Häutchen), nach deren Entfernung eine punktförmige Blutung auftritt (sog. blutiger Tau, Auspitz-Phänomen). Häufig finden sich Nagelveränderungen, wie z. B. stecknadelkopfgroße, napfförmige Einziehungen (Tüpfelnägel) und umschriebene gelbliche Verfärbungen (sog. Ölflecke).

Zu 4: Psoriasis-Arthropathie: eine bei ca. 5% der Patienten mit Psoriasis auftretende Beteiligung des Bewegungsapparats.

Antwort 360
Die Antwort A) ist richtig.
Ein Bronchospasmus beruht auf dem Krampf der Wandmuskulatur der kleinen Bronchien und der Bronchiolen. Allergische, toxisch-infektiöse Reize, Überempfindlichkeitsreaktionen und Vagusreiz können den Bronchospasmus auslösen. Häufig geht er mit vermehrter Absonderung zähen Schleims und mit einem Wandödem der Bronchien/Bronchiolen einher (z. B. bei Asthma bronchiale und bei chronisch-obstruktiver Bronchitis).
Zu A: Giemen und Brummen (kontinuierliche Nebengeräusch der Atmung) entstehen wohl durch im Atemstrom vibrierende Schleimfäden und sind typische Auskultationsbefunde bei Asthma bronchiale und Bronchitis.
zu B, C und D: bronchovesikuläres (´verschärftes´) Atemgeräusch, Bronchophonie und ein verstärkter Stimmfremitus finden sich über einem Infiltrat bei Pneumonie.
Zu E: Als Lederknarren bezeichnet man den Auskultationsbefund bei trockener Rippenfellentzündung (Pleuritis sicca). Es ist nur schwer vom grobblasigen Rasseln zu unterscheiden und entsteht wohl durch das Auseinanderreißen der Pleurablätter, die im Rahmen der Entzündung durch Fibrinfäden miteinander verklebt sind.

Antwort 361
Die Antwort D) ist richtig.
Zu 5: In der Regel werden bei einem Aderlass 100-350 ml Blut entnommen.
Vgl. auch Antwort zu Frage **248**.

Antwort 362
Die Antwort E) ist richtig.
Zu 1: Das Asthma bronchiale zeigt eine anfallsweise auftretende Atemnot, die mit Bronchospasmus, vermehrter Absonderung eines zähen Schleims und mit Wandödem der Bronchien/Bronchiolen einhergeht. In der Regel nehmen die Patienten von sich aus eine sitzende Körperhaltung ein, welche die Atmung erleichtert.
Zu 2: Die Atemhilfsmuskulatur der Einatmung kann am besten aktiviert werden, wenn der Patient sitzt und der Schultergürtel durch Abstützen der Arme fixiert wird (Orthopnoe).

Antwort 363
Die Antwort E) ist richtig.
Eine Vergrößerung der Schilddrüse ('Struma') kann mit einer Unterfunktion, einer Überfunktion oder mit einer normalen Stoffwechsellage einhergehen (hypothyreote, hyperthyreote oder euthyreote Struma).

Antwort 364
Die Antwort E) ist richtig.
Zu den bei Erkrankung und Tod meldepflichtigen angeborenen Erkrankungen gehören:

- Lues,
- Rötelnembryopathie,
- Cytomegalie,
- Listeriose,
- Toxoplasmose.

Auch HIV kann von der Mutter während der Schwangerschaft auf das Kind übertragen werden. (Es besteht jedoch keine Meldepflicht).

Antwort 365
Die Antwort C) ist richtig.
Rückenschmerzen mit Blasenentleerungsstörungen und Gefühlsstörungen an der Oberschenkelinnenseite sprechen für ein Konussyndrom: Bei Schädigung des Conus medullaris (Rückenmarkschädigung) kommt es zur Blasen- und Mastdarmlähmung, Lähmung der Mm. glutaei und einer Sensibilitätsstörung S1-S5 an der Oberschenkelinnenseite (sog. 'Reithosenanästhesie). Schnelle operative Entlastung ist indiziert. Es handelt sich also um einen neurologischen Notfall.
Vgl. auch Antwort zu Frage **26**.

Antwort 366

Die Antwort C) ist richtig.

Da beim übergewichtigen Patienten meist ein gestörtes Essverhalten vorliegt, kann es beim Wegfall der 'Ersatzbefriedigung' Essen durchaus zu depressiven Verstimmungen kommen.

Antwort 367

Die Antwort A) ist richtig.

Die Herzneurose ist eine Form der psychogenen Organneurose. Sie geht mit innerer Unruhe, gedrückter Stimmung, Selbstunsicherheit, Ängstlichkeit, Herzschmerz und der Furcht, herzkrank zu sein, einher. Sie kommt vor allem zwischen dem 18. und 40. Lebensjahr vor, auslösende Faktoren sind oft Trennungssituationen (z. B. Todesfall, Scheidung). Ein erhöhtes Infarktrisiko, Ohnmachtsanfälle und Alkohol- bzw. Medikamentensucht gehören nicht zum typischen Bild einer Herzneurose.

Antwort 368

Die Antwort A) ist richtig.

Das Schober-Zeichen ist eine Maßzahl für die Beweglichkeit der LWS; bei maximaler Vorwärtsneigung vergrößert sich der Abstand zwischen dem Dornfortsatz S1 und einem Punkt 10 cm weiter kranial normalerweise um ca. 5 cm (normales Schober-Zeichen: 10/15). Einen geringerer Abstand findet sich bei einer Bewegungseinschränkung der Wirbelsäule, z. B. bei Spondylitis ankylosans.

Antwort 369

Die Antwort E) ist richtig.

Zeichen der Hirndrucksteigerung (pathologisch erhöhter intrakranieller Druck):

- Kopfschmerz,
- Hirnnervenstörungen,
- erweiterte Pupillen (Mydriasis),
- Stauungspapille,
- Nüchternerbrechen,
- Bradykardie,
- Atemstörungen,
- motorische Unruhe,
- Bewusstseinsstörung,
- später: Zeichen der Einklemmung bzw. Ausfall der Großhirnfunktionen (Dezerebration).

Antwort 370

Die Antwort E) ist richtig.

Zu 1: Er ist ca. 75 cm lang.

Zu 2: Nach 5 Monaten hat ein Säugling sein Geburtsgewicht verdoppelt, nach 10 Monaten verdreifacht. Er wiegt nach 12 Monaten ca. 10 kg.

Zu 3: Ab ca. 7 Monat sitzt ein Säugling ohne Hilfe.

Zu 4: Ab dem ca. 7 Monat kann ein Säugling ungezielt, ab dem ca. 11 Monat gezielt, 'Papa' bzw. 'Mama' sagen.

Zu 5: Ab dem 10. Monat kann ein Kind kurze Zeit alleine stehen.

Antwort 371

Die Antwort A) ist richtig.

Die Neutral-Null-Methode ist eine Messmethode, bei der alle Gelenkbewegungen von einer einheitlich definierten Ausgangsstellung aus gemessen werden. Sie dient der Standardisierung von Winkelmessungen bei der Begutachtung orthopädischer Krankheiten.

Die Gelenke sind am aufrecht stehenden Menschen mit gestreckten Füßen und herabhängenden Armen in der sog. 'Nullstellung' (also: gestrecktes Knie = 0°, Fuß zum Unterschenkel = 0° usw). Der Bewegungsumfang der Gelenke wird von dieser Nullstellung ausgehend mit drei Ziffern angegeben, von denen jeweils eine diese 'Nullstellung' angibt. Bsp: Handgelenk: Palmarflexion/Dorsalextension: 60-0-60°; Ellenbogen: Flexion/Extension: 150-0-10 (Überstreckung von 10° oft nicht möglich).

Antwort 372

Die Antwort A) ist richtig.

Als Trendelenburg-Zeichen wird das Absinken des Beckens (mit konsekutiver Beugung des Beins in Hüfte und Knie) auf der gesunden Seite bei Lähmung der Mm. glutaei oder angeborener Hüftgelenkluxation bezeichnet ('Marilyn-Monroe-Gang').

Beim Einbeinstand bleibt das Becken horizontal oder hebt sich etwas auf der entlasteten Seite ('Spielbein-Seite'). Ein Absinken dagegen ist ein Hinweis auf einen pathologischen Befund an der belasteten Hüfte (Trendelenburg-Zeichen positiv).

Antwort 373

Die Antwort A) ist richtig.

Die Mehrzahl tödlicher Lungenembolien verläuft in Schüben. Neben der Thromboseprophylaxe sollten thrombosegefährdete Patienten deshalb sorgfältig beobachtet werden. Schwindelanfälle, kurze Bewusstlosigkeiten (Synkopen), unklares Fieber und Tachykardie können einer schweren Lungenembolie vorausgehen und sie rechtzeitig erkennen lassen. Auslöser der Embolie sind oft: das morgendliche Aufstehen sowie intraabdominelle Druckerhöhungen durch Stuhlgang oder plötzliche Anstrengungen. Das Vollbild zeigt:

- Atemnot, schnelle Atmung (Tachypnoe),
- Brustschmerzen,
- schnellen Puls (Tachykardie),
- Husten,
- Angst, Beklemmungsgefühl,
- Schweißausbruch,
- Bewusstlosigkeit und Schock.

Antwort 374

Die Antwort D) ist richtig.

Die akute Glomerulonephritis ist eine beidseitige Entzündung der Nierenkörperchen (vorwiegend bei Jugendlichen) und tritt meist als immunologische Komplikation bei Streptokokken-Infekten auf (Post-Streptokokken-GN). 50 % d.F. verlaufen asymptomatisch und zeigen nur eine Mikrohämaturie und eine kleine Proteinurie. Das Vollbild der Erkrankung kann allerdings akut lebensbedrohlich werden: Es verläuft unter dem Bild des akuten nephritischen Syndroms, das durch die Volhard Trias gekennzeichnet ist:

- Makrohämaturie (sichtbare Verfärbung des Urins durch Erythrozyten),
- Ödeme (häufig als Gesichts- bzw. Lidödeme),
- Hypertonie.

Die Ödeme kommen dabei nicht (wie bei fortgeschrittenen Nierenerkrankungen) durch Eiweißmangel zustande, sondern durch die Überwässerung (Einschränkung der Wasserausscheidung) in Zusammenhang mit einem toxischen Kapillarschaden. Die Hypertonie kann zur akuten Linksherzinsuffizienz (mit nachfolgendem Lungenödem) und zur Enzephalopathie führen.

Zu 2: schmerzhaftes Wasserlassen (Strangurie, Algurie) weist auf eine Erkrankung der ableitenden Harnwege hin. (z. B. Harnwegsinfekt, Steinleiden, Tumoren u. a. Ursachen).

Antwort 375

Die Antwort E) ist richtig.

Die Lymphgefäße sind im Bau den Venen eng verwandt. Die Lymphkapillaren weisen aber größere Endothellücken auf und sind so in der Lage, das Gewebe auch von korpuskulären Bestandteilen und größeren Eiweißen zu reinigen.

Antwort 376

Die Antwort B) ist richtig.

Die Harnleiterkolik entsteht, wenn ein Fremdkörper (zumeist Steine, selten: abgestoßene Spitzen von Nierenpapillen z. B. bei Analgetika-Nephropathie) aus dem Nierenbecken abwärts transportiert wird und im Harnleiter stecken bleibt. Die Peristaltik des Harnleiters versucht, den Fremdkörper auszutreiben, wodurch die ´kolikartigen´ (wellenförmig an- und abschwellenden) Schmerzen entstehen. Typisch ist auch die Ausstrahlung der Schmerzen nach unten (ins Genitale, in die Oberschenkel)

Zu 1: Eine gürtelförmige Ausstrahlung von Oberbauchschmerzen ist typisch für eine akute oder chronische Pankreatitis.

Zu 4: Mit allgemeinen Ödemen hat die Harnleiterkolik nichts zu tun. (Wohl kann es zu einem Wandödem des Harnleiters kommen, aber nicht durch Harnstau, sondern als entzündliche Reaktion auf den eingeklemmten Stein). Der Harnrückstau begünstigt allerdings die Entstehung einer akuten Nierenbeckenentzündung (Pyelonephritis). Diese wiederum kann bei Harnleiterkolik besonderes schnell in eine Urosepsis übergehen, eine akut lebensbedrohliche Komplikation.

Antwort 377

Die Antwort C) ist richtig.

- Primäre Prävention: Ausschaltung von Risikofaktoren für Erkrankungen.
- Sekundäre Prävention: Sicherstellung frühestmöglicher Diagnose und Therapie von Erkrankungen durch Vorsorgeuntersuchungen.
- Tertiäre Prävention: Begrenzung bzw. Ausgleich von Krankheitsfolgen (z. B. durch Rehabilitation).

Antwort 378

Die Antwort C) ist richtig.

Klinik des Typhus abdominalis:

- Langsamer Beginn, langsam ansteigendes Fieber, später Fieberkontinua mit ca. 40°C ohne Schüttelfrost,
- Milzvergrößerung,
- Roseolen: kleinfleckige Hautröte infolge toxisch bedingter Gefäßdilatation, die auf Druck verschwindet und bei Typhus am Ende der ersten Krankheitswoche vor allem am Rumpf (Bauchhaut) auftreten.
- Kopfschmerz, Husten,
- Typhuszunge: grau-gelb (-weiß) belegte Zunge mit freien rötlichen Rändern,
- Benommenheit (Giftwirkung der Bakterien: 'typhos' heißt Nebel!),
- relative Bradykardie (trotz Fieber langsamer Pulsschlag),
- anfangs Obstipation (!), erst ab der 2. Woche 'erbsbreiartiger' Durchfall (nekrotische Entzündung der Peyer-Plaques im Dünndarm).
- Labor: Leukopenie (im Gegensatz zu den meisten anderen bakteriellen Infektionen, aber: Paratyphus hat Leukozytose) mit Linksverschiebung, BSG oft normal, absolute Eosinopenie
- Komplikationen: Hirnhautentzündung, Darmblutung, Perforation der Darmgeschwüre, typhöse Myokarditis, Kreislauf- und Nierenversagen, Thrombosen, Typhusrezidiv, Sepsis (bei Abwehrschwäche), metastatische Abszesse in Knochen und Gelenken, reaktive Arthritis, Dauerausscheider

Antwort 379

Die Antwort D) ist richtig.

Zu 2: Bei schwerster körperlicher Arbeit kann der Flüssigkeitsverlust bis zu 12,5 l in einer Stunde betragen. Für Werte bei körperlicher Ruhe haben wir keine eindeutigen Zahlenangaben gefunden. Wir sind davon ausgegangen, dass ein Flüssigkeitsverlust von 0,5 l pro Stunde kurzfristig möglich ist (Sauna).

Zu 4: Wenn die Außentemperatur höher als 36°C ist, kann die Wärmeabgabe des Körpers nicht mehr durch Wärmestrahlung und Wärmeleitung, wohl aber noch (als einzige Möglichkeit) durch Verdunstung erfolgen. Voraussetzung für eine Wärmeabgabe durch Verdunstung ist nicht eine bestimmte Temperatur, sondern eine relativ trockene Umgebungsluft.

Antwort 380

Die Antwort A) ist richtig.

Die Shigellenruhr ist eine reine Menschenseuche. Die Übertragung findet durch Schmierinfektion (Hände, Fliegen), verunreinigte Nahrungsmittel oder kontaminiertes Wasser statt.

Zu 1: Bei jeder (auch noch so kleinen) verschmutzten Verletzung können Tetanussporen in die Wunde gelangen. Tetanus ist nicht von Mensch zu Mensch übertragbar.

Zu 2: Der Botulismus ist keine Infektionskrankheit, sondern eine Vergiftung (Intoxikation) durch Nahrungsmittel, in denen sich das Bakterium Clostridium botulinum vermehrt und Toxin (Gift) gebildet hat.

Zu 3: Die Malariaparasiten werden in der Regel durch weibliche Anopheles-Mücken übertragen.

Antwort 381
Die Antwort D) ist richtig.
Zu 1: Die quer gestreifte (Skelett-) Muskulatur ist eine willkürliche Muskulatur und wird vom animalischen (auch: zerebrospinalen oder zentralen) Nervensystem gesteuert und nicht vom vegetativen (auch: viszeralen oder autonomen) Nervensystem.
Zu 4: Für den Geruchsinn ist der I. Hirnnerv, der N. olfactorius verantwortlich.

ANTWORTEN MC 6

Antwort 382

Die Antwort C) ist richtig.

Zu 1: Übertragungsweg: Tröpfcheninfektion (Husten, Niesen)

Zu 2: Immunität besteht nur für wenige Monate und nur gegen die jeweilige Virusvariante. Influenza A-Viren sind genetisch variabel. Sie verändern fortwährend ihre Antigenstruktur. Kleine Antigenveränderungen („antigenic drift") im Intervall von ca. 2-3 Jahren führen zu kleineren Epidemien. Größere Antigenveränderungen („antigenic shift") erklären die periodisch auftretenden Grippepandemien (die neue Antigenstruktur wird von den „alten" Antikörpern nicht mehr erkannt).

Zu 3: Die Inkubationszeit beträgt 1-3 Tage.

Zu 4: Komplikationen einer Influenza: Lungenentzündung, Nasennebenhöhlenentzündung (Sinusitis), Mittelohrentzündung (Otitis media), Myo- bzw. Perikarditis, Meningoenzephalitis, orthostatische Hypotonie.

Zu 5: Bei Kinder, Schwangeren, ältere Menschen mit Vorerkrankungen und Patienten mit Abwehrschwäche kann eine Grippe tödlich enden. Herz-Kreislauf-Geschwächten und alten Menschen wird deshalb die aktive Impfung empfohlen.

Antwort 383

Die Lösung D) ist richtig.

Es handelt sich bei dem beschriebenen Krankheitsbild um einen M. Hodgkin (Lymphogranulomatose), also um eine bösartige Erkrankung des lymphatischen Gewebes.

Antwort 384

Die Antwort A) ist richtig.

Als sichere Todeszeichen gelten:

- Totenflecke = Livores,
- Leichenstarre = Rigor mortis,
- Selbstandauung = Autolyse.

Als unsichere Todeszeichen gelten:

- Herz- Kreislaufstillstand,
- Pulslosigkeit,
- Atemstillstand,
- Erlöschen der Reflexe,
- Abfall der Körpertemperatur.

Bei unsicheren Todeszeichen ('klinischer Tod') kann der Patient evtl. durch Reanimationsmaßnahmen wieder ins Leben zurückgeholt werden.

Antwort 385

Die Antwort A) ist richtig.

Zu A: Seit durch das neue Infektionsschutzgesetz das Gesetz zur Bekämpfung der Geschlechtskrankheiten außer Kraft gesetzt wurde, ist dem Heilpraktiker die Untersuchung der Geschlechtsorgane nicht mehr verboten. Die Untersuchung der Prostata im Rahmen einer Krebsvorsorge ist also möglich.

Zu B: Die Untersuchung eines Patienten, bei dem Verdacht auf Kopfläuse besteht, ist dem Heilpraktiker zwar gestattet, die Behandlung von Patienten mit Läusen ist ihm aber u. E. nach § 24 und § 34 des Infektionsschutzgesetzes verboten.

Antwort 386

Die Antwort E) ist richtig.

Zu 1: Beim hier beschriebenen Krankheitsbild handelt es sich um eine sog. Marschfraktur. Nach ungewohnt starker mechanischer Beanspruchung kommt es zur Fraktur im Gebiet der Mittelfußknochen II-V (Ermüdungsbruch).

Zu 2: Frakturen ohne direkte Gewalteinwirkung werden als pathologische Frakturen oder Spontanfrakturen bezeichnet. Ohne Einwirkung eines adäquaten Traumas tritt bei vorgeschädigtem Knochengewebe (erhöhte Knochenbrüchigkeit) eine Fraktur ein (z. B. bei Osteoporose, Osteomyelitis, Knochenzysten, Knochentumoren, Paget-Krankheit u.a).

Antwort 387

Die Antwort B) ist richtig.

'Grauer Star' oder Katarakt ist die Bezeichnung für jede Trübung der Augenlinse unabhängig von ihrer Ursache.

Zu 1: Der graue Star (Katarakt) kann in jedem Alter auftreten, z. B. angeboren bei Rötelnembryopathie, als sog. 'juveniler Katarakt' beim Jugendlichen bzw. als 'Altersstar' (Cataracta senilis, häufigste Form).
Zu 3: Zu einer Druckerhöhung im Augeninnern kommt es beim 'grünen Star' (Glaukom).
Zu 4: Einen akuten 'Anfall' des grauen Stars gibt es nicht. Einen akuten Anfall gibt es beim grünen Star (Glaukomanfall).
Zu 5: Eine Behandlung (sog. 'Staroperation') wird nur bei erheblich eingeschränkter Sehkraft durchgeführt.

Antwort 388
Die Antwort D) ist richtig.
Das RNA-Rota-Virus ist das sog. Durchfallvirus. Das Virus ist weltweit verbreitet und häufigster Erreger nichtbakterieller Gastroenteritiden bei Säuglingen und Kleinkindern. Es tritt saisonal gehäuft in den Wintermonaten auf und wird fäkal-oral übertragen. Die Inkubationszeit beträgt 1-3 Tage. Klinisch kommt es zu wässrigen Durchfällen, Erbrechen, Fieber und Exsikkose (Austrocknung). Die Prognose ist gut.

Antwort 389
Die Antwort B) ist richtig.

Antwort 390
Die Antwort A) ist richtig.
Funktion des Musculus iliopsoas:
Beugung des Oberschenkels im Hüftgelenk, geringe Außen- und Innenrotation, Adduktion des Oberschenkels, Kippen des Beckens nach vorn.

Antwort 391
Die Lösung E) ist richtig.
Zu 1: Grenzwert-Hochdruck ('borderline hypertension', Borderline-Hypertonie) ist die klinische Bezeichnung für einen leicht erhöhten Blutdruck (systolisch 140-160mmHg, diastolisch 90-95mmHg, in manchen Büchern finden sich auch die Angaben: systolisch 140-159mmHg, diastolisch 90-94mmHg).
Zu 2: Die Ursache von 90% der Hypertonien ist unbekannt (essentielle Hypertonie). Von ca. 10% der Hypertonien sind die Ursachen bekannt (sekundäre Hypertonien).
Zu 3: Parenchymatöse Nierenerkrankungen (Glomerulopathien) oder vaskuläre Nierenerkrankungen (v.a. Nierenarterientenose) führen über eine Reninausschüttung zur sog. renalen Hypertonie.
Zu 4: Tumoren der Nebennierenrinde (M. Cushing) und des Nebennierenmarks (Phäochromozytom) führen zur sog. endokrinen Hypertonie.
Zu 5: Ein Adenom (Drüsentumor) im Hypophysenvorderlappen kann zu vermehrter ACTH-Sekretion und dadurch zur Nebennierenrindenhyperplasie mit vermehrter Cortisol-Ausschüttung führen ('zentraler Cushing').
Ein Adenom des Hypophysenvorderlappens kann zur Überproduktion von Wachstumshormon (GH) führen. Auch dieses Krankheitsbild führt zu einer sekundären endokrinen Hypertonie.

Antwort 392
Die Antwort E) ist richtig.
Eine Überfunktion der Nebenschilddrüse führt zum Hyperparathyreoidismus (HPT).
Die Hälfte aller Patienten hat keine oder nur unspezifische Beschwerden und fällt zufällig durch einen hohen Kalziumspiegel auf. Zur übrigen Klinik lässt sich der Vers „Stein-, Bein- und Magenpein" gut merken.

- Nieren: Nierensteine (Nephrolithiasis) und Kalksalzablagerungen im Nierengewebe (Nephrokalzinose).
- Knochen: Durch Vermehrung der knochenabbauenden Zellen (Osteoklasten) kommt es zu einer negativen Knochenbilanz (Osteopenie). Es resultieren Knochen- und Gliederschmerzen.
- Magen-Darm-Trakt: Allgemeinsymptome wie Appetitlosigkeit, Übelkeit, Verstopfung, Blähungen, Gewichtsabnahme, seltener auch: Magen- und

Zwölffingerdarmgeschwüre (Ulcus ventriculi et duodeni) und Bauchspeicheldrüsenentzündung (Pankreatitis).
- Neurologisch-psychiatrische Symptome: Muskelschwäche, Leistungsabfall, Depression.
- Kalziumhaushalt: Hyperkalzämische Krise (ohne Vorboten!) mit Polyurie (vermehrte Urinausscheidung), Polydipsie (vermehrte Flüssigkeitsaufnahme), Austrocknung (Exsikkose), Erbrechen, Kraftlosigkeit (Adynamie), Schläfrigkeit (Somnolenz), Koma, rasch entwickelt sich eine Niereninsuffizienz, plötzlicher Herztod durch Herzrhythmusstörungen.

Antwort 393
Die Antwort D) ist richtig.
Die Psoriasis (Schuppenflechte) ist eine bei hellhäutigen Menschen sehr häufige (1-2% der Menschen in Europa), gutartige Hauterkrankung mit polygener Vererbung und multifaktorieller Auslösung (‚kann vererbt werden' ist unseres Erachtens ungenau und oberflächlich formuliert, die Aussage ist jedoch eher richtig als falsch).
Zu 2: Psoriasis-Hauterscheinungen können durch physikalische, chemische und entzündliche Reizung der Haut sowie durch endogene Noxen (Infektionen, HIV-Erkrankung, Schwangerschaft, bestimmte Arzneimittel, Stress) provoziert werden. Witterungseinflüsse zeigen sich z. B. daran, dass sich die Psoriasis häufig im Herbst und Winter verschlechtert und im Sommer bessert. Dagegen wirken Sonneneinstrahlung in der Regel heilsam auf Psoriasis-Herde und werden therapeutisch genutzt.
Zu 4: Tüpfelnägel (Grübchennägel) sind stecknadelkopfgroße, napfförmige Einziehungen an Finger- und Zehennägel mit 1-2mm großen Substanzdefekten durch Verhornungsstörungen. Sie kommen bei der Psoriasis häufig vor.
Zu 5: Die Psoriasis befällt typischerweise die Streckseiten der Gelenke.

Antwort 394
Die Lösung E) ist richtig
Zu 1: Ursachen für Bluthusten (Hämoptyse) sind vor allem Tumoren und Herz-Gefäß-Krankheiten (Lungenstauung, Lungenembolie, Lungeninfarkt). Bluthusten findet sich auch bei Infektionen (Bronchitis, Pneumonie, Lungenabszess, Tuberkulose), System- und Autoimmunkrankheiten (Goodpasture-Syndrom, Wegener-Granulomatose), Lungenhämosiderose und Bronchiektasen.
Zu 2: Synkopen können u. a. kardial bedingt sein: z. B. bei Herzrhythmusstörungen, Herzinsuffizienz, Cor pulmonale, Herzinfarkt, Karotissinussyndrom, hypertrophischer obstruktiver Kardiomyopathie, Herzfehlern und Herztumoren (Vorhoftumoren).
Zu 3: Nykturie (nächtliches Wasserlassen) ist ein häufiges Symptom bei Herzinsuffizienz.
Zu 4: z. B. Hinweis auf eine Lungenstauung bei Linksherzinsuffizienz.

Antwort 395
Die Lösung E) ist richtig.

Antwort 396
Die Antwort E) ist richtig.
Symptome der endogenen Depression (Melancholie):
- Unmotivierte depressive Verstimmung,
- Affekt der grundlosen, elementaren, vitalen Angst,
- Denkhemmung,
- psychomotorische Hemmung (sog. Willenshemmung: Verlangsamung der Bewegungsabläufe, Minderung der Entschluss- und Handlungsfähigkeit),
- innere Unruhe und Getriebenheit von oft ängstlicher Färbung,
- Tagesschwankungen mit Morgentief
- Suizidgedanken und –absichten,
- melancholisches Wahnerleben (Verarmungsvorstellungen und Armutswahn, Schulderleben und Schuldwahn, hypochondrische Befürchtungen und Krankheitswahn,

- leibliche Missempfindungen (Vitalstörungen),
- Vegetative Symptome (Schlafstörungen, Appetit- und Verdauungsstörungen, Störung der Geschlechtsfunktion, Störung der Tränen-, Speichel- und Schweißdrüsenfunktion, Störung der Herz- und Kreislauffunktion, Schmerzsyndrome, Haarausfall u.a).

Wenn die Vitalstörungen und vegetativen Störungen das Erscheinungsbild bestimmen und die eigentliche (zyklothyme) Depression hinter der „Maske“ körperlicher Symptome verborgen bleibt, so spricht man von der „larvierten“ (maskierten) Depression.

Antwort 397
Die Antwort D) ist richtig.
Aus der Vielzahl sich oft völlig unterschiedlich manifestierender Anfallstypen sei der ‚klassische' Grand-mal-Anfall (neue Nomenklatur: generalisierter tonisch-klonischer Anfall) beschrieben.

- Prodromalerscheinungen: Reizbarkeit, Schwindel, Kopfschmerzen, motorische Unruhe, depressive Verstimmung,
- Aura: bei 10% der Patienten beginnt das Anfallsgeschehen mit einer bewusst erlebten Aura von wenigen Sekunden Dauer z. B. in Form von Sprachstörungen, Lichtblitzen, Blickwendungen, epigastrischem Unbehagen o. Ä.
- Initialschrei: der Patient stürzt bei Anfallsbeginn abrupt, häufig mit Ausstoßen eines Schreies (‚Initialschrei'), bewusstlos zu Boden. Hierbei zieht er sich häufig Verletzungen zu.
- Tonisch-klonische Zuckungen: die erste, tonische Phase des Anfalls ist geprägt durch einen Strecktonus der Arme und Beine, durch Überstrecken des Kopfes (‚Opisthotonus'), durch Atemstillstand mit Zyanose und lichtstarre, weite Pupillen. Nach ca. 30 Sekunden folgt dieser tonischen eine klonische Phase: rhythmische, klonischen Zuckungen, die etwa ½ bis 2 Minuten andauern und in einer allgemeinen Muskelerschlaffung enden.
- Häufig (nicht obligatorisch): Zungenbiss, Einnässen, Einkoten (selten), vermehrter Speichelfluss mit Schaum vor dem Mund, Verletzungen (durch den Sturz).
- Terminalschlaf: nach dem Anfall folgt ein bis zu Stunden dauernder sog. Terminalschlaf, aus dem der Kranke mit einem Muskelkater (starke Muskelbeanspruchung während des Krampfes) erwacht. Häufig befindet sich der Kranke nach dem Anfall in einem Dämmerzustand mit Verwirrtheit, motorischer Unruhe, Ratlosigkeit, Sprech- und Wahrnehmungsstörungen. Für den gesamten Anfall und für diesen evtl. Dämmerzustand besteht eine Erinnerungslücke (Amnesie).

Antwort 398
Die Antwort B) ist richtig.
Unabhängig davon, ob es sich um eine Schädigung durch Säuren oder Laugen handelt, sollte stets nur reichlich frisches Wasser (evtl. auch Saft, Tee) verwandt und nicht der Versuch einer Neutralisation unternommen werden. Kein Erbrechen auslösen!

Antwort 399
Die Lösung C) ist richtig
Die akute und lebensbedrohlich Komplikation der tiefen Beinvenenthrombose ist die Lungenembolie (als chronische Komplikation kann sich das sog. postthrombotische Syndrom entwickeln.
Zu B und E: Gangränöse Veränderungen der Zehen und fehlende Fußpulse deuten auf einen arteriellen Verschluss hin.

Antwort 400
Die Antwort B) ist richtig.
Zu 1: Ein langjähriger Bluthochdruck kann zu folgenden Komplikationen im Gehirn führen:

- Infarkt aufgrund der Atherosklerose,
- hypertone Massenblutung,

- akute Hochdruckenzephalopathie (durch Versagen der Autoregulation der Hirngefäße erfolgt druckpassive Erweiterung der Hirnarteriolen, es kommt zum Hirnödem).

Zu 2: Für die Koordination des Blutkreislaufs ist ein hierarchisch gegliedertes System im Zentralnervensystem zuständig. Die wichtigsten Kreislaufzentren liegen im verlängerten Mark (Medulla oblongata). Diese Zentren sind auch für die Regelung des Blutdrucks über Pressorezeptoren verantwortlich.

Antwort 401

Die Antwort C) ist richtig.

Die Beantwortung dieser Frage hat uns Probleme bereitet.

Zunächst die Technik der reinen Atemspende bei intakter Herz-Kreislauf-Funktion:

Frei machen der Atemwege durch Überstrecken des Kopfes und Anheben des Kinns, Einblasen der eigenen Ausatemluft über Nase, Mund mit einer Beatmungsfrequenz beim Erwachsenen von 10-14 (12-16) pro Minute und einem Atemzugvolumen von 500-1000 ml. Ist nach der Frequenz der reinen Atemspende (bei intakter Herz-Kreislauf-Funktion) gefragt, ist somit die Antwort C) richtig.

Die Beatmungsfrequenz im Rahmen einer kardiopulmonalen Reanimation (Herz-Lungen-Wiederbelebung):

Bei der Ein-Helfer-Methode der Reanimation folgen auf 2 Beatmungen 15 Thoraxkompressionen. Beatmungen und Thoraxkompressionen sollen in diesem Rhythmus 4x pro Minute durchgeführt werden. Daraus resultiert eine Atemfrequenz von 8/min (bei 60 Thoraxkompressionen pro Minute). Die Frage ist etwas ungenau. Es wird hier aber u. E. nicht nach der Frequenz bei einer Reanimation, sondern nach der Frequenz bei einer reinen Beatmungsmaßnahme im Rahmen der ‚Ersten Hilfe‘ gefragt.

Antwort 402

Die Antwort C) ist richtig.

Zur Kneipp-Therapie gehört die Anwendung von Hydrotherapie (besonders Güsse, Bäder, Wassertreten, Waschungen, Wickel, Packungen) zusammen mit Pflanzenheilkunde, Bewegungstherapie, Ernährungstherapie und der sog. Ordnungstherapie (körperorientiertes psychotherapeutisches Verfahren; die Anwendung von ordnenden Prinzipien im täglichen Leben soll eine positive Einstellung gegenüber sich selbst und den Mitmenschen bewirken und dazu befähigen, krisenhafte Lebenssituationen selbständig zu bewältigen).

(Kolon-Hydro-Therapie: Da der Begriff erst in jüngster Zeit für Darmspülungen im geschlossenen System benutzt wird, kann es sich nicht um eine Kneipp' sche Anwendung im engeren Sinne handeln.)

Antwort 403

Die Antwort C) ist richtig.

Antwort 404

Die Antwort C) ist richtig.

Zu 1: Jede Änderung der Stuhlgewohnheiten ist karzinomverdächtig.

Zu 2: Ein latenter Diabetes mellitus kann in Einzelfällen durch das Tumorwachstum zum Ausbruch kommen. Ein typisches Symptom ist dies allerdings nicht.

Zu 3: Aufgrund von Mikroblutungen (‘Mikromelaena’, okkultes Blut im Stuhl) kommt es zur chronischen Eisenmangelanämie. (Merke: Eisenmangelanämien sind immer tumorverdächtig.)

Zu 4: Arteriosklerose (Atherosklerose) ist kein Symptome eines Dickdarmtumors.

Zu 5: Gewichtsverlust ist solange karzinomverdächtig bis das Gegenteil bewiesen ist.

Antwort 405

Die Lösung C) ist richtig

Der Tuberkulintest testet die Hautreaktion nach Applikation von Tuberkulinen (gelöste Proteine aus der Zellwand von Tuberkelbakterien). Das klassische Beispiel einer immunologischen Spätreakti-

on, beruht auf einer zellulären Immunität gegenüber Tuberkuloprotein. Bei positivem Ausfall des Tests hatte der Patient entweder Kontakt mit Tuberkelbakterien oder er ist gegen Tuberkulose geimpft worden:
Ein Tuberkulose-Infektionsverdacht besteht bei sehr starker Testreaktion, bei Testkonversion (Ersttestung negativ, Wiederholungstestung positiv) und bei positivem Ausfall des Tests bei nichtgeimpften Kindern unter 5 Jahren. Da auch die ersten 3-5 Jahre nach einer Tuberkulose-Schutzimpfung in 90% d. F. mit einem positiven Tuberkulintest zu rechnen ist und auch alte, ruhende Infektionen mit einem positiven Testergebnis einhergehen, kann aufgrund eines positiven Tests nicht auf eine frische Tuberkulose-Infektion geschlossen werden (die 2. Aussage ist also falsch).

Antwort 406
Die Antwort C) ist richtig.
"Verstärkung der Atembeschwerden bei Nacht" ist u. E. kein besonders typisches Symptom der chronischen Bronchitis. Dafür kann unserer Meinung nach bei einer chronischen Bronchitis durchaus einmal blutiges Sputum auftreten. Diese Antwortkonstellation war aber nicht möglich. Die Antwort C wurde als richtig gewertet. Es ist ärgerlich, dass es nicht gelungen ist, zu einem so klassischen Krankheitsbild eine überzeugende Prüfungsfrage zu konstruieren ...
Den obstruktiven Störungen liegt eine Abnahme des Strömungsquerschnitts der Atemwege zugrunde (z. B. durch Bronchialspasmus, Schleimhautödem, verstärkte Schleimabsonderung beim Asthma bronchiale oder durch Bronchialwandinstabilität beim Emphysem bzw. bei der chronischen Bronchitis.) Die Bronchialwandinstabilität führt zu einer erschwerten Ausatmung. Auskultatorisch hört man (wie beim Asthma bronchiale) Giemen, Pfeifen und Brummen.

Antwort 407
Die Lösung D) ist richtig.
Virchow-Trias der Thromboseentstehung:
1. Gefäßwandschädigung (Entzündung, Atherosklerose, Trauma),
2. Blutstromveränderung (Wirbelbildung, Viskositätserhöhung, Strömungsverlangsamung),
3. Veränderung der Blutzusammensetzung (Hyperkoagulabilität, Thrombozytosen, Mangel an Inhibitoren der Blutgerinnung).

Zu 1: Thrombin ist ein Blutgerinnungsfaktor und damit ein Bestandteil des Blutplasmas.

Antwort 408
Die Lösung B) ist richtig.
Klinik der (heute sehr seltenen) typischen bakteriellen Lobärpneumonie:
- Inspektion: Atemnot, Zyanose, Nasenflügeln (heftige Bewegung der Nasenflügel bei Atemnot und bakterieller Lungenentzündung),
- Palpation: Verstärkung des Stimmfremitus,
- Perkussion: Dämpfung des Klopfschalls,
- Auskultation: verschärftes Atemgeräusch und diskontinuierliche Nebengeräusche (feuchtes, feinblasiges Rasseln als sog. Crepitatio indux im Frühstadium, später als Crepitatio redux).

Antwort 409
Die Antwort D) ist richtig.
Die klassische Symptomtrias bei bakterieller Meningitis:
- Fieber,
- Kopfschmerz,
- Nackensteifigkeit (Meningismus).

Die Zeichen nach Brudzinski, Kernig und Lasègue sind positiv
- Brudzinski-Zeichen: passive Kopfbeugung am Liegenden führt zur reflektorischen Beugung der Beine in den Kniegelenken (positiv bei Me-

ningitis, Subarachnoidalblutung, evtl. bei Enzephalitis).
- Kernig-Zeichen: Unmöglichkeit der aktiven Streckung des Beins im Kniegelenk, wenn der Patient sitzt oder das Bein in der Hüfte gebeugt ist (positiv bei meningealem Syndrom, Ischiassyndrom, Bandscheibenschaden).
- Lasègue-Zeichen: bei Anheben des gestreckten Patientenbeines (dadurch Dehnung des N. ischiadicus) ausgelöster Schmerz in Gesäß und Oberschenkel der erkrankten Seite (positiv bei Bandscheibenvorfall, Ischiassyndrom und meningealem Syndrom).

Zu 2: Bei der Meningitis sind die Reflexe i. d. R. gesteigert.

Antwort 410

Die Lösung C) ist richtig.

Sprachentwicklung des Säuglings und Kleinkindes:

- Um den 6. Monat herum imitiert der Säugling Sprachlaute und kann evtl. ungerichtet 'Mama' und 'Papa' sagen.
- Ab dem 10./11. Monat wird 'Mama' und 'Papa gerichtet gesprochen und einzelne Worte sinnvoll eingesetzt ('Einwortsätze').
- Im 2. Lebensjahr treten Zeit- und Eigenschaftswörter differenzierend hinzu ('Zweiwortsätze'),
- im 3. Lebensjahr entwickelt sich eine einfache Grammatik.

Antwort 411

Die Antwort C) ist richtig.

Einige wichtige Mengenangaben:

- 1 Esslöffel = 15ml bzw. 15g wässriger Flüssigkeiten (ungenaues Maß),
- 1 Teelöffel = 5ml bzw. 5g wässriger Flüssigkeiten (ungenaues Maß),
- 1ml wässriger Lösung entspricht etwa 20-25 Tropfen (wichtig für Infusionen),
- 1ml alkoholischer Lösung entspricht 40-50 Tropfen,
- 1 Liter entspricht 1000ml oder 1000 Kubikzentimeter (cm^3) oder 1 Million µl),
- 1 Million I.E. (internationaler Einheiten) entspricht 1 Mega I. E.,
- 1 Broteinheit entspricht 12 Gramm Kohlenhydraten (Hilfsrechengröße zur Berechnung der Diät bei Diabetes mellitus).

Antwort 412

Die Lösung E) ist richtig.

Die V. ophthalmica superior verbindet die venösen Blutleiter im Schädelinnern (Sinus) mit Venenabflüssen des Gesichtes (V. angularis im mittleren Augenwinkels). Anders ausgedrückt: Der venöse Abfluss des Gesichtes ab Oberlippe fließt über die V. angularis ins Schädelinnere. Dies ist der anatomische Weg über den Infektionen oberhalb der Oberlippe des Gesichtes zur Thrombose des Sinus cavernosus und zur Meningitis führen können. Ein Nasen- oder Oberlippenfurunkel darf deshalb niemals "ausgedrückt" werden.

Infektionen im Gebiet der Unterlippe drainieren normalerweise nicht über die V. angularis in die Hirnblutleiter, sondern über oberflächliche Venen in die V. jugularis externa oder V. jugularis interna (Aussage 2 falsch). Deshalb sind Hirnhautentzündungen auch keine typische Komplikation eines Unterlippen-Piercing (Aussage 1 falsch).

Infektionen im Bereich der Gesichtshaut (z. B. Nasenfurunkel) können zwar - wie in Aussage 2 beschrieben - im Rahmen einer Thrombophlebitis zum Gehirn aufsteigen, das geschieht aber bei normaler Anatomie nur bei Infektionsherden oberhalb der Oberlippe.

Antwort 413

Die Antwort B) ist richtig.

Das Erysipel (Wundrose) ist eine akute Entzündung des Koriums (meist durch beta-hämolysierende Streptokokken). Die Erreger dringen meist über eine Hautverletzung ein und breiten sich dann über Lymphspalten aus. Das geschilderte chronische Bild entspricht einer chronisch-venösen Insuffizienz. Die Gefahr einer Streptokokken-Infektion im geschädigten Gebiet mit nachfolgendem Erysipel gehört dabei zu den typischen Komplikationen.

Antwort 414

Die Antwort B) ist richtig.

Klinik der tiefen Beinvenenthrombose:

- Oft völlig symptomlos! Lungenembolie meist erstes Symptom. Das Fehlen von Symptomen schließt eine Phlebothrombose nicht aus! Nur bei 1/3 aller Lungenembolien ist eine Phlebothrombose klinisch nachweisbar. Nur ca. 10% zeigen die klassische Trias Schwellung, Schmerz, Zyanose
- Schwere und Spannungsgefühl im Bein, ziehende Schmerzen (Leiste, Poplitea, Wade); Besserung bei Hochlagerung des Beines
- Überwärmung, Schwellung (Umfangsdifferenz messen!!), zyanotische Glanzhaut, sog. Pratt-Warnvenen: Kollateralvenen an der Schienbeinkante
- Fieber oder subfebrile Temperaturen, Pulsanstieg
- Druckempfindlichkeit im Verlauf der tiefen Venen
- Wadenkompressionsschmerz (Mayr-Zeichen)
- Wadenschmerz bei Dorsalflexion im Sprunggelenk (Homann-Zeichen)
- Fußsohlendruckschmerz (Payr-Zeichen)
- Meyer-Druckpunkte entlang der inneren (medialen) Schienbeinkante

Komplikationen:

1. Lungenembolie: fast die Hälfte aller Patienten mit tiefer Beinvenenthrombose haben überwiegend asymptomatische (aber szintigrapisch nachweisbare) Lungenembolien!
2. Postthrombotisches Syndrom (PTS) mit chronisch venöser Insuffizienz (CVI)

Zu 5: Intermittierendes Hinken (Claudicatio intermittens, 'Schaufensterkrankheit') ist das klinische Zeichen für eine chronische arterielle Verschlusskrankheit (Stadium II nach Fontane).

Antwort 415

Die Antwort D) ist richtig.

Das HI-Virus kann übertragen werden, wenn Blut, Sperma oder Scheidenflüssigkeit auf offene Hautverletzungen (frische Wunden, offene Ekzeme) oder auf Schleimhäute (Scheide, Penis, Mund, Enddarm) kommen. Speichel, Schweiß, Tränen, Urin und andere Körperausscheidungen enthalten weit weniger Viren und kommen aufgrund der geringen Viruskonzentration nach heutigem Kenntnisstand für eine Infektion praktisch nicht in Betracht. So kann das HI-Virus zwar im Speichel nachgewiesen werden, eine HIV-Übertragung durch Speichel infolge intensiven Küssens, auch Zungenküssens, wurde bisher nicht beobachtet.

Selbstverständlich kann HIV beim Küssen übertragen werden, wenn sich am Mund und im Mundraum blutende Wunden befinden. Dies sind seltene Ausnahmen.

Antwort 416

Die Antwort D) ist richtig.

Diese Frage hat uns Kopfzerbrechen bereitet! Auch wir sind durchaus geneigt, dem Rauchen alle erdenklichen Risiken und Nebenwirkungen anzuhängen - eine direkte Beziehung zum Risiko einer venösen (!) Thrombose (und in der Folge eine Lungenembolie) ist unseres Wissens nicht nachgewiesen (bzw. uns nicht bekannt).

Nachgewiesen ist ein deutlich erhöhtes venöses Thrombose-Risiko für Frauen, die östrogenhaltige Antikonzeptiva nehmen und gleichzeitig Rauchen. Wir haben deshalb die Aussage 3 als falsch gewertet, können uns aber durchaus vorstellen, dass das Gesundheitsamt die Antwort E) hören will ... Werft also eine Münze zwischen D) und E).

Antwort 417
Die Lösung D) ist richtig.
Zigarettenrauchinhalation ist für 85 % der Bronchialkarzinome verantwortlich (nicht jedoch für die Adenokarzinome der Lunge). Weitere bedeutende Risikofaktoren sind Lungenkrebs erzeugende Arbeitsstoffgruppen ('Berufsnoxen'), hier insbesondere Asbest.

Antwort 418
Die Antwort C) ist richtig.
Roseolen (Roseola typhosa) sind kleinfleckige Hautrötungen, die durch septische Absiedlungen (bakterielle Embolien) hervorgerufenen werden. Sie treten am Ende der ersten Krankheitswoche besonders an der Bauchhaut auf.

Antwort 419
Die Antwort D) ist richtig.
Die Simultanimpfung ist eine Form der Schutzimpfung mit gleichzeitiger Gabe von Antigenen und Antikörpern (aktive bzw. passive Immunisierung) an verschiedenen Körperstellen. Durch die passive Immunisierung mit Antikörpern wird das schutzlose Intervall von der Infektion bis zur aktiven Antikörperproduktion überbrückt. Simultanimpfungen finden Anwendung bei Tetanus-, Tollwut- und Hepatitis B.

Antwort 420
Die Antwort D) ist richtig.
Am unteren Ende verjüngt sich das Rückenmark zum Conus medullaris und endet in Höhe des zweiten Lumbalwirbels (Aussage 2 ist richtig). Die Spinalnerven treten jedoch nicht in gleicher Höhe aus, sondern ihre Wurzeln verlaufen eine Strecke im Wirbelkanal abwärts bis zu ihrem Austrittsloch. Die Höhe der Spinalnervenaustritte deckt sich also nicht mit der entsprechenden Rückenmarkshöhe. Nach L2 treten noch 4 Lumbalnervenpaare, 5 Sakralnervenpaare und 1 Coccygealnervenpaar aus.
Bei Reizung bzw. Kompression dieser Nerven oder ihrer Wurzeln kann es dann selbstverständlich zu neurologischen Ausfällen kommen. Die Kompression im Bereich L4/L5 (häufigste Lokalisation eines Bandscheibenvorfalls) führt zum sog. Ischiassyndrom: Schmerzen in der Lendengegend, die in das betroffene Bein bis zum Fußaußenrand ausstrahlen, evtl. mit Verstärkung beim Niesen, Husten oder Pressen, typische Schonhaltung des Patienten mit leicht angewinkeltem und außenrotiertem Bein, lokale Druck- und Klopfempfindlichkeit der Wirbelsäule mit Verspannung der paravertebralen Muskulatur, Sensibilitätsstörungen, evtl. Lähmung der Zehenmuskulatur; Abschwächung des Achillessehnenreflexes, Lasègue-Zeichen positiv u. a.

Antwort 421
Die Antwort C) ist richtig.
Belastungsabhängige Atemnot (Dyspnoe) ist ein typisches Symptom der Linksherzinsuffizienz (Aussage 1 ist richtig). Bei Herzleistungsstörungen kommt es zwar zu Ödemen und Nykturie, der Wasserverlust durch Ödeme wird jedoch durch Aktivierung des Renin-Angiotensin-Aldosteron-Systems (RAAS) aufgefangen. Die gesteigerte Natrium- und Wasserresorption führt dann eher zu gesteigertem Blutvolumen.

Antwort 422
Die Lösung C) ist richtig.
Lasègue-Zeichen: bei Anheben des gestreckten Beines des Patienten (dadurch Dehnung des N. ischiadicus) ausgelöster Schmerz in Gesäß und Oberschenkel der erkrankten Seite. Das Zeichen ist positiv bei Bandscheibenvorfall, Ischiassyndrom und meningealem Syndrom (Aussage 1 ist richtig).
Eine genaue Höhendiagnostik des Bandscheibenvorfalls ist mit dem Lasègue-Zeichen nicht möglich (Aussage 2 falsch).

Antwort 423
Die Antwort B) ist richtig.
Als Raynaud-Syndrom werden durch Vasokonstriktion (Gefäßkrämpfe) bedingte, anfallsweise auftretende Ischämiezustän-

de meist an den Fingerarterien bezeichnet.

Zu 1: Es kann auch den Daumen betreffen, kommt aber vor allem an den Fingern 2-5 vor.

Zu 2 und 5: Blässe der Finger im Sinne eines Raynaud-Phänomens können durch Atherosklerose und andere Grundkrankheiten hervorgerufen werden. Dann wird die Erscheinung nicht als Morbus Raynaud (syn. primäres Raynaud-Syndrom) bezeichnet, sondern als sekundäres Raynaud-Syndrom (syn. Raynaud-Phänomen). Bei dieser sekundären Form (u. a. ausgelöst durch Atherosklerose) kann es zu Nekrosen kommen.

Zu 3: Männer und Frauen sind im Verhältnis 1:4 betroffen.

Antwort 424

Die Antwort D) ist richtig.

Zu 3: Die Halsvenenstauung ist typisches Symptom der Rechtsherzinsuffizienz.

Antwort 425

Die Antwort B) ist richtig.

Beim Esmarch-Handgriff wird der Unterkiefers bei rekliniertem Kopf vorgeschoben, so dass die untere Zahnreihe vor die obere kommt. Mit dem Handgriff werden die Atemwege frei gemacht und der Mund bei Bewusstlosen geöffnet. Er verhindert, dass die Zunge des Bewusstlosen infolge Muskelerschlaffung zurückfällt und die Atemwege verschließt.

Antwort 426

Die Antwort D) ist richtig.

Ohrgeräusche werden als Tinnitus bezeichnet. Es sind konstant, intermittierend, anfallsweise oder progredient auftretende Geräusche, die entweder nur vom Patienten wahrgenommen werden (subjektive Ohrgeräusche) oder als objektive Ohrgeräusche auch auskultatorisch nachweisbar sind.

Mangels einer tatsächlich richtigen Antwort muss man hier D) ankreuzen: Eigentlich ist ein akuter Tinnitus keine Krankheit, sondern ein Symptom, dem viele Krankheiten zugrunde liegen können, v.a. aber Mittelohr- und Innenohrerkrankungen (z. B. Mittelohrentzündung, Glomustumoren, Tubenkatarrh, Virusinfektion, Morbus Menière, Hörsturz usw).

Zu B: ist ein akut auftretender Tinnitus durch Innenohr-Affektion bedingt, werden häufig durchblutungsfördernde Mitte eingesetzt.

Antwort 427

Die Antwort E) ist richtig.

Antwort 428

Die Antwort C) ist richtig

2/3 aller Gallensteinträger bleiben symptomlos! Nur bei 1/3 der Patienten haben die Gallensteine Krankheitswert!

Zunächst funktionelle Beschwerden

- Druck- und Völlegefühl im rechten Oberbauch,
- Blähungen nach fetten und gebratenen Speisen, nach Kaffee, kalten Getränken usw. ,
- Abneigung gegen Fett.

Durch Steineinklemmung in den ableitenden Gallenwegen (Ductus cysticus, Ductus choledochus) Bild der akuten Cholezystitis (Gallenblasenentzündung):

- Akute kolikartige Schmerzen im rechten und mittleren Oberbauch, in die rechte Schulter und in den Rücken ausstrahlend,
- positives Murphy-Zeichen bei der klinischen Untersuchung (Untersucher palpiert bei maximaler Exspiration des Patienten mit beiden Daumen ins Gebiet des Gallenblasenbettes. Bei nun folgender Inspiration plötzliches, schmerzbedingtes Stoppen der Atembewegung durch Tiefertreten und Anstoßen der entzündeten Gallenblase).

Verschließt der Stein den Ductus choledochus, kommt es zum Verschlussikterus mit zusätzlichen klassischen Symptomen:

- Ikterus,
- dunkler Urin,
- heller Stuhl (acholisch),
- Juckreiz.

Teerstuhl und petechiale Hautblutungen gehören nicht zum typischen Bild einer Choledocholithiasis. Teerstuhl (und Kaffeesatzerbrechen) findet sich, wenn Blut im Magen mit Salzsäure in Berührung kommt (z. B. Magenblutung). Petechien (stecknadelkopfgroße Blutungen) finden sich bei Blutstillungsstörungen (Thrombozytopenie, Thrombozytopathie).

Antwort 429

Die Antwort C) ist richtig

Amputatversorgung:

Amputationsverletzungen sind sind solche bei denen Gliedmaßen durch einen Unfall vollständig vom Körper abgetrennt worden sind. Amputate jeder Größe werden in ein sauberes, besser ein steriles Tuch oder entsprechendes Verbandmaterial eingewickelt und in einen Plastikbeutel gelegt. Dieser Plastikbeutel wird fest verschlossen und in einen weiteren Plastikbeutel gegeben. In den zweiten Beutel wird eiskaltes Wasser gefüllt - wenn möglich werden noch Eiswürfel hinzugetan. Auf keinen Fall darf das Amputat direkt mit dem Eis in Berührung kommen. Die wasserdichte Versorgung dient zur Vermeidung einer Gewebsquellung und -mazeration, die Kühlung zur Verlängerung der Ischämiezeit, wodurch die Replantationschancen deutlich steigen.

Andere Autoren empfehlen sterile, feuchte Kompressen, die mit physiologischer Kochsalzlösung getränkt sind.

Daraus folgt: Es gibt verschiedene Lehrmeinungen zu diesem Thema. Die Frage ist nicht eindeutig zu beantworten.

Während einige Autoren bei feuchten Kompressen eine Gewebsquellung und -mazeration befürchten, favorisieren andere Kompressen, die mit physiologischer Kochsalzlösung getränkt sind.

Die Antwort C) soll ‚richtig' gewesen sein.

Antwort 430

Die Antwort D) ist richtig.

Das Chalazion (Hagelkorn) ist ein an den Augenlidern lokalisiertes Granulom. Es ensteht durch Sekretstau nach Verschluss der Ausführungsgänge der Glandulae tarsales (Meibom-Drüsen) durch Entzündung, Tumor oder spontan. Klinisch zeigt sich anfangs eine leichte, im Gegensatz zum Hordeolum schmerzfreie - Entzündung, später ein schmerzloser (indolenter) derber Knoten. Patienten mit rezidivierenden Hagelkörnern sollten in jedem Fall fachärztlich untersucht werden, da auch das Bild eines Hagelkorns von einem Tumor ausgelöst oder imitiert werden kann (Aussage 1 falsch).

Kleine Hagelkörner können sich von selbst zurückbilden (Aussage 2 richtig).

Antwort 431

Die Antwort B) ist richtig.

Die vasovagale Synkope gehört zu den sog. funktionellen Kreislaufstörungen. Darunter versteht man vorübergehende oder prolongierte, evtl. auch anfallartig auftretende Funktionsstörungen des Herz-Kreislauf-Systems ohne nachweisbare organische Erkrankung. Bei der vagovasalen Synkope kommt es, infolge vegetativ oder reflektorisch ausgelöster peripherer Vasodilatation, zu plötzlichem Blutdruck- und Pulsfrequenzabfall mit Bewusstseinsverlust.

Antwort 432

Die Antwort B) ist richtig.

Bei Rachitis finden sich Auftreibungen an der Knorpel-Knochen-Grenze, die an den Rippen als sog. rachitischer Rosenkranz tast- und sichtbar werden.

Antwort 433

Die Lösung E) ist richtig.

Die Diphtherie-Impfung gehört zu den von der ständigen Impfkommission empfohlenen Impfungen (z. Zt. wieder Zunahme der Erkrankungsfälle in den Staaten der ehemaligen Sowjetunion; Aussage 1falsch).

Die Diphtherie ist eine gefährliche Erkrankung (Letalität: ca 20%). Bereits bei klinisch begründetem Verdacht muss sofort Antitoxin (Gegengift) gegen das von den Diphtherie-Bakterien gebildete bakterielle Exotoxin gegeben werden. Eine Antitoxin-Gabe ist etwas prinzipiell anderes als eine Chemotherapie: Als Chemotherapie wird der Einsatz von Chemotherapeutika zur spezifischen Hemmung von Infektionserregern und Tumorzellen im Organismus verstanden.

Ein Chemotherapeutikum* (Mehrzahl: Chemotherapeutika) ist eine natürlich vorkommende oder synthetisch hergestellte Substanz mit (weitgehend) selektiv schädigender Wirkung auf Krankheitserreger und Tumorzellen durch Blockade des Stoffwechsels. Zu den Chemotherapeutika gehören: Antibiotika, Antimetabolite, Antimykotika, Antituberkulotika, Mittel gegen Parasiten, Sulfonamide, Wurmmittel, Zytostatika. Da sich die Chemotherapie nicht gegen das gefährliche Antitoxin richtet, ist Aussage 2 auch falsch.

Antwort 434

Die Antwort D) ist richtig.

Als Exsikkose (Austrocknung) wird die Abnahme des Gesamtkörperwassers b ezeichnet. Als wichtige klinische Zeichen für eine schwere Exsikkose gelten:

- Deutlicher Turgorverlust der Haut ('stehende Hautfalten'). (Unter Turgor wird der vom Flüssigkeitsgehalt abhängige Spannungszustand des Gewebes - z. B. der Haut - verstanden).
- Starke Austrocknung von Mundschleimhaut, Zunge und Lippen,
- tiefe Azidose-Atmung,
- Bewusstseinseinschränkung (Toxikose).

Zu 4: Das alveoläre Lungenödem hat i. d. R. eine Beziehung zur Überwässerung (z. B. bei akuter Glomerulonephritis mit verminderter Diurese, erhöhtem arteriellem Blutdruck und konsekutivem Linksherzversagen)

Antwort 435

Die Antwort D) ist richtig.

Gegen Mumps, Masern und Poliomyelitis stehen Impfstoffe zur Verfügung, keine Impfung gibt es gegen Scharlach und Hepatitis C.

Gut wirksame, verträgliche Impfungen stehen heute z. B. zur Verfügung für:

- Diphtherie,
- Pertussis,
- Tetanus,
- Haemophilus influenzae Typ b,
- Hepatitis B,
- Poliomyelitis: Da die abgeschwächten Impfviren (Lebendimpfstoff) - zwar sehr selten - selbst Polio auslösen können, wird die orale Polioimpfung (OPV) von der ständigen Impfkommission seit 1998 nicht mehr als Regelimpfung empfohlen.
- Künftig wird mit der zu injizierenden, inaktivierten Poliovakzine (IPV) geimpft.
- Masern,
- Mumps,
- Röteln.

Antwort 436

Die Antwort E) ist richtig.

Zu 1: Überernährung mit Übergewicht (Adipositas) sind entscheidende Ursachen des Typ-2-Diabetes-mellitus. Bei dieser Form des Diabetes mellitus besteht eine Insulinresistenz der insulinabhängigen Gewebe. Dies wird durch einen höheren Insulinspiegel kompensiert. Die Hyperinsulinämie erhöht das Hungergefühl und führt zu weiterer Zunahme des Gewichts. Bei hohem Insulinspiegel im Blut vermindert sich die Zahl der Insulinrezeptoren (und damit die Insulinwirkung). Dies führt in einem 'Teufelskreis' zu einer weiteren Erhöhung des Insulinspiegels. Wenn dann die Kapazität der Insulin-produzierenden B-Zellen der Bauchspeicheldrüse erschöpft ist, manifestiert sich der Typ-2-Diabetes-mellitus.

Zu 2: Ein latenter Diabetes mellitus kommt häufig in der Schwangerschaft zum Ausbruch.

Zu 3: Das ist keine leichte Nuss ... aber auch das Schilddrüsenhormon ist ein Gegenspieler des Insulins. Oder anders ausgedrückt, damit es keiner mehr versteht:

Ein Überangebot von Schilddrüsenhormon hat eine herabgesetzte Glukosetoleranz zur Folge, deren Ursachen in einer vermehrten Resorption, einem rascheren Glykogenabbau, einer Zunahme der Glukose-6-Phosphataseaktivität, einer erhöhten Adrenalinempfindlichkeit und einem schnelleren Insulinabbau liegen.
Zu 4: Insulin wird in den Inselzellen der Bauchspeicheldrüse hergestellt. Eine chronische Pankreatitis kann zu einem, pankreopriven' Diabetes mellitus führen.
Zu 5: Kortison ist ein Gegenspieler (Antagonist) des Insulins. Steigt Kortison im Blut an, so verringert sich die Wirkung des Insulins, der Blutzuckerspiegel steigt an.

Antwort 437
Die Lösung E) ist richtig.
Eine Frau, die als Kind mit 8 Jahren Röteln durchgemacht und Antikörper entwickelt hat, ist gegen eine erneute Rötelninfektion immun. Eine Übertragung des Rötelnvirus während der Schwangerschaft auf das ungeborene Kind (Rötelnembryopathie) ist nur möglich, wenn die Mutter nicht geimpft wurde, während der Schwangerschaft Erstkontakt mit Rötelnviren hat und an Röteln erkrankt (Aussage 1 falsch).
Rötelnviren persistieren nicht im Körper (Aussage 2 falsch).

Antwort 438
Die Lösung E) ist richtig.
Als Schlafapnoesyndrom wird das anfallsweise Auftreten von mehr als 10 Sekunden dauernden Atemstillständen während des Schlafs verstanden. Das Schlafapnoe-Syndrom kann zu einer pulmonalen Hypertension, von Herzrhythmusstörungen und evtl. zur Ausprägung eines Cor pulmonale infolge chronischen Sauerstoffmangels und Hypoxämie führen.

Antwort 439
Dic Lösung E) ist richtig.
Eine Person, die Krankheitserreger ausscheidet und dadurch eine Ansteckungsquelle für die Allgemeinheit sein kann, ohne krank oder krankheitsverdächtig zu sein gilt lt. Infektionsschutzgesetz als Ausscheider. Gesunde Ausscheider sind bei einigen Erkrankungen eine wichtige Infektionsquelle.

Antwort 440
Die Lösung E) ist richtig.
zu Ausage 1: Der Zeckenbiss bleibt in bis zu 50 % der Fälle unbemerkt.
zu Aussage 2: Die FSME-Infektion nach Zeckenstich tritt nicht regelmäßig, sonder eher selten auf. Häufiger (aber bei weitem nicht immer) kommt es nach einem Zeckenbiss zum Krankheitsbild der Borreliose.
Ca. 10-30 % der Zecken sind mit Borrelia burgdorferi (Erreger der Lyme-Borreliose) befallen, während mit dem FSME-Virus in Endemiegebieten nur 0,2-0,5 % der Zecken befallen sind.
Gegen das FSME-Virus gibt es eine Impfung (wird nur Risikopersonen - Waldarbeiter, Förster usw. - empfohlen).
Eine Impfung gegen Borreliose befindet sich in Erprobung.

Antwort 441
Die Antwort B) ist richtig.

ANTWORTEN MC 7

Antwort 442
Die Antwort B) ist richtig.
Als peripheres Pulsdefizit wird die Differenz zwischen peripherer Pulsfrequenz (palpiert an der A. radialis) und der Herzfrequenz (auskultiert über dem Herzen) infolge frustraner Herzkontraktionen oder unzureichender Ventrikelfüllung bezeichnet. Die frustrane Herzaktion führt nicht zu einer tastbaren Pulswelle in der Peripherie. Ein peripheres Pulsdefizit findet sich z. B. bei Vorhofflimmern und Extrasystolie.

Antwort 443
Die Antwort E) soll hier richtig sein.
(Wir können uns dieser Meinung nicht anschließen).
Auch HIV kann von der Mutter während der Schwangerschaft auf das Kind übertragen werden. AIDS ist jedoch nicht HIV. AIDS ist die Abkürzung für ‚acquired immune(o) deficiency syndrome' (erworbenes Immundefektsyndrom); definitionsgemäß ist AIDS ein Endstadium der Infektion mit dem HI-Virus (HIV). Dieses Endstadium der HIV-Infektion ist gekennzeichnet durch ausgeprägte zelluläre Immunschwäche mit rezidivierenden Erkrankungen an opportunistischen Erregern und Parasiten sowie durch spezifischen Malignome wie Kaposi-Sarkom, Lymphome u. a. Unserer Meinung kann man sich zwar mit einem HI-Virus infizieren, nicht jedoch mit dem Endstadium einer Erkrankung. Da die Definition von AIDS eindeutig ist, ist die von den Gesundheitsämtern als richtig angesehene Antwort E) unserer Meinung nach falsch. AIDS ist keine Infektionskrankheit, sondern das Endstadium einer Infektion mit HIV. Zusammengefasst: Die Antwort D) ist richtig, die Antwort E) muss angekreuzt werden.

Antwort 444
Die Antwort C) ist richtig.
Da beim übergewichtigen Patienten meist ein gestörtes Essverhalten vorliegt, kann es beim Wegfall der 'Ersatzbefriedigung' Essen durchaus zu depressiven Verstimmungen kommen.

Antwort 445
Die Antwort C) ist richtig.
Kammerflimmern ist eine Herzrhythmusstörung bei der es aufgrund hochfrequenter arrhythmischer Flimmerwellen (> 350min) nicht mehr zu einer effektiven Kammerkontraktion kommt. Funktionell liegt bei Kammerflimmern ein Herz-Kreislauf-Stillstand vor (‚klinischer Tod').

Antwort 446
Die Antwort E) ist richtig.
Die Tuberkulose verläuft chronisch und ist vor allem in den Atemorganen lokalisiert ist. Durch hämatogene und lymphogene Streuung (z. B. im Rahmen einer Miliartuberkulose kann sie jedoch grundsätzlich alle Organe befallen.

Antwort 447
Die Antwort D) ist richtig.
Lagerung bei hypertensiver Krise: Oberkörper hoch, Beine tief.

Antwort 448
Die Antwort C) ist richtig.
Bei Kniegelenkbeschwerden eines jungen Mannes in Verbindung mit Schmerzen beim Wasserlassen und Ausfluss aus der Harnröhre ist die wahrscheinlichste Diagnose: Monarthritis bei Gonorrhoe (Monarthritis = Arthritis in einem einzigen Gelenk)

Antwort 449
Die Antwort D) ist richtig.
Zu 1: Die Messung des zentralen Venendrucks ist ein recht aufwendiges Verfahren in der Intensivmedizin. Zur orientierenden Schockdiagnostik am Unfallort eignet sie sich nicht.
Zu 2 und 4: Der Quotient aus Pulsfrequenz und systolischem Blutdruck dient

zur Abschätzung des Volumendefizits im Schock.
(Schockindex 0,5: normal; Schockindex 1,0: drohender Schock; Schockindex 1,5: manifester Schock.)
Zu 3 und 5: Die Hautdurchblutung ist bei den meisten Schockformen vermindert (Hautblässe; Ausnahme: septischer Schock), der Puls ist meist sehr schwach und fadenförmig (Ausnahme: septischer Schock).

Antwort 450
Die Antwort B) ist richtig.
Neben Störungen der Affektivität und des Denkens gehören typischerweise zur Schizophrenie noch

- Wahn,
- Sinnestäuschungen (v. a. in Form akustischer Halluzinationen),
- Ambivalenz,
- Autismus, psychomotorische Störungen (evtl. auch als Stupor oder Katatonie),
- Ich-Erlebensstörungen u. a.

Bewusstsein, Orientierung und Gedächtnis sind bei Schizophrenie in der Regel nicht gestört.

Antwort 451
Die Antwort D) ist richtig.
Die Ursache einer perniziösen Anämie (M. Biermer) ist eine Autoantikörperbildung gegen die den ‚intrinsic factor' bildenden Belegzellen des Magens und gegen den ‚intrinsic factor' selbst. Dies führt zu einer atrophischen Immungastritis Typ A (Magenschleimhautentzündung) und zu einem Vitamin-B12-Mangel, da der ‚intrinsic factor' zur Resorption von Vitamin B12 (= extrinsic factor) im Endstück des Dünndarms (terminales Ileum) benötigt wird.

Antwort 452
Die Antwort D) ist richtig.
Die rektale Untersuchung (Rektumkarzinom, Polypen usw.) ist dem Heilpraktiker erlaubt (Aussage 1 falsch). Beim Austasten des Rektums ist die Prostata durch die Darmwand hindurch tastbar (Aussage 2 richtig). Seit In-Kraft-Treten des Infektionsschutzgesetzes (und Außer-Kraft-Treten des Gesetzes zur Bekämpfung der Geschlechtskrankheiten) ist dem Heilpraktiker die Untersuchung der Geschlechtsorgane und die Behandlung von nicht meldepflichtigen Erkrankungen der Geschlechtsorgane erlaubt, damit also auch das Tasten und Untersuchen der Prostata.

Antwort 453
Die Antwort D) ist richtig.
Ein schneller intravenöser Zugang ist für die Therapie eines anaphylaktischen Schocks von großer Wichtigkeit. Deshalb muss die Injektions- oder Infusionsnadel (sofern sie intravenös liegt) unbedingt belassen werden (Aussage 1 falsch). Die Maßnahme der Injektion bzw. Infusion muss natürlich schnellstmöglich unterbrochen werden, da oft das verabreichte Medikament Auslöser des Schocks ist (Aussage 2 richtig).

Antwort 454
Die Antwort B) ist richtig.
Mit der Beantwortung dieser Frage haben wir uns schwer getan. die Frage ist nicht sehr glücklich gestellt. Die Formulierung "in erster Linie" hat uns bewogen nur die Aussage 2 als richtig zu werten. Normalerweise sind Komplikationen bei subkutanen Injektionen seltener als bei intramuskulären Injektionen. Die am meisten gefürchtete Komplikation bei Fehlinjektionen öliger Substanzen ist die Fettgewebsnekrose.
Zu 1 und 3: Schockzustände und generalisierte Hautausschläge sind bei versehentlicher subkutaner Injektion nicht häufiger als bei intramuskulärer.
Zu 4: Nervenverletzungen kommen bei subkutanen oder intrakutanen Injektionstechniken nicht vor.

Antwort 455
Die Antwort C) ist richtig.
Es gibt keine Impfung gegen Scharlach.

Antwort 456
Die Antwort D) ist richtig.
Aloe, Rhabarber und Sennes sollten während der Schwangerschaft nicht gegeben werden.

Antwort 457
Die Antwort C) ist richtig.
Zu 1: Antidepressiva haben weitreichende Wechselwirkungen mit einer Vielzahl anderer Medikamente.
Zu 2: Antidepressiva wirken anfangs sedierend, die Konzentrationsfähigkeit im Straßenverkehr kann herabgesetzt sein.
Zu 3: Antidepressiva haben zwar eine parasympatholytische Wirkung: Mundtrockenheit, Miktionsstörungen, Verstopfung, Mydriasis, Tachykardie u. a. Diese Nebenwirkungen nehmen mit der Dauer der Behandlung jedoch eher ab als zu.
Zu 4: Da bei Therapie mit Antidepressiva die Antriebssteigerung vor der Stimmungsaufhellung erfolgt, ist während der Phase der Therapieeinleitung mit einer Aktivierung suizidaler Tendenzen zu rechnen.

Antwort 458
Die Antwort B) ist richtig.
Zu 2: Ja, weiß heißt denn nun 'besonders viel'?
Seefisch stellt die wichtigste natürliche Jodquelle für den Verbraucher dar. Zwei Seefischmahlzeiten pro Woche können ein Viertel des gesamten wöchentlichen Jodbedarfs von 1400 µg (200 µg/Tag) decken. Hier der Jodgehalt einiger Nahrungsmittel: Algenpulver (bis zu 80 mg/100g), Seefisch (50 – 400 µg/100g), Käse (5 – 20 µg/100g), Hühnerei (10 µg/100g), Spinat (12 – 20 µg/100g), Champignon (18 µg/100g), Möhren, Broccoli (15 µg/100g).
Die Aussage 2 wurde als falsch gewertet ... Der Jodgehalt im Gemüse ist also ‚nicht besonders viel‘?
Zu 4: Jodmangel bzw. Hypothyreose der Mutter während der Schwangerschaft kann beim Kind zu einer hypothyreoten Stoffwechsellage und zu einer Schilddrüsenvergrößerung (Struma neonatorum) führen. Beim Kind kann dies zu irreparablen intrauterinen Schädigungen und zu Entwicklungsverzögerungen insbesondere des Zentralnervensystems führen.

Antwort 459
Die Antwort C) ist richtig.
Typische auskultatorische Symptome bei paralytischem Ileus sind die ‘Totenstille über dem Abdomen’ (Ruhe durch Fehlen von Darmgeräuschen) mit dem ‘Ticken der Totenuhr’ (Puls der Aorta). Die anderen vier aufgeführten Symptome während typisch für einen mechanischen Ileus.

Antwort 460
Die Antwort B) ist richtig.
Bei einem Verschluss der Gallenwege (z. B. Choledochusstein) kann das direkte, konjugierte Bilirubin aufgrund des Staus nicht mehr in den Dünndarm gelangen. Aus Abbauprodukten des Bilirubins wird normalerweise Sterkobilin gebildet. Sterkobilin ist für die Braunfärbung des Stuhls verantwortlich. Da kein Sterkobilin mehr gebildet wird, entfärbt sich der Stuhl, er wird weiß (acholisch).

Antwort 461
Die Antwort C) ist richtig.
Typische Infektionswege für HIV sind Geschlechtsverkehr, Blut und Blutprodukte, Übertragung von der Mutter auf das Kind vor oder während der Geburt, Muttermilch.
Nicht (!) nachgewiesen ist z. Zt. eine Infektion durch Insektenstiche oder durch Speichel (obwohl HI-Viren in geringen Mengen im Speichel vorkommen).

Antwort 462
Die Antwort D) ist richtig.
Zu 4: Das Manifestationsalter des M. Bechterew liegt in der Regel zwischen dem 15. und dem 30. Lebensjahr.

Antwort 463
Die Antwort C) ist richtig.
Polyurie (Ausscheidung eines pathologisch erhöhten Harnvolumens > 2000ml/24h), Polydipsie (gesteigertes Durstemp-

finden und vermehrte Flüssigkeitsaufnahme) und Gewichtsverlust bei einem jungen Mann deuten am wahrscheinlichsten auf einen beginnenden Diabetes mellitus Typ 1 hin.

Antwort 464
Die Antwort E) ist richtig.
Symptome einer akuten Bronchitis:
- Schmerzen hinter dem Brustbein beim Husten, Hustenreiz,
- zäher, spärlicher Auswurf (eitrig bei bakteriellen Superinfektionen),
- Fieber, Kopfschmerz, evtl. Muskel- und Gliederschmerzen,
- Symptome einer gewöhnlichen Erkältung: Schnupfen, Niesen, Halsbrennen,
- Auskultation: evtl. trockene Rasselgeräusche (bzw. kontinuierliche Nebengeräusche): Giemen, Pfeifen und Brummen.

Der Klopfschall ist bei akuter Bronchitis normal.

Antwort 465
Die Antwort E) ist richtig.
eine Influenza-Schutzimpfung wird empfohlen:
- Für Personen über 60 Jahre (Aussage 1 falsch),
- für Kinder, Jugendliche und Erwachsene mit erhöhter gesundheitlicher Gefährdung infolge eines Grundleidens (z. B. chronische Lungen-, Herz-Kreislauf-, Leber- und Nierenkrankheiten, Diabetes und andere Stoffwechselkrankheiten, Immundefizit, HIV-Infektion),
- für Personen mit erhöhter Gefährdung, z. B. medizinisches Personal, Personen in Einrichtungen mit umfangreichem Publikumsverkehr,
- wenn Epidemien auftreten oder auf Grund epidemiologischer Beobachtungen befürchtet werden.

Eine durchgemachte Influenza-Erkrankung schützt nicht vor weiteren Infektionen, da der Grippeerreger in regelmäßigen Abständen seinen Antigencharakter wechselt und man deshalb immer wieder an Grippe erkranken kann. (Deshalb wird die Impfung jährlich - vorzugsweise im Herbst - mit einer von der WHO empfohlenen aktualisierten Antigenkombination durchgeführt.) Aussage 2 ist falsch.

Antwort 466
Die Antwort C) ist richtig.
Die Salzsäure des Magens hat im Wesentlichen 4 Aufgaben:
1) Einstellung des pH-Optimums für Pepsin (Aktivierung von Pepsinogen),
2) Denaturierung des Eiweißes,
3) Abtötung von Bakterien,
4) Anregung der Pankreassekretion nach Übertritt des sauren Chymus in das Duodenum.

Antwort 467
Die Antwort D) ist richtig.?
Zu 5: Die Exsikkose führt über eine Hypovolämie zur Tachykardie. Obwohl die Tachykardie als alleiniges Symptom u. E. keinen Hinweis auf Exsikkose gibt, haben wir deshalb 5) als richtig gewertet.

Antwort 468
Die Antwort B) ist richtig.
Eine Tröpfcheninfektion wird durch erregerhaltige, von Infizierten beim Husten oder Niesen ausgestoßene kleinste Tropfen übertragen.
zu 1, 2, 4: Influenza, Masern und Meningokokken-Meningitis sind typische Tröpfcheninfektionen von Mensch zu Mensch.
Zu 3: Die Übertragung der Legionellen (Erreger der Legionärskrankheit oder Legionellose) erfolgt durch Inhalation infizierter Aerosole aus Wasseranlagen (Kühltürme, Duschköpfe, Befeuchtungsanlagen, Warmsprudelbecken, Inhalationsgeräte).
Zu 5: Malaria wird durch Stechmücken (Anopheles) übertragen.

Antwort 469
Die Antwort D) ist richtig.
Zu 2: Auftreibungen der Knorpel-Knochen-Grenze der Rippen sind typisch

für das Krankheitsbild der Rachitis (sog. rachitischer Rosenkranz).

Antwort 470

Die Antwort E) ist richtig.

Die Hepatitis A ist eine fäkal-oral übertragene Infektion. Der Erreger wird ca. 2 Wochen vor bis ca. 2 Wochen nach Krankheitsbeginn im Stuhl ausgeschieden (Aussage 1 ist falsch).

Bei Hepatitis A besteht eine Virämie (ca. 2 Wochen vor Krankheitsbeginn bis 6 Wochen danach). Aussage 2 ist falsch.

Antwort 471

Die Antwort B) ist richtig.

Wir konnten uns mit keiner der angegebenen Antworten anfreunden. Wir halten alle Antwortmöglichkeiten für falsch und haben uns mangels besserer Alternativen für B) entschieden.

Bei systemischen Infektionen werden in der Regel 3 Phasen unterschieden:

Inkubationszeit: Periode der Vermehrung im lymphatischen Gewebe noch ohne klinische Symptome.

Generalisationsstadium: Übertritt der Erreger in die Blutbahn (primäre Virämie).

Stadium der Organmanifestation: Die Erreger gelangen in einzelne Organe.

Da das Masernexanthem offenbar auf einer Antigen-Antikörper-Reaktion beruht (und nicht die direkte Besiedelung der Haut mit Masernviren anzeigt), vermeiden die meisten Lehrbücher die irreführende Zuordnung des Exanthems zum Generalisationsstadium oder zum Stadium der Organmanifestation (sie sprechen vom sog. Exanthemstadium).

Andere Autoren sind der Meinung, dass das Exanthem nicht das Stadium der Generalisation, sondern das Stadium der Organmanifestation anzeigt: einer ersten Fieberphase (mit unspezifischen Infektsymptomen) folgt nach kurzem Intervall eine zweite Fieberphase (Relaps), begleitet von spezifischen Organmanifestationen (z. B. Exanthem, Lungenentzündung, Hirnentzündung).

Zu A: Wenn das Exanthem zu voller Ausbildung gekommen ist, neigt sich die Krankheit bei unkompliziertem Verlauf dem Ende zu.

Zu D und E: Die Infektion ist während der Prodromalphase am höchsten und nimmt nach Ausbruch des Exanthems ab. Die Patienten sind vom 8. Tag nach der Infektion bis zum 6. Tag nach Ausbruch des Exanthems infektiös.

Antwort 472

Die Antwort D) ist richtig.

zu Aussage 1: Das Sekundärstadium der Lues (LII) beginnt ca. 2-3 Monate nach der Infektion mit oft vielfältigen Symptomen, vorwiegend an der Haut. Die Patienten sind im Stadium II ansteckend (1. Aussage falsch).

Die gegen Treponema pallidum gerichteten Antikörper werden 2-3 Wochen nach Infektion positiv und bleiben dies auch nach Ausheilung der Erkrankung jahrelang (evtl. lebenslang). Aussage 2 richtig.

Antwort 473

Die Antwort A) ist richtig.

Der Schockindex ist der Quotient aus Pulsfrequenz und systolischem Blutdruck zur Abschätzung des Volumendefizits im Schock.

- Schockindex 0,5: normal,
- Schockindex 1,0: drohender Schock,
- Schockindex 1,5: manifester Schock.

Vorsicht: ein Wert < 1 schließt einen hämorrhagischen Schock nicht aus.

Antwort 474

Die Antwort A) ist richtig.

Zu D: Unter Intubation wird das Einführen eines Schlauches in die Luftröhre oder einen Hauptbronchus zu Beatmungszwecken verstanden.

Zu E: Der Heimlich-Handgriff ist eine Erste-Hilfe-Maßnahme bei Erstickungsgefahr durch Fremdkörper in den oberen Luftwegen. 2 Vorgehensweisen sind beschrieben:

1. bei stehendem oder sitzendem Patient umfasst der Helfer von hinten den Betroffenen; die Hände werden im Epigastrium verschränkt; es erfolgen ein oder mehrere

kräftige Druckstöße in Richtung Zwerchfell.
2. Bei liegendem (bewusstlosem) Patienten kniet der Helfer mit gespreizten Beinen über dem Betroffenen, setzt die übereinander gelegten Hände im Epigastrium auf u. drückt kräftig in Richtung Zwerchfell.
Wirkung: durch Hochdrücken des Zwerchfells kommt es zu einer Druckerhöhung im Tracheobronchialsystem, wodurch ein Ausstoßen des die Atemwege verschließenden Gegenstandes möglich wird; Gefahren: innere Verletzungen (Magen-, Leber-, Milzruptur).

Antwort 475
Die Antwort D) ist richtig.
Zu 1: Der Verlauf einer Hepatitis A ist gekennzeichnet durch:
- Regelmäßige Ausheilung,
- keine Virusträger,
- keine chronische Hepatitis, keine Leberzirrhose,
- lebenslange Immunität.

Zu 4: Eisenspeicherkrankheit (Hämochromatose) und Kupferspeicherkrankheit (hepatolentikuläre Degeneration oder Morbus Wilson) können Ursachen für eine Leberzirrhose sein.

Antwort 476
Die Antwort E) ist richtig.
Ein Schleimbeutel (Bursa synovialis) ist ein spaltartiger, Gelenkschmiere enthaltender Hohlraum an druckbelasteten Stellen zwischen Knochen und Muskeln oder Sehnen bzw. zwischen Gelenkkapseln und Sehnen oder zwischen Haut und Sehnen. Der Schleimbeutel verteilt den Druck gleichmäßig und erleichtert das Aufeinandergleiten der Schichten. Bei einigen Gelenken (z. B. Bursa suprapatellaris des Kniegelenks) ist der Schleimbeutel eine mit der Gelenkhöhle kommunizierende Ausstülpung der eigentlichen Gelenkhöhle.

Antwort 477
Die Antwort E) ist richtig.
Unter Osteoporose wird eine Erkrankung des Skelettsystems mit Verlust bzw. Verminderung von Knochensubstanz und -struktur und erhöhter Frakturanfälligkeit verstanden.
Zu 2: Eine Überfunktion der Nebenschilddrüse (Hyperparathyreoidismus) führt zu einer Erhöhung des Parathormons im Blut. Dadurch wird der Knochenabbau gesteigert und vermehrt Kalzium aus dem Knochen freigesetzt.
Zu 3: Langdauernde Anwendung von Kortison (viele Monate) kann über einen Abbau der Knochengrundsubstanz über Hemmung der enteralen Kalzium-Resorption und über gesteigerte Kalziumausscheidung über die Nieren zu einer Osteoporose führen.
Zu 5: Östrogene hemmen die Knochenresorption. Östrogenmangel in der Menopause fördert die Entwicklung einer Osteoporose.

Antwort 478
Die Antwort E) ist richtig.

Antwort 479
Die Antwort C) ist richtig.
Sowohl bei der Ein-Helfer-Methode als auch bei der Zwei-Helfer-Methode folgen nach jeweils 2 Atemspenden 15 Thoraxkompressionen zur Herz-Lungen-Wiederbelebung (2-15-2-15 usw.)

Antwort 480
Die Antwort B) ist richtig.
Gewichtsabnahme bei gutem Appetit ist ein typisches Symptom bei Hyperthyreose.
Antriebsschwäche, Frösteln ('Kälteintoleranz'), trockene Haut und kalte Finger wären typische Zeichen einer Schilddrüsenunterfunktion (Hypothyreose).

Antwort 481
Die Antwort A) ist richtig.
Als sichere Todeszeichen gelten:
- Leichenflecke (Livores),
- Leichenstarre (Rigor mortis),
- Selbstverdauung (Autolyse).

Atemstillstand, weite Pupillen, Pulslosigkeit und Bewusstlosigkeit sind unsichere Todeszeichen.

Antwort 482
Die Antwort A) ist richtig.
Ca. 60-90 Sekunden nach einem Kreislaufstillstand kommt es zur Weitstellung der Pupillen (Mydriasis).

Antwort 483
Die Antwort E) ist richtig.
Wärmeanwendungen sind bei einer aktiven chronischen Polyarthritis kontraindiziert. Therapeutisch werden hier u. a. Kälteanwendungen (Kryotherapie) eingesetzt.

Antwort 484
Die Antwort B) ist richtig.
Die Einnahme östrogenhaltiger Ovulationshemmer steigert das Thromboserisiko um den Faktor 4-5. Rauchen und Einnahme von Ovulationshemmern potenzieren das Risiko (erste Aussage richtig).
Rauchen fördert die Entwicklung einer arteriellen Verschlusskrankheit ('Raucherbein'). Zweite Aussage richtig, Verknüpfung falsch.

Antwort 485
Die Antwort D) ist richtig.
20 Tropfen einer wässrigen Lösung ergibt 1 ml. Also ist ein Tropfen einer wässrigen Lösung ein zwanzigstel Milliliter oder 0,05 ml.

Antwort 486
Die Antwort C) ist richtig.
Zu 2: Pleurareiben ist kein typisches Symptom des akuten Herzinfarkts.
Zu 3: Besserung nach Einnahme von Nitroglycerin findet sich bei der reversiblen Vorstufe des Herzinfarkts, der Angina pectoris.

Antwort 487
Die Antwort D) ist richtig.
Zu 5: Eine Magersucht heilt selten spontan aus. Prognostisch geht man von einer Letalitätsrate von 0,5%-1% pro Behandlungsjahr aus (Gesamtletalität ca. 10%). Die Suizidrate beträgt 20%. 'Defektheilungen' sind häufig.

Antwort 488
Die Antwort D) ist richtig.
Unter Teerstuhl wird ein schwärzlich gefärbter, evtl. teerartig-klebriger Stuhl bei Blutungen meist aus dem Magen oder aus oberen Darmabschnitten verstanden. Die dunkle Verfärbung kommt v.a. durch Abbau des Hämoglobins beim Kontakt mit der Salzsäure des Magens zustande.
Bei Blutung im Bereich unterer Abschnitte des Magen-Darm-Trakts ist das Blut dem Stuhl meist dunkel- od. hellrot beigemischt (sog. Blutstuhl).

Antwort 489
Die Antwort C) ist richtig.
Zu 2: Lagerung bei kardialem Lungenödem: Oberkörper hoch, Beine tief ('halbsitzende Lagerung')
Zu 3: Lagerung bei Asthma bronchiale: Oberkörper hoch, Arme aufgestützt um den Einsatz der Atemhilfsmuskulatur zu erleichtern ('Orthopnoe')
Bei einer akuten Blutungsanämie und einem Volumenmangelschock würde eine Flachlagerung mit angehobenen Beinen die Symptomatik des Krankheitsbildes bessern.

Antwort 490
Die Antwort E) ist richtig.
Die Paukenhöhle liegt zwar im Mittelohr, aber sie ist nicht mit Endolymphe gefüllt (Aussage 1 falsch)
Die Schwingungen des Trommelfells werden durch die Gehörknöchelchenkette über das ovale Fenster (Fenestra vestibuli) auf die Perilymphe des Vorhofs übertragen. Die Wellen pflanzen sich über die Vorhoftreppe fort und kehren über die Paukentreppe zum runden Fenster (Fenestra cochleae) zurück (Aussage 2 falsch).

Antwort 491
Die Antwort D) ist richtig.
Die Tränen werden ständig in kleine Mengen von den Tränendrüsen gebildet. Ein kleiner Teil verdunstet an der Luft,

der andere Teil fließt über den Ductus nasolacrimalis ab.
Die Tränenflüssigkeit ist eine klare, alkalische, salzige Flüssigkeit mit geringem Eiweißgehalt. Ihre Zusammensetzung entspricht etwa einem Ultrafiltrat des Blutplasmas.
Sie dient der Befeuchtung, als sog. 'Schmiermittel' und zur Reinigung der Bindehäute (Konjunktiven) und der Hornhaut (Kornea). An der Oberfläche der Hornhaut sorgt sie für eine Verbesserung der optischen Eigenschaften und ist verantwortlich für die physiologische Quellung des Hornhautepithels. Durch Lysozymanteile wirkt die Tränenflüssigkeit antibakteriell (bakterizid).
Zu 1: Die Hornhaut des Auges ist ein sog. bradytrophes Gewebe. Sie ist reich an Nerven, doch frei von Blutgefäßen. Sie besitzt keine Blutgefäße und wird durch Diffusion ernährt. Die Diffusion erfolgt aus drei Quellen: aus dem Randschlingennetz, durch Stoff- und Ionenaustausch aus der Tränenflüssigkeit und dem Kammerwasser.
Zu 2: (Von Fleming, dem Entdecker des Penizillins, entdeckt!)
Zu 3: Der Tränen-Nasen-Gang (Ductus nasolacrimalis) ist ein ca. 15 mm langer Kanal, der von der Augenhöhle aus in den unteren Nasengang mündet und überschüssige Tränenflüssigkeit über die Nase ableitet. Er hat keine Verbindung zum venösen System.
Zu 4: Die Tränenflüssigkeit schwemmt Fremdkörper von der Hornhaut weg.
Zu 5: Im Alter kommt es durch Mangelsekretion zu einem Nachlassen der Tränenbildung.

Antwort 492
Die Antwort C) ist richtig.
Die Manie ist eine schwere Form der affektiven Psychose mit inadäquat gehobener (heiterer oder gereizter) Stimmung, Antriebssteigerung, Steigerung der Wahrnehmungsintensität, Denkstörungen (Ideenflucht, Assoziationsreichtum, Logorrhoe), Störungen vegetativer Funktionen (Blutdruckanstieg, Tachykardie, herabgesetztes oder gesteigertes Hungergefühl, Schlafstörungen), materiellem Verschwendungsverhalten und oft erheblich Einschränkung der sozialen bzw. beruflichen Leistungsfähigkeit. Evtl. bestehen zusätzlich Halluzinationen bzw. Wahnideen (häufig Größenwahn) im Sinne einer psychotischen Manie bei der häufig ein Autoritätskonflikt ausgelebt bzw. eine Depression abgewehrt wird.
Gedankeneinengung und Desorientierung über Zeit und Ort sind keine typischen Symptome der Manie.
Manien kommen häufig im Rahmen einer manisch-depressiven Erkrankung, als einzelne manische Episode oder im Verlauf einer schizoaffektiven Psychose vor.

Antwort 493
Die Antwort B) ist richtig.
Als Zwangsneurose wird die Form der Neurose bezeichnet, bei der Zwangsphänomene (z. B. als Zwangshandlung oder Zwangsgedanken) im Vordergrund stehen. Wird den Zwangsimpulsen nicht nachgegeben tritt Angst auf. (Als Ursache der Zwangsneurosen wird in der Psychoanalyse ein Konflikt zwischen Triebwünschen des Es und Verbot durch das Überich diskutiert; lerntheoretisch entsteht die Zwangsneurose als Folge der Verknüpfung eines unkonditionierten angstauslösenden Reizes mit ursprünglich wertneutralen Gedanken.)
Zu 1: Die Aussage 1 wurde als falsch gewertet wurde. Unserer Meinung nach finden sich bei einigen Zwangsneurosen jedoch die Befürchtung von Kranken, anderen könne etwas zustoßen oder sie könnten anderen etwas zu leide tun. Ob man das als 'charakteristisch' wertet, ist vielleicht wieder Ansichtssache.
Zu 2: Die anhaltende und unkorrigierbare Überzeugung, von Parasiten befallen zu sein wird als Dermatozoenwahn bezeichnet. Der Wahn, als inhaltliche Denkstörung mit Verlust des Bezugs zur allgemein akzeptierten Realität bei subjektiver Gewissheit und Unkorrigierbarkeit des

Denkinhalts ist kein Symptom der Zwangsneurosen. (Wahnvorstellungen finden sich z. B. bei Schizophrenie, psychotischer Depression, organischer Psychose, wahnhafter Störung, sensitivem Beziehungswahn, progressiver Paralyse u. a.

Antwort 494
Die Antwort D) ist richtig.

Antwort 495
Die Antwort E) ist richtig.
Vgl. Antwort auf Frage **414**.

Antwort 496
Die Antwort D) ist richtig.
Leitsatz: Niemals Insulin bei einem komatösen Diabetiker!
Komatöse Zustände bei einem insulinpflichtigen Diabetiker können durch Hypoglykämie (Unterzucker; hypoglykämischer Schock) oder Hyperglykämie (Coma diabeticum) verursacht sein. Im akuten Stadium ist vor allem die Hypoglykämie gefährlich, da sie in kurzer Zeit zum Untergang von Hirnzellen führen kann. Deshalb wird im Zweifelsfall immer Glukose und niemals Insulin gespritzt. (Selbst beim Coma diabeticum wird Insulin erst in der Klinik gespritzt: es besteht sonst die Gefahr der Überkorrektur sowie der Hypokaliämie-Entwicklung). Aussage 1 ist falsch.
Selbstverständlich stellt jedes Koma eine Gefährdung des Patienten dar (Aussage 2 ist richtig).

Antwort 497
Die Antwort D) ist richtig.
Zu 2: Wahnpatienten werden nur selten durch aggressive Akte gefährlich. (Es kommt jedoch vor, dass sie sich z. B. mit ihren vermeintlichen Verfolgern verbal oder tätlich auseinandersetzen.)

Antwort 498
Die Antwort A) ist richtig.
Häufigste Ursache für einen Herzinfarkt ist die Atherosklerose.
Risikofaktoren der Atherosklerose:

Unbeeinflussbare Risikofaktoren
- Familiäre Disposition,
- Lebensalter,
- männliches Geschlecht.

Beeinflussbare Risikofaktoren:

Risikofaktoren 1. Ordnung
- Metabolisches Syndrom: Stammfettsucht, Insulinresistenz und Hyperinsulinämie (und damit vergesellschaftete Erkrankungen),
- Bluthochdruck,
- Fettstoffwechselstörungen (Gesamtcholesterin und LDL-Cholesterin erhöht, HDL-Cholesterin erniedrigt, Triglyzeride erhöht),
- Diabetes mellitus,
- Zigarettenrauchen,
- Infektion mit Chlamydia pneumoniae?
- Eine erst Mitte der 80er Jahre bekannt gewordene Chlamydienart - C. pneumoniae - spielt möglicherweise eine wichtige Rolle bei der Entstehung der Atherosklerose. Die Atherosklerose wäre dann (wie die gastro-intestinale Ulkuskrankheit) eine Infektionskrankheit, das Endstadium einer chronischen Chlamydien-Endarteriitis. Der endgültige Beweis für diese interessante Hypothese steht zwar noch aus, vorläufige Studien scheinen den Verdacht aber zu erhärten.

Risikofaktoren 2. Ordnung:
- Bewegungsmangel, Übergewicht,
- negativer Stress (Ehrgeiz, Aggression, Hektik),
- Lipoprotein (a) erhöht, Hyperfibrinogenämie, Hyperhomozysteinämie u. a.

Zwei Risikofaktoren 1. Ordnung: Infarktrisiko vierfach erhöht; drei Risikofaktoren 1. Ordnung: Infarktrisiko zehnfach erhöht.
Zu 3: Mäßiger Alkoholgenuss soll eine schützende Wirkung haben.
Zu 4: Arterielle Hypotonie schützt die Gefäße und vermindert das Risiko für einen Herzinfarkt.
Zu 5: Die Kachexie (oder Auszehrung), die schwerste Form der Abmagerung,

geht nicht mit einem erhöhten Herzinfarktrisiko einher.

Antwort 499
Die Antwort A) ist richtig.
Bei peripherer arterieller Verschlusskrankheit ist ein Kompressionsverband kontraindiziert.

Antwort 500
Die Antwort B) ist richtig.
Die Pfortader (Vena portae) ist die große Vene, die das gesamte aus der Bauchhöhle zurückfließende nährstoffreiche venöse Blut sammelt und zur Leber transportiert. (Merke: Das Blut der Pfortader durchläuft zwei Kapillarsysteme - im Darm und in der Leber - bevor es in der Lunge wieder arterialisiert wird.)

Antwort 501
Die Antwort B) ist richtig.
Die Inkubationszeit von Scharlach beträgt 3-4 (2-8) Tage.

ANTWORTEN MC 8

Antwort 502

Die Antwort C) ist richtig.

Zu 1: Die tägliche Eiweißaufnahme, die eine normale Leistungsfähigkeit des Körpers gewährleistet liegt bei ca. 1g/kg Körpergewicht pro Tag.

Zu 3: Die Resorption von Aminosäuren erfolgt vorzugsweise im Duodenum.

Zu 4: 10 der ca. 25 im Organismus vorkommenden Aminosäuren sind "essentiell", d.h. sie müssen von außen zugeführt werden, da sie im Körper nicht selbst synthetisiert werden können.

Zu 5: Als Brennwert wird der physiologische für den Organismus verfügbare kalorische Energiegehalt der Nährstoffe bezeichnet; er beträgt für 1g Protein 17,5kJ (4,2kcal), für 1g Kohlenhydrat 17,5kJ (4,2kcal), für 1g Fett 38,5kJ (9,2kcal).

Antwort 503

Die Antwort B) ist richtig.

Der Ösophagus (Speiseröhre) ist ein ca. 25cm langer und ca. 1cm weiter, innen mit Schleimhaut überzogener Muskelschlauch (innere Ring- und äußere Längsmuskelschicht) zwischen Pharynx (Rachen, Schlund) und Magen. Er besteht im oberen Drittel aus quer gestreifter, nach einem allmählichen Übergang im mittleren Drittel dann im unteren Drittel nur aus glatter Muskulatur. Die Entfernung von der Zahnreihe bis zur Kardia (Mageneingang) beträgt ca. 40cm.

Man kennt drei physiologische Engen:

1. obere (Ringknorpel-)Enge, 15cm;
2. mittlere Enge (an der Bifurcatio tracheae), 25cm;
3. untere Enge (Zwerchfelldurchtritt), 40cm von der Zahnreihe entfernt.

Antwort 504

Die Antwort C) ist richtig.

Zu 2: Der Tetanus-Erreger wird durch kleinste Hautwunden, durch direkten Kontakt mit kontaminierter Erde, in den Organismus aufgenommen.

Zu 3: Der Übertragungsweg der Diphtherie ist die Tröpfchen- oder Schmierinfektion.

Zu 5: Der Poliomyelitis-Erreger wird fäkal-oral übertragen.

Antwort 505

Die Antwort D) ist richtig.

Zu 1: Dyspnoe ist ein wichtiges Symptom der Linksherzinsuffizienz.

Zu 2: Wassereinlagerungen in den Beinen finden sich als typisches Symptom der Rechtsherzinsuffizienz (stauungsbedingte Zunahme des hydrostatischen Drucks).

Zu 4: Häufiges nächtliches Wasserlassen (Nykturie) findet sich als Symptom der Links- und der Rechtsherzinsuffizienz (durch nächtliche Rückresorption von Ödemen).

Zu 3: Bei Linksherzinsuffizienz kann es, durch Verminderung des in den großen Kreislauf gepumpten Blutvolumens ("forward failure") und durch arterielle Hypotonie aufgrund einer Minderperfusion des Hirns, auch zu Ohrgeräuschen kommen. Dieses Symptom ist aber eher selten, und die entsprechende Antwortmöglichkeit liegt nicht vor.

Zu 5: Eine Verstopfung (Obstipation) ist kein Symptom einer Herzinsuffizienz.

Antwort 506

Die Antwort C) ist richtig.

Zu 1: An sehr vielen Entgiftungsvorgängen des Körpers ist die Leber beteiligt. Viele schädliche Stoffwechselprodukte, aber auch Medikamente und Giftstoffe werden in der Leber zu ungefährlichen Metaboliten umgewandelt oder in Formen überführt, die über die Galle (oder die Niere) den Körper verlassen können.

Zu 2: Bei Verlegung des Ductus cysticus kommt es zwar zu kolikartigen Schmerzen, da der Ductus choledochus jedoch

nicht verlegt wird, kann die Galle frei abfließen und es kommt nicht zum Ikterus.
Zu 3: Bei Personen mit den folgenden Eigenschaften sind Gallensteine besonders häufig (5-F-Regel):

- Female (weiblich),
- fair (blond),
- fourty (Alter über 40),
- fecund (fruchtbar = mehrere Kinder),
- fat (übergewichtig).

Alter, Geschlecht, erbliche Disposition und Ernährung spielen eine Rolle bei der Entstehung von Gallensteinen.
Zu 4: Ursache von Gallensteinen ist u. a. die Produktion von lithogener (cholesterinreicher) Lebergalle mit vermindertem Lezithin- und Gallensäuregehalt (z. B. bei cholesterinreicher Ernährung).
Zu 5: Durchbricht ein Gallenstein die entzündete Blasenwand und penetriert in den Dünndarm, so kann es durch Einklemmung (meist im Gebiet der Bauhin-Klappe (Valva ileocaecalis) zu einem Darmverschluss (Ileus) kommen.

Antwort 507
Die Antwort C) ist richtig.
Ein Suizidversuch ist ein Selbsttötungsversuch ohne tödlichen Ausgang. (In Deutschland über 100 000 Fälle pro Jahr, w:m=2-3:1.)

- Suizid: Jährlich weltweit 0,5 Millionen Menschen,
- Deutschland: 12 500 pro Jahr (1996),
- Suizidversuche: 5 bis 10-mal häufiger als Suizide (hohe Dunkelziffer!).
- Suizidraten seit Anfang der 80er-Jahre nicht mehr angestiegen (bei Zunahme der Suizidversuche).
- Über 50% aller Suizide: Menschen mit psychischen Störungen und Leidens zuständen (Melancholie, Alkoholismus, Suchterkrankungen, Schizophrenie).
- Suizidversuche: w:m (2-3:1) (aktuelle Anlasssituation häufig Liebeskonflikt oder familiärer Konflikt),
- Suizide: m:w=2:1) (aktuelle Anlasssituation häufig Berufskonflikt).
- Prädilektionsalter: 15-45. und > 70 Lj.
- Die Ernsthaftigkeit der suizidalen Intention nimmt mit dem Alter zu, die Durchführung um so radikaler, je länger die suizidalen Gedanken und Impulse bestanden.

Antwort 508
Die Antwort D) ist richtig.
Zu 2: Alkohol steigert die Magensaftsekretion.

Antwort 509
Die Antwort D) ist richtig.
Zu 5: Eine Herzneurose ist eine meist zwischen dem 18. und 40. Lebensjahr vorkommende, psychogene funktionelle Störung (psychogene Organneurose), die mit innerer Unruhe, Herzschmerz und der Furcht, herzkrank zu sein, gedrückter Stimmung, Selbstunsicherheit und Ängstlichkeit bis hin zur Vernichtungsangst, einhergeht. Auslösende Faktoren sind oft Trennungssituationen (z. B. Todesfall, Scheidung).

Antwort 510
Die Antwort D) ist richtig.
Zu 2: Funktionen des Kleinhirns: Mitwirkung bei der Aufrechterhaltung des normalen Tonus der Skelettmuskulatur und des Körpergleichgewichts, Regulierung der Innervationsgröße der Einzelbewegungen und deren Zusammenfassung zu geordneten (koordinierten) kombinierten Bewegungsabläufen.
Zu 3: Das Sehzentrum liegt im Hinterhauptlappen des Großhirns (sulcus calcarinus).

Antwort 511
Die Antwort A) ist richtig.

Antwort 512
Die Antwort D) ist richtig.
Seelische Traumata (diese sind wohl in Aussage 4 gemeint) gelten nicht als Auslöser epileptischer Anfälle.

Antwort 513
Die Antwort C) ist richtig.
Die Landesgesetze für psychiatrisch Kranke sehen bei einer Gefährdung der

öffentlichen Sicherheit und/oder bei akuter Suizidgefahr im Rahmen einer psychotischen oder neurotischen Störung eine Zwangsunterbringung in einer psychiatrischen Einrichtung vor. Der Patient wird dann evtl. gegen seinen Willen und mit Hilfe von Polizei oder Feuerwehr in die zuständige Klinik gebracht.
In diesem Fall besteht eine Gefährdung der öffentlichen Sicherheit (z. B. durch erweiterten Selbstmord) und eine akute Suizidgefahr.
Da der Kranke im Besitz einer Waffe ist, muss in diesem Fall die Polizei informiert werden.

Antwort 514
Die Antwort C) ist richtig.
Im Schockzustand und bei anderen Notfällen sollten Medikamente grundsätzlich intravenös verabreicht werden. Der Wirkungseintritt ist intravenös schneller, die Resorption des Medikaments ist bei intramuskulärer Gabe durch die Zentralisation des Kreislaufs beeinträchtigt.

Antwort 515
Die Antwort C) ist richtig.
Klinik des neuropathischen diabetischen Fußes: warmer Fuß, rosiges Aussehen, tastbare (!) Fußpulse (Mikroangiopathie!), vermindertes Vibrationsempfinden (gestörte Tiefensensibilität; Stimmgabelversuch). Ausgelöst durch falsche Fußpflege, enges Schuhwerk oder kleinste Traumen, bildet sich ein schmerzloses neuropathisches Geschwür (sog. Malum perforans) an druckbelasteten Regionen (Fußballen, Ferse).

Antwort 516
Die Antwort E) ist richtig.
Zu 1: Die Kontagiosität beginnt bereits wenige (2-4) Tage vor Ausbruch des typischen Exanthems und dauert maximal bis zum Ende des Exanthemstadiums.
Zu 2: Röteln sind eine i.d.R. harmlose Virusinfektion mit Ausnahme der hohen Gefährdung der Frucht in der Gebärmutter insbesondere während der ersten drei Schwangerschaftsmonate bei Erkrankung der Schwangeren (Embryopathia rubeolosa).
Zu 3: Nachweis spezifischer Antikörper ermöglicht eine Diagnose über das Blut.
Zu 4: Die Inkubationszeit beträgt ca. 12-21 Tage.
Zu 5: Typisch für die Röteln sind schmerzlose Lymphknotenschwellungen (erbs- bis bohnengroß, zunächst vor allem nuchal und retroaurikulär, später generalisiert).

Antwort 517
Die Antwort D) ist richtig.
Zu 1 und 5: Lackzunge und Palmar- und Plantarerythem finden sich typischerweise bei Leberzirrhose.
Zu 2: Die Anämie wird durch Erythropoetinmangel verursacht.
Zu 4: Der Bluthochdruck wird u. a. durch eine erhöhte Reninausschüttung oder eine Hypervolämie (Salz- und Wasserretention) verursacht.

Antwort 518
Die Antwort B) ist richtig.
Zu 1: In Nordeuropa sind weniger als 20% der Erwachsenen durchseucht (im Mittelmeerraum bis 80%)
Zu 2: Die Mehrzahl der Erkrankungen (2/3 d. F.) verläuft asymptomatisch ohne Ikterus.
Zu 3: Die Dauer der Hepatitis-A-Virus-Ausscheidung im Stuhl reicht von 2 Wochen vor bis 2 Wochen nach Krankheitsbeginn bzw. 1 Woche nach Auftreten eines evtl. Ikterus.
Zu 4: Virushepatitiden gehören zu den meldepflichtigen Erkrankungen.
Zu 5: Die Hepatitis A kennt keine chronischen Verläufe.

Antwort 519
Die Antwort C) ist richtig.
Zu 3: Rota-Viren werden i. d. R. fäkal-oral übertragen (gelegentlich wohl auch aerogen).
Zu 5: Der Tetanus-Erreger dringt durch (kleinste) Hautverletzungen in den Organismus ein.

Antwort 520
Die Antwort D) ist richtig.
Zu 1: Lichteinfall führt zu einer Pupillenverengung (Miosis), nicht zu einer Pupillenerweiterung (Mydriasis).

Antwort 521
Die Antwort C) ist richtig.
Stauungsleber, Fußknöchelödeme und gestaute Halsvenen sind typische Symptome der Rechtsherzinsuffizienz (Ursache: Rückstau in den großen Kreislauf).
Lungenödem und Druckerhöhung im kleinen Kreislauf sind typische Symptome einer Linksherzinsuffizienz.

Antwort 522
Die Antwort A) ist richtig.
Nephrotisches Syndrom ist die Bezeichnung für einen bei primären und sekundären Nierenerkrankungen auftretenden Symptomenkomplex aus:

- großer Proteinurie (mehr als 3,5g/24Std.),
- Hypo- u. Dysproteinämie mit Abnahme der Plasmaalbumine (mehr als 2,5g/dl),
- Hyperlipidämie und Hypercholesterinämie mit Lipidurie (Fetttröpfchen oder -zylinder im Urin),
- ausgeprägten Ödemen (Leitsymptom): Bei Erwachsenen treten zuerst Unterschenkelödeme auf, bei schwerer Hypoproteinämie auch Aszites und Pleuraergüsse; bei Kindern anfangs meist Lidödeme,
- Hyperkoagulabilität mit Neigung zu Thrombosen durch Verlust von antikoagulatorischen Substanzen (ATIII, Protein C) über die Nieren.

Zu 2: Unter Dysurie wird eine erschwerte (schmerzhafte) Blasenentleerung verstanden. Ursachen: Harnabflussbehinderungen, Harnweginfektion, seltener neurologisch funktionell oder psychogen bedingt.

Antwort 523
Die Antwort C) ist richtig.
Der N. vagus ist der wichtigste Nerv des Parasympathikus. Am Herzen führt eine Erregung des N. vagus (= erhöhter Vagotonus) zu einer Abnahme der Herzfrequenz (Bradykardie), nicht zu einer Zunahme der Herzfrequenz (Tachykardie).

Antwort 524
Die Antwort A) ist richtig.
Zu 1 und 2: Die Aussagen treffen für die quer gestreifte Herzmuskulatur nicht zu.
Zu 4: Muskelkrämpfe treten auch bei glatter Muskulatur auf (z. B. als kolikartiger Schmerz bei Gallen- und Nierenkoliken).
Zu 5: Die Zugrichtung eines Muskels, dessen Sehne über ein Hypomochlion (Dreh- bzw. Unterstützungspunkt eines Hebels) läuft, wird durch die Zugrichtung der Sehne zwischen dem Hypomochlion und dem Ansatz der Sehne bestimmt.

Antwort 525
Die Antwort E) ist richtig.
Lokale oder allgemeine Störeinflüsse können eine Wundheilung verzögern.
Lokale Störeinflüsse: Gifteinschwemmung, Thrombosierung, Nekrosen, Fremdkörper, Hohlräume, Taschenbildungen, Hämatome, Ödeme.
Allgemeine Störeinflüsse: Atherosklerose (Alter), Kachexie (Eiweißmangel), Bluterkrankungen (z. B. Anämie, Leukopenie oder Granulozytopenie), Stoffwechselleiden (z. B. Diabetes mellitus), Hormonstörungen (Morbus Cushing, Hyperthyreose, Östrogenerhöhung, ACTH-Erhöhung, Katecholamin- und Serotoninerhöhung u. a.), Medikamente (z. B. Antibiotika, Zytostatika), Vitaminmangel (A, C, K), Infektionskrankheiten (Tuberkulose, Lues), Innervationsstörungen, Bindegewebskrankheiten, Bestrahlung.

Antwort 526
Die Antwort B) ist richtig.
Typische Klinik der Hypothyreose:

- Körperlicher und geistiger Leistungsabfall: Müdigkeit, Verlangsamung,
- Antriebsarmut, Desinteresse, mimische Starre und Depression führen zu einem typischer Gesichtsausdruck (Blickdiagnose),

- Bradykardie (erniedrigte Herzfrequenz), arterielle Hypotonie (erniedrigter Blutdruck),
- verlangsamte Reflexe,
- Kälteintoleranz (gesteigerte Kälteempfindlichkeit),
- trockene, kühle, teigige blassgelbe Haut,
- trockenes brüchiges Haar,
- raue heisere Stimme,
- evtl. Myxödem.

Antwort 527
Die Antwort C) ist richtig.
Zu 1 und 5: Legionellen leben in Wasseranlagen (Duschköpfe, Warmwasseranlagen, Inhalationsgeräte, Befeuchtungsanlagen) und werden hauptsächlich durch kontaminierte wässrige Aerosole übertragen.
Zu 3: Nach einem Treffen amerikanischer Kriegsveteranen im Sommer 1976 in Philadelphia kam es zu 180 schweren Erkrankungen des Respirationstraktes mit 29 Todesfällen. Dies hat der Krankheit ihren Namen gegeben.
Zu 2 und 4: Klinik der Legionärskrankheit: Breites Spektrum! Von asymptomatischem (90%) über harmlosen, grippeähnlichen Verlauf („Pontiac-Fieber") zu hochfieberhaften Pneumonien mit Schüttelfrost, Kopf- und Muskelschmerzen, Husten, Luftnot; evtl. gastrointestinale Beschwerden (Diarrhoe), Hyponatriämie.

Antwort 528
Die Antwort C) ist richtig.
Keine der Aussagen ist unserer Meinung nach eindeutig richtig.
Typisch für die Dupuytren-Kontraktur ist nicht die Verkürzung der Beugesehne, sondern eine bindegewebig-derbe Verhärtung und Schrumpfung der Palmaraponeurose.
Diese führt zu einer Beugekontraktur der Finger (besonders 4 und 5). Es kommt zur Ausbildung derber Stränge und Knoten, in 70-80% der Fälle sind beide Hände beteiligt. Betroffen sind vorwiegend Männern (5:1) jenseits des 5. Lebensjahrzehnts. Die Ursache der Erkrankung ist unklar, wahrscheinlich handelt es sich um eine Kombination von erblicher Disposition und äußeren Faktoren. Patienten mit Lebererkrankungen, Diabetes mellitus, Epilepsie und Alkoholkranke haben häufiger (ca. 30%) eine Dupuytren-Kontraktur als die Gesamtbevölkerung (ca. 2%).

Antwort 529
Die Antwort B) ist richtig.
Der Steppergang ist der typische Gang bei Lähmung des N. peronaeus communis (L4-S2); ursächlich ist eine Drucklähmung im Bereich des Fibulaköpfchens (z. B. durch Gipsverband oder hockende Tätigkeiten), Lagerungsschaden (bei Bettlägerigen), Fibulafraktur, Überanstrengung bei sportlicher Betätigung u. a.
Klinisch zeigen sich Spitzfußstellung und Steppergang durch Lähmung der Dorsalextensoren von Fuß und Zehen. Der Patient muss das Knie abnorm hoch heben, um das Schleifen der Zehen auf dem Boden zu verhindern, zudem zeigen sich Sensibilitätsstörungen am lateralen Fußrand und Fußrücken.

Antwort 530
Die Antwort D) ist richtig.
Eine abnorme Größe der Zunge (Makroglossie) kommt z. B. bei Akromegalie, Hypothyreose, Down-Syndrom, Amyloidose und Hämangiom auf.

Antwort 531
Die Antwort D) ist richtig.
Die Endkonzentration der Zubereitung von Opium darf die 6. Dezimalpotenz nicht übersteigen.
Die Endkonzentration der Zubereitung von Papaver somniferum (Schlafmohn) darf die 4. Dezimalpotenz nicht übersteigen.

Antwort 532
Die Antwort B) ist richtig.
Der Schellong-Test ist eine Kreislauffunktionsprüfung zur Beurteilung von hypotonen und hypodynamischen Kreislaufregulationsstörungen. Beim Schellong Test werden die Veränderungen von Pulsfrequenz und Blutdruck (sowie der QRS-

Dauer im EKG) in Ruhe, bei orthostatischer Belastung (Stehtest) und bei Kniebeugenbelastung bestimmt.

Antwort 533
Die Antwort B) ist richtig.
Der Arcus lipoides corneae ist eine ringförmige, weißliche Trübung der Hornhautperipherie, die durch eine klare Zone vom Limbus corneae abgesetzt ist; Ursache: Lipid- und Kalkeinlagerung; Auftreten im jugendlichem Alter (Arcus lipoides juvenilis, Embryotoxon) meist in Zusammenhang mit Hyperlipoproteinämie vom Typ II, im höheren Alter häufig unabhängig von erhöhten Serumlipiden (Arcus lipoides senilis, Gerontoxon).

Antwort 534
Die Antwort A) ist richtig.
Zu 1: Folsäure wird v.a. mit der Nahrung aufgenommen (Blattgemüse, Leber, Hefe, Milch) sowie im Dünndarm durch Darmbakterien synthetisiert.
Zu 2: Da Folsäure besonders reichlich in grünen Blättern vorkommt (Folium = Blatt) treten bei Vegetariern in der Regel keine Folsäuremangelzustände auf.
Zu 3: Folsäure zählt allgemein zu den kritischen Nährstoffen in fast allen Bevölkerungsgruppen. Zu den Risikogruppen zählen besonders Säuglinge, die mit adaptierter Milch ernährt werden, Kinder in der Pubertät, Schwangere, Stillende und Alkoholkranke.
Mangel- und Fehlernährung, gesteigerter Bedarf und Medikamenteneinnahme (z. B. Antikonvulsiva, hormonale Kontrazeptiva, Chemotherapeutika u. Zytostatika) können einen Folsäuremangel hervorrufen.
Zu 4: Der Tagesbedarf beträgt 100 µg (bei Graviden 400 µg).
Zu 5: Folsäure kann zu therapeutischen Zwecken sowohl oral als auch parenteral zugeführt werden.

Antwort 535
Die Antwort C) ist richtig.
Eine Verletzung des 3. Halswirbels kann eine Schädigung des N. phrenicus nach sich ziehen. Der N. phrenicus ist der einzige motorische Nerv des Zwerchfells. Fällt er aus, so ist die entsprechende Zwerchfellhälfte gelähmt. Bei beidseitigem Ausfall kommt es zur Atemlähmung. Der N. phrenicus entstammt hauptsächlich dem Segment C4 (Anteile von C3/C5).

Antwort 536
Die Antwort C) ist richtig.
Zu 1: Die Verdauung von Kohlenhydraten beginnt schon im Mund. Der Speichel enthält als Kohlenhydrat-spaltendes Enzym das Ptyalin (auch: alpha-Amylase).
Zu 4: Die Enzyme der Bauchspeicheldrüse werden dem Speisebrei im Duodenum beigemischt. Als wichtige Kohlenhydrat-spaltende Enzyme gibt die Bauchspeicheldrüse alpha-Amylase und Maltase ab.

Antwort 537
Die Antwort C) ist richtig.
Alkohole (Äthanol, Isopropylalkohol, n-Propanol) wirken wenn sie wasserhaltig sind rasch abtötend auf vegetative Keime (binnen 1/2 Minute), Viren können nur durch längere Einwirkzeiten inaktiviert werden. Die beste abtötende Wirkung haben Alkohole mit 60-70 Vol%.
Wasserfreier (absoluter) Alkohol wirkt wegen der wasserentziehenden Eigenschaften schlecht auf Bakterien, Sporen werden in keinem Fall getötet.

Antwort 538
Die Antwort C) ist richtig.
Pulsfrequenz: Werte nach Alter und Geschlecht: Neugeborene: 140/min
Kinder:

2 Jahre	120/min,
4 Jahre	100/min,
10 Jahre	90/min,
14 Jahre	85/min.

Erwachsene:

Männer	62-70/min,
Frauen	75/min,
Senioren	80-85/min.

Antwort 539

Die Antwort D) ist richtig.

Zu 2: Die Lyme-Arthritis ist nach § 6 des Infektionsschutzgesetzes nicht meldepflichtig. (Es besteht auch keine Meldepflicht nach § 7 IfSG).

Antwort 540

Die Antwort E) ist richtig.

Die Hände müssen desinfiziert, die Geräte sterilisiert werden.

Desinfektion: Maßnahme, die durch Abtötung, Inaktivierung bzw. Entfernung von Mikroorganismen (Bakterien, Viren, Pilze, Protozoen) eine Reduzierung der Keimzahl um mindestens. fünf Zehnerpotenzen erreicht, damit von dem desinfizierten Material keine Infektion mehr ausgehen kann.

Sterilisation (Entkeimung): Maßnahme, die eine völlige Keimfreiheit bezweckt; nach einer gängigen Definition heißt Sterilisation "Abtöten oder Entfernen aller lebensfähigen Vegetativ- und Dauerformen von pathogenen und apathogenen Mikroorganismen in Stoffen, Zubereitungen oder an Gegenständen".

Antwort 541

Die Antwort D) ist richtig.

Die posttraumatische Belastungsstörung ist ein psychisches Anpassungssyndrom, das sich mit einer zeitlichen Verzögerung, jedoch i.d.R. innerhalb von 6 Monaten nach dem Erleben extrem belastender Situationen (z. B. Folterhaft, Terrorakte, Vergewaltigung, Katastrophen) entwickelt. Symptome (mindestens 1 Monat anhaltend):

Andauerndes Wiedererleben des Traumas (drängende Erinnerungen, Alpträume, phobische Ängste), depressives Syndrom (insbesondere Teilnahms- und Freudlosigkeit, Gleichgültigkeit, emotionale Stumpfheit), Vermeidung von Erinnerungsstimuli, vegetative Übererregbarkeit (mit Schlafstörungen, Reizbarkeit, Schreckhaftigkeit, Vigilanzsteigerung) und Suizidalität.

Antwort 542

Die Antwort A) ist richtig.

Ein ansprechbarer Patient mit isolierter Halswirbelsäulenverletzung ohne Schockzeichen sollte in einfacher Rückenlage transportiert werden.

Antwort 543

Die Antwort C) ist richtig.

Zu 3: Typische Denkstörungen bei Manie sind z. B. Ideenflucht, Assoziationsreichtum und Logorrhoe (unstillbarer Rededrang).

Klinik der Manie:

- Manische Verstimmung (eine grundlose Heiterkeit, eine pathologisch gehobene, übermütig, strahlend und optimistisch anmutende und dabei oft natürlich und ansteckend wirkende Stimmungslage mit Selbstüberschätzung und Fehlen jeder Lebensangst; Typologisch lassen sich „heiter-fröhliche“ oder mehr „gereizt-zornmütige“ und „erregt-tobsüchtige“ Formen unterscheiden; dabei fehlen meist Krankheitsgefühl und Krankheitseinsicht),
- Größenideen („Megalomanie“ als die Unfähigkeit des Manikers, Schuld zu erleben, als ob er von seinem Überich befreit wäre),
- Ideenflucht und Ablenkbarkeit,
- psychomotorische Erregung (gesteigerter Rede-, Bewegungs- und Betätigungsdrang; Erleichterung von Entschlüssen und Handlungen; es kann zu unsinnigem Geldausgeben, gewagten Spekulationen, unerfüllbaren Verpflichtungen, sexuellen und alkoholischen Exzessen und Entgleisungen kommen),
- Gehobenheit der Vitalgefühle (Gefühl von ungewöhnlicher Gesundheit und Leistungsfähigkeit),
- körperlich-vegetative Symptome:
  - gestörter Schlaf (wird jedoch nicht beklagt; das Schlafdefizit nicht als negativ empfunden),

- sensorische Störungen (Veränderungen der optischen und akustischen Wahrnehmung),
- gesteigerte Libido.

- Paranoide, halluzinatorische und katatone Symptome (bestehen diese Symptome langdauernd, handelt es sich um eine „schizoaffektive Psychose“) (Katatonie = Störung der Willkürmotorik).

Antwort 544

Die Antwort C) ist richtig.

Das Schober-Zeichen ist eine Maßzahl für die Beweglichkeit der LWS; bei maximaler Vorwärtsneigung vergrößert sich der Abstand zwischen dem Dornfortsatz S1 und einem Punkt 10cm weiter kranial normalerweise um 4-6cm. Die Entfernung verringert sich bei Bewegungseinschränkungen der Wirbelsäule, z. B. bei Spondylitis ankylosans (M. Bechterew).

Antwort 545

Die Antwort D) ist richtig.

Bacillus stearothermophilus ist ein thermophiles (Hitze-liebendes) Bakterium (Wachstumsoptimum bei 55°C, unter 30°C kein Wachstum); Sporen von Bacillus stearothermophilus sind sehr hitzeresistent und dienen zur Prüfung von Sterilisatoren.

Antwort 546

Die Antwort A) ist richtig.

Zu B: Während der Systole öffnen sich die Pulmonal- und die Aortenklappe.

Zu C: Die Herzmuskulatur ist aus quer gestreiften Herzmuskelzellen aufgebaut.

Zu D: Die rechte Herzhälfte versorgt den Lungenkreislauf.

Zu E: Die obere und die untere Hohlvene münden in den rechten Vorhof.

Antwort 547

Die Antwort E) ist richtig.

Beim Beziehungswahn werden belanglose Ereignisse (z. B. Äußerungen von anderen Menschen und Ereignisse aus der Umwelt) auf die eigene Person bezogen und ihnen wird eine besondere Bedeutung beigemessen.

Als sensitiver Beziehungswahn wird ein Wahn bezeichnet, der sich auf der Grundlage einer sensitiven (d.h. selbstunsicheren, leicht kränkbaren, affektiv gehemmten, aber auch ehrgeizigen und anerkennungsbedürftigen) Persönlichkeitsstruktur durch situative Einflüsse - z. B. Insuffizienzerlebnisse ("Schlüsselerlebnisse": körperliches Aussehen, Kontaktschwierigkeiten, berufliche, soziale, ethische, sexuelle Fehlleistungen u. a.) reaktiv manifestiert. Als dritter Faktor, neben der sensitiven Persönlichkeitsstruktur und dem Schlüsselerlebnis einer Minderwertigkeit, ist ein sog. "kleines Milieu" für das Zustandekommen des sensitiven Beziehungswahns notwendig. Hierunter wird eine Sozialstruktur mit ethisch und religiös strenger Lebensauffassung verstanden.

Zu 1: Der sensitive Beziehungswahn wird meist durch ein sog. "Schlüsselerlebnis", einer als beschämend empfundenen tatsächlichen oder vermeintlichen Minderwertigkeit ausgelöst.

Zu 2: Beim sensitiven Beziehungswahn können quälende Selbstvorwürfe (z. B. wegen Onanie oder aufgrund eines als inkorrekt empfundenen Verhaltens zum anderen Geschlecht) zu einem verminderten sexuellen Triebverhalten führen.

Zu 4: Der sensitive Beziehungswahn kann im Zusammenhang mit einer beginnenden Schizophrenie, nach organischer Hirnschädigung oder (selten) als eigenständige Erkrankung auftreten.

Antwort 548

Die Antwort D) ist richtig.

Zu 3: Die Wirkung eines Antidepressivums kann durch ein Hypnotikum (Schlafmittel) und durch ein Analgetikum (Schmerzmittel), besonders aber durch Alkohol, verstärkt werden.

Antwort 549

Die Antwort C) ist richtig.

Klinik des Milbenbefalls (auch: Skabies oder Krätze):

- Stark juckende Hauterscheinungen (vor allem nachts bei Bettwärme), vor allem in den Zwischenfingerräumen und im

Genitalbereich, auch: vordere Axillarlinie, Handwurzeln, Stamm, selten im Gesicht,

- verzweigte Milbengänge: gangartige längliche Papel in der Haut (Lupe), am Ende des Ganges befindet sich die Milbe.
- Nach einigen Tagen bis Wochen kommt es durch Sensibilisierung auf die Milbenantigene zu generalisiertem Juckreiz und sehr variablen Hauterscheinungen (papulovesikulös bis urtikariell), die durch Kratzen und Sekundärinfektionen oft die anfangs typische Klinik überdecken.

Antwort 550
Die Antwort C) ist richtig.
Zu A, B, D und E: Die geschilderten Symptome sind typisch für einen akuten arteriellen Verschluss.

Antwort 551
Die Antwort E) ist richtig.
... ich nix verstehen dieses Sprache (deutsch?).

Antwort 552
Die Antwort B) ist richtig.
Die Anwesenheit von Bakterien im Urin wird, bei Keimzahlen ab 100.000/ml, als signifikante (oder pathologische) Bakteriurie bezeichnet. Bei niedrigeren Keimzahlen handelt es sich gewöhnlich um eine Verunreinigung des Urins, die bei der Miktion aus der Harnröhre und - besonders bei Frauen - aus dem äußeren Genitale stammt.
Die Grenze zwischen pathologischer Bakteriurie und sekundären Verunreinigungen des Urins liegt also zwischen 10.000 und 99.999 Keimen pro ml. Erst ab 100.000 Keimen/ml (10 hoch 5/m) spricht man von einer pathologischen oder signifikanten Bakteriurie. Da diese Antwortmöglichkeit nicht vorliegt, haben wir uns für die Antwort B) entschieden.

Antwort 553
Die Antwort C) ist richtig.
Feinblasige Rasselgeräusche über den Lungenbasen ("Stauungslunge"), Blutdruckabfall und Atemnot in Ruhe (Ruhedyspnoe) sind typische Zeichen einer Linksherzinsuffizienz (Rückstau in den kleinen Lungenkreislauf). Lebervergrößerung und Unterschenkelödeme sind typische Zeichen einer Rechtsherzinsuffizienz Rückstau in den venösen Körperkreislauf).

Antwort 554
Die Antwort B) ist richtig.
Zu A: Rauwolfia findet u. a. Anwendung bei Hypertonie mit Angst- und Spannungszuständen.
Zu B: Arnika findet u. a. Anwendung bei:

- Verletzungen, z. B. Hämatome, Distorsionen, Prellungen, Quetschungen, Frakturödeme,
- rheumatische Muskel- und Gelenkbeschwerden,
- Entzündungen im Mund- und Rachenbereich.

Zu C: Brennnessel findet u. a. Anwendung:
Blätter:

- Durchspülungstherapie bei Entzündungen der ableitenden Harnwege,
- vorbeugend bei Nierengrieß (bei 2l Flüssigkeit pro Tag),
- rheumatische Beschwerden,
- chronische Hautleiden,
- Anämie,
- Frühjahrs- und Herbstkuren.

Wurzel:

- Anwendung im Frühstadium der gutartigen Prostatahyperplasie.

Zu D: Mutterkorn findet u. a. Anwendung:

- bei der Geburtshilfe als Wehenmittel und nachgeburtlich als Mittel zur Blutstillung.
- bei Bluthochdruck, Durchblutungsstörungen,
- unregelmäßiger Herztätigkeit und bei Migräne.

Aus den Wirkstoffen des Mutterkorns kann auch das stark halluzinogen wirkende LSD (Lysergsäurediäthylamid) hergestellt werden.
Zu E: Rosskastanie findet u. a. Verwendung bei:

- chronisch-venöser Insuffizienz,
- Hämorrhoiden,
- Frostschäden,
- Ulcus cruris,
- Varikosis und postthrombotischem Syndrom,
- Weichteilschwellungen,
- äußerlich zum Einreiben bei Sportverletzungen, Prellungen, Stauchungen, Blutergüssen, Rheuma und Gicht,
- in Lichtschutzsalben Aesculin aus der Rinde.

Antwort 555
Die Antwort E) ist richtig.
Nitritnachweis auf dem Mehrfachteststreifen spricht für

- bakterielle Harnwegsinfekte,
- Pyelonephritiden (akute/chronische).

Ein positiver Nitritwert gilt als indirekter Nachweis von nitritbildenden Keimen (Bakterien) im Urin. Der häufigste Erreger von Harnwegsinfekten, E. coli, und die meisten anderen pathogenen Keime im Urogenitaltrakt reduzieren das im Harn vorhandene Nitrat zu Nitrit.

Antwort 556
Die Antwort C) ist richtig.
Die sog. larvierte Depression ist ein depressives Geschehen bei dem der Patient nicht in der Lage ist seine Verstimmung als solche zu beschreiben; statt dessen werden Beschwerden verlagert und als körperliche Symptome dargestellt: Herzbeschwerden, Kopfschmerzen, Rückenschmerzen, Verdauungsbeschwerden, Appetit- und Schlafstörungen, gynäkologische Beschwerden, Störungen der Sexualfunktion. (Wahrscheinlich tritt etwa die Hälfte aller depressiven Erkrankungen anfangs larviert auf).

Antwort 557
Die Antwort E) ist richtig.
Zu 1: Die perniziöse Anämie (Perniziosa) ist eine Sonderform der Vitamin-B12-Mangelanämie. Ursache ist eine Auto-Antikörperbildung gegen die Belegzellen des Magens (diese bilden Salzsäure und intrinsic factor) und gegen den intrinsic factor.
Zu 2 und 5: Die Antikörperbildung führt zu einer atrophischen Autoimmungastritis vom Typ A mit Säuremangel (Achlorhydrie oder Anazidität).
Zu 3: Die chronisch atrophische Typ-A-Gastritis geht mit einem erhöhten Magenkarzinom-Risiko einher (regelmäßige Magenspiegelungen werden deshalb empfohlen).
Zu 4: Aufgrund des Mangels an intrinsic factor wird Vitamin B12 im terminalen Ileum des Dünndarms nicht resorbiert.

Antwort 558
Die Antwort C) ist richtig.
Wir müssen zugeben, dass wir den Begriff "Trocken- und Luftkeim" noch nie gehört haben. Den Autoren der großen Mikrobiologie-Bücher scheint er auch fremd zu sein. Schade, dass zu einem so interessanten Gebiet nur so einfältige Fragen gestellt werden.
Staphylococcus aureus ist eigentlich ein fakultativ anaerober Keim. Er besiedelt Haut- und Schleimhäute und wird durch Kontaktinfektion (Hände), gelegentlich durch Staub in der Luft, auf Anfällige übertragen. Da die anderen Keime eher als "Wasserkeime" gelten müssen, haben wir uns für C) entschieden.
Zu A: E. coli wird in der Regel indirekt über Lebensmittel, Trinkwasser, Oberflächenwasser u.Ä. hervorgerufen.
Zu B: Neisseria meningitidis: sehr wenig widerstandsfähig gegen Umwelteinflüsse (Austrocknung, Abkühlung, Lichteinwirkung)
Zu D: Pseudomonas aeruginosa: weit verbreiteter Boden- und Wasserkeim; isoliert aus Pflanzen, Früchten, Lebensmitteln und Intestinaltrakt von Mensch und Tier;

wichtiger Hospitalismuskeim (Vorkommen in Leitungswasser, Waschbecken, Spülmaschinen, Medikamenten, Desinfektionsmitteln) und opportunistischer Erreger; Übertragung durch indirekte Kontaktinfektion.
Zu E: Legionella pneumophila: aerob, ubiquitäres Vorkommen in Oberflächenwasser und feuchtem Boden, in Amöben lebend; humanpathogen; Übertragung wahrscheinlich aerogen, Mensch-zu-Mensch-Infektion nicht bekannt;

Antwort 559
Die Antwort B) ist richtig.
Ideenflucht ist eine formale Denkstörung mit Beschleunigung und Zusammenhanglosigkeit des Denkablaufs, starker Ablenkbarkeit und ständig wechselnden Assoziationen bei fehlender Fähigkeit, seine Aufmerksamkeit kontinuierlich auf einen Gegenstand zu richten (z. B. bei Manie und Delir).
Zu A: Denkzerfahrenheit (Denkdissoziation) ist eine formale Denkstörung: ein Gedanke steht beziehungslos neben dem anderen, es resultiert ein sprunghafter, dissoziierter Gedankengang.
Zu C: Sperrung des Denkens/Gedankenabreißen ist eine formale Denkstörung: Der plötzlicher Abbruch eines sonst flüssigen Gedankenganges ohne erkennbaren Grund.
Zu D: Unter Wortneubildung (Neologismus) versteht man die Bildung eines Wortes, das im normalen Wortschatz einer Sprache nicht vorkommt. Neologismen sind physiologisch während der normalen Sprachentwicklung, pathologisch bei Aphasie (zentrale Sprachstörung) oder Schizophrenie.

Antwort 560
Die Antwort A) ist richtig.
... Dem Heilpraktiker ist nach dem Hebammengesetz die Geburtshilfe untersagt. In Notfällen ist er jedoch - wie jede andere Person auch - im Rahmen seiner Möglichkeiten zur (Geburts-) Hilfe verpflichtet. Die Aussage A) 'grundsätzlich nie', ist deshalb falsch. Hier aber die einzig mögliche ... deshalb A.

Antwort 561
Die Antwort D) ist richtig.
Beim Gichtanfall kommt es - ausgelöst durch „Fress- und Trinkexzesse“ bzw. durch Stress - plötzlich aus voller Gesundheit zu starke Gelenkschmerzen (oft nachts). Meist ist das Großzehengrundgelenk betroffen („Podagra”): Hautrötung, Überwärmung und Schwellung des Gelenkes (auch: Sprung-, Knie- und Daumengrundgelenk). Anstieg allgemeiner Entzündungszeichen (Fieber, Leukozytose, BSG-Erhöhung). Merke: Eine Hyperurikämie ist im Gichtanfall nicht unbedingt vorhanden. Nach einigen Tagen (bis drei Wochen) klingt der Anfall ab.

ANTWORTEN MC 9

Antwort 562
Die Antwort D) ist richtig.
Das Masernexanthem tritt nach einem vorübergehenden Fieberabfall unter erneutem Fieberanstieg (39-40°C) auf. Es beginnt zunächst hinter den Ohren und breitet sich dann über Hals, Gesicht, Schultern, Rumpf und Extremität aus. Meist ist es grobfleckig und konfluierend (zusammenfließend), manchmal auch kleinfleckig verteilt. Bisweilen finden sich in der Mitte der Effloreszenzen hirsekorngroße, mit klarem Inhalt gefüllte Blasen. Nach 3-4 Tagen klingt das Exanthems unter rascher Entfieberung ab.
Das Masernexanthem juckt in der Regel nicht und heilt narbenlos ab.

Antwort 563
Die Antwort A) ist richtig.
Die Dupuytren-Kontraktur ist eine Beugekontraktur der Finger (besonders des 4. und 5. Fingers) infolge einer bindegewebig-derben Verhärtung und Schrumpfung der Palmaraponeurose mit Ausbildung derber Stränge und Knoten.

Antwort 564
Die Antwort D) ist richtig.
Das Auftragen von Puder, Mehl, Zucker, Öl, Butter (oder Ähnlichem) ist bei der Erstversorgung von Verbrühungen und Verbrennungen kontraindiziert. (Siehe auch Antwort zu Frage 108).

Antwort 565
Die Antwort D) ist richtig.
Bei einem Patienten mit Volumenmangel zeigen sich normalerweise folgende klinische Symptome: Blässe, kalt-schweißige Haut, innere Unruhe, Oligurie (verminderte Harnausscheidung, weniger als 500 ml/24 Stunden; aufgrund der verminderten Nierendurchblutung), kleine Blutdruckamplitude, Blutdruckabfall und Pulsanstieg.
Eine Anisokorie (seitendifferente Weite der Pupillen, Pupillendifferenz größer als 1 mm) gehört nicht zum Bild des Volumenmangels. Anisokorie findet sich z.B:

1. als angeborene Anomalie (so genannte essentielle oder physiologische Anisokorie), Vorkommen bei 4% aller Menschen,
2. als Störung der parasympathischen Efferenz (Sphinkterstörung) bei Okulomotoriuslähmung oder Pupillotonie,
3. als Störung der sympathischen Efferenz (Dilatatorstörung) bei z. B. beim Horner-Syndrom,
4. bei ophthalmologischen (z. B. Iritis, Glaukom) oder neurologischen Erkrankungen (z. B. intrakranielle Raumforderung, Mittelhirnläsion: Die intrakranielle Druckerhöhung führt zur Druckschädigung parasympathischer Leitungsbahnen, die mit dem N. oculomotorius verlaufen).

Antwort 566
Die Antwort D) ist richtig.
Zu 1: Atteste und Bescheinigungen, die unter die Reichsversicherungsordnung fallen (z. B. Arbeitsunfähigkeitsbescheinigungen), dürfen, wie andere ärztliche Leistungen in diesem Bereich, nur von Ärzten bzw. Zahnärzten ausgestellt werden. Wir gehen jedoch nicht davon aus, dass hier diese besondere Art von Attesten und Bescheinigungen gemeint ist.
Andere Atteste und Bescheinigungen darf ein Heilpraktiker natürlich ausstellen.
Zu 2: Die Behandlung von meldepflichtigen Infektionskrankheiten (§ § 6, 7 und 34 des Infektionsschutzgesetzes) ist dem Heilpraktiker verboten (nach § 24 des Infektionsschutzgesetzes).
Zu 3: Die Zahnheilkunde und die Behandlung der Mundhöhle ist dem Heilpraktiker untersagt, jedoch nicht die Beratung hinsichtlich einer Prophylaxe gegen Karies.
Zu 4: Die Untersuchung der Geschlechtsorgane war dem Heilpraktiker bis zum In-Kraft-Treten des neuen Infektionsschutzgesetzes verboten. Die Untersuchung der Geschlechtsorgane ist dem Heilpraktiker

mit In-Kraft-Treten dieses Gesetzes gestattet.
Zu 5: Die Durchführung von Injektionen ist dem Heilpraktiker erlaubt.

Antwort 567
Die Antwort C) ist richtig.
Zu 1: Die stabile Seitenlage ist die richtige Lagerung für bewusstlose Patienten mit intakten Vitalfunktionen.

Antwort 568
Die Antwort C) ist richtig.
Therapie der Wahl, sowohl bei arteriellen als auch bei venösen Blutungen einer Extremität, sind Druckverband und Hochlagern.

Antwort 569
Die Antwort B) ist richtig.
Verstärkter Durst (Polydipsie), verstärkte Urinausscheidung (Polyurie), Infektanfälligkeit und Juckreiz sind typische Symptome des Diabetes mellitus.
Zu C: Das Cushing-Syndrom ist ein durch erhöhte Konzentration von Cortisol im Plasma gekennzeichnetes Krankheitsbild (Ursachen: 1. Störung der Regulation des Hypothalamus-Hypophysen-Systems mit Erhöhung der ACTH-Sekretion; 2. adrenal durch ein primäres NNR-Adenom oder 3. paraneoplastisch durch ACTH-bildenden Tumor);
Klinik: Vollmondgesicht, Stammfettsucht, sog. Büffelhöcker des Nackens, Hirsutismus, Hypertonie (in 90% der Fälle), Eosinopenie, blaurote Striae, Osteoporose, Muskelschwäche, herabgesetzte Glukosetoleranz, bei Kindern Wachstumshemmung; bei Frauen häufig Amenorrhoe, bei Männern Potenzstörungen.
Zu D: Das Phäochromozytom ist ein seltener, Adrenalin und/oder Noradrenalin (Katecholamine) produzierender Tumor des Nebennierenmarks (seltener im Bereich des abdominellen und thorakalen Grenzstrangs). Klinik: Hypertonie (anfallsweise oder kontinuierlich), Tachykardie, Kopfschmerz, Schweißausbrüche, Zittern, u. U. Hyperglykämie.
Zu E: Überfunktion der Schilddrüse mit gesteigerter Produktion und Sekretion der Schilddrüsenhormone zeigt als wichtige klinische Symptome u.a: Struma, Augensymptome (Exophthalmus, sog. Glanzauge), Tachykardie, (systolischer) Hypertonus, Nervosität, feinschlägiger Tremor, Affektlabilität, warm-feuchte Haut, Hyperhidrose, Schweißausbrüche, Bevorzugung kalter Umgebungstemperaturen, Durchfälle, Gewichtsabnahme trotz Heißhungers, Haarausfall, Muskelschwäche (thyreotoxische Myopathie), Dekompensation einer Herzinsuffizienz; bei längerer Dauer Herzmuskelschädigung und Osteoporose.

Antwort 570
Die Antwort B) ist richtig.
Die Gallenblase dient als Reservoir für die Galle, zur Konzentration der Galle und zum Ausgleich von Druckschwankungen in den äußeren Gallenwegen.

Antwort 571
Die Antwort C) ist richtig.
Eine sorgfältige Kompressionstherapie ist das Fundament jeder sinnvollen Behandlung von Varizen. Ebenso wichtig ist die Mobilisation: Die Erkrankten sollen auch tagsüber öfters die Beine hochlegen, sich aber ansonsten sportlich betätigen (kein Kraftsport, aber z. B: Rad fahren, Schwimmen, Spazierengehen). Abschnürende Kleidungsstücke behindern den Abfluss aus den oberflächlichen Venen (die bei Varikosis evtl. Kollateralfunktionen übernehmen müssen) und belasten die Varizen umso mehr.
Zu 4 und 5: Hohe Absätze sind ungeeignet, die Durchblutung zu verbessern. Wärmeanwendungen kommen allenfalls in Form von Wechselbädern in Betracht; im übrigen sollen Venenkranke Hitze meiden.

Antwort 572
Die Antwort B) ist richtig.
Als Maskengesicht wird das Gesicht eines Kranken mit herabgesetzter oder fehlender Mimik (Hypo- bzw. Amimie) bezeichnet.

Das Maskengesicht zeigt sich charakteristisch beim Parkinson-Syndrom (es findet sich auch bei Sklerodermie, seltener bei Multipler Sklerose und rheumatoider Arthritis).
Zu D und E: Beim M. Cushing findet sich das sog. Vollmondgesicht, beim (weißen) M. Addison zeigt das Gesicht eine alabasterartige Blässe und ein Ausfall der lateralen Augenbrauen (Hertoghe-Zeichen).
Zu C: Im Gesicht des an Tetanus Erkrankten zeigt sich evtl. das sog. Teufelsgrinsen (Risus sardonicus), ein maskenhafter Gesichtsausdruck eines hämischen Lachens infolge einer Kontraktur der mimischen Muskulatur, verbunden mit Trismus, einem Kieferkrampf (tonischer Krampf der Kiefermuskulatur).

Antwort 573
Die Antwort E) ist richtig.
Keines der angegebenen Krankheitsbilder kann ausgeschlossen werden.

Antwort 574
Die Antwort A) ist richtig.
Die Hepatitis A hinterlässt i.d.R. eine lebenslange Immunität. Chronische Verläufe mit Entwicklung einer Leberzirrhose kommen nicht vor, Dauerausscheider werden nicht beobachtet. Die Krankheit kann zwar in seltenen Fällen auch sexuell übertragen werden, in der Regel verläuft die Übertragung allerdings fäkal-oral.

Antwort 575
Die Lösung E) ist richtig.
zu Aussage 1: Der Zeckenbiss bleibt in bis zu 50 % der Fälle unbemerkt.
zu Aussage 2: Die FSME-Infektion tritt nach Zeckenstich nicht regelmäßig, sonder eher selten auf. Häufiger (aber bei weitem nicht immer) kommt es nach einem Zeckenbiss zum Krankheitsbild der Borreliose.
Ca. 10-30 % der Zecken sind mit Borrelia burgdorferi (Erreger der Lyme-Borreliose) befallen, während mit dem FSME-Virus in Endemiegebieten nur 0,2-0,5 % der Zecken befallen sind.
Gegen das FSME-Virus gibt es eine Impfung (wird nur Risikopersonen - Waldarbeiter, Förster usw. - empfohlen).
Eine Impfung gegen Borreliose befindet sich in Erprobung.

Antwort 576
Die Antwort C) ist richtig.
Beim Hyperparathyreoidismus führt eine Überfunktion der Nebenschilddrüsen zur vermehrten Bildung von Parathormon. Folge: Anstieg der Kalzium- und Absinken der Phosphatkonzentration im Blut (bei Anstieg des Phosphats im Urin: Phosphaturie). An der Niere führt dies zur Bildung von Nierensteinen (Nephrolithiasis) und zur Nephrokalzinose (Ablagerung von Kalksalzen in den Tubulusepithelien, im Lumen der Tubuli und im interstitiellen Nierengewebe).

Antwort 577
Die Antwort E) ist richtig.

Antwort 578
Die Antwort C) ist richtig.
Eine tägliche starke apparative Extension der Wirbelsäule ist beim M. Bechterew nicht indiziert. Die Therapie des M. Bechterew erfolgt symptomatisch mit Analgetika (Schmerzmittel) und Antiphlogistika (entzündungshemmende Medikamente) und lebenslang durchgeführten krankengymnastische Übungen.

Antwort 579
Die Antwort C) ist richtig.
Zu 3: Testosteron wird v.a. in den Leydig-Zwischenzellen des Hodens, kleine Mengen auch im Ovar und der Nebennierenrinde synthetisiert.
Zu 5: Die Samenzellen werden im Nebenhoden gespeichert.

Antwort 580
Die Antwort D) ist richtig.
Promiskuität (häufiger Wechsel des Sexualpartners) ist kein typisches Syndrom der Anorexia nervosa (Pubertätsmagersucht). (Vgl. auch Antwort auf Frage **36**).

Fragen richtig lesen!!!

Antwort 581

Die Antwort E) ist richtig.

Glaukom ist die Sammelbezeichnung für verschiedene Erkrankungen des Auges, die mit einer vergrößerten Ausbuchtung in der Netzhaut im Bereich des Sehnerveneintritts (Excavatio papillae nervi optici) und meist mit einer Erhöhung des Augeninnendrucks einhergehen. Das Glaukom ist eine der häufigsten Erblindungsursachen in Industrieländern (ca. 15% der Erblindungsfälle). Ein erhöhter Augeninnendruck und Durchblutungsstörungen führen zu einer (druckbedingten) Verletzung des Sehnerven. Dies führt zunächst zu Gesichtsfeldausfällen, später kann es zur Erblindung führen. Netzhautablösung ist also nicht die Ursache für die Erblindung beim Glaukom.

Ein pathogenetischer Mechanismus der Glaukomerkrankungen mit erhöhtem Augeninnendruck ist eine Abflussstörung des Kammerwassers im Trabekelwerk des Auges.

Der Tränenkanal (Ductus nasolacrimalis) hat mit dieser Abflussstörung im Innern des Auges nichts zu tun. Er ist ein Abflussweg der Tränenflüssigkeit. Durch die beiden Tränenpunkte des Ober- und Unterlids werden die Tränen von den Tränenkanälchen angesaugt und in den Tränensack geleitet. Von hier fließen die Tränen durch den Tränengang in den unteren Nasengang.

Antwort 582

Die Antwort B) ist richtig.

Die Tränen werden ständig in kleine Mengen von den Tränendrüsen gebildet. Ein kleiner Teil verdunstet an der Luft, der andere Teil fließt über den Ductus nasolacrimalis in den unteren Nasengang (NICHT in den venösen Kreislauf) ab.

Die Tränenflüssigkeit ist eine klare, alkalische, salzige Flüssigkeit mit geringem Eiweißgehalt. Ihre Zusammensetzung entspricht etwa einem Ultrafiltrat des Blutplasmas. Sie dient der Befeuchtung, als sog. 'Schmiermittel' und zur Reinigung der Bindehäute (Konjunktiven) und der Hornhaut (Kornea). An der Oberfläche der Hornhaut sorgt sie für eine Verbesserung der optischen Eigenschaften und ist verantwortlich für die physiologische Quellung des Hornhautepithels. Bei trockenem Auge kommt es zu Hornhautschäden, (nicht zu Netzhautablösung). Durch Lysozymanteile wirkt die Tränenflüssigkeit antibakteriell (bakterizid).

Antwort 583

Die Antwort E) ist richtig.

Antwort 584

Die Antwort B) ist richtig.

Antwort 585

Die Antwort B) ist richtig.

Die sog. 6-P-Regel beim akuten arteriellen Verschluss lautet:

- 1 blitzartiger, stärkster Schmerz (pain),
- 2 Blässe (paleness),
- 3 Missempfindung (paresthesia),
- 4 Pulslosigkeit (pulslessness),
- 5 Bewegungsunfähigkeit (paralysis),
- 6 Schock (prostration).

Livide bis bläuliche Verfärbung, Rotfärbung und Ödem gehören nicht zu den typischen Symptomen eines arteriellen Verschlusses.

Antwort 586

Die Antwort D) ist richtig.

Als Flashback (auch ‘Nachhallpsychose’, Echopsychose) wird eine nach drogenfreiem Intervall ohne erneute Drogeneinnahme wiederkehrende episodische, oft sehr kurze (Sekunden bis Minuten), doch auch Stunden, Tage oder einige Wochen dauernde Psychose bezeichnet.

Antwort 587

Die Antwort C) ist richtig.

Nephrotisches Syndrom ist ein Sammelbegriff für einen bei vielen primären und sekundären Nierenerkrankungen auftretenden Symptomenkomplex aus:

- große Proteinurie (> 3,5 g pro Tag),
- Hypoproteinämie,
- hypalbuminämische Ödeme
  (wenn Serumalbumin < 2,5 g/l),

- Hyperlipoproteinämie mit Erhöhung von Cholesterin und Triglyzeriden.

Antwort 588
Die Antwort C) ist richtig.
Symptome bei Hyperthyreose:

- Struma (‚Kropf': 70-90% der Patienten),
- aufgrund der starken Durchblutung ist auskultatorisch über der Schilddrüse sog. ‚Nonnensausen' (altdeutsch: Nonne = Kreisel) zu hören,
- psychomotorische Unruhe mit gesteigerter nervaler Erregbarkeit: z. B. feinschlägiger Tremor der Hände (Feinzittrigkeit der Hände), lebhafte Reflexe, Schlaflosigkeit, Nervosität,
- warme und feuchte Haut (Händedruck!), weiches dünnes Haar,
- Wärmeintoleranz (Unverträglichkeit von Wärme), Schweißausbrüche, subfebrile Temperatur,
- Tachykardie, Rhythmusstörungen, große Blutdruckamplitude,
- Gewichtsverlust (trotz Heißhungers!),
- Durchfall,
- negative Kalziumbilanz mit Hyperkalzämie und Knochenbrüchigkeit, Fettleber,
- evtl. Hyperglykämie oder pathologische Glukosetoleranz,
- Exophthalmus (bei Basedow-Hyperthyreose).

Antwort 589
Die Antwort C) ist richtig.
Bei Peronäuslähmung = Lähmung infolge Schädigung des N. peronaeus (fibularis) communis (L4-S2) kommt es zu einer Fußheberschwäche mit sog. Spitzfußstellung und Steppergang. Die Dorsalextensoren von Fuß und Zehen sind gelähmt. Der Patient muss das Knie abnorm hoch heben, um das Schleifen der Zehen auf dem Boden zu verhindern, außerdem kommt es zu Sensibilitätsstörungen am lateralen Fußrand und Fußrücken.

Antwort 590
Die Antwort A) ist richtig.
Der beschriebene Befund ist charakteristisch für eine eitrige Angina tonsillaris (Streptokokken-Angina).

Antwort 591
Die Antwort D) ist richtig.
Der Musculus quadriceps femoris (vierköpfiger Oberschenkelmuskel) ist der sog. Schenkelstrecker. Er beugt den Oberschenkel im Hüftgelenk und streckt den Unterschenkel im Kniegelenk. Er besteht aus vier Anteilen:

- Musculus rectus femoris: Streckung des Unterschenkels, Beugung des Oberschenkels,
- Musculus vastus lateralis: Streckung des Unterschenkels,
- Musculus vastus intermedius: Streckung des Unterschenkels,
- Musculus vastus medialis: Streckung des Unterschenkels.

Antwort 592
Die Antwort D) ist richtig.
Pathogenetische Ursachen für die Entwicklung von Gewebsödemen können sein:

1. erhöhter hydrostatischer Druck: z. B. durch Thrombose, Herzinsuffizienz, Natrium- oder Wasserretention (Schwangerschafts- oder prämenstruelle Ödeme, bei Cushing-Syndrom, Hyperaldosteronismus, Kortikoidtherapie);
2. verminderter onkotischer Druck: (Hypoproteinämie), z. B. bei nephrotischem Syndrom, exsudativer Enteropathie, Leberparenchymschäden, Hunger;
3. Kapillarwandschäden, z. B. bei Glomerulonephritis als entzündliches, allergisches oder ischämisches Ödem;
4. Störungen des Lymphabflusses

Antwort 593
Die Antwort A) ist richtig.
Das Karpaltunnel-Syndrom (Medianuskompressionssyndrom) ist eine durch mechanische Kompression des N. medianus

im Karpaltunnel verursachte Atrophie der Daumenballenmuskulatur sowie Sensibilitätsstörung der Hohlhand und Finger 1-3 einschließlich der radialen Seite des 4. Fingers. Anfangs kommt es besonders nachts zu Schmerzen im Unterarm. Es kommt vor allem bei Frauen zwischen dem 40. und 50. Lebensjahr vor.

Antwort 594

Die Antwort E) ist richtig.

Einige Ursachen für Erbrechen:

- Reflektorische Mechanismen bei gastrointestinalen Erkrankungen, Überdehnung des Magens oder als Schutzreflex,
- Peritonitis,
- Meningitis,
- erhöhtem Schädelinnendruck (Hirntumor),
- Infekt,
- Schwangerschaft,
- sog. Überlauferbrechen durch Stenosen im (oberen) Magen-Darm-Trakt oder bei Insuffizienz des Magenverschlusses,
- induziertes Erbrechen bei psychogenen Essstörungen,
- als therapeutische Maßnahme (Gabe von Emetika).

Zu 5: Eine Alkalose ist eine Störung im Säure-Basen-Haushalt mit Anstieg des arteriellen pH-Wertes über 7,44. Bei Verlust an Magensaft (Salzsäure) durch Erbrechen kommt es zu einem Verlust von sauren Wasserstoffionen und damit zu einer metabolischen Alkalose.

Antwort 595

Die Antwort E) ist richtig.

Einige differentialdiagnostische Möglichkeiten für das Symptom Kopfschmerz (Cephalgia, Cephalaea):

1. Migräne,
2. Spannungskopfschmerz,
3. Cluster-Kopfschmerz,
4. organisch bedingter Kopfschmerz bei Subarachnoidalblutung, Arteriitis temporalis, Apoplexie, intrakranieller Raumforderung (z. B. Hirntumoren, intrakranielles Hämatom, Hirnabszess), Liquorzirkulationsstörungen (z. B. bei Liquorunterdrucksyndrom, Hydrozephalus), Infektionskrankheiten (z. B. Enzephalitis, Meningitis), Schädelhirntrauma, Wirbelsäulenaffektionen, Allgemeinerkrankungen (z. B. Hypertonie), Augenerkrankungen (z. B. Glaukom, Ametropie), Hals-Nasen-Ohren-Erkrankungen (z. B. Otitis, Stenosekopfschmerz),
5. Gesichtsneuralgie,
6. Zahnaffektionen,
7. medikamentös oder toxisch bedingt (z. B. Analgetika-Kopfschmerz, durch Methanol, Kohlenmonoxid u.a).

Antwort 596

Die Antwort D) ist richtig.

Als Keloid (Wulstnarbe) wird eine derbe, platte oder strangförmige, manchmal juckende Bindegewebewucherungen (Fibroblasten-Proliferation) verstanden, die sich bei individueller und ethnischer Disposition Wochen bis Monate nach Verletzungen (Traumen, Verbrennungen, Verätzungen, Impfungen, operativen Eingriffen) im Bereich von Narben entwickeln. Im Gegensatz zu hypertrophen Narben dehnt sich das Keloid über die ursprüngliche Narbe hinaus auf unbeschädigte Haut aus.

Antwort 597

Die Antwort D) ist richtig.

Das Lungenemphysem ist eine irreversible Vergrößerung des Luftraums distal der Bronchioli terminales durch Zerstörung von Alveolen und Lungensepten. Die innere Atmungsoberfläche wird durch die Zerstörung der Lungenalveolen kleiner, das Lungenvolumen ist durch die Überblähung der Lunge vergrößert.

Antwort 598

Die Antwort E) ist richtig.

Vitamin-A-Mangel steht weltweit unter den Vitaminmangelzuständen zwar an erster Stelle, ist aufgrund der guten Ernährungslage in den Industriestaaten aber eher selten.

Bei längerer Einnahme von mehr als 30mg/Tag Vitamin A kann es zum Bild einer Hypervitaminose kommen: Übelkeit, Erbrechen, Kopfschmerz, trockene Haut und Schleimhäute, später auch Schwellungen des Periosts, Hämorrhagien, Haarausfall, Reizbarkeit, Spontanfrakturen; teratogene Wirkung.

Antwort 599
Die Antwort D) ist richtig.
Kalzium kann die Wirkung von Digitalis verstärken und dadurch Herzrhythmusstörungen hervorrufen.

Antwort 600
Die Antwort C) ist richtig.
Bei Zwangsneurose stehen Zwangserlebnisse (z. B. als Zwangshandlung oder Zwangsgedanken) im Vordergrund.
Obwohl die zwanghaft sich aufdrängenden Bewusstseinsinhalte als unsinnig angesehen werde, können sie nicht beiseite geschoben werden. Es tritt Angst auf, wenn den Zwangsimpulsen nicht nachgegeben werden kann. (Als Ursache wird in der Psychoanalyse ein Konflikt zwischen Triebwünschen des Es und Verbot durch das Überich diskutiert; lerntheoretisch entsteht die Zwangsneurosen als Folge der Verknüpfung eines unkonditionierten angstauslösenden Reizes mit ursprünglich wertneutralen Gedanken. Die Krankheit nimmt oft einen chronischen Verlauf.)
Zu 1: Bei Gedankenentzug und Gedankenausbreitung handelt es sich um formale Denkstörungen, bei der das Gefühl besteht, die eigenen Gedanken würden entzogen (z. B. durch eine äußere Macht oder Person); Gedankenentzug kommt im Rahmen von Ich-Erlebensstörungen bei Schizophrenie vor.
Zu 3: Dass die eigenen seelischen Vorgänge als von anderen und außen gemacht erlebt werden ist ein typisches Symptom bei Schizophrenie.

Antwort 601
Die Antwort A) ist richtig.
Als Esmarch-Heiberg-Handgriff bezeichnet man das Vorschieben des Unterkiefers bei rekliniertem Kopf, so dass die untere Zahnreihe vor die obere kommt. Der Handgriff dient dem Freimachen der Atemwege. Er verhindert das Zurückfallen der Zunge und dient dem Öffnen des Mundes bei Bewusstlosen.

Antwort 602
Die Antwort A) ist richtig.
Die oberen Abschnitte der Atemwege umfassen die Nasenhöhle mit ihren Nebenhöhlen und den Rachen. (Die unteren Atemwege beginnen mit dem Kehlkopf, es folgt die Luftröhre und danach die gesamte Aufzweigung des Bronchialbaums.) Das Zurückfallen der Zunge verlegt die oberen Atemwege.

Antwort 603
Die Antwort B) ist richtig
Denkstörung finden sich häufig bei Schizophrenie (aber auch im Rahmen anderer Erkrankungen: organische Psychose, Bewusstseinsstörungen, Intoxikationen, Depression) Es werden formale und inhaltliche Denkstörungen unterschieden:
1. formale Denkstörungen:
   Störung des Denkens in Bezug auf Geschwindigkeit (beschleunigtes, verlangsamtes oder gehemmtes Denken), Ablauf (umständliches, perseverierendes oder eingeengtes Denken) oder logische Struktur (inkohärentes oder zerfahrenes Denken). Bei beschleunigtem Denken können sich Assoziationen und Ideenflucht so weit steigern, dass das Denkziel nicht mehr festgehalten wird und dem Untersuchenden das Denken als inkohärent (mit noch erkennbarem Zusammenhang) oder zerfahren (ohne erkennbaren Zusammenhang) erscheint. Umständliches Denken entsteht, wenn alle bei einem Thema entstehenden Assoziationen als gleichwertig berücksichtigt werden; perseverierendes Denken ist durch sog. Haften an einem Wort oder Denkinhalt charakterisiert. Gedankeneingebung, -entzug, -ausbreitung oder -stop und Sperrung sind formale

Denkstörungen im Rahmen einer Ich-Erlebensstörung.
2. Inhaltliche Denkstörungen:
Störung des Denkens im Sinne einer Urteilsstörung über die Realität, z. B. als überwertige Idee oder ausgebaut bis zum Wahn.

Antwort 604

Die Antwort E) ist richtig.

Schutzimpfungen dienen der Erzeugung einer Immunität zur Vorbeugung gegen Infektionskrankheiten. Bei der aktiven Immunisierung werden abgeschwächte, vermehrungsfähige, Krankheitserreger bzw. nicht vermehrungsfähige bakterielle oder virale Antigene oder Toxoide in den Körper eingebracht, um diesen zur aktiven Produktion von Antikörpern zu veranlassen. Bei späterem Kontakt mit den entsprechenden Krankheitserregern bedingen die durch die Impfung aktiv vom Körper gebildeten Antikörper eine Immunität des Organismus, d. h. er erkrankt nicht.

Antwort 605

Die Antwort D) ist richtig.

Nasenbluten sollte nie unterschätzt werden. Der Kopf sollte nach vorne oder nach unten zeigen, damit Blut nicht in den Rachen einlaufen kann (Aspirationsgefahr) und das austretende Blutvolumen besser abzuschätzen bleibt. Durch Zusammenpressen der Nasenflügel und kalte, nasse Wickel im Nacken kann man die Blutung evtl. mindern oder stillen. Ständige Puls- und Blutdrucküberwachung und ein peripher-venöser Zugang sind bei starkem Nasenbluten weitere sinnvolle Therapiemaßnahmen.

Antwort 606

Die Antwort D) ist richtig.

Eine schmerzlos vergrößerte, palpable Gallenblase bei gleichzeitig bestehendem Ikterus wird als Courvoisier-Zeichen bezeichnet. Die Symptomatik entsteht durch einen chronischen Verschluss des Ductus choledochus infolge einer Tumorkompression. Typischerweise findet sich das Courvoisier-Zeichen beim Pankreaskopfkarzinom (auch bei: Gallenblasenhydrops, Gallenblasenkarzinom, Gallengangkarzinom).

Antwort 607

Die Antwort D) ist richtig.

Beim Verschlussikterus (mechanisch bedingter post- bzw. extrahepatischer Ikterus) kommt es zu einer Störung des Bilirubintransports durch partielle oder totale Verlegung des Ductus choledochus (z. B. bei Steinen im Ductus choledochus und beim Gallengangkarzinom,).

Zu 3 und 4: Das in der Leber gebildete konjugierte, wasserlösliche Bilirubin kann nicht in den Darm abfließen und tritt daher in das Blut über (sog. Resorptionsikterus). Es wird in der Niere filtriert (wasserlöslich), erscheint im Urin und färbt diesen braun. Da kein Bilirubin im Darm ankommt, wird kein Urobilinogen und kein Sterkobilin gebildet. Sterkobilin färbt den Stuhl braun. Das Fehlen des Sterkobilins verursacht die weiße (helle) Verfärbung des Stuhls.

Zu 5: Beim Verschlussikterus gelangen die Gallensäuren zusammen mit Bilirubin ins Blut und verursachen dort Juckreiz und Bradykardie.

Antwort 608

Die Antwort A) ist richtig.

Zu 1: Vesikuläratmen (Bläschenatmen, Atmen von schlürfendem Charakter) findet sich über normalen Lungenteilen, und ist beim Gesunden nur bei der Inspiration zu hören.

Zu 2: Tympanitischer Perkussionsschall findet sich über luftgefüllten Darmschlingen.

Zu 3: Amphorisches Atmen (sog. Höhlenatmen, Krugatmen): sausendes, metallisch klingendes Atemgeräusch (ähnlich dem Geräusch, das entsteht, wenn man über die Öffnung einer großen Flasche bläst); dieses Geräusch ist typisch für glattwandige Kavernen bei Tuberkulose.

Zu 4: Die Atemverschieblichkeit der unteren Lungengrenzen beträgt beim Gesunden ca. 4-5 cm.

Zu 5: Exspiratorisches Giemen, Pfeifen und Brummen findet sich beim Asthma bronchiale.

Antwort 609

Die Antwort D) ist richtig.

Die Injektion in den oberen äußeren Quadranten ist ein Kunstfehler. Wir haben die Hoffnung aufgegeben, dass sich das irgendwann einmal zu den Gesundheitsämtern herumspricht (die Frage kommt seit Jahren immer wieder). Also kreuzen sie halt D) an. Von den bei den Antwortmöglichkeiten vorgegebenen Kunstfehlern ist das der geringste. (Normalerweise spritzen Sie ventroglutäal nach der Methode nach VON HOCHSTETTER oder in den M. vastus lateralis, Impfstoffe auch in den M. deltoideus.

Antwort 610

Die Antwort C) ist richtig.

Brechdurchfall führt bei Säuglingen und Kleinkindern schnell zur Dehydratation (Abnahme des Körperwassers) mit Exsikkose (Austrocknung), metabolische Azidose, Elektrolytverschiebung, u.U. zum hypovolämischen Schock und (dyspeptischen) Koma. Es handelt sich also um einen Notfall, eine Klinikeinweisung ist indiziert.

Antwort 611

Die Antwort E) ist richtig

Bei den reversiblen (akuten) körperlich begründbaren Psychosen unterscheidet man Formen mit Bewusstseinstrübung von Formen ohne Bewusstseinstrübung. Die Formen ohne Bewusstseinstrübung werden als sog. Durchgangssyndrome bezeichnet. Alle Symptome der Schizophrenie können auch bei körperlich begründbaren Psychosen vorkommen.

In der Regel gehen leichte Formen mit einer Störung der normalen Tätigkeit, mit Antriebsstörung und evtl. Gefühlsverarmung einher. Mittelschwere Formen zeigen eine Verlangsamung aller psychischen Funktionen, Gedächtnisstörung und Störung der Affektivität. Bei schweren Durchgangssyndromen zeigen sich ausgeprägte Gedächtnisstörungen, Denkstörungen (z. B. Größenidee, Verfolgungswahn), evtl. Konfabulationen (Überspielen von Gedächtnislücken durch Erzählen meist zufälliger Einfälle) und Halluzinationen.

Antwort 612

Die Antwort D) ist richtig.

Das Delir (lat. delirare verrückt sein) ist eine Form der akuten organischen Psychose mit Bewusstseins- und Orientierungsstörungen, (vor allem. optische) Halluzinationen, vegetativen Störungen (Tachykardie, Schwitzen), Tremor und motorische Unruhe.

Antwort 613

Die Antwort E) ist richtig.

Folgen der Alkoholkrankheit sind: Duodenalgeschwüre, Leberveränderungen (Fettleber, Alkoholhepatitis, Leberzirrhose), Pankreatitis (akute, chronische), Hypogonadismus, Kardiomyopathie, Polyneuropathie, Krampfanfälle, zerebrale Degeneration.

Antwort 614

Die Antwort B) ist richtig.

Das diätetische Behandlungsprinzip bei Harnsäureerhöhung (Hyperurikämie) und Gicht: Normalgewicht anstreben, Verminderung der Purinzufuhr, Verminderung des Alkoholkonsums.

Purine finden sich hauptsächlich in Innereien. Der Konsum von Fleisch, Fleischwaren und Fisch sollte beschränkt werden. Als Quelle tierischen Eiweißes sollten fettarme Milchprodukte bevorzugt werden.

Alkohol führt zu einer Hemmung der Harnsäureausscheidung über die Niere und ist deshalb zu meiden.

Antwort 615

Die Antwort E) ist richtig.

Die Primär-Tuberkulose findet sich meist in der Lunge (Lungentuberkulose), seltener in Halslymphknoten, Darm und Haut (extrapulmonale Tbc). Im Rahmen einer Miliartuberkulose können Tuberkuloseherde im ganzen Organismus auftreten (Hauttuberkulose, Augentuberkulose, tuberkulöse Pleuritis und Peritonitis u. a.

Beispiele für Spätformen: Knochentuberkulose, Gelenktuberkulose, Urogenitaltuberkulose, Epididymitis, Adnexitis.

Antwort 616

Die Antwort E) ist richtig.

Ein Furunkel ist eine, meist aus einer Follikulitis hervorgehende, akute eitrige Entzündung eines Haarfollikels und seiner Talgdrüse (Perifollikulitis). Er zeigt sich als schmerzhafter, bis zu einigen Zentimetern großer, geröteter Knoten mit zentralem Eiterpfropf und starkem Ödem der Umgebung. Die Entzündung wird meist durch Staphylococcus aureus hervorgerufen und findet sich v.a. an Nacken, Gesäß, Oberschenkelinnenseiten und im äußeren Gehörgang. Sein Auftreten wird durch eine geschwächte Abwehrlage (z. B. bei Diabetes mellitus, chronischer Infektions- und Stoffwechselkrankheiten, Immundefekten) und Ekzeme begünstigt. Bei Lokalisation im Gesicht (ab Oberlippe) besteht die Gefahr der Thrombophlebitis der V. angularis und des Sinus cavernosus mit Kavernosusthrombose und Meningitis (keine Manipulationen!).

Antwort 617

Die Antwort B) ist richtig.

Der Schellong-Test ist eine Kreislauffunktionsprüfung zur Beurteilung von hypotonen und hypodynamischen Kreislaufregulationsstörungen. Beim Schellong Test werden die Veränderungen von Pulsfrequenz und Blutdruck (sowie der QRS-Dauer im EKG) in Ruhe, bei orthostatischer Belastung (Stehtest) und bei Kniebeugenbelastung bestimmt.

Antwort 618

Die Antwort E) ist richtig.

Zu 3: Die quer gestreifte Muskulatur (Willkürmotorik) unterliegt der Steuerung des animalischen Nervensystems.

Zu 4: Der Geruchssinn des Menschen wird vom 1. Hirnnerv (N. olfactorius) geregelt.

Antwort 619

Die Antwort E) ist richtig.

Beim Lasègue-Zeichen wird durch Dehnung des N. ischiadicus (bei passivem Anheben des gestreckten Beins des liegenden Patienten) ein Schmerz in Gesäß und Oberschenkel der erkrankten Seite ausgelöst: Lasègue-Zeichen positiv. Ein positives Lasègue-Zeichen findet sich v.a. bei Bandscheibenvorfall, Ischiassyndrom und meningealem Syndrom.

Antwort 620

Die Antwort C) ist richtig.

Zu 4: Gedankenlautwerden ist als akustische Halluzination typisch für das Krankheitsbild der Schizophrenie.

Antwort 621

Die Antwort C) ist richtig

Die Schlafstörungen äußern sich als Einschlaf- und Durchschlafstörungen sowie frühmorgendliches Erwachen. Das abendliche Stimmungstief ist charakteristisch für die neurotische Depression.

ANTWORTEN MC 10

Antwort 622
Die Antwort A) ist richtig.
Die akute Gefahr droht dem Bewusstlosen durch die Hypoglykämie, nicht durch eine evtl. Hyperglykämie. Im Zweifelsfall wird immer Glukose über einen peripher-venösen Zugang injiziert, niemals Insulin.
Zu 1: Bewusstlose werden in der stabilen Seitenlage gelagert.
Zu 2: In Notfällen und bei Bewusstlosen keine orale Gabe von Medikamenten (Aspirationsgefahr; keine Resorption des Medikaments durch Zentralisation des Kreislaufs).

Antwort 623
Die Antwort E) ist richtig.
Die Bulimia nervosa (griechisch boulimia Heißhunger; Ess-Brechsucht) ist eine psychogene Essstörung, bei der exzessive Nahrungsmengen in kürzester Zeit zugeführt und anschließend Maßnahmen ergriffen werden, um das Körpergewicht in einem (sub)normalen Rahmen zu halten.
Zu diesen Maßnahmen zählen z. B. selbstinduziertes Erbrechen sowie Missbrauch von Laxanzien (Abführmitteln) und Diuretika ('Wassertabletten'). Abführmittel und Diuretika können zu Elektrolytstörungen (z. B. Hypokaliämie) führen. Diese wiederum können Ursache von Herzrhythmusstörungen sein (vgl. auch Antwort zu Frage **36**).

Antwort 624
Die Antwort A) ist richtig.
Im akuten Schub einer rheumatoiden Arthritis ist eine Wärmebehandlung kontraindiziert, da sie die Entzündung eher verstärken würde.
Zur Hemmung entzündlicher Prozesse und zur Schmerzbehandlung wird Kälte eingesetzt (Kryotherapie). Entweder als lokale Kälteanwendung in Form von Eis, tiefgekühlter Silikatmasse (Kryopack) oder Chloräthylspray (Verdunstungskälte) oder als Ganzkörperkältetherapie in einer speziellen Kältekammer (1-2 Minuten bei Temperaturen unter -100°C).
Bewegungstherapie und Hilfsmittelversorgung durch die Ergotherapie (Beschäftigungs- und Arbeitstherapie) sind weitere wichtige therapeutische Ansätze bei der Behandlung der rheumatoiden Arthritis.

Antwort 625
Die Antwort B) ist richtig.
Zu 1 und 2: Bei bestimmten psychischen Erkrankungen besteht ein gesteigertes Suizidrisiko (z. B. Depressionen, Schizophrenie). Gefährdet sind auch bei rassisch, politisch oder religiös Verfolgte, Suchtmittelabhängige, unheilbar Kranke und sozial isolierte Menschen. Die Suizidrate ist bei Männern mehr als doppelt so hoch wie bei Frauen. Das Suizidrisiko nimmt bei Männern mit steigendem Alter zu, bei Frauen ab.
Zu 3 und 4: Das Patientengespräch ist eine wichtige Maßnahmen zur Verhinderung eines Suizids und zur Betreuung von Suizidgefährdeten. In den meisten Fällen wird eine ernsthafte Selbsttötungsabsicht vorher in irgendeiner Form geäußert und der Suizid kann durch geeignete Intervention evtl. verhindert werden. Wichtig sind möglichst ununterbrochen erreichbarer Ansprech- und Anlaufstellen (z. B. Telefonseelsorge, Beratungsstellen, Kriseninterventionsdienste).

Antwort 626
Die Antwort C) ist richtig.
Nicht übermäßig verschmutze Instrumente werden erst desinfiziert (damit möglichst keine infektiösen Erreger in die Reinigungsflüssigkeit gelangen), dann gereinigt und anschließend sterilisiert.

Antwort 627
Die Antwort B) ist richtig.
Hepatitis B und HIV werden typischerweise über Kontakt mit Blut bzw. Blutprodukten übertragen.
Zu 2: Die Infektionsquelle bei Tuberkulose ist vor allem der erkrankte Mensch.
Die Übertragung erfolgt durch Tröpfcheninfektion über die Atemwege, selte-

ner oral (Milch), noch seltener über Haut bzw. Augenbindehaut.
Zu 4: Hepatitis A wird vor allem fäkal-oral übertragen (Trinkwasser, Nahrungsmittel).
Zu 5: Clostridium tetani, der Erreger des Wundstarrkrampfes, gelangt meist mit verunreinigter Erde von Gärten und Feldern in evtl. kleinste Hautwunden und damit in den Körper.

Antwort 628

Die Antwort B) ist richtig.
Seitenbänder werden überprüft, indem man bei fast gestrecktem Knie (ca. 5 Grad Beugung) durch Ab- und Adduktionsbewegung des Unterschenkels (= Valgus- bzw. Varusdehnung) einen Zug auf die Seitenbänder ausübt. Dabei wird auf eine seitliche Aufklappbarkeit des Gelenkes geachtet. (Da bei fast gestrecktem Kniegelenk die Gelenkkapsel straff ist, kann ein instabiles Seitenband unbemerkt bleiben. Der Test sollte deshalb nochmals in 10°-20° Beugung des Kniegelenks durchgeführt werden).

Antwort 629

Die Antwort E) ist richtig.
Grundsätzlich werden Gefahren, die vom üblichen Praxismüll des Heilpraktikers ausgehen, eher gering eingeschätzt. In der Regel kann deshalb Praxismüll ohne weitere Vorbehandlung dem normalen Hausmüll beigegeben werden.
Der gesamte Praxismüll ist dabei in reißfesten und flüssigkeitsdichten Plastiksäcken zu entsorgen. Die Müllsäcke dürfen maximal 70 Liter Inhalt fassen. Spitze, scharfe oder zerbrechliche Gegenstände sind in bruchfesten verschlossenen Behältern (z. B. Kanülensammelboxen) zu sammeln und können hierin in den Hausmüll gegeben werde. Das gleiche gilt für Körperflüssigkeiten, soweit keine Infektions- und Seuchengefahr besteht. Die Behälter müssen unzerbrechlich und undurchsichtig sein, damit niemand zum gewaltsamen Öffnen der Behälter verführt wird und ein versehentliches Zerbrechen nicht möglich ist. Liegenpapier, welches nicht mit Körperflüssigkeiten verunreinigt ist, kann zum Altpapier. Reste von Desinfektionsmitteln, Reagenzien, Arzneimitteln usw. sollten unter dem Gesichtspunkt des Umweltschutzes korrekt entsorgt werden, bzw. zur Sondermüllsammlung gegeben werden.
Einteilung der Abfälle:
Abfälle aus Einrichtungen des Gesundheitsdienstes werden je nach Art, Beschaffenheit und Zusammensetzung in fünf Abfallgruppen eingeteilt.

- A: Abfälle, an deren Entsorgung aus infektionspräventiver und umwelthygienischer Sicht keine besonderen Anforderungen zu stellen sind, wie:
  - Hausmüll und hausmüllähnliche Abfälle; z. B. Zeitschriften, Papier-, Kunststoff- und Glasabfälle,
  - Desinfizierte Abfälle der Abfallgruppe C,
  - Hausmüllähnliche Gewerbeabfälle, z. B. Verpackungsmaterial und Kartonagen,
  - Küchen- und Kantinenabfälle.
- B: Abfälle, an deren Entsorgung aus infektionspräventiver Sicht innerhalb der Einrichtungen des Gesundheitsdienstes besondere Anforderungen zu stellen sind:
  - Mit Blut, Sekreten und Exkreten behaftete Abfälle wie Wundverbände, Gipsverbände, Einwegwäsche, Stuhlwindeln, und Einweg-Artikeln einschließlich Spritzen, Kanülen, Skalpelle.
- C: Abfälle, deren Entsorgung aus infektionspräventiver Sicht innerhalb und außerhalb der Einrichtungen des Gesundheitsdienstes besondere Anforderungen zu stellen sind (sog. Infektiöse, ansteckungsgefährliche Abfälle):
  - Abfälle, die aufgrund ... des Infektionsschutzgesetzes (IfSG) behandelt werden müssen. Dies ist gegeben, wenn die Abfälle mit Erregern meldepflichtiger übertragbarer Krankheiten behaftet sind und da-

durch die Verbreitung der Krankheit zu befürchten ist.
- Nach dem gegenwärtigen Stand der Diskussion können bei folgenden Krankheiten Abfälle dieser Gruppe entstehen: Cholera, Lepra, Milzbrand, Paratyphus A-C, Pest, Pocken, Poliomyelitis, Ruhr (bakteriell), Tollwut, Tularämie, Typhus abdominalis, virusbedingtes hämorrhagisches Fieber, Brucellose, Diphtherie, Meningitis/Enzephalitis, Q-Fieber, Rotz, Tuberkulose (aktive Form) und Virushepatitis...

- D: Abfälle, an deren Entsorgung aus umwelthygienischer Sicht innerhalb und außerhalb der Einrichtungen des Gesundheitsdienstes besondere Anforderungen zu stellen sind: Hier werden im wesentlichen die folgenden Abfälle genannt:
  - Glas und Keramikabfälle mit schädlichen Verunreinigungen,
  - Batterien,
  - Quecksilber,
  - Altmedikamente.
- E: Medizinische Abfälle, an deren Entsorgung nur aus ethischer Sicht zusätzliche Anforderungen zu stellen sind:
  - Körperteile und Organabfälle einschließlich gefüllter Blutbeutel und Blutkonserven.

Aus dieser Einteilung ist eindeutig zu schließen, dass im Operationsbereich, wie auch im Krankenhaus, insgesamt im wesentlichen Abfälle entstehen, die privatem Hausmüll entsprechen und daher in gleicher Weise sortiert und verwertet werden können und nach geltendem Recht somit auch verwertet werden müssen.

Antwort 630

Die Antwort A) ist richtig.

Die Spondylitis ankylosans wird symptomatisch mit Schmerzmitteln (Analgetika) und entzündungshemmenden Medikamenten (Antiphlogistika) behandelt. Eine wichtige Rolle in der Therapie spielen lebenslang und regelmäßig durchzuführende krankengymnastische Übungen.

Antwort 631

Die Antwort D) ist richtig.

Intramuskuläre Injektionen sind dem Heilpraktiker erlaubt. Bei Patienten, die unter gerinnungshemmenden Medikamenten stehen, sind intramuskuläre Injektionen aufgrund der Blutungsgefahr jedoch kontraindiziert.

Antwort 632

Die Antwort E) ist richtig.

Die mittlere Zeit zwischen Infektion und Auftreten von HIV-Antikörpern (Serokonversion) beträgt ca. 2 Monate. Nach 6 Monaten sind bei ca. 95% der Infizierten Antikörper (HIV-Ak) nachweisbar, der Rest jedoch erst zu einem noch späteren Zeitpunkt!

Nur bei einem Teil der Infizierten kommt es nach einigen Tagen bis mehreren Wochen zu einem akuten Krankheitsbild, welches am ehesten einer Mononukleose entspricht. Andere Patienten bleiben nach der Infektion - oft über Jahre - symptomlos. Andere entwickeln nach unterschiedlichen Zeitspannen AIDS-Vorstadien oder erkranken ohne Vorstadien an AIDS.

Antwort 633

Die Antwort D) ist richtig.

Die Schilddrüsenüberfunktion führt typischerweise zu einer Gewichtsabnahme.

Zu 6: Ein sog. Exophthalmus (Vordrängen beider Augäpfel) findet sich in ca. 70% der Fälle immunogener Hyperthyreosen vom Typ M. Basedow). Endokrine Augensymptome entstehen durch Einlagerung von Glukosaminoglykanen (Gag) in das periorbitale Gewebe und die äußeren Augenmuskeln. (In ca. 5% der Fälle finden sich solche Einlagerungen auch vor dem Schienbein als prätibiales Myxödem.)

Antwort 634

Die Antwort C) ist richtig.

Tetanus wird durch das Gift (Toxin) des Stäbchenbakteriums Clostridium tetani verursacht, welches sich im Organismus

vermehrt und dabei das Toxin bildet. Clostridium tetani ist ein anaerobes grampositives sporenbildendes Stäbchenbakterium, welches sich weltweit im Erdboden findet (vor allem wenn dieser mit Tiermist gedüngt ist).
Bei jeder (auch noch so kleinen) verschmutzten Verletzung können Tetanussporen in die Wunde gelangen. Tetanus wird normalerweise nicht von Mensch zu Mensch übertragen.

Antwort 635
Die Antwort D) ist richtig.
Eine Schilddrüsenunterfunktion führt zu einer Verlangsamung der Pulsfrequenz.

Antwort 636
Die Antwort E) ist richtig.
Als Demenz wird eine in der Regel über Monate bis Jahre chronisch progrediente degenerative Veränderungen des Gehirns mit Verlust von früher erworbenen kognitiven Fähigkeiten bezeichnet.
Die Demenz geht einher mit zunehmende kognitive Störungen, die insbesondere Gedächtnis, Denken, Urteilsfähigkeit, Intelligenz und Orientierung betreffen und häufig mit Beeinträchtigungen im sozialen und beruflichen Umfeld bzw. Veränderungen in der Persönlichkeitsstruktur einhergehen. Evtl. finden sich auch psychotische Symptome (z. B. Halluzinationen oder Wahnideen).
Zu 3: Als Perseveration (lat. perseverare beharrlich bei etwas bleiben) wird das Haftenbleiben an Vorstellungen bzw. beharrliches Wiederholen von Bewegungen oder Wörtern (auch in unpassenden Zusammenhängen) verstanden.

Antwort 637
Die Antwort C) ist richtig.
Die kindliche Sprachentwicklung vollzieht sich in Phasen:

- Im 1. Lebensjahr beginnt das Sprachverständnis mit Lallen und Imitation gehörter Sprachlaute und mit ersten Wörtern.
- Ab dem 2. Lebensjahr: Verständnis kurzer Aufträge, Sprechen von Zwei-Wort-Sätzen, Wortschatzerweiterung.
- Ab dem 3. Lebensjahr: Verständnis komplexerer Fragen und Zusammenhänge, Sprechen von Fünf- bis Sechs-Wort-Sätzen.

Im 4. Lebensjahr: schnelle Zunahme des Wortschatzes und weitere Differenzierung der grammatischen Kompetenz.

Antwort 638
Die Antwort B) ist richtig.
Unspezifische Immunität (auch konstitutionelle oder genetische Immunität) kommt durch verschiedene physikalische (z. B. Haut-Schleimhaut-Barriere) und biologische Schutzmechanismen (z. B. antimikrobiell wirksame Enzyme in Zellen, Geweben und auf Schleimhäuten, Phagozytose, Komplement) zustande.
Die spezifische Immunität (auch erworbene Immunität) wird durch spezifische Antikörper sowie durch spezifisch sensibilisierte T-Lymphozyten, Makrophagen u. a. immunkompetente Zellen gewährleistet.

Antwort 639
Die Antwort C) ist richtig.
Aufgrund der positiven Familienanamnese und der geografischen Lage (Jodmangelgebiet) ist eine Strumaprophylaxe auch bei den noch asymptomatischen Kindern angezeigt. Jodiertes Speisesalz, Jodid-Tabletten und jodreiche Seefische sind sinnvolle prophylaktische Maßnahmen.
Hochdosierte Einnahme von Schilddrüsenhormonen ist zur Prophylaxe einer Struma dagegen nicht sinnvoll.
(Als Therapie bei euthyreoter Struma finden Jod oder Schilddrüsenpräparate mit dem Ziel der Verkleinerung der Struma Verwendung; nach 1-1 1/2 jähriger Suppressionsbehandlung mit Schilddrüsenhormonen ist mit keiner weiteren Strumaverkleinerung mehr zu rechnen, danach nur noch medikamentöse Behandlung mit Jod bzw. reduzierte Schilddrüsenhormongabe zur Rezidivprophylaxe; evtl. kommt auch eine Teilentfernung der Schilddrüse mit

anschließender Rezidivprophylaxe oder eine Radiojodtherapie in Frage).

Antwort 640
Die Antwort C) ist richtig.
Als sichere Frakturzeichen gelten:
- Fehlstellung,
- abnorme Beweglichkeit,
- Crepitatio (palpatorisch knisterndes Gefühl infolge des Aneinanderreibens rauer Flächen),
- sichtbare Knochenfragmente.

Als unsichere Frakturzeichen gelten
- Schwellung,
- Hämatom,
- Schmerz,
- aufgehobene oder eingeschränkte Funktionsfähigkeit.

Antwort 641
Die Antwort C) ist richtig.
Hellgelbe Platten im Bereich der Augenlider durch Cholesterinablagerungen werden als Xanthelasmen bezeichnet.
Xanthelasmen in jungem Alter sind praktisch immer Folge einer Hyperlipoproteinämie vom Typ II. (In höherem Alter bilden sie sich häufig unabhängig von einer Fettstoffwechselstörung und sind harmlos).

Antwort 642
Die Antwort D) ist richtig.
Als Pfortaderhochdruck wird eine Druckerhöhung in der Pfortader um mehr als 12 mmHg (Quecksilbersäule) bezeichnet.
Eine Widerstandserhöhung im Abflussgebiet der Pfortader führt zum Pfortaderhochdruck. Als Folge entwickeln sich sog. Kollateral- oder Umgehungskreisläufe von der Pfortader zur oberen oder unteren Hohlvene (unter Umgehung der Leber).
Klinik des Pfortaderhochdrucks:
- Kollateralkreislauf („Umgehungsvenen"):
  - Unter der Bauchhaut, im Gebiet um den Nabel („Caput medusae"),
  - Speiseröhren- und Funduskrampfadern, evtl. mit (tödlichen!) Blutungskomplikationen.
- Milzvergrößerung (Splenomegalie), evtl. mit Hypersplenismus: Anämie, Thrombopenie und Leukozytopenie,
- Aszites („Bauchwasser"): vorgewölbter Bauch, im Liegen ausladende Flanken, verstrichener Nabel, Nachweis: palpatorisch (Fluktuationswelle), perkutorisch (1. Flankendämpfung mit Dämpfungsveränderung bei Lagewechsel, 2. in Knie-Ellenbogen-Lage) und mittels Sonografie.

Spider naevi sind arterielle Gefäßneubildungen mit zentralem stecknadelkopfgroßem, evtl. pulsierendem Gefäßknötchen und davon ausstrahlenden radiären feinen Gefäßreisern. Sie sind häufig im Gesicht lokalisiert und meist ohne pathologische Bedeutung. Bei chronischen Lebererkrankungen und Sklerodermie treten sie gehäuft auf. Sie sind jedoch keine typische Manifestation des Pfortaderhochdrucks.

Antwort 643
Die Antwort D) ist richtig.
Eine Blutung im Bereich des oberen Magen-Darm-Trakts kann zu Bluterbrechen (Hämatemesis) führen. Durch Einwirkung von Magensäure bildet sich Hämatin, welches dem erbrochenen Blut ein kaffeesatzartiges Aussehen gibt.
Peptisches Magenulkus und erosive Gastritis führen zu kaffeesatzartigem Erbrechen.
Zu 2: Ein Leiomyom ist, als ein gutartiger Tumor aus glatten Muskelfasern, keine vorrangige Ursache für kaffeesatzartiges Erbrechen.
Zu 3: Ösophagusvarizenblutungen sind meist lebensbedrohliche massive Blutungen. Die große Blutmenge spült die Salzsäure schnell weg, und eine Umwandlung zu Hämatin kann dann nicht mehr stattfinden: Es wird dann hellrotes Blut erbrochen.
Zu 5: Die atrophische Gastritis (Typ A, ca. 5% aller Gastritiden) ist eine Autoimmunkrankheit mit Antikörpern gegen Belegzellen und Intrinsic factor. Der Intrinsic-factor-Mangel führt zur perniziösen Anämie. Das Fehlen der Salzsäure macht

eine Umwandlung des Hämoglobins zu Hämatin unmöglich, deshalb kann es bei atrophischer Gastritis nicht zu kaffeesatzartigem Erbrechen kommen.

Antwort 644

Die Antwort A) ist richtig.

Die Magenausgangstenose (auch: Pylorusstenose) führt neben einer Magenerweiterung, zu schwallartigem Erbrechen von angesäuerten Nahrungsresten, zu Flüssigkeits- und Elektrolytverlusten und evtl. zur Kachexie.

Zu B: Psychogenes Erbrechen findet sich bei Ess-Störungen, z. B. bei Bulimie. Hier wird das Erbrechen absichtlich herbeigeführt und ist normalerweise kein 'schwallartiges' Erbrechen.

Zu C: Beim Ösophaguskarzinom sind die erbrochenen Speisereste nicht angesäuert, da sie ja noch nicht mit der Magensäure in Berührung gekommen sind.

Zu D: Die akute Refluxösophagitis führt in der Regel zu retrosternalen Schmerzen, Regurgitation von Mageninhalt und saurem Aufstoßen. Schwallartiges Erbrechen findet sich nicht.

Zu E: Explosionsartiges Erbrechen jedoch mit nachfolgender gastrointestinaler Blutung im Magen-Darm-Trakt durch Schleimhauteinrisse im Kardiabereich, findet sich als sog. Mallory-Weiss-Syndrom beim Alkoholkranken. Viele Alkoholiker reagierten ca. 10 Stunden nach Entzug von Alkohol mit Magen-Darm-Störungen (Brechreiz, Durchfälle), das Erbrechen ist jedoch nicht schwallartig, und es fehlt auch ein ausgeprägtes Völlegefühl.

Antwort 645

Die Antwort D) ist richtig.

Rohmilch ist frische unbehandelte Kuhmilch, die nur direkt auf dem Bauernhof verkauft werden darf. Rohmilch ist nicht pasteurisiert oder homogenisiert. Höfe, die Rohmilch verkaufen, müssen ein Schild: 'Rohmilch, vor dem Verzehr abkochen' deutlich sichtbar aufstellen (nach § 8 der Milchverordnung).

Da in vielen Fällen von EHEC und anderen Lebensmittelinfektionen rohe oder unzureichend erhitzte Milch und Rohmilchprodukte die Infektionsquelle war, wurde 1997 die Milchverordnung geändert. Danach ist die Abgabe roher Milch, einschließlich Vorzugsmilch, in Einrichtungen der Gemeinschaftsverpflegung wie Altenheimen, Krankenhäusern, Kantinen, Kindergärten und Schulen nicht mehr zugelassen.

Die im Laden angebotene Konsummilch wird in Molkereien einer schonenden Wärmebehandlung - der Pasteurisierung - unterzogen. Dadurch werden etwa in der Milch vorhandene Erreger wirksam abgetötet, ohne die wichtigen Inhaltsstoffe der Milch wesentlich zu beeinträchtigen. Rohmilch direkt vom Bauernhof (Milch-ab-Hof-Abgabe) erfährt diese Behandlung nicht. Da Rohmilch vor Verzehr abgekocht werden muss, werden hier wichtige Inhaltsstoffe, wie z. B. Vitamine, zerstört.

Antwort 646

Die Antwort D) ist richtig.

Zu 1: Schwefeldioxid ist ein Reizstoff der Atemwege und wird u. a. zur Ungezieferbekämpfung eingesetzt.

Zu 2: 78,1 Vol% der normalen Atemluft bestehen aus Stickstoff.

Zu 3: Die Dämpfe und die Flüssigkeit von Schwefeltrioxid verursachen schwere Verätzungen der Augen, der Haut und der Atemwege. Bei starker Erhitzung oder Brand entstehen giftige Dämpfe von Schwefeloxiden. Schwere Lungenschäden sind dann möglich (Lungenödem).

Zu 4: Ozon (O_3) entsteht durch starke UV-Strahlung aus Sauerstoff. Ozon kann zu Reizwirkung auf Augen und Atemtrakt (Konjunktivitis, Tracheitis) sowie Kopfschmerz und bei gefährdeten Personen (Säuglinge, Kleinkinder, Patienten mit Asthma bronchiale, chronischer Bronchitis und Herz-Kreislauf-Erkrankungen) zu Atembeschwerden führen.

Zu 5: Stickstoffdioxid ist eine ätzende, giftige, gasförmige Verbindung. Inhalation kann nach einigen Stunden zum Lungenödem führen.

Antwort 647

Die Antwort E) ist richtig.

Diese Frage lässt sich eigentlich nur per Ausschlussverfahren lösen und ist nicht sonderlich glücklich gestellt. Wahnvorstellungen gehören sicher zu den typischen Symptomen der Schizophrenie: Aussage 5 ist also richtig. Damit bleiben nur noch die Antwortmöglichkeiten D) und E) übrig. Die Stimmungslage des Schizophrenen ist häufig 'kapriziös' (launenhaft, eigenwillig) und unangemessen: So bleibt nur die Antwortmöglichkeit E) übrig.

Zu 1: Formale und inhaltliche Denkstörungen gehören zum Wesen der Schizophrenie. Das ist möglicherweise - 'vage und verschwommen' - hier gefragt.

Zu 2: Bei wem wird der sprachliche Ausdruck nicht 'gelegentlich unverständlich'. Als Symptom der Schizophrenie ist es in den Beschreibungen der Lehrbücher eher selten zu finden.

Zu 3: Dieses Symptom wird als Denkzerfahrenheit (Denkdissoziation) bezeichnet: Ein Gedanke steht beziehungslos neben dem anderen. Es resultiert ein sprunghafter, dissoziierter Gedankengang.

Kurzzusammenfassung der Klinik der Schizophrenie:

Die Schizophrenie ist eine Form der körperlich nicht begründbaren Psychose, die durch ein Nebeneinander von gesunden und veränderten Erlebens- und Verhaltensweisen gekennzeichnet ist.

Klinik:

- Denkstörungen,
- Wahn,
- Sinnestäuschungen (v.a. in Form akustischer Halluzinationen),
- Ambivalenz (Nebeneinander gegensätzlicher Vorstellungen, Wünsche oder Absichten, u.U. mit der Folge einer Handlungsunfähigkeit),
- Autismus (Kontaktstörung mit Rückzug in die eigene Vorstellungs- und Gedankenwelt und Isolation von der Umwelt),
- psychomotorische Störungen (evtl. auch als Stupor oder Katatonie),
- Störungen der Affektivität,
- Ich-Erlebensstörungen u. a.

Antwort 648

Die Antwort E) ist richtig.

Alle angegebenen Symptome sind typisch für eine arterielle Hypertonie.

Antwort 649

Die Antwort B) ist richtig.

Zu 1: Die Anwendung von Röntgenstrahlen ist dem Heilpraktiker verboten (§ 23 der Röntgenverordnung). Ausnahme: Heilpraktiker die vor dem 1.1.88 die erforderliche Fachkunde durch eine entsprechende Prüfung nachgewiesen haben.

Zu 2: Zahnheilkunde darf nur von Zahnärzten bzw. Ärzten ausgeübt werden (Gesetz über die Ausübung der Zahnheilkunde) ... Als Krankheit ist jede von der Norm abweichende Erscheinung im Bereich der Zähne, des Mundes und der Kiefer anzusehen, einschließlich Anomalien der Zahnstellung und des Fehlens von Zähnen ...

Zu 3: Salmonellen gehören zu den bei entsprechendem Nachweis meldepflichtigen Krankheitserregern nach § 7 des Infektionsschutzgesetzes. Die Behandlung von Krankheiten, die durch meldepflichtige Erreger nach § 7 hervorgerufen werden, ist dem Heilpraktiker verboten.

Antwort 650

Die Antwort C) ist richtig.

Bei hämolytischer Anämie ist die Eisenkonzentration im Serum nicht erniedrigt.

Zu 1: Die Milz ist der 'Friedhof der Erythrozyten' und vergrößert sich durch den verstärkten Abbau der Erythrozyten (Splenomegalie).

Zu 2: Die Frühformen der roten Blutkörperchen, die Retikulozyten, treten durch die kompensatorische Mehrproduktion von roten Blutkörperchen im Knochenmark vermehrt im Blut auf.

Zu 3: Der erhöhte Untergang von Zellen führt zu einer vermehrten Freisetzung des Zellenzyms LDH ins Blut.
Zu 5: Bilirubin ist ein Abbauprodukt des Hämoglobins. Durch den verstärkten Abbau von roten Blutkörperchen bei hämolytischer Anämie kommt es zu einem verstärkten Abbau des Hämoglobins und zu einer erhöhten Konzentration des indirekten, unkonjugierten, nicht wasserlöslichen Bilirubins im Blut.

Antwort 651
Die Antwort E) ist richtig.
Beim therapeutischen Aderlass werden in der Regel ca. 500 ml (bis maximal 800 ml) Blut entnommen.

Antwort 652
Die Antwort A) ist richtig.
Kindlicher Brechdurchfall wird durch infektiöse Gastroenteritiden hervorgerufen. Infektionserreger sind meist Viren (v.a. Rotaviren und Adenoviren) bzw. Bakterien (Staphylokokken, Escherichia coli).
Innerhalb weniger Stunden kann es bei Säuglingen und Kleinkindern zu lebensgefährlicher Dehydratation mit Exsikkose, metabolischer Azidose, Wasser- und Elektrolytverschiebung, zu einem hypovolämischen Schock und zum Koma kommen (beim Säugling sog. Säuglingstoxikose).
Das Kind ist offensichtlich schwer krank, komatös und bedarf sofortiger intensivmedizinischer Betreuung,

Antwort 653
Die Antwort A) ist richtig.
Zu 1: Da Hepatitis B insbesondere durch Blut und Blutprodukte übertragen wird, sind Mitarbeiter im Gesundheitswesen eine Risikogruppe. Hepatitis B ist deshalb als Berufskrankheit anerkannt.
Zu 2: Die Inkubationszeit der Hepatitis B beträgt 30-180 Tage. 2/3 der Infektionen verlaufen ohne Symptome und deshalb vom Patienten unbemerkt ab (vor allem im Kindesalter).
Zu 3: Verlaufsmöglichkeiten der HBV-Infektion

- Asymptomatische Infektion mit Viruselimination (65%),
- akute Hepatitis mit Heilung und Viruselimination (25%),
- Tod an fulminanter Hepatitis (0,1-1%)
- Viruspersistenz (= Virusträger und infektiös) (10%).

Personen mit Viruspersistenz können klinisch gesund sein (70-90%) oder eine chronische Hepatitis entwickeln (10-30%): Von einer chronischen Hepatitis wird gesprochen, wenn die akute Hepatitis nach 6 Monaten nicht ausgeheilt ist. Bei der chronischen Hepatitis werden 2 Verläufe unterschieden:

- CPH = chronisch persistierende Hepatitis,
- CAH = chronisch aktive (aggressive) Hepatitis,

Zu 4: Hepatitis B ist eine Viruserkrankung (DNA-Virus).
Zu 5: Das Virus wird in Deutschland hauptsächlich durch Sexualkontakt übertragen (30%-50%). Andere Übertragungswege sind der Kontakt mit Blut oder Blutprodukten oder während der Geburt von der infizierten Mutter auf das Kind. (Fäkal-oral wird Hepatitis A und Hepatitis E übertragen).

Antwort 654
Die Antwort D) ist richtig.
Der Schellong-Test ist eine Kreislauffunktionsprüfung zur Beurteilung funktioneller Kreislaufstörungen: Puls und Blutdruck werden zunächst liegend in Ruhe, dann in regelmäßigen Abständen im Stehen oder nach Kniebeugenbelastung sowie nach Ende der Belastung bestimmt. Beim Gesunden zeigt sich eine leichte Pulsfrequenzzunahme bei anfangs gleichbleibenden oder vorübergehend leicht absinkenden systolischen (max. 15 mmHg) und gleichbleibenden bzw. leicht ansteigenden diastolischen Werten (Anstieg kleiner als 10 mmHg).

Antwort 655
Die Antwort A) ist richtig.
Da Patienten mit chronischer Pankreatitis Nahrungsfette nicht mehr so gut verwer-

ten können, wird in der Regel die Nahrungsfettmenge reduziert. Eine Fettrestriktion sollte erst dann erfolgen, wenn die exokrine Pankreasinsuffizienz durch Enzymgabe (vor allem Lipase) nicht mehr kompensiert werden kann, d. h. wenn Fettstühle (Steatorrhoe) auftreten.
Sinkt die verträgliche tägliche Fettzufuhr unter das Maß von 40% der täglichen Energiemenge, so kann ein teilweiser Ersatz des Nahrungsfettes durch Fette mittelkettiger Fettsäuren (MCT) in der Ernährung notwendig werden. MCT ist in Form von Öl und spezieller Margarine im Handel erhältlich.
Es gibt auch andere Meinungen: Eine Pankreasdiät gibt es nicht. Alkoholabstinenz sowie die Einnahme kleiner häufiger Mahlzeiten sind sinnvoll. Die Wirkung einer zusätzlichen MCT-(medium-chain-triglycerides)Kost ist nicht gesichert.

Antwort 656
Die Antwort D) ist richtig.
Leitsymptome der Post-Streptokokken-Glomerulonephritis:
- Obligat:
  - Mikrohämaturie,
  - Proteinurie (kleiner als 3 g/24 Std).
- Eventuell (fakultativ):
  - Ödeme,
  - Hypertonie.

Antwort 657
Die Antwort A) ist richtig.
Klinik der Masern:
- Verheult, verrotzt, verschwollen,
- Beginn: Rhinitis, Konjunktivitis, Tracheobronchitis, bellender Husten, Lichtscheu, gedunsenes Gesicht, Kopfschmerzen,
- am 12.-13. Tag: Typisches Enanthem am Gaumen und Koplik-Flecken (weiße Flecken in den Wangentaschen gegenüber den Mahlzähnen), Fieber,
- am 14.-15. Tag beginnt dasExanthem hinter den Ohren, breitet sich von dort über den ganzen Körper aus, ist großfleckig-zusammenlaufend („makulo-papulös-konfluierend"), später feine Schuppung,
- Halslymphknotenschwellung,
- Resistenzminderung,
- Verminderung von Leukozyten, Lymphozyten und Eosinophilen.

Antwort 658
Die Antwort D) (oder E) ist richtig.
Hier sollte die Antwort D) als richtig angekreuzt werden. Rein formal halten wir dies für falsch. In den meisten Lehrbüchern steht, dass chronische Verläufe bei Hepatitis A nicht „sehr selten", sondern NIE beobachtet werden. 1996 ist jedoch in Japan erstmals ein Fall mit über 11 Monate persistierender HAV-Vermehrung und chronischer Hepatitis beschrieben worden (vgl. CLASSEN: Innere Medizin, 1998, 669). Unserer Meinung nach ist die Aussage 3) und damit die Antwort E) richtig.

Antwort 659
Die Antwort C) ist richtig.
Zu A: Eine Atelektase zeigt eine perkutorische Dämpfung und ein abgeschwächtes Atemgeräusch.
Zu B: Unserer Meinung nach zeigt auch eine Lungenfibrose feinblasige Rasselgeräusche (als sog. 'Knisterrasseln'), so dass auch die Aussage B) richtig ist:
Untersuchungsbefund bei Lungenfibrose:
Inspektion: Door-stop-Phänomen: Bei tiefer Einatmung tritt plötzlicher Atemstopp ein. Perkussion: hoch gestellte Lungengrenzen (DD zum Lungenemphysem); Auskultation: Knisterrasseln bei der Einatmung; bei fortgeschrittener Lungenfibrose evtl. Quietschen oder Korkenreiben.
Zu C: Körperlicher Untersuchungsbefund bei Lobärpneumonie: palpatorisch Stimmfremitus verstärkt, auskultatorisch Bronchialatmen, positive Bronchophonie, klingende feinblasige Rasselgeräusche (diskontinuierliche Nebengeräusche: feines Rasseln).
Zu D: Bronchiektasen zeigen auskultatorisch grobes Rasseln (mit mittelinspiratorischem, metallischem „Klick").

Zu E: Ein Pleuraerguss zeigt perkutorisch eine Dämpfung und auskultatorisch ein abgeschwächtes Atemgeräusch.

Antwort 660
Die Antwort C) ist richtig.
Das Erythema nodosum (sog. Knotenrose) ist eine akut-entzündliche Hauterkrankung der Subkutis.
Es handelt sich um eine allergische Reaktion der Haut im Zusammenhang mit Infektionen (z. B. Tuberkulose, Streptokokkeninfektion, Lymphogranuloma venereum, Katzenkratzkrankheit, Ornithose, Yersiniosen, selten Toxoplasmose) u. a. Erkrankungen (z. B. Sarkoidose, Enteritis regionalis Crohn).

Antwort 661
Die Antwort C) ist richtig.
Zu 5: Typische Prädilektionsstelle der Krätze sind Finger, Interdigitalfalten, Beugeseiten der Handgelenke, vordere Achselfalten, Brustwarzenhof, Penis. Rücken und Kopf bleiben meist frei.

Antwort 662
Die Antwort D) ist richtig.
Gängige Therapiemaßnahmen bei rheumatoider Arthritis sind Ruhe, dosierte Bewegung, Krankengymnastik (mit Erlernen von Gelenkschutzmaßnahmen und funktionsgerechter Gelenklagerung), Kryotherapie, Ergotherapie, nichtsteroidale Antiphlogistika (entzündungshemmende Mittel), sog. Basistherapeutika (z. B. Chloroquin, Penicillamin, Goldverbindungen, Methotrexat), Glukokortikoide, prophylaktische und rekonstruktive Operationen.
Zu 4: Allopurinol ist ein Medikament zur Senkung der Harnsäure. Allopurinol ist das Mittel der Wahl bei Hyperurikämie und Gicht.
Zu 5: Die Ätiologie (Ursache) der rheumatoiden Arthritis ist im Einzelnen ungeklärt. Autoimmunvorgänge scheinen eine Rolle zu spielen. Diese Autoimmunvorgänge versucht man mit Medikamenten zu behandeln, die Immunantwort des Körpers herabsetzen (Glukokortikoide, Methotrexat).

Antwort 663
Die Antwort D) ist richtig.
Zu 1: Als Hyperventilation wird die im Verhältnis zum erforderlichen Gasaustausch des Körpers gesteigerte Atemtätigkeit verstanden. Durch die vermehrte Abatmung von CO2 kommt es zu einer Hypokapnie (verminderter CO_2-Partialdruck) und Alkalose (Anstieg des arteriellen pH-Wertes über 7,44). Eine Hyperventilation kann zwar evtl. einen epileptischen Anfall auslösen, während des Grand-Mal-Anfalls ist die Atemtätigkeit jedoch aufgehoben (Atemstillstand während der tonischen Phase) bzw. vermindert.

Antwort 664
Die Antwort B) ist richtig.

Antwort 665
Die Antwort D) ist richtig.
Zu 2 und 3: Die Schräglage des Patienten in Kopftieflage wird als Trendelenburg-Lagerung bezeichnet. Sie führt zu einer Zunahme des Hirndrucks.

Antwort 666
Die Antwort D) ist richtig.
Die Pfortader sammelt das gesamte aus der Bauchhöhle zurückfließende venöse Blut.

Antwort 667
Die Antwort D) ist richtig.

- Alpha-Trinker: Konflikttrinker, Betäubungs- und Erleichterungstrinker, kein Kontrollverlust, Entwicklung psychischer Abhängigkeit möglich;
- Beta-Trinker: Gelegenheitstrinker und Wochenendtrinker, Abhängigkeit kann sich im Verlauf entwickeln;
- Gamma-Trinker: Kontrollverlust-alkoholismus, süchtiger Trinker mit psychischer Kontrollverlust) und physischer Abhängigkeit, Toleranzentwicklung, Abstinenzsymptome, zeitweise Abstinenz ist noch möglich;
- Delta-Trinker: Gewohnheitstrinker, Spiegeltrinker ohne großen Rausch (rauschlose „Alkohol-Dauerimprägnierung“), ausgeprägte psychische

und körperliche Abhängigkeit mit Unfähigkeit zur Abstinenz;
- Epsilon-Trinker: Episodischer Trinker mit Kontrollverlust („Quartalssäufer"), mehrtägige Alkoholexzesse.

Antwort 668

Die Antwort E) ist richtig.

Juckreiz findet sich als Begleiterscheinung von Hauterkrankungen (z. B. atopisches Ekzem, Urtikaria, Dermatomykosen, Epizoonosen) bzw. ohne primäre sichtbare Hautveränderungen bei Erkrankungen innerer Organe (z. B. Cholestasesyndrom, biliäre Zirrhose, Niereninsuffizienz, Urämie, Diabetes mellitus, Leukämie, Lymphome u. a. bösartige Tumoren), psychogen oder ohne nachweisbare auslösende Faktoren (ca. 50% der Fälle).

Antwort 669

Die Antwort C) ist richtig.

Die Berufsordnung (BOH) für Heilpraktiker enthält zwar Bestimmungen zur Schweigepflicht. Da die BOH aber rechtlich nicht bindend ist, ist die Schweigepflicht lediglich zivilrechtlich geregelt. (§ 203 StGB: Verletzung von Privatgeheimnissen.) In der Praxis und in der gängigen Rechtsprechung läuft das auf eine Schweigepflicht hinaus, wie sie in der BOH formuliert ist:

Danach hat der HP Schweigen zu bewahren über die persönlichen Dinge, die ihm in Ausübung seines Berufes anvertraut oder zugänglich gemacht werden. Sie gilt auch gegenüber Familienangehörigen des Patienten (Ausnahme: Fälle, in denen die Art der Erkrankung oder der Behandlung eine Mitteilung an Angehörige notwendig macht). Der Patient kann den HP von der Schweigepflicht gegenüber bestimmten Personen oder Institutionen entbinden. Auch Mitarbeiter und Praxishilfen unterliegen der Schweigepflicht. Der HP hat sie über diesen Punkt zu belehren.

Antwort 670

Die Antwort B) ist richtig.

§ 7 Infektionsschutzgesetz:

Nichtnamentlich ist bei folgenden Krankheitserregern der direkte oder indirekte Nachweis zu melden:
- Treponema pallidum,
- HIV,
- Echinococcus sp.,
- Plasmodium sp.,
- Rubella-Virus; Meldepflicht nur bei konnatalen Infektionen,
- Toxoplasma gondii; Meldepflicht nur bei konnatalen Infektionen.

Antwort 671

Die Antwort A) ist richtig.

Zu 3: Ca. 14 Tage nach Infektion kommt es unter erneutem Fieberanstieg auf 39-40°C zum Auftreten eines typischen Masernexanthems. Nach 3-4 Tagen klingt das Exanthem mit rascher Entfieberung ab.

Zu 4: Die Inkubationszeit bei Masern beträgt 10-14 Tage.

Antwort 672

Die Antwort C) ist richtig.

Staphylococcus aureus gehört zu den widerstandsfähigsten humanpathogenen Bakterien überhaupt. Aus getrockneten klinischen Materialien lassen sich die Erreger noch nach Monaten isolieren ('Trockenkeim'). Es übersteht Hitzeeinwirkungen von 60°C über 30 Minuten. Bei höheren Temperaturen bzw. längerer Exposition wird der Keim jedoch abgetötet. 'Extrem hitzestabil' ist der Keim also nicht.

Dagegen werden die Enterotoxine der Staphylokokken auch durch Erhitzen bei 100°C für 30 Minuten nicht sicher inaktiviert.

Antwort 673

Die Antwort D) ist richtig.

Die Abnahme des Gesamtkörperwassers wird als Exsikkose (bzw. Dehydratation) bezeichnet. Symptome:
- Deutlicher Turgorverlust der Bauchhaut ('stehende Bauchhautfalte'),

- starke Dehydratation der Mundschleimhaut und der Lippen mit Durstgefühl,
- tiefe thorakale Azidoseatmung,
- starke Bewusstseinseinschränkung (Toxikose).

Zu 2: Ein alveoläres Lungenödem ist kein Symptom der Exsikkose. Zum Lungenödem kommt es durch Zunahme des hydrostatischen Drucks (z. B. Hypervolämie), Abfall des onkotischen Drucks bzw. durch einen Kapillargefäßschaden.)

Antwort 674
Die Antwort A) ist richtig.
Nasskeime sind Bakterien mit geringen Nährbodenansprüchen, die sich in feuchtem Milieu bei Temperaturen unter 37°C vermehren. Sie können vielen Desinfektionsmitteln widerstehen und sind daher vor allem bei Krankenhausinfektionen von Bedeutung. Wichtige Nasskeime sind z. B. Pseudomonas aeruginosa, Legionella pneumophila, bestimmte Enterobakterien (z. B. Klebsiella- und Proteus-Species). Sie können in Waschbeckenabflüssen, Gullys, feuchten Textilien (Putz- und Scheuerlappen), Luftbefeuchtern, Narkose- und Beatmungsgeräten, Inkubatoren und weniger wirksamen Desinfektionsmitteln nachgewiesen werden.

Antwort 675
Die Antwort C) ist richtig.
Alkoholkonsum vermindert die renale Harnsäureausscheidung und kann so zu einem Gichtanfall führen. Purinbasen sind vor allem am Aufbau der Nukleinbasen im Zellkern beteiligt und kein wichtiger Bestandteil von Alkoholen.

Antwort 676
Die Antwort A) ist richtig.
zu 1, 3 und 4: Die akute Bauchspeicheldrüsenentzündung führt häufig zu einem hypovolämischen (nicht hypoglykämischen) Schock.
Zu 2: Die akute Bauchspeicheldrüsenentzündung tritt häufig im Zusammenhang mit Gallensteinleiden bzw. Alkohol-Missbrauch auf.
Zu 4: Durch die starken Schmerzen kommt es bei einer akuten Bauchspeicheldrüsen eher zu einem reflektorischen (Sub)ileus als zu Durchfällen.

Antwort 677
Die Antwort B) ist richtig.
Herzinsuffizienz und Asthma bronchiale führen in der Regel nicht zu einer Erhöhung der Blutkörpersenkungsgeschwindigkeit.

Antwort 678
Die Antwort E) ist richtig.
Beim paranoid halluzinatorischen Syndrom stehen Wahnphänomene und Halluzinationen im Vordergrund. Diese Symptomatik ist keiner bestimmten Erkrankung zuzuordnen und kann sich bei allen der hier genannten neurologisch-psychiatrischer Krankheitsbilder finden.

Antwort 679
Die Antwort B) ist richtig.
Bei rheumatoider Arthritis sind typischerweise die kleinen stammferner Gelenke (v.a. Fingergrund- und –mittelgelenke, Zehengrundgelenke) symmetrisch befallen.

Antwort 680
Die Antwort D) ist richtig.
Selen ist ein essentielles Spurenelement und in Knochen und Zähnen enthalten. Bei Selenmangel sollten therapeutische (nicht homöopathische) Selendosen gegeben werden.
Wenn es in Staub- bzw. Dampfform aufgenommen wird, wirkt es als Enzymgift. Bei akuten Vergiftungen kommt es zu Reizerscheinungen an Augen und Luftwegen (Bronchopneumonie, Lungenödem) bzw. Dermatitis. Chronische Vergiftungen können u. a. mit Haarausfall, Leber-, Nieren-, Magen-Darm- und Myokardschädigung einhergehen bzw. zur Anämie führen.

Antwort 681

Die Antwort E) ist richtig.

Die typische Auskultationsstelle für die Mitralklappe ist der 5. Interkostalraum (‘Herzspitze’).

Typische Auskultationsstellen des Herzens (ICR = Intercostalraum = Zwischenrippenraum, ps = parasternal = neben dem Brustbein gelegen):

- 2. ICR ps rechts = Aortenklappe,
- 2. ICR ps links = Pulmonalklappe,
- 3. ICR ps links = Erb' scher Punkt (Mitralstenose, Aortenklappeninsuffizienz),
- 5. ICR links über Herzspitze (Mitralstenose, Mitralinsuffizienz),
- 5. Rippe (Ansatz) rechts = Trikuspidalklappe.

Merksatz (außer Erb-Punkt): Anton Pulmann trinkt Milch um 22.55 Uhr.

ANTWORTEN MC 11

Antwort 682

Die Antwort B) ist richtig.

Zu 1, 3 und 5: Im Lungenkreislauf transportieren die Lungenarterie (A. pulmonalis) sauerstoffarmes Blut zu Lunge und die Lungenvenen sauerstoffreiches Blut zum linken Vorhof.

Zu 4: Die Pfortader (Vena portae) sammelt das gesamte aus der Bauchhöhle zurückfließende venöse Blut. Die Pfortader wird gebildet von den Vv. gastricae (die auch das Blut aus dem unteren Ösophagusbereich zurückführen), der V. mesenterica superior und der V. splenica, in die V. mesenterica inferior mündet.

Die Nieren drainieren ihr venöses Blut nicht über die Pfortader sondern über die Vv. renales in die V. cava inferior.

Antwort 683

Die Antwort E) ist richtig.

Klinik der Rechtsherzinsuffizienz (Rückstau in den Körperkreislauf):

- Sichtbare Venenstauung (Halsvenen, Unterzungenvenen),
- Stauungsergüsse (Aszites, Pleuraerguss),
- Stauungsleber (vergrößert, evtl. schmerzhaft),
- Stauungsgastritis (durch Blutrückstau in die Pfortader; Appetitlosigkeit, Meteorismus),
- Stauungsnieren mit Proteinurie (= Eiweiß im Urin),
- Gewichtszunahme und Ödeme (Knöchel, Unterschenkel, bei liegenden Patienten am Kreuzbein = tiefster Körperpunkt),
- Nykturie (= nächtliches Wasserlassen; nächtliche Rückresorption von Ödemen),
- Tachykardie (schneller Herzschlag, schneller als 100 Schläge pro Minute),
- Herzvergrößerung (Hypertrophie),
- kardiogener Schock.

Antwort 684

Die Antwort D) ist richtig.

Bei der Herzneurose handelt es sich um eine Form der psychogenen Organneurose und damit um eine psychosomatische Erkrankung. Obwohl die Patienten organisch herzgesund sind - also definitionsgemäß keine Herzmuskelschwäche haben können -, ist das Krankheitsbild gekennzeichnet durch innere Unruhe, Herzschmerz und Furcht, herzkrank zu sein. Eine gedrückter Stimmung, Selbstunsicherheit und Ängstlichkeit bis hin zur Vernichtungsangst ist ebenfalls charakteristisch.

Das Krankheitsbild kommt vor allem zwischen dem 18. und 40. Lebensjahr vor, auslösende Faktoren sind oft Trennungssituationen (z. B. Todesfall, Ehescheidung).

Zu 2: Am Herzen äußert sich eine Hyperthyreose u. a. mit Tachykardie, Rhythmusstörungen, einer (systolischen) arteriellen Hypertonie, Herzinsuffizienz. Bei längerer Dauer kommt es zu einer Herzmuskelschädigung.

Zu 3: Unter einer Lungenfibrose wird der bindegewebig-narbiger Umbau des Lungengerüsts, meist als Endzustand interstitieller chronisch-entzündlicher Lungenerkrankungen, verstanden. Über die Entwicklung einer restriktiven Ventilationsstörung kommt es zu einer alveolären Hypoventilation. Die Abnahme des Sauerstoffpartialdrucks in den Alveolen führt zu einer Vasokonstriktion der Pulmonalgefäße (Euler-Liljestrand-Mechanismus). Dies führt zu einer Widerstandserhöhung im Lungenkreislauf (pulmonale Hypertonie) mit Ausbildung eines chronischen Cor pulmonale. (Als Cor pulmonale wird ein Herz bezeichnet, das typische Veränderungen aufweist, die durch eine akute oder chronische Drucksteigerung im Lungenkreislauf - verursacht durch eine Erkrankungen der Lunge - entstanden sind. Laut Definition der WHO gehören Erkrankungen des linken Herzens und Herzfehler nicht zu den Ursachen des Cor pulmonale.)

Antwort 685
Die Antwort C) ist richtig.
Nitroglyzerin (Glyzeroltrinitrat) wirkt gefäßerweiternd. Bei Angina pectoris führt die Anwendung von Nitroglyzerin zu sofortiger Schmerzbefreiung, während bei der irreversiblen Schädigung des Herzmuskels durch einen Herzinfarkt Nitroglyzerin keine Schmerzlinderung mehr bewirkt.

Antwort 686
Die Antwort E) ist richtig.
Beim geschilderten Beschwerdebild handelt es sich am wahrscheinlichsten um eine frische Perikarditis. Leitsymptom ist das herzaktionssynchrone, kratzend-schabende systolisch-diastolische Geräusch, welches bei keinem der anderen aufgeführten Krankheitsbilder auftreten würde. Ursächlich kommt am ehesten eine infektiöse virale Perikarditis bzw. eine Perikarditis bei rheumatischem Fieber in Frage. Die präkordialen Schmerzen werden durch das Reiben der Perikardblätter verursacht (Perikarditis sicca).
Zu A: Typische Auskultationsgeräusche der Mitralstenose:

- Paukender 1. Herzton,
- Mitralöffnungston (MÖT),
- Diastolisches Geräusch,
- Präsystolisches Geräusch.

Die Mitralstenose geht zudem normalerweise nicht mit präkordialen Schmerzen einher.
Zu B: Typische Symptome der Lungenembolie sind Dyspnoe, Tachypnoe, Thoraxschmerz, Tachykardie, Husten, Angst- und Beklemmungsgefühl, Schweißausbruch und Schock. Das typische Auskultationsgeräusch des Patienten spricht jedoch eindeutig gegen eine Lungenembolie.
Zu C: Eine Pleuritis im Rahmen einer Pneumonie würde ein atemsynchrones (kein herzaktionssynchrones) Auskultationsgeräusch verursachen. (Das Geräusch hört auf, wenn der Patient den Atem anhält.)
Zu D: Thorakale Aneurysmata sind selten (Ursache: z. B. Mesaortitis luica bei Syphilis). Auskultatorisch wäre ein Systolikum zu erwarten. Schmerzen bei Aneurysmata sind meist ischämiebedingt an den Extremitäten zu lokalisieren, präkordiale Schmerzen wären allenfalls bei einem Aneurysma dissecans zu erwarten (auch hierzu würde das Auskultationsgeräusch nicht passen).

Antwort 687
Die Antwort C) ist richtig.
Bei ca. 10-15% aller Behandlungen mit Digitalispräparaten kommt es, z. B. aufgrund von Dosierungsfehlern, individuell unterschiedlicher Digitalisempfindlichkeit (gesteigert bei chron. Hypoxie, Myokarditis, Hypokaliämie) oder verminderter Ausscheidung bei Niereninsuffizienz, zu Vergiftungserscheinungen (Digitalisintoxikation).
Klinisch zeigt sich eine Digitalisvergiftung anfangs meist mit Übelkeit, Erbrechen und Appetitlosigkeit, später finden sich Sehstörungen (verändertes Farbsehen im Grün-Gelb-Bereich, Augenflimmern), Pupillenerweiterung (Mydriasis), Halluzinationen, Delirien sowie Herzrhythmusstörungen (Bigeminie, Sinusbradykardie mit ventrikulärer Tachykardie, Kammerflimmern).
Wadenkrämpfe und Hautausschläge gehören nicht zum typischen Bild der Digitalisintoxikation.

Antwort 688
Die Antwort C) ist richtig.
Nach einer tiefen Beinvenenthrombose kann es zur Ausbildung einer chronisch venösen Insuffizienz (CVI) kommen.
Durch die mechanische Behinderung des venösen Blutrückstroms bei einer tiefen Beinvenenthrombose und den dadurch erhöhten peripheren Venendruck kommt es zur Ausbildung oberflächlicher und tiefer Varizen, oft mit Stauungserscheinungen (chronisch-venöse Insuffizienz, CVI). Bei verschlossenen tiefen Beinvenen erfolgt der venöse Rückstrom - entgegen der normalen physiologischen Strömungsrichtung - nun über die Venae perforantes zu den oberflächlichen Venen. (Als Vv. per-

forantes werden die Venen bezeichnet, die oberflächliches und tiefes Venensystem miteinander verbinden). Der vermehrte Blutfluss – entgegen der physiologischen Flussrichtung – führt zur Klappeninsuffizienz der Venenklappen der Perforansvenen und der oberflächlichen Venen. Dies führt zur Ausbildung einer sekundären Varikosis.

Antwort 689

Die Antwort B) ist richtig.

Die Einnahme östrogenhaltiger Ovulationshemmer steigert das Thromboserisiko um den Faktor 4-5. Rauchen und Einnahme von Ovulationshemmern potenzieren das Risiko (erste Aussage richtig).

Rauchen fördert die Entwicklung einer arteriellen Verschlusskrankheit ('Raucherbein'). Zweite Aussage richtig, Verknüpfung falsch.

Antwort 690

Die Antwort D) ist richtig.

Eine pulmonale Hypertension (Hypertonie) liegt vor, wenn der mittlere Pulmonalarteriendruck in Ruhe mehr als 20 mmHg beträgt. Damit ist eine Druckbelastung des rechten Herzens verbunden, die bei längerer Dauer zu einer Rechtsherzhypertrophie führt. Wird diese Belastungsreaktion des Herzens durch eine Lungenerkrankung hervorgerufen, so spricht man von einem Cor pulmonale. Die unter 1, 2, 3 und 5 erwähnten Lungenkrankheiten führen zu einer pulmonale Hypertension und können ein Cor pulmonale verursachen.

Der Sauerstoffpartialdruck in einem Passagierflugzeug entspricht etwa dem Aufenthalt in 2500 m Höhe. Ein kurzfristiger Aufenthalt in dieser Höhe kann nicht die Ursache einer fixierten pulmonalen Hypertension sein, da dafür histologische Umwandlungen in den Lungenarterien Voraussetzung wären.

(Bei längerem Aufenthalt in großer Höhe führt die andauernde Erniedrigung des Sauerstoffpartialdrucks allerdings über den sog. Euler-Liljestrand-Mechanismus zu einer Hypertrophie der Mediaschicht in den Lungenarterien. Dies führt zu einer pulmonalen Hypertension und kann in einem Cor pulmonale münden).

Antwort 691

Die Antwort E) ist richtig.

Zu 1: Bluthochdruck ist kein typisches klinisches Symptom bei einer akuten Nierenbeckenentzündung.

Klinik der akuten Nierenbeckenentzündung:

- Fieber, evtl. Schüttelfrost,
- Schmerzen beim Wasserlassen (Algurie),
- (Klopf-)Schmerz im Nierenlager.

Zu 2: Adrenalin und Noradrenalin wird im Nebennierenmark gebildet.

Antwort 692

Die Antwort C) ist richtig.

Beim geschilderten Krankheitsbild handelt es sich um eine periphere arterielle Verschlusskrankheit.

Darunter werden Erkrankungen verstanden, die durch verengende (stenosierende) oder verschließende (obliterierende) Veränderungen an den Arterien verursacht werden und zu Durchblutungsstörungen in den jeweiligen versorgungsabhängigen Geweben und Organen führen.

Kommt es aufgrund der arteriellen Minderdurchblutung zu belastungsabhängigen Schmerzen unterhalb der Stenose, muss der Patient nach einer gewissen Gehstrecke stehen bleiben, um sich zu erholen (‚Schaufensterkrankheit' oder Claudicatio intermittens), später kommt es zu Ruheschmerzen und Nekrosen.

Zu 1 und 4: Rauchen ist ein Risikofaktor erster Ordnung für die Entstehung einer arteriellen Verschlusskrankheit. Gibt der Patient das Rauchen auf, so bessert sich die Prognose seiner arteriellen Verschlusskrankheit zwar entscheidend, bestehende arterielle Veränderungen sind jedoch nicht bzw. nur sehr begrenzt rückbildungsfähig.

Antwort 693

Die Antwort D) ist richtig.

Unter Asthma bronchiale wird eine anfallsweise Atemnot durch reversible

Atemwegsverlegung (Obstruktion) auf dem Boden einer Entzündung und eines hyperreaktiven Bronchialsystems verstanden. Es kann durch exogene oder endogene Reize ausgelöst werden. Auch körperliche Anstrengung und psychische (psychosomatische) Faktoren können anfallsauslösend wirken. Ca. 5% der erwachsenen Bevölkerung und 7-10% der Kinder leiden unter Asthma bronchiale.

Zu 3: Im Asthmaanfall findet sich ein erhöhter Atemwegswiderstand.

Antwort 694

Die Antwort A) ist richtig.

Die Tuberkulose (auch: Tb., Tbk., Tbc) ist eine weltweit verbreitete bakterielle Infektionskrankheit, die chronisch verläuft und v.a. in den Atemorganen lokalisiert ist, jedoch grundsätzlich alle Organe befallen kann. Es besteht Meldepflicht bei Erkrankung und Tod (§ 6 IfSG).

Zu 3: Beim Tuberkulintest kommt es nach Applikation von Tuberkulinen (Proteinen aus der Zellwand von Tuberkulosebakterien) zu einer Hautreaktion. Entweder wird das Tuberkulin mit einem Multipunkturstempel intrakutan appliziert (Tine-Test) oder zur genaueren Austestung der Tuberkulinreizschwelle intrakutan injiziert (Mendel-Mantoux). Als positiver Ausfall gilt die deutlich tastbare Infiltration (meist mit Rötung) über 6mm Durchmesser. Der positive Ausfall ist allerdings kein eindeutiger Nachweis einer floriden Tbc-Infektion. Der Tuberkulintest beweist nur eine durchgemachte Erstinfektion (oder eine positive Reaktion nach Tuberkulose-Impfung)

Bewertung des Tests:

Nach einer Tuberkuloseimpfung (BCG-Impfung) ist in 90% der Fälle mit einem positiven Ergebnis zu rechnen, das nach 3-5 Jahren langsam negativ wird. Frischer Tbc-Infektionsverdacht besteht bei sehr starken Testreaktionen bzw. bei Testkonversion (1. Test negativ, 2. Test positiv). Ein positiver Test gibt jedoch weder eindeutige Hinweise auf das Vorliegen einer aktiven Tbc noch auf den Immunstatus. Die Mehrzahl der klinisch manifesten aktiven Tuberkulosen in unserer Bevölkerung sind späte Reaktivierungstuberkulosen, die bei (auch vorher) Tuberkulin-positiven Personen entstehen. Ein negativer Test macht das Vorliegen einer Tbc unwahrscheinlich (Ausnahme: perakute Formen, Abwehrschwäche, nach Virusinfekten, Lymphome, M. Boeck u. a.)

Zu 5: Haben die Tuberkelbakterien beim Lungenbefall des Patienten Anschluss an das Bronchialsystem gefunden, geht der Infektionsweg über eine Tröpfcheninfektion von Mensch zu Mensch. Die Tuberkelbakterien müssen dazu im Blut nicht nachweisbar sein. Der Nachweis des Erregers im Blut spielt bei der Tuberkulose weder für die Infektionsfähigkeit des Erregers noch für die Diagnose der Erkrankung eine Rolle.

Antwort 695

Die Antwort C) ist richtig.

Ozon ist ein dreiatomiges Sauerstoffmolekül (O_3) von stark oxidierender Wirkung; je nach Konzentration ist es ein farbloses bis blaues Gas. Es entsteht durch starke UV-Strahlung aus Sauerstoff. Höhere Konzentrationen können bei besonders empfindlichen Personen zu Reizwirkung auf Augen und Atemtrakt (Konjunktivitis, Tracheitis) sowie Kopfschmerz und bei gefährdeten Personen (Säuglinge, Kleinkinder, Patienten mit Asthma bronchiale, chronischer. Bronchitis und Herz-Kreislauf-Erkrankungen) zu Atembeschwerden führen. Nach mehrstündiger körperlicher Aktivität in belasteter Außenluft kann es auch bei gesunden Personen zu Veränderungen von Lungenfunktionsparametern und entzündlichen Reaktionen des Lungengewebes kommen. Asthmaanfälle nehmen bei höheren Ozon-Konzentrationen zu.

Zu 3: Ozon hat in hoher Konzentration die Eigenschaft mikrobiologische Erreger (z. B. Bakterien) abzutöten.

Zu 5: Die größte Quelle für bodennahes Ozon ist zwar der Verkehr; es folgen aber Feuerungsanlagen aller Art (Stickoxide und Kohlenmonoxid, Kraftwerke), Herstellung und Verwendung lösemittelhaltiger Produkte (Kohlenwasserstoffe) sowie Treibgase wie Butan und Propan. Aber auch Rinderhaltung (Massentierhaltung) und Mülldeponien (Deponiegas) tragen durch Emission des Kohlenwasserstoffs Methan zur Ozonbildung bei.

Antwort 696

Die Antwort A) ist richtig.

Wichtige Kalziumlieferanten in der Ernährung:

- Milch, Käse, Joghurt u. a. Milchprodukte,
- Grünkohl, Broccoli, Lauch, Fenchel,
- kalziumreiches Mineralwasser (500 mg/l).

Antwort 697

Die Antwort B) ist richtig.

Zu 2: Häufigste Ursache viraler Schleimhautentzündungen von Magen und Dünndarm (Gastroenteritiden) bei Säuglingen und Kleinkindern sind Rota- und Adenoviren; Übertragung: oral-fäkal, Inkubationszeit 24-72 Stunden. Leitsymptome sind Durchfall und (seltener) Erbrechen und Fieber.

Zu 3: Bei Kleinkindern mit akutem Brechdurchfall kann es innerhalb weniger Stunden zu einem lebensbedrohlichen Wasser- und Elektrolytverlust kommen. Eine ausreichende Flüssigkeitszufuhr, evtl. über Infusionen, ist deshalb vordringliche Therapieaufgabe bei schweren Brechdurchfällen im Kindesalter.

Zu 4: Symptomlose Ausscheider sind wichtige Ansteckungsquellen (Salmonellenausscheider u. a.).

Antwort 698

Die Antwort B) ist richtig.

Klinik bei paralytischem Ileus:

- Leitsymptom: Stuhl- und Windverhalt (evtl. mit Überlauferbrechen),
- Meteorismus, Schluckauf (Singultus), Erbrechen,
- aufgetriebene, aber weiche Bauchdecken (keine Abwehrspannung),
- schneller Puls und Blutdruckabfall (Schock),
- Auskultation: 'Grabesstille über dem Abdomen'.

Zu 2 und 3: kolikartige Schmerzen und klingende Darmgeräusche sind typische Befunde bei mechanischem Ileus.

Antwort 699

Die Antwort C) ist richtig.

Als 'schwarzem Blut' im Stuhl (auch: Teerstuhl) wird ein teerartiger, schwarzer, klebriger, glänzender Stuhl bei Blutungen von mehr als 100 ml aus dem Magen oder aus oberen Darmabschnitten und langsamer Darmpassage bezeichnet. Die Schwarzfärbung des Blutes setzt einen Kontakt mit der Salzsäure des Magens voraus (Hämatinbildung).

Blutungen aus distal des Magens gelegenen Darmabschnitten zeigen deshalb i. d. R. eher hell- oder dunkelrote Blutbeimengungen (merke: auch Blutungen aus tieferen Darmabschnitten können bei einer trägen Darmpassage durch bakteriellen Abbau eine Schwarzfärbung des Stuhls bewirken, ebenso Eisentabletten.)

Antwort 700

Die Antwort C) ist richtig.

'Blut im Stuhl ist solange ein Karzinom, bis das Gegenteil bewiesen ist!' Bei der geschilderten Symptomatik ist die Diagnose Rektumkarzinom die wahrscheinlichste.

Jede Änderung der Stuhlgewohnheiten bei einem Alter von über 40 Jahren, z. B. Symptom des falschen Freundes" = Abgang eines Windes (Flatus) mit Stuhl oder konstant üble Gerüche, sollte an ein kolorektales Karzinom denken lassen. Auch die durch Stenosen im Rektum hervorgerufenen Bleistiftstühle (Stuhlform erinnert an einen Bleistift) sind ein typischer Befund bei Karzinomen im Rektum.

Zu A: Die Analfissur ist ein äußerst schmerzhafter, längsverlaufender Einriss der Analkanalhaut mit Blutung und Krampf des Analsphinkters. Leitsymptom ist u. a. der starke Schmerz.

Zu B: Hämorrhoiden sind knotenförmige Erweiterungen der Äste der A. rectalis superior bzw. V. rectalis superior im Bereich der arteriell und venös durchbluteten Corpora cavernosa recti. Auch Hämorrhoiden führen häufig zu Darmblutungen (helles Blut); weitere Symptome sind Juckreiz, evtl. schleimige Sekretion, dumpfes Druckgefühl, Brennen und Schmerzen im Rektum. Die Symptomatik von Hämorrhoiden und Rektumkarzinom sind also häufig sehr ähnlich. Die Bleistiftstühle und die Windabgänge mit Schleimentleerungen sprechen in diesem Fall jedoch eher für ein Rektumkarzinom.

Zu C: Beim M. Crohn handelt es sich um eine Entzündung aller Wandschichten des gesamten Magen-Darm-Trakts (vom Mund bis zum Anus). Am häufigsten finden sich die entzündeten Darmareale am Ende des Dünndarms (terminales Ileum) und am Beginn des Kolons. Leitsymptome des M. Crohn sind Bauchschmerzen und Durchfälle (meist ohne Blut).

Zu E: Das Prostatakarzinom ist der häufigste maligne Tumor des älteren Mannes (meist zwischen dem 50. und 70. Lebensjahr). Die Metastasierung erfolgt lymphogen in iliakale, retroperitoneale und paraaortale Lymphknoten, hämatogen v.a. in Skelett, Leber und Lunge. Symptome treten meist erst in fortgeschrittenen Stadien auf: Blasenentleerungsstörungen, Dysurie, evtl. Hämaturie und Kreuz- und Rückenschmerzen ähnlich einem Ischiassyndrom (deshalb: rektale Untersuchung bei Ischialgie!) u. a.

Antwort 701

Die Antwort D) ist richtig.

'Ballaststoff' ist die Sammelbezeichnung für eine Vielzahl chemisch unterschiedlicher organischer Nahrungsbestandteile zumeist pflanzlicher Herkunft, die von den Enzymen des menschlichen Dünndarms nicht abgebaut werden können. Als Kriterium einer ausreichenden Versorgung mit Ballaststoffen gilt die problemlose regelmäßige Darmentleerung mindestens 3-4mal wöchentlich.

Zu 4: Neuere Studien zeigen keinen Zusammenhang zwischen Darmkrebs und Ernährung. (Ältere Studien hatten eine eher protektive Wirkung ballaststoffreicher Nahrung vermuten lassen.)

Zu 5: Ballaststoffreiche Kost führt zu einer Verkürzung der Passagezeit für Nahrungsmittel. Da potentielle Allergene dadurch kürzer auf die Darmwand einwirken ist eine verstärkte Induktion von Nahrungsmittelallergien wenig wahrscheinlich.

Antwort 702

Die Antwort D) ist richtig.

Die Hepatitis A kennt keine chronischen Verläufe und geht nicht, wie die anderen viralen Hepatitiden, in eine Leberzirrhose über.

Ursachen für eine Leberzirrhose:

- Alkoholzirrhose,
- posthepatitische Leberzirrhose,
- Leberzirrhose aus unbekannter Ursache (sog. kryptogene Zirrhose),
- stoffwechselbedingte Leberzirrhose,
  - Hämatochromatose (Eisenspeicherkrankheit),
  - Leberzirrhose bei hepatolentikulärer Degeneration (Kupferspeicherkrankheit, M. Wilson),
  - Leberzirrhose bei Glykogenosen,
  - Leberzirrhose bei Galaktosämie,
  - Leberzirrhose bei Debré-Toni-Fanconi-Syndrom (angeborene oder erworbene Nierenerkrankung),
  - Leberzirrhose bei zystischer Fibrose (Mukoviszidose);
- biliäre Zirrhose (durch Gallenwegserkrankung bedingt),
- kardiovaskulär bedingte Leberzirrhose:
  - Cirrhose cardiaque (aufgrund venöser Stauung bei Rechtsherzinsuffizienz),
  - Leberzirrhose bei Budd-Chiari-Syndrom (Verschluss der Lebervenen),
  - Leberzirrhose bei Osler-Rendu-Weber-Krankheit (autosomal-dominant erbliche Gefäßerkrankung);
- Leberzirrhose als Folge einer chronischen Hepatitis.

Antwort 703

Die Antwort D) ist richtig.

Eine aktive Immunisierung gegen das Hepatitis-C-Virus ist zurzeit nicht möglich. Die Übertragung der Hepatitis C erfolgt meist parenteral durch ‚needle-sharing' (= Benutzen derselben Nadel) bei Fixern; ferner: Tätowierungen, Dialyse, Kontakt mit Blut oder Blutprodukten, sexuell (selten).

Mehr als 50% der Patienten entwickeln eine chronische Hepatitis mit der Gefahr einer Leberzirrhose (20%) und der Entwicklung eines primären Leberzellkarzinoms (5% der Zirrhosepatienten).

Antwort 704

Die Antwort A) ist richtig.

Harnsäure ist das Endprodukt des Purinstoffwechsels. Erhöhte Harnsäurewerte im Blut (Hyperurikämie) kommen v.a. bei Gicht und bei verstärktem Zellabbau (z. B. bei Leukämie, nach zytostatischer oder Strahlentherapie) vor. Bei zu hohem Harnsäurespiegel kristallisiert die Harnsäure aus, lagert sich in Geweben bzw. innerhalb der Gelenkknorpel ab und führen dort zu entzündlichen Veränderungen.

Antwort 705

Die Antwort A) ist richtig.

'Nephrotisches Syndrom' ist ein Sammelbegriff für einen bei vielen primären und sekundären Nierenerkrankungen auftretenden Symptomenkomplex aus:

- große Proteinurie (> 3,5 g pro Tag),
- Hypoproteinämie,
- hypalbuminämische Ödeme (wenn Serumalbumin < 2,5 g/l),
- Hyperlipoproteinämie mit Erhöhung von Cholesterin und Triglyzeriden.

Zu 1: Als Dysurie wird die erschwerte (schmerzhafte) Blasenentleerung, oft in Kombination mit Pollakisurie (häufige Entleerung kleiner Harnmengen).

Zu 5: Als 'Tophi' werden Harnsäureablagerungen in der Haut bei Gicht bezeichnet.

Antwort 706

Die Antwort E) ist richtig.

Myxödem ist die Bezeichnung für die pathologische Ablagerung von Glykosaminoglykanen in Haut-, Unterhaut- und Muskelgewebe. Im Gegensatz zu anderen ödematösen Veränderungen der Haut bleiben nach Druck keine Dellen zurück.

Antwort 707

Die Antwort D) ist richtig.

Struma ist die Bezeichnung für jede Vergrößerung der gesamten Schilddrüse oder von Teilen des Organs unabhängig von Pathogenese, Funktionslage, Gut- oder Bösartigkeit. Eine Struma kann mit normaler (euthyreoter), verminderter (hypothyreoter) oder erhöhter (hyperthyreoter) Hormonproduktion einhergehen.

Die euthyreote Struma ist die häufigste endokrine Erkrankung, mehr als 90% aller Schilddrüsenerkrankungen sind euthyreote Strumen, Frauen sind 4-8 x häufiger betroffen als Männer.

Antwort 708

Die Antwort C) ist richtig.

Als Folge einer Beinlängendifferenz kommt es zum Beckenschiefstand, zur Skoliose der Wirbelsäule und zur Spitzfußstellung des kürzeren Beins.

(Die Behandlung erfolgt konservativ durch Schuheinlage bzw. -erhöhung oder durch orthopädische Schuhe, operativ evtl. durch Beinverlängerung oder –verkürzung.)

Antwort 709

Die Antwort D) ist richtig.

Bei der Dupuytren-Kontraktur handelt es sich um eine Beugekontraktur der Finger (besonders des 4. und 5. Fingers) infolge bindegewebig-derber Verhärtung und Schrumpfung der Palmaraponeurose mit Ausbildung derber Stränge und Knoten, in 70-80% Beteiligung beider Hände. Sie kommt vorwiegend bei Männern (5:1) jenseits des 5. Lebensjahrzehnts vor.

Antwort 710
Die Antwort B) ist richtig.
Zu 2 und 5: Beim Hallux valgus handelt es sich um eine Belastungsdeformität mit Abknickung der Großzehe im Großzehengrundgelenk nach der Kleinzehenseite hin. Man findet einen Hallux valgus immer bei Spreizfuß, er wird begünstigt durch enge, spitze Schuhe.Eine Harnsäureeinlagerung in das Großzehengrundgelenk ist typisch für den Gichtanfall und wird als Podagra bezeichnet.
Zu 3: Der Befund würde am ehesten zu einer Achillobursitis einer Schleimbeutelentzündung am Achillessehnenansatz passen.

Antwort 711
Die Antwort E) ist richtig.
Zu 5: Der grüne Star, das sog. Glaukom ist eine Sammelbezeichnung für verschiedene Erkrankungen des Auges, die meist mit einer Erhöhung des Augeninnendrucks einhergehen. Der grüne Star ist eine häufige Erblindungsursache in Industrieländern. Die akute Form, der Glaukomanfall, geht mit sehr starken Kopfschmerzen einher.

Antwort 712
Die Antwort C) ist richtig.
Das Lasègue-Zeichen ist ein durch Dehnung des N. ischiadicus (bei passivem Anheben des gestreckten Beins des liegenden Patienten) ausgelöster Schmerz in Gesäß und Oberschenkel der erkrankten Seite. Das Lasègue-Zeichen ist positiv z. B. bei Bandscheibenvorfall, Ischiassyndrom und meningealer Reizung. Eine genaue Höhenlokalisation eines Bandscheibenvorfalls ist durch den Ischiasdehnungsschmerz nicht möglich.

Antwort 713
Die Antwort D) ist richtig.
Der Patient hat in der manischen Episode normalerweise keine Suizidgedanken.
Die Manie imponiert durch:

- Inadäquate gehobene Stimmung ohne Krankheitseinsicht,
- Antriebssteigerung,
- beschleunigtes Denken,
- Selbstüberschätzung.

Klinisch zeigen sich bei der Manie:

- Manische Verstimmung (eine grundlose Heiterkeit, eine pathologisch gehobene, übermütig, strahlend und optimistisch anmutende und dabei oft natürlich und ansteckend wirkende Stimmungslage mit Selbstüberschätzung und Fehlen jeder Lebensangst; Typologisch lassen sich ‚heiterfröhliche' oder mehr ‚gereizt-zornmütige' und ‚erregt-tobsüchtige' Formen unterscheiden; dabei fehlen meist Krankheitsgefühl und Krankheitseinsicht),
- Größenideen (‚Megalomanie') als die Unfähigkeit des Manikers, Schuld zu erleben, als ob er von seinem Überich befreit wäre),
- Ideenflucht und Ablenkbarkeit,
- psychomotorische Erregung (gesteigerter Rede-, Bewegungs- und Betätigungsdrang; Erleichterung von Entschlüssen und Handlungen; es kann zu unsinnigem Geldausgeben, gewagten Spekulationen, unerfüllbaren Verpflichtungen, sexuellen und alkoholischen Exzessen und Entgleisungen kommen),
- Gehobenheit der Vitalgefühle (Gefühl von ungewöhnlicher Gesundheit und Leistungsfähigkeit),
- körperlich-vegetative Symptome:
  - gestörter Schlaf (wird jedoch nicht beklagt; das Schlafdefizit nicht als negativ empfunden)
  - sensorische Störungen (Veränderungen der optischen und akustischen Wahrnehmung)
  - gesteigerte Libido
- paranoide, halluzinatorische und katatone Symptome (bestehen diese Symptome langdauernd, dann handelt es sich um eine (‚schizoaffektive Psychose') (Katatonie = Störung der Willkürmotorik).

Antwort 714
Die Antwort C) ist richtig.
Zu 5: Die statistische Lebenserwartung ist eingeschränkt. Die Letalität der Anorexia nervosa liegt bei ca. 10%.

Antwort 715
Die Antwort D) ist richtig.
Zu 1: Ermahnungen, ‚sich zusammenzureißen' – oder ähnliche Appelle -, gelten in der Psychotherapie der Depression als kontraindiziert.

Antwort 716
Die Antwort C) ist richtig.
Zu 1 und 3: Gedankenentzug, Gedankenausbreitung und Willensbeeinflussung und Fremdsteuerung sind klinische Symptome einer Schizophrenie.
Die Besonderheit pathologischer neurotischer Zwangsphänomene besteht darin, dass bestimmte Gedankeninhalte oder Handlungen:

- Sich aufdrängen (so entstehen Zwangsgedanken ‚unwillkürlich', i.d.R. mit ‚abstoßenden' Themen, ferner werden sie begleitet von Unbehagen, Angst und dem Drang zur Neutralisierung),
- sich stereotyp wiederholen (so werden Rituale als Vorbeugung gegen Gefahren empfunden; Waschzwang: Händewaschen gegen Infektionen, Kontrollzwang gegen Einbrecher usw.; sie stellen vor allem einen Versuch dar, die Zwangsgedanken zu neutralisieren; bringen eine vorübergehende Erleichterung, ‚willkürliche' Handlung),
- als sinnlos oder gar unsinnig erlebt werden (Impulse sind persönlichkeitsfremd),
- nicht durch Ablenken oder ähnliche Strategien vermieden werden können (Angstsymptome und depressive Symptome - bis zu 30% d. F. - sind möglich und treten insbesondere bei dem Versuch auf, die Zwangssymptome zu unterdrücken).

Antwort 717
Die Antwort E) ist richtig.
Differentialdiagnose der Heiserkeit (Dysphonie):

- Funktionelle Heiserkeit. ohne primäre morphologische Veränderung des Stimmapparats, als hypo- oder hyperfunktionelle Heiserkeit unterschiedlicher Genese (z. B. Überbeanspruchung);
- dysplastische Heiserkeit bei Formanomalien des Larynx (z. B. bei Hypoplasie des Kehlkopfes);
- Heiserkeit bei Erkrankung des Kehlkopfes, z. B. Laryngitis, Stimmlippenknötchen, Reinke-Ödem, Stimmlippenlähmung, Kehlkopfkarzinom;
- endokrin bedingte Heiserkeit, z. B. bei Hypothyreose, Hypogonadismus, hormonaler Therapie;
- traumatische Heiserkeit nach Gewalteinwirkung auf den Larynx oder nach endotrachealer Intubation (Intubationsgranulom).

Antwort 718
Die Antwort D) ist richtig.

- Myopie: (gr. myops kurzsichtig) Kurzsichtigkeit: der Brennpunkt liegt für parallel einfallende Strahlen (im nichtakkommodierten Auge) vor der Netzhaut (der Augapfel ist im Verhältnis zur Brechkraft seines dioptrischen Apparates zu lang).
- Hypermetropie: (syn. Hyperopie) Übersichtigkeit: der Brennpunkt liegt hinter der Netzhaut (der Augapfel ist im Verhältnis zur Brechkraft seines dioptrischen Apparates zu kurz).
- Presbyopie: (gr. presbys alt) altersbedingte Weitsichtigkeit durch Elastizitätsverlust der Linse. (Die Akkommodationsfähigkeit geht zunehmend verloren.)

Antwort 719
Die Antwort B) ist richtig.
Unter Arcus lipoides corneae wird eine ringförmige, weißliche Trübung der Hornhautperipherie bezeichnet. Ursächlich ist

eine Lipid- und Kalkeinlagerung. Tritt dieses Phänomen in jugendlichem Alter (Arcus lipoides juvenilis, Embryotoxon) auf, so steht es meist in Zusammenhang mit einer Hyperlipoproteinämie vom Typ II. Tritt es im höheren Alter so ist es häufig unabhängig von erhöhten Serumlipiden (Arcus lipoides senilis, Gerontoxon).

Antwort 720

Die Antwort B) ist richtig.

Glaukom ist der Sammelbegriff für Krankheiten des Auges, die mit einem erhöhten Augeninnendruck einhergehen.

Der normale Augeninnendruck ist in der Regel seitengleich etwa 15 mmHg mit einer oberen Grenze von 21 mmHg. Beim akuten Glaukomanfall treten Drucke zwischen 50 und 80 mmHg auf, beim chronischen Glaukom solche zwischen 25 und 45 mmHg. Das Glaukom führt zu Sehnervenschäden. Das Glaukom ist eine der häufigsten Erblindungsursachen.

Das Winkelblock-Glaukom macht 5% der Glaukom-Fälle aus. Es verläuft als akutes (= Anfalls-) Glaukom und stellt einen Notfall dar.

Klinik:

Leitsymptome:

- Schmerzen: heftige Schmerzen im betroffenen Auge und um das Auge herum. Ausstrahlung in die Zähne, in den ganzen Kopf, evtl. sogar ins Abdomen!
- Tastbare Härte des Augapfels: beim akuten Glaukomanfall fühlt sich der Augenbulbus steinhart an (= wichtigstes Symptom, Augeninnendruck 60-80 mmHg).
- Nebelsehen und Farbringe: bei Dunkelheit werden Farbringe um Lichtquellen gesehen (Folge des Hornhautödems).
- Weitere Symptome:
  - Übelkeit, evtl. Erbrechen,
  - Bindehaut gerötet,
  - episklerale Gefäße erweitert (gemischte Injektion),
  - Hornhaut-Ödem mit matt-hauchiger Trübung,
  - Vorderkammer flach oder völlig aufgehoben,
  - Iris verwaschen, Pupille erweitert und unregelmäßig entrundet, reflektorische Pupillenstarre.

Antwort 721

Die Antwort D) ist richtig.

Als Keloid oder Wulstnarbe werden derbe, platte oder strangförmige, manchmal juckende Bindegewebewucherungen bezeichnet, die sich bei individueller und ethnischer Disposition Wochen bis Monate nach Verletzungen (Traumen, Verbrennungen, Verätzungen, Impfungen, operative Eingriffe) im Bereich von Narben entwickeln; im Gegensatz zu hypertrophen Narben findet sich eine Ausdehnung über die ursprüngliche Narbe hinaus auf unbeschädigte Haut. Ein spontanes Auftreten ohne vorausgegangene Hautverletzung (sog. Spontankeloid) ist umstritten.

Antwort 722

Die Antwort A) ist richtig.

Das Basaliom ist ein von den basalen Zellschichten der Epidermis und dem Follikel ausgehender Tumor, der invasiv und destruierend (zerstörend) wächst, jedoch nur extrem selten metastasiert. Deshalb wird das Basaliom auch als 'semimaligner' (= 'halbbösartiger') Tumor bezeichnet.

Epidemiologie:

Das Basaliom ist der häufigste Tumor der Haut. Die Häufigkeit des Auftretens steigt mit zunehmendem Alter. Basaliome vor dem 40. Lebensjahr sind selten, w = m.

Zu 2: Therapie eines Basalioms:

- Chirurgische Entfernung,
- andere, weniger radikale Verfahren (Elektrodissektion, Kürettage, Kryotherapie) allenfalls bei sehr kleinen Basaliomen bei älteren Menschen,
- Strahlentherapie: wenn die operative Entfernung des Basalioms nicht möglich ist.

Zu 4: Der bevorzugte Sitz der Basaliome ist das Gesicht, oberhalb des Mundes (nur 5% der Basaliome finden sich an Stamm und Extremitäten) und auf vorgeschädigter Haut. Als Ursachen für die Entstehung der Basaliome werden nicht wiederholte Verletzungen diskutiert sondern

- UV-Licht, Röntgenstrahlen,
- genetische Disposition (u. a. Hauttyp),
- krebsauslösende Giftstoffe (Arsen),
- Immunsuppression.

Antwort 723

Die Antwort C) ist richtig.

Keuchhustenerreger und Influenzaviren werden durch Tröpfcheninfektion (durch erregerhaltige, von Infizierten beim Husten oder Niesen ausgestoßene kleinste Tropfen) übertragen.

Antwort 724

Die Antwort D) ist richtig.

Richtungsweisend ist hier die Information aus der Anamnese, dass bei der Patientin 'drei Tage nach einer Wanderung am linken Oberarm plötzlich eine kreisrunde Rötung auftrat ...' Hier handelt es sich um das typische Leitsymptom der Lyme-Borreliose, das Erythema migrans: die ‚wandernde Röte' der Haut, die meist von der Zeckenbissstelle ausgeht.

Spätsymptome (fakultativ) können Wochen bis Monate nach Infektion, auch ohne vorangegangenes Erythema migrans, auftreten: Mono- oder Oligoarthritis (schmerzhafte Gelenkentzündung, kann in ein chronisch-rheumatisches Krankheitsbild übergehen), Myokarditis mit Reizleitungsstörungen, Perikarditis, Akrodermatitis chronica atrophicans (‚Zigarettenpapierhaut' = Fältelung der Haut), neurologische Symptome: lymphozytäre Meningoradikulitis (schmerzhaft, langwierig), Hirnnervenausfälle (N. facialis), auch: akute Halbseitenlähmung, Ataxie, Myelitis u a.

Zu A: Bei chronischer Polyarthritis ist der Rheumafaktor zu 80% positiv.

Zu B: Beim rheumatischen Fieber ist der ASL-Titer erhöht (Antistreptolysine sind gegen Toxine der Streptokokken gerichtete neutralisierende Antikörper).

Zu C: Bei der Polymyalgia rheumatica ist die Blutsenkung stark erhöht. Bei der Polymyalgia rheumatica handelt es sich um eine ätiologisch unklare, entzündliche Multiorganerkrankung, meist des älteren Menschen. Typische Symptome sind nächtliche, morgendliche und nach Ruhepausen verstärkte, symmetrische Schmerzen in der Nacken-, Schulter- und Beckengürtel- sowie proximalen Extremitätenmuskulatur, Morgensteife bis zur Gehunfähigkeit, evtl. Gewichtsabnahme, Müdigkeit und Depressivität.

Zu E: Bei para- oder postinfektiösen Arthritiden finden sich keine lebenden Erreger im erkrankten Gelenk. Sie treten nach bakteriellen Infekten (v.a. nach Infektion mit Yersinien, Chlamydien, Mykoplasmen, Gonokokken, Borrelien) oder nach Virusinfektionen (z.B: Hepatitis B, Röteln, Mumps, infektiöser Mononukleose, Windpocken, Pocken, Coxsackie-, Adeno-Infektionen, Arbo-, Alpha-, ECHO-, Zytomegalie-, Herpes-, evtl. auch HIV u. a.) auf. Der chronische Verlauf und das fehlen einer akuten Infektion in der Anamnese macht diese Diagnose eher unwahrscheinlich.

Antwort 725

Die Antwort A) ist richtig.

Zu 2: Während der Schwangerschaft ist eine Gewichtszunahme von sechs bis elf Kilo die Regel.

Im Einzelnen wiegen:

- Fruchtwasser ½ bis 1 kg,
- Mutterkuchen ½ kg,
- Gebärmutter 1 bis 1½ kg,
- neu gebildetes Blut 1 kg,
- neu gebildetes Gewebe 2 kg,
- Wassereinlagerungen 1 bis 3½ kg.

Auch wenn man Zwillinge bekommt ist sollte die Gewichtszunahme in diesem Bereich liegen, da das einzelne Kind meistens leichter ist als ein Einling, dürfte eigentlich keine größere Gewichtszunahme auftreten.

In den ersten drei Schwangerschaftsmonaten sollte keine Gewichtszunahme erfolgen, im zweiten Drittel können es bis zu 4 kg sein, im letzten Drittel dann noch einmal sechs bis acht Kilogramm. Eine Gewichtszunahme von mehr als 20 kg ist zumeist auf eine Überernährung oder eine fehlerhafte Zusammensetzung der Nahrung zurückzuführen. Eine schnelle Gewichtszunahme von mehr als 2,5 kg in einer Woche kann ein Hinweis auf eine Gestose sein.

Kommt es zu einem Gewichtsstillstand oder zu einer Zunahme unter 7,5 kg kann dies auf eine Erkrankung der Mutter, einer Mangelernährung oder eine fetale Wachstumsverzögerung hinweisen.

Zu 3: Pythotherapeutika haben genau wie andere wirksame Medikamente (oft beträchtliche) Nebenwirkung. Viele Phytotherapeutika sind in der Schwangerschaft kontraindiziert. (So sollten z. B. Aloe, Rhabarber und Sennes u.v.a. während der Schwangerschaft nicht gegeben werden.)

Zu 4: Das durchschnittliche Geburtsgewicht beträgt bei Mädchen ca. 3350g und bei Jungen ca. 3500g.

Zu 5: Ringelröteln (Erythema infectiosum acutum, Fünfte Krankheit) ist eine meist bei Kindern zwischen dem 6. und 15. Lebensjahr auftretende Virusinfektion (Parvovirus B19). Die Übertragung erfolgt durch Tröpfcheninfektion.

Klinik: Inkubationszeit 7-14 Tage mit allgemeinem Krankheitsgefühl und Fieber; zunächst schmetterlingsförmiges Erythem im Gesicht mit perioraler Blässe, dann ring- und girlandenförmige, z.T. urtikarielle, juckende, rote Flecken an den Extremitätenstreckseiten, später auch an den Beugeseiten und am Stamm (nach Auftreten des Exanthems nicht mehr infektiös); Spontanheilung nach 10-14 Tagen, häufig asymptomatische Verläufe.

Bei Infektionen in der Schwangerschaft besteht die Gefahr eines Morbus haemolyticus fetalis, einer Anämie durch irregulär gebildete Blutgruppenantikörper.

Die Röteln werden durch das Rötelnvirus ausgelöst und haben mit den Ringelröteln nur den Namen gemeinsam. Eine Röteln-Erkrankung schützt also nicht vor den Ringelröteln.

Antwort 726

Die Antwort D) ist richtig.

Ein intravenöser Zugang ist für die Therapie eines anaphylaktischen Schocks von großer Wichtigkeit. Deshalb muss die Injektions- oder Infusionsnadel (sofern sie intravenös liegt) unbedingt belassen werden (Aussage 1 falsch). Die Maßnahme der Injektion bzw. Infusion muss natürlich schnellstmöglich unterbrochen werden, da oft das verabreichte Medikament Auslöser des Schocks ist (Aussage 2 richtig).

Antwort 727

Die Antwort E) ist richtig.

Das Vorkommen von Nitrit im Urin gilt als indirekter Nachweis von nitritbildenden Keimen (Bakterien) im Urin. Der häufigste Erreger von Harnwegsinfekten, E. coli, und die meisten anderen pathogenen Keime im Urogenitaltrakt reduzieren das im Harn vorhandene Nitrat zu Nitrit.

Mögliche Diagnosen bei positivem Nitritbefund im Harn:

- Bakterielle Harnwegsinfekte,
- Pyelonephritiden (akute und chronische).

Antwort 728

Die Antwort D) ist richtig.

Die Ablassgeschwindigkeit des Luftdrucks sollte bei normaler Herzfrequenz ca. 3-5 mmHg pro Sekunde betragen (bei Tachykardie schneller, bei Bradykardie langsamer).

Zu 5: Blutdruckdifferenzen an den Armen können z. B. Hinweis auf eine arterieller Verschlusskrankheiten sein bzw. auf eine Sonderform der Aortenisthmusstenose hindeuten.

Antwort 729

Die Antwort C) ist richtig.

Hier soll C) die richtige Antwort gewesen sein. Das typische Auskultationsgeräusch der Pleuritis fibrosa ist unserer Meinung nach ein atemsynchrones Reibegeräusche über den basalen Lungenabschnitten, zunächst als feines Reiben später als grobes Reiben (sog. ‚Lederknarren').

Zu A: Bei Asthma bronchiale finden sich perkutorisch ein hypersonorer Klopfschall und tief stehende Lungengrenzen, auskultatorisch trockene Rasselgeräusche (bzw. kontinuierliche Nebengeräusche): Giemen, Pfeifen, Brummen.
Zu B: Über einem Pleuraerguss findet sich perkutorisch eine Dämpfung und auskultatorisch ein abgeschwächtes Atemgeräusch, oberhalb des Ergusses ein sog. ‚Kompressionsatmen' (= streifenförmige Zone mit Bronchialatmen).
Zu D: Bei der klassischen – heute selten gewordenen – Bronchopneumonie zeigt sich auskultatorisch zunächst ein inspiratorisches Knisterrasseln (Crepitatio indux), zunehmende perkutorische Dämpfung mit verstärktem Stimmfremitus und Bronchophonie, später auskultatorisch Bronchialatmen und mittelblasige Rasselgeräusche. Bei 'Lösung' Abnahme der perkutorischen Dämpfung und Wiederauftreten von Knisterrasseln (Crepitatio redux).
Bei chemotherapeutisch behandelten Bronchopneumonien findet sich auskultatorisch meist mittelblasige Rasselgeräusche und eine perkutorische Dämpfung nur über größeren konfluierenden bronchopneumonischen Infiltraten.
Zu E: Bei der Atelektase findet sich auskultatorisch ein abgeschwächtes bzw. aufgehobenes Atemgeräusch.

Antwort 730

Die Antwort B) ist richtig.
Als Dermographismus (‚Hautschrift') wird eine, nach mechanischer Reizung der Haut (z. B. durch Bestreichen mit einem Stift oder Spatel) auftretende, sichtbare Hautreaktion bezeichnet. Es werden unterschieden:

- Roter Dermographismus (Rötung infolge Vasodilatation),
- weißer Dermographismus, bei atopischer Konstitution und Sonnenbrand aufgrund einer neurovegetativen Dysregulation (Abblassen infolge Vasokonstriktion),
- urtikarieller Dermographismus: Bildung einer Quaddelleiste wenige Minuten nach mechanischer Reizung der Haut (bei bis zu 50% der Normalpersonen ohne Krankheitswert; zusammen mit Juckreiz als symptomatischer urtikarieller Dermographismus; synonym mit Urticaria factitia).

Antwort 731

Die Antwort C) ist richtig.
Beim beschriebenen Krankheitsbild handelt es sich um einen schweren Notfall durch Verlegung der oberen Luftwege durch ein in die Trachea gelangtes Fleischstück. Kann das Fleischstück nicht entfernt werden, kommt es durch Ersticken zum sog. Bolustod. Die hier empfohlene Erste-Hilfe-Maßnahme – kräftige Schläge auf den Rücken bei vorgebeugtem Oberkörper – ist in der Praxis meist wenig wirksam, mangels Alternative jedoch einen Versuch wert.
Zu 1 und 3: Da die Trachea durch das Fleischstück verschlossen wird, ist eine Mund-zu-Mund (Nase)-Beatmung sinnlos.
Zu 2: Die Defibrillation ist ein Verfahren zur Durchbrechung eines Herz-Kreislauf-Stillstands infolge kardialer Arrhythmie. Gleichstrom mit Energie von 50 bis maximal 400 Joule induziert dabei eine simultane Entladung aller zu diesem Zeitpunkt nicht refraktären Herzmuskelfasern und ermöglicht wieder eine rhythmische Herzaktion.
Zu 5: Der Nottransport des Patienten in die Klinik darf erst nach der Entfernung des Bolus erfolgen. Da eine Bolusobstruktion mit einem Atemstillstand gleichzusetzen ist, würde der Transport in die Klinik zu lange dauern. (Der Notarzt entfernt den Bolus vor Ort laryngoskopisch mit einer speziell gebogenen Zange, der sog. Magill-Zange.)
(Umstritten als Erste-Hilfe-Maßnahme bei Bolusobstruktion ist der sog. Heimlich-Handgriff: Er kann in zwei unterschiedlichen Formen durchgeführt werden:
Formen: 1. bei stehendem oder sitzendem Patienten umfasst der Helfer von hinten

den Betroffenen und verschränkt seine Hände im Epigastrium des Patienten. Dann erfolgen kräftige Druckstöße in Richtung Zwerchfell. 2. Bei liegendem oder bewusstlosem Patienten kniet der Helfer mit gespreizten Beinen über dem Betroffenen, setzt die übereinander gelegten Hände im Epigastrium auf und drückt kräftig in Richtung Zwerchfell. Durch Hochdrücken des Zwerchfells kommt es zu einer Druckerhöhung im Tracheobronchialsystem, wodurch ein Ausstoßen des Bolus möglich wird; Gefahren: innere Verletzungen, wie Magen-, Leber- oder Milzruptur.)

Antwort 732
Die Antwort C) ist richtig.
Lagerung eines Patienten mit Hitzschlag ohne Bewusstseinstrübung: Rückenlage, Oberkörper erhöht, Kopf in Mittelstellung (Ziel: Herabsetzung der Hirndurchblutung, Verminderung des Hirndrucks)

Antwort 733
Die Antwort E) ist richtig.
Beim anaphylaktischen Schock handelt es sich um eine Überempfindlichkeitsreaktion vom Soforttyp (Typ I);
Auslöser: Insektengift, Fremdserum, Arzneimittel u. a.
Pathophysiologisch kommt es durch Freisetzung gefäßaktiver Mediatoren (Histamin, Leukotriene, Prostaglandine, Thromboxane, Serotonin, Kallikrein/Bradykinin u. a.) zur Vasodilatation (vor allem in der Endstrombahn der Bauchgefäße. Der Schockverlauf wird wesentlich durch eine Fehlverteilung des Blutstroms zu Lasten der lebenswichtigen Organe bestimmt.

Antwort 734
Die Antwort D) ist richtig.
Unter Händedesinfektion wird eine Maßnahme zur Vermeidung der manuellen Übertragung von Krankheitserregern verstanden. Formen:

- Hygienische Händedesinfektion: Einreiben der Hände mit einem alkoholischen Desinfektionsmittel (30-60 Sekunden) zur möglichst vollständigen Abtötung der auf die Haut gelangten Anflugkeime (sog. transiente Hautflora) vor und nach Außenkontakten (z. B. Patientenuntersuchung, Verbandwechsel, Blutentnahme);
- Chirurgische Händedesinfektion: zusätzlichen Beseitigung der residenten Flora (physiologische Haftkeime) insbesondere vor operativen Eingriffen; Prinzip: Waschen der Hände und Unterarme, Bürsten der Nägel und Nagelfalze (umstritten), dann wiederholtes Einreiben der Hände mit einem Desinfektionsmittel über 5 Minuten.

Antwort 735
Die Antwort C) ist richtig.
Als Demenz wird ein nach der frühen Kindheit infolge einer Hirnkrankheit erworbener Intelligenzdefekt bezeichnet. Dieser mit einem groben, irreparablen und nicht selten progredienten intellektuellen und mnestischen (= das Gedächtnis betreffenden) Abbau einhergeht. Es kommt also zu einem Verlust früher vorhandener intellektueller Fähigkeiten.
Klinisch kommt es zu einem fortschreitenden Verlust von Auffassungs-, Kritik- und Urteilsfähigkeit, Störung des logischen Denkens und der Kombinationsgabe, keine Erfassung von Sinnzusammenhängen, Ausfälle der Merkfähigkeit und des Frischgedächtnisses, Desorientiertheit (Zeit, Ort, später auch zur eigenen Person). Reflexionsfähigkeit und Krankheitseinsicht sind aufgehoben. Sowohl lokale als auch diffuse Hirnatrophien können zur Demenz führen.
Zu A: Bei der paranoid-halluzinatorische Form der Schizophrenie bestimmen Wahn und Halluzinationen das klinische Bild. 55 bis 75% der Schizophrenien durchlaufen ein paranoid-halluzinatorisches oder paranoides, Wochen, Monate oder gar Jahre andauerndes Initialstadium.
Zu B: Unter Hospitalismussyndrom versteht man die Gesamtheit aller körperlichen und seelischen Schäden sowie Mängel, die im Zusammenhang mit der Unterbringung eines Individuums in einem

Krankenhaus oder einem Heim (Kinderheim, Altenheim) und der damit verbundenen Kontaktarmut entstehen können.
Klinisch kann sich das Hospitalismussyndrom in einem breiten Spektrum seelischer Störungen und Fehlentwicklungen zeigen. Geht bei Säuglingen die längere Trennung von der Mutter (bedingt etwa durch den Klinikaufenthalt des betroffenen Kindes selbst, aber auch der Mutter) mit einer mangelnden emotionalen Zuwendung einher (Fehlen der so genannten Nestwärme = Entzug des direkten körperlich-seelischen Kontaktes zu einer konstanten Bezugsperson), so tritt ein typisches Krankheitssyndrom auf, die anaklitische Depression: Das Kind nimmt von seiner Umgebung kaum noch Notiz, ist bewegungsarm, teilnahmslos und hinsichtlich Gestik und Mimik ausdrucksvermindert. Von hier aus entsteht häufig schon nach etwa drei bis fünf Monaten das Bild des psychischen Hospitalismus, der durch schwere Entwicklungsstörungen (psychisch-physische Retardierung etwa im Bereich der Intelligenz und Emotionalität, des Spracherwerbs, der sensomotorischen Aktivität) gekennzeichnet ist und lebensbedrohlich werden kann. Diese Schäden sind zwar bei konstanter Zuwendung zum Teil reversibel, häufig stellen sich aber spätere Folgen in Form von Störungen der Kontaktfähigkeit (emotionale Stumpfheit und intentionale Gehemmtheit) ein.
Zu E: Leitsymptom der Neurotischen Depression (auch. Depressive Neurose) ist eine chronische, depressive Verstimmung geringeren Ausprägungsgrades.

Antwort 736
Die Antwort D) ist richtig.
Die Bläschenbildung am ganzen Körper (schubweise: Roseolen-Papeln-Bläschen-Krusten), ohne Narbenbildung aber mit Befall auch der Schleimhäute (Mund, Genitale) und mit Juckreiz ist typisch für das Krankheitsbild der Windpocken, einer akuten viralen Infektionskrankheit.
Zu A: Die Neurodermitis ist eine sich bevorzugt im Kleinkindesalter manifestierende, chronisch-rezidivierende Hauterkrankung. Leitsymptome sind starker Juckreiz und trockene Haut, in der Regel verbunden mit besonderer Neigung zu allergischen Erkrankungen wie Heuschnupfen, Asthma bronchiale, Pollenallergie und allergischer Konjunktivitis (Patienten mit Disposition zu diesen Erkrankungen nennt man Atopiker).
(Der ‘fieberhafte Infekt’ und die Verteilung der Effloreszenzen über die gesamte Haut einschließlich Kopfhaut und Genitale spricht beim beschriebenen Fallbeispiel gegen eine Neurodermitis).
Zu B: Scharlach ist eine Sonderform der Streptokokken-Tonsillitis. Klinisch zeigt sich die Trias: Fieber, Mandelentzündung, Hautausschlag. Der Hautausschlag (Exanthem) ist feinfleckig (stecknadelkopfgroß), hochrot, zusammenfließend; beginnt im Bereich von Achsel und Leisten und steigt in Richtung Hals auf, blasst dann ab und wird von einer intensiven Schuppung (vor allem an Händen und Fußsohlen) abgelöst.
Zu C: Röteln sind eine i.d.R. harmlose Virusinfektion. Nach kurzem (inkonstantem) fieberhaftem Prodromalstadium (ca. zwei Tage) mit leichten katarrhalischen Symptomen im Bereich der oberen Atemwege oft schmerzlose Lymphknotenschwellungen, gleichzeitig oder kurz darauf Auftreten eines Exanthems (zuerst im Gesicht, dann auf den Rumpf übergehend) in Form etwa linsengroßer, wenig erhabener und nicht konfluierender rosaroter Flecken.
Zu E: Masern werden durch Viren hervorgerufen und sind durch starke katarrhalische Erscheinungen der oberen Luftwege und durch ein typisches Exanthem gekennzeichnet. Das typische Masernexanthem, beginnt hinter den Ohren und breitet sich über Hals, Gesicht, Schultern, Rumpf und Extremitäten aus; es ist klein- oder grobfleckig und zusammenfließend (konfluierend).

Antwort 737

Die Antwort C) ist richtig.

Zu 3: Dreiwort-Sätze werden in der Regel im Alter zwischen 24 und 36 Monate gebildet.

- 1 Jahr bis 2 Jahre: Das Ein-Wort-Stadium. Das Kind verwendet einzelne Wörter, um ganze Phrasen oder Sätze auszudrücken; die Wörter werden in ihrer Bedeutung von den Erwachsenen aufgrund des Kontextes verstanden. Gegen Ende dieser Periode wächst der Wortschatz sprunghaft an: von etwa 20 Wörtern mit 18 Monaten auf etwa 200 Wörter mit 21 Monaten.
- 2 Jahre: Der Wortschatz wächst von etwa 300 Wörtern mit 24 Monaten auf 1000 Wörter mit 36 Monaten an. Zwei- und Dreiwort-Sätze werden gebildet (nach eigenen Regeln, die nicht der Erwachsenensprache abgeschaut sind).
- 3 Jahre: Die Satzperiode: Zu dieser Zeit verwendet das Kind Sätze, die grammatischen Merkmale der Erwachsenensprache enthalten.

Antwort 738

Die Antwort D) ist richtig.

Antwort 739

Die Antwort A) ist richtig.

Aktive Impfungen die mit Lebendimpfstoff durchgeführt werden sind i.d.R. in der Schwangerschaft kontraindiziert: Wichtige Lebendimpfstoffe:

Masern, Mumps, Röteln, Windpocken, Poliomyelitis (Impfstoff nach Sabin, OPV), Pocken, Tuberkulose, Typhus (oral), Gelbfieber (als Indikationsimpfung evtl. auch in der Schwangerschaft erlaubt), Tuberkulose-BCG.

Antwort 740

Die Antwort A) ist richtig.

Diese Frage hat ein Multiple-Choice-Amateur gebastelt. Definitionsgemäß muss die zweite Aussagen einen (auch grammatikalisch) in sich abgeschlossenen Satz enthalten. Die Aussage 2 ist aber ohne die Aussage 1 nicht zu verstehen. Die Frage ist also falsch gestellt. Dennoch ist die Antwort A) eindeutig.

Antwort 741

Die Antwort D) ist richtig.

Patienten mit Atemnot werden mit erhöhtem Oberkörper gelagert. Durch besseren Einsatz der Atemhilfsmuskulatur wird dadurch die Atmung erleichtert.

Zu A: Patienten im Volumenmangelschock werden zur Verbesserung des venösen Rückflusses ('Autotransfusion') mit erhöhten Beinen in leichter Kopftieflage gelagert bzw. auf einer Trage oder einer harten Unterlage in 15° Kopftieflage gelegt. Bei Bewusstlosigkeit und Volumenmangelschock: stabile Seitenlage in 15° Kopftieflage.

Zu B: Ein bewusstloser, nicht intubierter Patient wird in der stabilen Seitenlage gelagert.

Zu C: Wirbelsäulenverletzte werden normalerweise gelagert wie vorgefunden bzw. mit 4-5 Helfern unter dosiertem Zug am Kopf umgelagert. Der Kopf wird wenn dabei nicht überstreckt (rekliniert). Freimachen der Atemwege beim Bewusstlosen - falls möglich - durch vorsichtiges Anheben des Unterkiefers.

Zu E: Patienten mit akutem Abdomen werden in Rückenlage gelagert. Zur Entspannung der Bauchdecke und Schmerzlinderung dient eine Knierolle unter den angezogenen Beinen und ein Kopfpolster.

ANTWORTEN MC 12

Antwort 742
Die Antwort C) ist richtig.
Zu 1 und 5: Selen ist ein Spurenelement. Elemente sind ‚Grundstoffe der Materie'. Zurzeit sind 108 Elemente bekannt. Im Unterschied zu einer chemischen. Verbindung kann ein Element mit chemischen Methoden nicht weiter zerlegt werden und ist nur durch kernphysikalische Reaktionen in ein anderes Element umwandelbar. Elemente können also im Körper nicht synthetisiert werden. Selen kommt nur in sehr geringen Mengen im Organismus vor (deshalb: 'Spurenelement'). Dennoch hat es physiologische Bedeutung (essentielles Spurenelement): ein Entzug ruft Mangelerscheinungen (Kardiomyopathie, Osteoarthropathie) hervor. Selenmangel ist beim Menschen jedoch sehr selten. Die übermäßige Zufuhr (mehr als 500 µg bzw. 0,5 mg) kann toxisch wirken: Es werden teratogene (Missbildungen hervorrufende), mutagene (Erbänderungen verursachende) und kanzerogene (Krebs erzeugende) Effekte diskutiert. Die Inhalation von Selenstaub führt zur Reizung der Atemwege, weiterhin kann sich ein knoblauchartiger Atemgeruch, sowie Leberzirrhose, Haarausfall und Herzinsuffizienz finden.
Zu 3: Selen ist Bestandteil eines an der Entgiftung von Wasserstoffperoxid beteiligten Enzyms. Wenn im Gewebe Wasserstoffperoxide nicht abgebaut werden, setzen sich hoch reaktionsfähige OH-Radikale frei und führen zu einer Zell- und Gewebeschädigung. (Selen hat außerdem eine Funktion im Schilddrüsenhormonstoffwechsel.)
Zu 4: Der Selengehalt von Lebensmitteln ist erheblich vom Selengehalt des Bodens bzw. des Tierfutters abhängig. In den USA beträgt die tägliche Selenaufnahme mit der Nahrung zwischen 60 und 200 µg, während in Regionen mit niedrigem Selengehalt des Bodens die tägliche Aufnahme unter 30 µg liegt.

Antwort 743
Die Antwort E) ist richtig.
Die Schmerzen bei Angina pectoris und Herzinfarkt sind meist im Brustkorb (in der Regel retrosternal). Sie können in die linke (seltener rechte) Schulter-Arm-Hand-Region bzw. in die Hals-Unterkiefer-Region sowie auch in den Rücken ausstrahlen; häufig besteht ein gürtelförmiges Engegefühl um den Brustkorb mit Erstickungsanfall und Atemnot bis zu Vernichtungsgefühl und Todesangst.

Antwort 744
Die Antwort E) ist richtig.
Zu 1-4: Das Ziel einer erfolgreichen Rehabilitation nach einem Infarkt ist die Wiedererlangung einer möglichst großen Leistungsfähigkeit. Der Patient sollte zwar auch nach erfolgreicher Rehabilitation extreme Temperaturwechsel meiden (z. B. Sprung ins eiskalte Wasser nach einem Saunagang), allerdings kann er sich durchaus von unten nach oben kalt abduschen. Die Maßnahmen unter Punkt 1-4 der Frage sind unseres Erachtens nicht kontraindiziert.
Zu 5: Die Bewegungstherapie in Koronargruppen ist neben der medikamentösen und chirurgischen Behandlung zur dritten Säule der Therapie der koronaren Herzkrankheiten geworden. Abgesehen vom körperlichen Effekt führt Ausdauertraining auch zu einer psychischen Stabilisierung.
Besonders günstig sind sogenannte Ausdauersportarten. Hier bieten sich besonders Gehen, Joggen, Wandern sowie Radfahren und Skilanglauf an. Sehr günstig wirkt sich auch ein regelmäßiges Fahrradergometertraining zu Hause aus. Jeder Herzkranke sollte in eine der über 5000 Herzgruppen eintreten. 15 bis 20 Teilnehmer absolvieren unter Anleitung eines ausgebildeten Übungsleiters und eines Arztes ein Bewegungsprogramm. Sie lernen, ihre Leistungsfähigkeit richtig einzuschätzen und sich sinnvoll zu belasten. In der Folge geht es um ein aufbauendes

Ausdauertraining, ergänzt durch Gymnastik und Entspannungsübungen. Hinzu kommen Gruppengespräche, Einladungen zu Vorträgen, Erfahrungsaustausch, Beratungsgespräche mit fachkundigen Herzsportärzten, Ernährungsberatung, Stressbewältigung und Hilfen für die Raucherentwöhnung. Halbjährliche Verlaufsuntersuchungen mit einem Belastungs-EKG gehören dazu.

Antwort 745

Die Antwort C) ist richtig.

Als Cor pulmonale wird ein Herz bezeichnet, das typische Veränderungen aufweist, die durch eine akute oder chronische Drucksteigerung im Lungenkreislauf (verursacht durch eine Erkrankungen der Lunge) entstanden sind. Laut Definition der WHO gehören Erkrankungen des linken Herzens, Herzfehler und ein erhöhter arterieller Blutdruck nicht zu den Ursachen des Cor pulmonale.

Der sog. Euler-Liljestrand-Reflex (alveolovaskulärer Reflex) führt bei einer alveolären Unterversorgung mit Sauerstoff (Hypoxie) zu einer Gefäßverengung in der minderbelüfteten Lungenregion und damit zu einem Druckanstieg in der A. pulmonalis. Die Widerstandserhöhung im Gebiet schlecht ventilierter Lungenkapillaren führt zu einer Umleitung der Lungendurchblutung (Perfusion) in gut ventilierte Areale. Wir hätten deshalb die Aussagen 1-3 als richtig angekreuzt. Da es diese Kombination aber nicht gibt, haben wir uns für die Antwortmöglichkeit C) entschlossen.

Antwort 746

Die Antwort B) ist richtig.

Klinik der Aortenklappeninsuffizienz:

- Leitsymptom: große Blutdruckamplitude (große Differenz zwischen systolischem und diastolischem Blutdruck z. B. 150/40 mmHg), sog. Wasserhammerpuls": Pulsus celer et altus: schnell (celer) und große Druckschwankung (altus) des Pulses. Durch das große Schlagvolumen hoher systolischer, durch den Rückfluss während der Diastole, niedriger diastolischer Blutdruck. Die große Blutdruckamplitude ist ursächlich für:
  - pulssynchrones Dröhnen im Kopf,
  - sichtbare Pulsationen der Halsschlagadern,
  - pulssynchrones Kopfnicken (sog. Musset-Zeichen, gesprochen etwa Müsä", französisch).
- Rasche Ermüdbarkeit,
- Warnsymptome bei beginnender Dekompensation: Brustschmerz (Angina pectoris) und Linksherzinsuffizienz (Atemnot, Lungenstauung),
- Palpation: Herzspitzenstoß nach außen verlagert, Auskultation: diastolisches Geräusch im 3. ICR links neben dem Brustbein oder 2. ICR rechts neben dem Brustbein, evtl. Systolikum (relative Aortenklappenstenose durch großes Blutvolumen).

Antwort 747

Die Antwort C) ist richtig.

Plötzlicher akuter Brustschmerz mit dramatischer Verschlechterung des Allgemeinzustandes ist typisch für Angina pectoris und Herzinfarkt, sowie für eine Lungenembolie. Zur chronischen Bronchitis und chronischen Gastritis würde das Beschwerdebild nicht passen.

Antwort 748

Die Antwort B) ist richtig.

Typisch für die Klinik einer Linksherzinsuffizienz sind u.a:

- Atemnot (= Dyspnoe, anfangs bei Belastung, später in Ruhe), Tachypnoe (schnelle Atmung),
- Orthopnoe (= Atemnot im Liegen, die durch Aufsitzen gebessert wird. Die Patienten legen zum Schlafen immer mehr Kopfkissen ins Bett = grobes Maß für die Insuffizienz.)

Zu A: Das Quincke-Ödem ist ein Angioödem, eine schmerzhafte, mehrere Tage anhaltende subkutane Schwellung von Haut und Schleimhaut. Klinisch zeigen sich rezidivierende, häufig durch Trauma ausgelöste akute Anfälle mit Schwellun-

gen v. a. im Gesicht und an den Extremitäten, Kopfschmerz, Übelkeit und. Erbrechen; Erstickungsgefahr bei Larynxödem.
Zu D: Bei der Hyperventilationstetanie zeigen sich tetanische Krämpfe (besonders Pfötchenstellung der Hände) und Kribbeln im Gebiet des Mundes (perioral) infolge psychogen bedingter Hyperventilation (respiratorischer Alkalose) und daraus resultierender Abnahme der Serumkonzentration des ionisierten Kalziums; Therapie: Rückatmung in eine Plastiktüte (CO_2-Rückatmung).
E: Koronarspasmen gelten als vermutlicher Auslöser der sog. Prinzmetal-Angina, einer seltenen Form der Angina pectoris, die anfallartig überwiegend in körperlicher Ruhe auftritt. Ursächlich ist vermutlich ein Krampf (Spasmus) der Muskulatur einer Koronararterie. Das Auftreten eines Koronarspasmus ist auch bei normalen Herzkranzgefäßen möglich.

Antwort 749

Die Antwort E) ist richtig.
Die ausgedehnte Bildung von Krampfadern (Varizen), wird als Varikosis bezeichnet. Krampfadern (vom altdeutschen Wort ‚Krumpader' = krumme Ader) sind unregelmäßig schlauchförmig oder ampullär-knotenförmig erweiterte und geschlängelte (oberflächliche) Venen. Man findet sie am häufigsten an der unteren Extremität. Betroffen sind 20% der Erwachsenen, Frauen häufiger als Männer).

- Primäre Varikosis (95%): ohne fassbare Ursache (idiopathisch),
- Sekundäre Varikosis (oder postthrombotische Varikosis; 5%): tritt im Gefolge einer tiefen Beinvenenthrombose oder einer Insuffizienz der Venenklappen der betroffenen Venen (meist Vv. perforantes) auf.

Ätiologie und Risikofaktoren:
Multifaktorielle Genese: Alter, genetische Disposition (in 50% positive Familienanamnese, 'konstitutionelle Bindegewebsschwäche'), weibliches Geschlecht (Hormone), mehrere Schwangerschaften, langjährige stehende oder sitzende Tätigkeit, Alkohol, Übergewicht (?).

Antwort 750

Die Antwort C) ist richtig.
Beim geschilderten Krankheitsbild handelt es sich um eine akute periphere arterielle Embolie.
Klinik und Therapie des akuten Arterienverschlusses:
Klinik: (6 x ‚p'-Regel) des kompletten Ischämiesyndroms):

1. Blitzartiger, stärkster Schmerz (pain),
2. Blässe (paleness),
3. Missempfindung (paresthesia),
4. Pulslosigkeit (pulslessness),
5. Bewegungsunfähigkeit (paralysis),
6. Schock (prostration).

Therapie: schnelle Klinikeinweisung zur operativen Thrombusentfernung (Embolektomie) bzw. Thrombenauflösung (Fibrinolyse)! Patient darf nichts mehr essen und trinken (Nulldiät), Extremität tief lagern und in Watte packen, keine Kälte, keine Wärme; Schockprophylaxe mit Venenverweilkatheter, Infusion (Vorsicht bei Herzinsuffizienz) und Schmerzmittel, später: Emboliequellen suchen und möglichst beseitigen, Risikofaktoren einer Atherosklerose ausschalten, medikamentös: Acetylsalicylsäure niedrig dosiert (Thrombozytenaggregationshemmung).

Antwort 751

Die Antwort B) ist richtig.
Cor pulmonale ist die Bezeichnung für ein Herz, das typische Veränderungen aufweist, die durch eine akute oder chronische Drucksteigerung im Lungenkreislauf (verursacht durch eine Erkrankung der Lunge) entstanden sind. Ein Cor pulmonale führt zur Dilatation und Insuffizienz des rechten Ventrikels (Endstadium: Rechtsherzversagen). Laut Definition der WHO gehören Erkrankungen, die ihre Ursache im großen Körperkreislauf vor dem linken Herzen haben und Herzfehler, nicht zu den Ursachen eines Cor pulmonale.

Formen und Ursachen:
1) Akutes Cor pulmonale, verursacht z. B. durch massive Lungenembolie, Status asthmaticus, Spannungspneumothorax.
2. Chronisches Cor pulmonale, verursacht z. B. durch chronische Lungenerkrankungen (z. B. obstruktive Bronchitis, Lungenemphysem, Sarkoidose, Alveolitis, Lungenfibrose), alveoläre Hypoventilation aus muskulärer Ursachen, rezidivierende Lungenembolien, primär vaskuläre pulmonale Hypertension.

Zu A: Als Schrumpfniere werden Nierenveränderungen unterschiedlicher Ursache bezeichnet, bei denen es durch Untergang von Nephronen und Ersatz durch Narbengewebe zur Verkleinerung der Nieren kommt. Nach der Ursache werden pyelonephritische, glomerulonephritische und vaskuläre Schrumpfnieren unterschieden. Der Hypertonus führt zu einer atherosklerotischen Schrumpfniere, zu einer Einschränkung der Nierenfunktion (Frühsymptom: Mikroalbuminurie) und evtl. über den Renin-Angiotensin-Aldosteron-Mechanismus zu einer renalen Fixierung des Bluthochdrucks.

Antwort 752
Die Antwort E) ist richtig.
Zu B und C: Die beiden Vv. saphenae stellen die wichtigsten Hautvenen für die Drainage des oberflächlichen Venenblutes der unteren Extremität dar. Ihre Einzugsgebiete sind nicht streng voneinander getrennt.
Zu D: Wie an der oberen Extremität müssen auch am Bein tiefe, die Arterien begleitende Venen und oberflächliche Hautvenen (ohne Arterienbegleitung) unterschieden werden. Die oberflächlichen Hautvenen stehen mit den tiefen Beinvenen durch Anastomosen in Verbindung (Verbindungsvenen). Die tiefen Venen tragen dieselben Bezeichnungen wie die Arterien und sind meist in der Zweizahl vorhanden. Sie sind durch zahlreiche, strickleiterartig angeordnete Anastomosen miteinander verbunden und liegen mit den Arterien zusammen in einer derben Bindegewebsscheide. Durch die räumliche Ankopplung an die Arterien wird der Arterienpuls auf die Venenwand übertragen und dadurch der venöse Rückfluss gefördert (Muskelpumpe, arteriovenöse Kopplung).
Voraussetzung für die ordnungsgemäße Funktion der Muskelpumpe sind funktionstüchtige Venenklappen.
Venenklappen sind taschenförmige Klappen der Intima v.a. in den Venen der unteren und oberen Extremitäten. Sie dienen der Rückflusshemmung.

Antwort 753
Die Antwort C) ist richtig.
Zu 1 und 3: Als Venen werden die Blutgefäße bezeichnet bei denen die Strömungsrichtung des Bluts zum Herzen hinführt. Beim Wandaufbau der Venen wird eine Tunica interna (Intima) mit reichlich elastischen Fasern, eine Tunica media (Media) mit locker gefügten Bündeln glatter Muskulatur und eine bindegewebige Tunica externa (Adventitia) unterschieden. Im Gegensatz zu den Arterien ist die Begrenzung der Schichten unscharf.
Zu 2: Die Pfortader sammelt das gesamte aus der Bauchhöhle zurückfließende venöse (also sauerstoffarme) Blut. Den Stamm bilden die Vv. gastricae (die auch das Blut aus dem unteren Ösophagusbereich zurückführen), die V. mesenterica superior und die V. splenica, in die die V. mesenterica inferior mündet.

Antwort 754
Die Antwort E) ist richtig.
Als Ödem (auch: Hydrops, Wassersucht) wird eine schmerzlose, nicht gerötete Schwellungen infolge einer Ansammlung wässriger (seröser) Flüssigkeit in den Gewebespalten, z. B. der Haut und Schleimhäute bezeichnet.
Pathogenetisch lassen sich 4 Prinzipien der Ödementwicklung unterscheiden:
1. Erhöhter hydrostatischer Druck, z. B. durch Thrombose, Herzinsuffizienz, Natrium- oder Wasserretention (Schwangerschafts- oder prämenstru-

elle Ödeme, bei Cushing-Syndrom, Hyperaldosteronismus, Kortikoidtherapie).

2. Verminderter onkotischer Druck (Hypoproteinämie), z. B. bei nephrotischem Syndrom, exsudativer Enteropathie, Leberparenchymschäden, Hunger;
3. Kapillarwandschäden, z. B. bei Glomerulonephritis als entzündlicher, allergischer oder ischämisches Ödem;
4. Störungen des Lymphabflusses (Lymphödem).

Zu 1 und 2: Hungerkachexie und nephrotisches Syndrom führen über einen Eiweißmangel zur Hypalbuminämie und damit zum Abfall des onkotischen Drucks. Dies bedingt die Ödembildung.

Zu 3: Eine Beckenvenenthrombose führt zum Anstieg des hydrostatischen Drucks und dadurch zu einer Ödembildung.

Antwort 755

Die Antwort A) ist richtig.

Bronchiektasen sind sackförmige oder zylindrische irreversible Ausweitung der Bronchien. Ätiologie:

- Angeboren: embryonale Störung der Bronchialentwicklung (z.T. mit anderen Fehlbildungen),
- erworben: nach nekrotisierenden Entzündungen bei bronchopulmonalen (meist frühkindlichen!) Infekten, Bronchusstenosen (Tumor, Fremdkörper, Lymphknoten), Mukoviszidose, Ziliendefekte.

Klinik:

- ‚Maulvoller' Auswurf, produktiver Husten (besonders morgens),
- dreischichtiges Sputum (Schaum, Schleim, Eiter; gelb-grün, süßlich-fade riechend),
- Kinder bleiben oft in ihrer Leistung und intellektuellen Entwicklung zurück (Retardierung),
- Auskultation: feuchte Rasselgeräusche (bzw. grobes Rasseln).

Komplikationen:

Bronchopulmonale Infekte, Lungenblutungen Lungenabszesse mit Metastasengefahr (z. B. Hirnabszess), Amyloidose, respiratorische Insuffizienz mit Cor pulmonale, Uhrglasnägeln und Trommelschlägelfingern.

Antwort 756

Die Antwort C) ist richtig.

Der Stimmfremitus über einer Lobärpneumonie ist verstärkt, auskultatorisch zeigt sich ein verschärftes Atemgeräusch (Bronchialatmen).

Klinik der bakteriellen Lobärpneumonie (z. B. Pneumokokken; heute selten!):

- Plötzlicher Beginn, schweres Krankheitsgefühl, hohes Fieber (Kontinua über ca. 1 Woche), Schüttelfrost,
- Husten, Atemnot,
- Nasenflügeln" (bei Kindern), Herpes labialis (Abwehrschwäche),
- rotbraunes Sputum (‚pflaumenkompottartig', ab dem 2. Tag),
- Schmerzen im Brustkorb (nur bei Beteiligung der Pleura), evtl. fortgeleitet in den Oberbauch bzw. (bei Kindern!) sogar in den Unterbauch,
- ‚kritische Entfieberung' 7.-9. Tag mit evtl. lebensbedrohlicher Herz-Kreislaufbelastung,
- körperliche Untersuchung: Stimmfremitus verstärkt, Bronchialatmen, positive Bronchophonie, klingende feinblasige Rasselgeräusche (diskontinuierliche Nebengeräusche: feines Rasseln).
  Merke: Perkussion und Auskultation dringen nur ca. 5 cm in die Tiefe. Die klinische Untersuchung kann eine Pneumonie nicht ausschließen! Im Zweifelsfall: Röntgen.
- Röntgen: Verschattung, Lab: BSG und CRP erhöht, Leukozytose, Linksverschiebung, Eosino- und Lymphopenie.

Antwort 757

Die Antwort E) ist richtig.

Wir hätten diese Frage anders beantwortet. Bei der häufigen Form der akuten viralen Bronchitis sind Brummen und Rasseln bei der Auskultation eher selten, meist sind auskultatorisch keine Nebengeräusche zu erfassen. Bei schweren Verläufen zeigen sich auskultatorisch trockene - bei starker Sekretion auch feuchte - mittel- bis grobblasige Rasselgeräusche. Das erwähnte 'Brummen und Rasseln' ist am ehesten typisch für eine nichtinfektiöse akute Bronchitis. Hier zeigen sich auskultatorisch am ehesten Befunde, die an das Giemen und Brummen eines Asthma bronchiale erinnern.

Klinik der akuten viralen Bronchitis:

- Hustenreiz, Schmerzen hinter dem Brustbein beim Husten,
- zäher, spärlicher Auswurf (eitrig bei bakteriellen Superinfektionen),
- Fieber, Kopfschmerz, evtl. Muskel- und Gliederschmerzen,
- Symptome einer gewöhnlichen Erkältung: Schnupfen, Niesen, Halsbrennen,
- Auskultation: bei einfachen Verläufen keine Nebengeräusche.

Komplikationen:

- Bronchopneumonie, Auskultation: feinblasige klingende Rasselgeräusche oder ‚RG' (feines Rasseln),
- sekundäre bakterielle Infektionen,
- Entwicklung eines überreagierenden (hyperreagiblen) Bronchialsystems,
- selten (bei Säuglingen): lebensbedrohliche Bronchiolitis mit hohem Fieber, Tachypnoe, Dyspnoe, exspiratorischem Stridor (Atemgeräusch bei der Ausatmung) und Giemen (trockene RG).

Antwort 758

Die Antwort C) ist richtig.

Pseudokrupp (Laryngitis subglottica) ist eine Bezeichnung für verschiedene, v.a. im (Klein?)Kindesalter auftretende Krankheitsbilder, die zu einer akuten subglottischen Einengung der Atemwege führen und differentialdiagnostisch vom Krupp bei Diphtherie sowie von einer Epiglottitis und einer Fremdkörperaspiration abzugrenzen sind.

3 Formen werden unterschieden:

- Viraler Krupp (Grippekrupp): häufigste Form, meist durch Parainfluenzaviren ausgelöst,
- bakterieller Krupp: primäre oder sekundäre Infektion v.a. mit Haemophilus influenzae und Staphylococcus aureus,
- spastischer Krupp: wahrscheinlich allergisch oder hyperreagibel bedingt.

  Klinik des Pseudokrupp: Heiserkeit, bellender Husten, inspiratorischer Stridor, Zyanose, Unruhe, Angst, Tachykardie, evtl. Fieber; Manifestation meist nachts, häufige Rezidive;

Therapie: Beruhigung, feuchte, kalte Luft, Sauerstoffzufuhr, Schleimhautabschwellung mit Epinephrin-Aerosol, systemische Gabe von Glukokortikoiden, Intubation oder Tracheotomie im Notfall (im Vergleich zur Epiglottitis nur selten nötig).

Zu 1: Die Aussage ist eigentlich irreführend. Normalerweise ist der Stridor bei Pseudokrupp inspiratorisch. Nur in sehr schweren Fällen kommt bisweilen ein exspiratorischer Stridor hinzu.

Zu 2: Die Kinder im Pseudo-Krupp-Anfall haben in der Regel ein graufahles Aussehen (evtl. mit Zyanose)

Antwort 759

Die Antwort C) ist richtig.

Von Obstipation ('Verstopfung') spricht man bei weniger als 3 Stuhlentleerungen pro Woche! Sie ist oft verbunden mit Schwierigkeiten bei der Stuhlentleerung (harter Stuhl). Merke: Die normale Stuhlfrequenz variiert stark, normal sind Stuhlfrequenzen von 3x pro Woche bis 3x pro Tag!

Ursachen für eine Obstipation:

- Chronische Verstopfung als funktionelle Störung (5-10% der Bevölkerung, 20-30% der über 60-Jährigen). Ursachen sind faserarme Kost, mangelnde Flüssigkeitsaufnahme, mangelnde Bewegung, Unterdrückung des Defäkati-

onsreizes, chronischer Missbrauch von Abführmitteln,
- Verstopfung bei Reizdarmsyndrom,
- vorübergehende Verstopfung bei Bettlägrigkeit, Ernährungsumstellung (auf Reisen), fieberhaften Erkrankungen,
- Verstopfung bei organischen Darmerkrankungen:
  - Verschluss oder Verengung: Adenom (Polyp), Karzinom, verengende Divertikulitis, Hernie (Bauchwandbruch), Verwachsungen, Fremdkörper,
- entzündliche Darmerkrankungen:
  - Divertikulitis, M. Crohn,
  - Analerkrankungen: Einriss (= Fissur), Abszess, Hämorrhoiden,
- neurogene Störungen: z. B. diabetische Neuropathie, M. Parkinson, Multiple Sklerose,
- endokrine Ursachen: Hypothyreose, Schwangerschaft,
- Elektrolytstörungen: Hypokaliämie (oft Missbrauch von Abführmitteln!), Hyperkalzämie,
- Medikamente: Antidepressiva, Opiate.

Antwort 760

Die Antwort C) ist richtig.

Der Morbus Crohn ist gekennzeichnet durch eine Entzündung aller (auch der tiefen) Wandschichten des gesamten Magen-Darm-Traktes (vom Mund bis zum Anus). Am häufigsten finden sich die entzündeten Darmareale am Ende des Dünndarms (terminales Ileum) und am Beginn des Kolons. Im Gegensatz zur Colitis ulcerosa, die meist vom Rektum aus kontinuierlich fortschreitet, zeigt der M. Crohn einen segmentalen diskontinuierlichen Befall mit zwischengeschalteten unveränderten Darmstücken.

Klinische Symptomatik des M. Crohn:
- Bauchschmerzen und Durchfälle (meist ohne Blut), Blähungen,
- Symptome wie bei einer Appendizitis ,
- schubweiser chronischer Verlauf mit einer Rezidivhäufigkeit von 30% nach 1 Jahr,
- Labor: evtl. Anämie, Leukozytose, BSG-Erhöhung;

Komplikationen bei Morbus Crohn:
- außerhalb des Magen-Darm-Traktes gelegene (extraintestinale) Symptome:
  - Haut: z. B. Erythema nodosum,
  - Augen: Uveitis (Entzündung der mittleren Augenhaut = Uvea), Episkleritis (Entzündung des lockeren Bindegewebes zwischen Sklera = Lederhaut und Bindehaut),
  - Gelenke: Arthritis, ankylosierende Spondylitis (M. Bechterew),
  - Leber: z. B. sklerosierende Cholangitis.
- Wachstumsstörungen im Kindesalter,
- Malabsorptionssyndrom mit Gewichtsverlust; bei ausgedehntem Befall des terminalen Ileums evtl. Resorptionsstörung von Vitamin B12 (es entwickelt sich eine megaloblastäre Anämie) oder Gallensäuren (es entwickeln sich ein Gallensäure-Durchfall, Cholesterin-Gallensteine, Oxalat-Nierensteine),
- Darmverengungen (Stenosen) mit Darmverschluss (Ileus),
- Fisteln (40-50%) und anorektale Abszesse: Analfisteln sind in 40% d. F. das erste Symptom eines M. Crohn, sie erfordern eine entsprechende Diagnostik!
- Spätkomplikationen: kolorektales Karzinom (regelmäßige Koloskopien!), Amyloidose.

Therapie bei Morbus Crohn:

Konservativ
- Diät: bei Laktoseintoleranz (30% der Patienten) milchfreie Diät. Bewusstes Meiden aller Speisen, die der Patient nicht verträgt (Eliminationsdiät). Bei Malassimilation Substitution der nicht resorbierten Nahrungsbestandteile. Bei schwerem Schub ballastfreie Flüssignahrung oder intravenöse Ernährung über Infusionen.
- Medikamente (Sulfasalazin, 5-Aminosalizylsäure, Glukokortikoide bei

Dünndarmbefall, Metronidazol, Immunsuppressiva u. a.)
- Psychosomatische Hilfe, Selbsthilfegruppen.

Chirurgisch (nur bei Komplikationen): ‚Niemand operiert einen Crohn-Patienten gerne': Blutung, Perforation, Darmverschluss oder rezidivierende Fisteln können zur Operation zwingen, hohe Komplikationsrate! Früher oder später werden ca. 90% der M.-Crohn-Patienten operiert.

Antwort 761
Die Antwort C) ist richtig.
Als infektiöse Gastroenteritis wird eine Schleimhautentzündung von Magen (Gastritis) und Dünndarm (Enteritis) bezeichnet, je nach Erreger auch unter Einbeziehung des Dickdarms. Die Übertragung erfolgt direkt oder indirekt von Mensch zu Mensch (im Gegensatz zur bakteriellen Lebensmittelvergiftung). Als Erreger kommen u. a. in Frage: Enteritis-Salmonellen (mehr als 2000 Varianten), Campylobacter, Yersinien, Kolibakterien und Shigellen. Nach einer Inkubationszeit von ca. 6 Stunden (oder länger) plötzlicher Beginn mit hohem Fieber, starkem Erbrechen sowie Bauchschmerzen und Durchfall mit häufigen dünnen (bis wässrigen) Stühlen; Spontanremissionen meist innerhalb von 24 Stunden.

Antwort 762
Die Antwort B) ist richtig
Bei der digitalen Tastuntersuchung des Rektums wird am liegenden, stehenden (Steinschnitt- oder Seitenlage) oder sich in Knie-Ellenbogen-Lage befindenden Patienten - nach der zunächst erfolgenden Inspektion (Analekzem, Hämorrhoiden) - , Sphinktertonus, Wandbeschaffenheit und Lumen des Rektums sowie bei der Frau der Douglas-Raum, (bei bimanueller Untersuchung) Ovarien und Uterus, beim Mann die Prostata, palpatorisch beurteilt.
Zu 3: Ca. ein Drittel der Rektumtumoren können bei der rektal-digitalen Untersuchung ertastet werden.

Zu 5: Digitale Repositionen vorgefallener Hämorrhoiden, Polypen oder gar Tumoren sind gefährlich, sinnlos und nicht von Dauer.

Antwort 763
Die Antwort B) ist richtig.
Klinik einer Wurmfortsatzentzündung (Appendizitis):
- Bauchschmerzen (im typischen Fall beginnen die Schmerzen in der Nabelgegend oder im Oberbauch und wandern nach Stunden in den rechten Unterbauch). Typisch ist ein Nachlassen des Schmerzes beim Anziehen des rechten Beines,
- Psoas-Zeichen: Anheben des rechten Beines gegen Widerstand führt zu Schmerzen,
- Druckschmerz und Abwehrspannung über dem McBurney- u./o. Lanz-Punkt,
- Loslassschmerz (LLS) über dem Blumberg-Punkt (liegt McBurney-Punkt gegenüber),
- Rovsing-Verschiebeschmerz (s.u.),
- lokale Abwehrspannung im rechten Unterbauch (lokale Bauchfellentzündung),
- Appetitlosigkeit, Übelkeit, Erbrechen, belegte Zunge, Schluckauf (Singultus),
- schneller Puls (Tachykardie),
- Fieber 37,5-39°C (axillär/rektale Temperaturdifferenz im typischen Fall 1°C)

Untersuchungspunkte und Untersuchungstechniken bei akuter Appendizitis:
- McBurney-Punkt: halbe Entfernung zwischen dem vorderen oberen Darmbeinstachel rechts (Spina iliaca anterior superior) und Nabel;
- Lanz-Punkt: rechter Drittelpunkt der die beiden vorderen oberen Darmbeinstachel verbindenden Linie;
- Blumberg-Punkt: liegt dem McBurney-Punkt gegenüber;
- Rovsing-Verschiebeschmerz: Mit der Hand wird tief in den linken, absteigenden Dickdarmrahmen (Colon descendens) gedrückt, und dieser wird

kreisförmig in Richtung Querkolon (Colon transversum) und Appendix verschoben. Bei Appendizitis führt dies zu Schmerzen im rechten Unterbauch.

- Loslassschmerz = LLS: Bei tiefem, langsamem Eindrücken der Bauchdecke und plötzlichem Nachlassen des Druckes gibt der Patient bei beginnender Bauchfellentzündung Schmerzen im rechten Unterbauch an, obwohl der LLS über dem Blumberg-Punkt - also links - geprüft wird (Grund: lokale Bauchfellentzündung = Peritonitis rechts. Die Erschütterung löst dort Schmerzen aus).
- Rektale Untersuchung: Schmerzen im rechten Douglasraum bei Stoßpalpation im Rektum.

Vorsicht: atypische Schmerzlokalisation bei Schwangeren, evtl. wenig Symptomatik bei älteren Patienten.

Antwort 764

Die Antwort C) ist richtig.

Die akute Appendizitis ist keine Komplikation eines Gallensteinleidens.

Zu 1: Der Hauptausführungsgang der Bauchspeicheldrüse, der Ductus pancreaticus, mündet meist gemeinsam mit dem Ductus choledochus auf der Papilla duodeni major in den Dünndarm. Ein Verschluss des Ductus choledochus durch einen Gallenstein führt deshalb auch zu einem Rückstau des Pankreassekrets und zu einer akuten Bauchspeicheldrüsenentzündung.

Antwort 765

Die Antwort A) ist richtig.

Erreger:

Hepatitis-A-Virus (HAV, RNS-Virus aus der Picorna-Gruppe).

Meldepflicht:

Für die Hepatitis A besteht für den Heilpraktiker nach § 6,1 des Infektionsschutzgesetzes Meldepflicht bei Verdacht, Erkrankung und Tod. Außerdem besteht für den Heilpraktiker Behandlungsverbot.

Epidemiologie:

In Deutschland sind ca 20% der Virushepatitiden durch HAV verursacht. Die meisten Erkrankten sind Urlaubsrückkehrer aus südlichen Ländern (mangelhafte Hygiene).

Übertragungsweg:

Fäkal-oral (verunreinigtes Wasser, Nahrungsmittel, rohe Meeresfrüchte u. Ä.), sexuell (selten).

Inkubationszeit: 15-45 Tage.

Infektiosität:

Entspricht der HAV-Ausscheidung im Stuhl (ca. 2 Wo. vor bis 2 Wo. nach Krankheitsbeginn).

Klinik:

Prodromalstadium (dauert ca. 2-7 Tage)

- Grippale Symptome: subfebrile Temperaturen, Abgeschlagenheit,
- gastrointestinale Symptome: Appetitlosigkeit, Übelkeit, Druckschmerz im rechten Oberbauch (Lebervergrößerung mit Kapselspannung), evtl. Durchfall,
- evtl. Gelenkschmerzen (Arthralgien), flüchtiger Hautausschlag (Exanthem).

Stadium der Organmanifestation an der Leber (nur 1/3 d. F., Dauer ca. 4-8 Wo)

- Verlauf ohne Ikterus (2/3 d. F.),
- Verlauf mit Ikterus (1/3 d. F.),
  - Dunkelfärbung des Urins, Entfärbung des Stuhls,
  - Ikterus (Gelbfärbung der Skleren und der Haut),
  - Juckreiz (durch Anstieg der Gallensäuren im Blut, nicht durch die Bilirubinablagerung),
- häufig Lebervergrößerung (Hepatomegalie), evtl. Milzvergrößerung (Splenomegalie), evtl. Lymphknotenschwellung.
- Verlauf:
  - regelmäßige Ausheilung,
  - keine Virusträger (Viruspersistenz),
  - keine chronischen Verläufe,
  - lebenslange Immunität.

Diagnose:

Anamnese, Klinik, Labor (Serologie: IgM-Antikörper).

Antwort 766

Die Antwort D) ist richtig.

Zu 2: Die alkalische Phosphatase (Abkürzung AP) kommt v. a. in Leber, Knochen, Dünndarmschleimhaut und Gallenwegsepithel vor. Die AP ist erhöht v.a. bei Knochenerkrankung und Knochenmetastasen mit gesteigerter Aktivität der Osteoblasten (Frühsymptom bei Rachitis) und bei Leber- und Gallenwegserkrankungen, v. a. bei Verschlussikterus.

Verschiedene Laboruntersuchungen werden zur Beurteilung leberspezifischer Stoffwechselleistungen und zur Feststellung des Schweregrades akuter und chronischer Lebererkrankungen herangezogen; dabei werden verschiedene Störungen erfasst:

- Leberzellschädigung und Störung der Membranfunktion: GPT (auch: ALT), GOT (auch: AST), LDH, GLDH u. a.;
- Synthesestörungen der Leber: Albumin, Gerinnungsfaktoren (Quick-Test), CHE (Cholinesterase), Haptoglobin, Transferrin u. a.;
- Störungen der Konjugation und Exkretion: Bilirubin, AP, Gamma-GT (Gammaglutamyltransferase)u. a.;

Speicherfunktions- und Verwertungsstörungen: Cholesterolester, Eisen und Kupfer im Serum u. a.

Antwort 767

Die Antwort E) ist richtig.

Die Fettleber (vermehrte Neutralfettablagerung in die Leberzellen) ist die häufigste Lebererkrankung. Ursächlich können sein (nach ihrer Häufigkeit):

- Alkoholabusus,
- Diabetes mellitus,
- Fehlernährung (relative Kohlenhydratüberlastung, Eiweißmangelernährung),
- toxisch wirkende Substanzen (Medikamente, z. B. Tetrazykline, Kortison, Pilzgifte, Tetrachlorkohlenstoff),
- Infektionen der Leber (besonders Hepatitis C).

Antwort 768

Die Antwort C) ist richtig.

Aufgrund von Triglyzeriden und Cholesterin werden 3 Hyperlipidämien unterschieden:

- Hypertriglyzeridämie (größer 180-200 mg/dl),
- Hypercholesterinämie (größer 200 mg/dl),
- kombinierte Hyperlipidämie (Erhöhung von Triglyzeriden und Cholesterin).

Diät:

Eine konsequente Diät senkt den Triglyzerid- und Cholesterinwert im Serum.

- Cholesterinsenkende Diät (senkt Cholesterinspiegel um 20-60 mg/dl)
  - Fettverminderung (weniger als 30% der Gesamtkalorien),
  - Fettaustausch (keine tierischen, sondern pflanzliche öl- und linolhaltigen Fette),
  - Cholesterineinschränkung weniger als 300 mg/Tag (1 Eidotter = 270 mg),
  - Zufuhr von Ballaststoffen,
  - Fisch (regelmäßig) mit hohem Gehalt an Omega-3-Fettsäuren (Makrele, Lachs u. a.),
  - Körpergewicht normalisieren,
  - regelmäßiges Ausdauertraining (senkt LDL, erhöht HDL-Cholesterin),
- Triglyzeridsenkende Diät:
  - kein Alkohol,
  - Gewichtsnormalisierung,
  - Fettverminderung: 30-35% der Gesamtkalorien (evtl. maximale Fetteinschränkung),
  - Fettaustausch (siehe oben),
  - Zucker einschränken Mono- und Disaccharide),
  - mehrere kleinere Mahlzeiten täglich (z. B. fünf pro Tag)
  - bei schlechter Ansprechbarkeit regelmäßig kalorienarme Tage

Antwort 769
Die Antwort D) ist richtig.
Die Hypothyreose führt zu einer Gewichtszunahme.
Klinik der Hypothyreose:
Kl.:

- Körperlicher und geistiger Leistungsabfall: Müdigkeit, Verlangsamung,
- Antriebsarmut, Desinteresse, mimische Starre und Depression führen zu einem typischen Gesichtsausdruck (Blickdiagnose),
- Bradykardie (erniedrigte Herzfrequenz), arterielle Hypotonie (erniedrigter Blutdruck),
- verlangsamte Reflexe,
- Kälteintoleranz (gesteigerte Kälteempfindlichkeit),
- trockene, kühle, teigige blassgelbe Haut,
- trockenes brüchiges Haar,
- raue heisere Stimme,
- evtl. Myxödem: Myxödem ist die Bezeichnung für die pathologische Ablagerung von Glykosaminoglykanen in Haut-, Unterhaut- und Muskelgewebe. Zwei Formen werden unterschieden:
  1. generalisiertes Myxödem: Bei Hypothyreose führt eine ödematös-teigige Infiltration v.a. im Gesicht (Unterlider) und an den Extremitäten (Handrücken) zum charakteristischen aufgeschwemmten Aussehen des Patienten. Im Gegensatz zu anderen ödematösen Veränderungen der Haut bleiben nach Druck keine Dellen zurück.
  2. prätibiales Myxödem: entzündliche Schwellung an den Streckseiten der Unterschenkel bei 2-3% der Fälle von Basedow-Hyperthyreose; meist assoziiert mit endokriner Ophthalmopathie.
- Obstipation, Gewichtszunahme (z.T. durch das Myxödem bedingt),
- Hypercholesterinämie (Früharteriosklerose!).

Beim älteren Menschen verläuft eine Hypothyreose oft uncharakteristisch (z. B. Kälteintoleranz, Gedächtnisstörung). Häufige Fehldiagnosen: Depression, zerebrale Durchblutungsstörung, Apathie, Alterungsprozess, Demenz u. Ä. An eine Hypothyreose denken!

Antwort 770
Die Antwort D) ist richtig.
Unter Osteoporose versteht man eine Erkrankung des Skelettsystems mit Verlust bzw. Verminderung von Knochensubstanz und -struktur und erhöhter Frakturanfälligkeit.
Klinik:
1. präklinische Osteoporose: keine Frakturen oder Wirbelverformungen; signifikante Verminderung der Knochenmasse gegenüber alters- und geschlechtsentsprechender Norm;
2. manifeste Osteoporose: mindestens eine Wirbelfraktur bei inadäquatem oder fehlendem Trauma und. evtl. extravertebrale Frakturen; in ausgeprägten Fällen Rumpfverkürzung, Rundrücken, quere Hautfalten in der Flankenregion; chronisches Schmerzsyndrom besonders im Rumpfbereich;
Radiologisch zeigen sich Verminderung der Knochenmasse in der Osteodensitometrie (die jedoch keine Rückschlüsse auf die auslösende Ursache zulässt); Grund- und Deckplatteneinbrüche der Wirbelkörper, Keilwirbel, Fischwirbel;
Therapeutisch finden Analgetika, optimale Kalziumzufuhr, Kalziferole und Kalziferolmetabolite, Bisphosphonate; Stimulation der Osteoblasten mit Fluoriden sowie Hemmung der Osteoklasten mit Kalzitonin Verwendung.
Zu 5: Die Entwicklung einer Osteoporose ist eine bekannte Nebenwirkung bei Dauertherapie mit Glukokortikoiden.

Antwort 771
Die Antwort C) ist richtig.
Die Krankengeschichte des Mannes deutet auf eine Gonokokkeninfektion hin. Diese zeigt sich beim Mann als akute eitrige Harnröhrenentzündung (Urethritis) mit zunächst serösem, später rahmig-eitrigem, grün-gelblichem Ausfluss und Brennen beim Wasserlassen. Als Komplikationen

kann sich eine chronische Urethritis oder Prostatitis, eine Sterilität, Endokarditis, Hautläsionen und auch die hier beschriebene (Mon)Arthritis gonorrhoica entwickeln.

Antwort 772

Die Antwort E) ist richtig.

Eine Apoplexie (Schlaganfall) ist ein plötzlich einsetzender Hirnuntergang meist infolge einer Ischämie (ischämischer Infarkt: Verminderung oder Unterbrechung der Hirndurchblutung; 85% d. F.; z. B. durch Arteriosklerose, Blutdruckabfall, arterielle Thrombose oder stenosierende Prozesse der extra- oder intrakraniellen Hirngefäße), seltener infolge einer Blutung ins Hirn (hämorrhagischer Infarkt, intrazerebrale Blutung, Enzephalorrhagie; 15% d. F.) bzw. einer Subarachnoidalblutung (SAB).

Antwort 773

Die Antwort C) ist richtig.

Historisch gesehen gehören folgende 7 Krankheiten zu den psychosomatischen Krankheiten (Psychosomatosen) im engeren Sinne ('holy seven'):

1) Ulcus duodeni,
2) Colitis ulcerosa,
3) essentielle Hypertonie,
4) rheumatoide Arthritis,
5) Hyperthyreose,
6) Neurodermitis,
7) Asthma bronchiale.

Auch bei vielen anderen Erkrankungen zeigen sich - mehr oder weniger deutlich - psychosomatische Aspekte. So bei den weit verbreiteten Erkrankungen des Essverhaltens, bei Anorexia nervosa, Bulimie und Adipositas.

Antwort 774

Die Antwort E) ist richtig.

Typische körperlichen Symptome einer Alkoholkrankheit sind z. B. Fettleber, Alkoholhepatitis, Leberzirrhose, Zieve-Syndrom, Pankreatitis, Ösophagitis, Gastritis, Mallory-Weiss-Syndrom, Kardiomyopathie, Kleinhirnrindenatrophie, Wernicke-Enzephalopathie, hirnorganische Krampfanfälle, Korsakow-Syndrom (amnestisches Psychosyndrom gekennzeichnet durch Desorientiertheit, Gedächtnisstörungen und Konfabulationen). Mitbedingt durch den sozialen Abstieg sind Depressionen häufig.

Antwort 775

Die Antwort D) ist richtig.

Zu 2: Die Hirnfunktion ist an einen funktionierenden Glukose-Stoffwechsel gebunden. Eine Unterzuckerung kann u. a. auch Angststörungen auslösen.

Zu 3: Tachyarrhythmien können zu einer Durchblutungsstörung im Gehirn führen, die ihrerseits u. a. Angststörungen auslösen kann.

Zu 4: Koffein wirkt stimulierend auf das Zentralnervensystem. Bei Überdosierung kann dies zu Störungen des Gefühls- und Gemütslebens ('Affektivität') – evtl. auch zu Angststörungen - führen.

Antwort 776

Die Antwort B) ist richtig.

Funktionelle Herzbeschwerden sind gehäuft im 4. Lebensjahrzehnt anfallartig auftretende Beschwerden ohne organische Ursache mit thorakalen Schmerzen, Tachykardie und Angst, die bei selbstunsicheren, angstneurotischen und depressiven Persönlichkeiten auftreten können. Auslösende Faktoren sind oft Trennungssituationen (z. B. Todesfall, Scheidung). Die Patienten leben in ständiger Angst vor dem erneuten Auftreten von Anfällen, die sich in unregelmäßigen Zeitabständen wiederholen. Im Intervall kennzeichnen ängstliche Selbstbeobachtung, Schonung, Regression und ‚Angst vor der Angst' das Zustandsbild. Die Patienten versuchen allen Anstrengungen und Aufregungen aus dem Weg zu gehen und Alleinsein zu vermeiden. (Wir halten deshalb die Verneinung der Aussage 5 der Frage zumindest für diskutierbar).

Antwort 777

Die Antwort C) ist richtig.

Psychosomatik ist die Bezeichnung für die Wechselwirkung von Körper und Seele.

Im Sprachgebrauch der Klinik versteht man darunter eine Krankheitslehre, die die psychische Einflüsse auf somatische Vorgänge berücksichtigt. Unter psychosomatischen Erkrankungen (auch: Psychosomatosen) werden organische Krankheiten verstanden, auf deren Entstehung oder Verlauf neurotische Faktoren Einfluss haben: z. B. Asthma bronchiale, Magen- und Zwölffingerdarmgeschwür, entzündliche Darmerkrankung wie Colitis ulcerosa und Morbus Crohn.
Zu 3: Zwangshandlungen sind psychiatrische, keine psychosomatischen Erkrankung. Zwangshandlungen sind zwanghafte, ohne bzw. gegen den eigenen Willen impulsartig ausgeführte Handlungen, die als Ich-fremd erlebt werden und bei deren versuchter Unterlassung starke Anspannung und Angst auftreten (z. B. Waschzwang, Zählzwang). Zwangshandlungen kommen u. a. vor bei Zwangsstörung, wahnhafter Depression und Schizophrenie.
Zu 5: Die Diagnose 'psychosomatische Störung' ist eine Ausschlussdiagnose: Erst nach Ausschluss aller organischen Ursachen darf von einer psychosomatischen Störung ausgegangen werden.

Antwort 778
Die Antwort E) ist richtig.
Anatomische Grundlagen der Nasenhöhle: Die Nasenscheidewand (Septum nasi) teilt die teils knöcherne, teils knorpelige Nase in eine rechte und eine linke Nasenhöhle. Die Nasenhöhle liegt als horizontal gestellter Kanal über dem Gaumenbein des Oberkiefers. Die Seitenwände werden hauptsächlich vom rechten und linken Oberkieferbein gebildet. Diese neigen sich zur Mitte und vereinigen sich unter der Schädelbasis mit der Siebbeinplatte zum Nasenhöhlendach. Der hintere Ausgang der Nasenhöhle, die sog. Choanen, führt in den Rachenraum. Die Nasenmuscheln liegen beidseits an der lateralen Wand der Nasenhöhlen parallel übereinander. Unter jeder Nasenmuschel liegt ein Nasengang:
1. Unterer Nasengang = Mündung des Tränen-Nasen-Kanals (von Schleimhaut ausgekleideter Gang, der die Tränenflüssigkeit aus dem inneren Augenwinkel in die Nasenhöhle leitet. Dies ist der Grund, warum man beim Weinen die Nase putzen muss).
2. Mittlerer Nasengang = Mündung Kieferhöhle, Stirnhöhle, vordere Siebbeinzellen.
3. Oberer Nasengang = Mündung der hinteren Siebbeinzellen, Keilbeinhöhle.
Die Nase ist einerseits ein Sinnesorgan, anderseits gehört sie zu den Atmungsorganen. Im Nasenhöhlendach, im Bereich der oberen Nasenmuschel und dem obersten Teil des Nasenseptums, liegt die Riechschleimhaut (Regio olfactoria) mit den Riechzellen. Die Wände der Nasenhöhle sind von einer Schleimhaut überzogen, die aus einem mehrreihigen Flimmerepithel besteht.
Zu 5: Die Ohrtrompete (Tuba auditiva Eustachii) ist eine von der Paukenhöhle zum Pharynx führende Röhre mit einem knöchernen und knorpeligen Abschnitt. Sie dient dem Luft- und Druckausgleich zwischen Paukenhöhle und Außenluft. Nase, Pharynx (und damit auch die Ohrtrompete) stehen als Atemwege in anatomisch-funktionellem Zusammenhang.

Antwort 779
Die Antwort E) ist richtig.
Die beiden Weil-Verknüpfungsfragen dieser Prüfung wurden in einigen an der Prüfung teilnehmenden Bundesländern durch zwei andere Prüfungsfragen ersetzt (Deshalb finden sich in dieser Prüfung auch 62 Fragen).
Zu 1: Die Erste Hilfe bei Augenverätzungen besteht im gründlichen Ausspülen des Auges mit Wasser. Die dringendsten Augennotfälle sind die Verätzung mit Lauge oder Säure und Verbrennung. In diesem Falle zählen Sekunden, um das Auge vor weiterem Schaden zu bewahren. Ganz besonders unangenehm sind Laugenverätzungen, da basische Substanzen eine so genannte Kolliquationsnekrose verursa-

chen, Eiweiße auflösen und immer tiefer ins Gewebe vordringen. Verätzungen (und Verbrennungen) müssen immer sofort gespült werden (das gilt am Auge genauso wie am übrigen Körper). Die Spüldauer sollte mindestens 15 Minuten betragen. Das Spülen dient dem Kühlen, der Entfernung und Verdünnung der eingedrungenen Substanzen. Verlieren Sie nicht viel Zeit mit Suchen nach einer geeigneten Puffer- oder Spüllösung: Wasser ist immer noch das Beste, und meist überall vorhanden!

zu Aussage 2: Gezielte Neutralisation von Säuren setzt eine genaue Kenntnis von Menge und Art der Säure voraus. Laugenverätzungen am Auge sind noch deutlich gefährlicher als Säureverätzungen, so dass eine fehlerhafte Neutralisierung den Notfall verschlimmern, nicht bessern würde.

Antwort 780

Die Antwort C) ist richtig.

Die Neurodermitis ist eine sich bevorzugt im Kleinkindesalter manifestierende, chronisch-rezidivierende Hauterkrankung. Leitsymptome sind starker Juckreiz und trockene Haut, in der Regel verbunden mit besonderer Neigung zu allergischen Erkrankungen wie Heuschnupfen, Asthma bronchiale, Pollenallergie und allergischer Konjunktivitis (Patienten mit Disposition zu diesen Erkrankungen nennt man Atopiker). Neben der erblichen Komponente spielen nervale und psychische Faktoren eine große Rolle (Stress, vegetative Dystonie).

Zu 1: Die Neurodermitis beginnt bereits im Alter von 3-4 Monaten mit Milchschorf (= Gneis) an Kopfhaut und Wangen.

Zu 2: Im Säuglings- und Kleinkindalter kommt es zunächst bevorzugt zum Befall der Streckseiten der Extremitäten, bei späterem Auftreten wechselt die Lokalisation: Im Schulalter sind hauptsächlich die Extremitäten-Beugeseiten (Ellenbeuge, Kniekehle), der Hals und das Gebiet um den Mund herum (perioral) betroffen.

Zu 4 und 5: Therapiemaßnahmen bei Neurodermitis:

- Eliminierung aller irritierenden Faktoren, Baumwollbekleidung, geeignete Waschsyndets, Rückfettung der Haut mit Pflegesalben, Meiden ausgedehnter Bäder, Badeölzusätze verwenden,
- Eliminationsdiät bringt Therapieerfolg bei 5-10%,
- Nachtkerzensamenöl, Gamma-Linolensäure-Gabe (?),
- UV –Bestrahlung,
- (K)urlaub (Hochgebirge, See),
- Psychotherapie, autogenes Training,
- Berufsberatung: keine Berufe mit erhöhter Allergenexposition (Bäcker, Frisör u.Ä).

Bei akuten Schüben:

- kurzfristig lokale Kortikoidsalben,
- Immunsuppressiva wie Cyclosporin bei schweren Fällen,
- Teerpräparate,
- Antihistaminika (gegen den Juckreiz),
- antibiotische Salben bei Sekundärinfektionen, bei schweren Infektionen auch systemisch.

Antwort 781

Die Antwort B) ist richtig.

Das Basaliom ist ein von den basalen Zellschichten der Epidermis und dem Follikel ausgehender Tumor, der invasiv und destruierend (zerstörend) wächst, jedoch nur extrem selten metastasiert. Deshalb wird das Basaliom auch als ‘semimaligner’ (= ‘halbbösartiger’) Tumor bezeichnet.

Das Basaliom ist der häufigste Tumor der Haut. Die Häufigkeit des Auftretens steigt mit zunehmendem Alter. Basaliome vor dem 40. Lebensjahr sind selten, w = m.

Klinischer Befund:

- Scharf begrenzte, flach und langsam wachsende Tumoren, häufig mit geschwürig veränderter Oberfläche (= Ulzeration),
- typisch: erhabener Randwall, Zentrum atrophiert, keine Metastasen.

Antwort 782

Die Antwort C) ist richtig.

Diesem monumentalen Satz ist nichts hinzuzufügen ...

Antwort 783

Die Antwort D) ist richtig.

Nach Paragraph 8,1 des Infektionsschutzgesetzes ist der Heilpraktiker zur namentlichen Meldung der in Paragraph 6,1 des Infektionsschutzgesetzes erwähnten Erkrankungen verpflichtet:

§ 6 Meldepflichtige Krankheiten

(1) Namentlich ist zu melden:

1. der Krankheitsverdacht, die Erkrankung sowie der Tod an

a) Botulismus
b) Cholera
c) Diphtherie
d) humaner spongiformer Enzephalopathie, außer familiär-hereditärer Formen
e) akute Virushepatitis
f) enteropathischem hämolytisch-urämischen Syndrom (HUS)
g) virusbedingtem hämorrhagischen Fieber
h) Masern
i) Meningokokken-Meningitis oder – Sepsis
j) Milzbrand
k) Poliomyelitis (als Verdacht gilt jede akute schlaffe Lähmung, außer wenn traumatisch bedingt)
l) Pest
m) Tollwut
n) Typhus abdominalis/Paratyphus

sowie die Erkrankung und der Tod an einer behandlungsbedürftigen Tuberkulose, auch wenn ein bakteriologischer Nachweis nicht vorliegt.

2. der Verdacht auf und die Erkrankung an einer mikrobiell bedingten Lebensmittelvergiftung oder an einer akuten infektiösen Gastroenteritis, wenn

a) eine Person betroffen ist, die eine Tätigkeit im Sinne des § 42 Abs. 1 ausübt,

b) zwei oder mehr gleichartige Erkrankungen auftreten, bei denen ein epidemischer Zusammenhang wahrscheinlich ist oder vermutet wird,

3. der Verdacht einer über das übliche Ausmaß einer Impfreaktion hinausgehenden gesundheitlichen Schädigung,

4. die Verletzung eines Menschen durch ein tollwutkrankes, -verdächtiges oder – ansteckungsverdächtiges Tier sowie die Berührung eines solchen Tieres oder Tierkörpers,

5. soweit nicht nach den Nummern 1 bis 4 meldepflichtig, das Auftreten

a) einer bedrohlichen Krankheit

b) von zwei oder mehr gleichartigen Erkrankungen, bei denen ein epidemiologischer Zusammenhang wahrscheinlich ist oder vermutet wird,

wenn dies auf eine schwerwiegende Gefahr für die Allgemeinheit hinweist und Krankheitserreger als Ursache in Betracht kommen, die nicht in § 7 genannt sind.

Antwort 784

Die Antwort C) ist richtig.

Das Erythema migrans, die sog. Wanderröte, ist ein durch Zeckenbiss und Infektion mit dem Bakterium Borrelia burgdorferi (Lyme-Borreliose) hervorgerufenes Erythem. Es handelt sich um einen hellroten, langsam wachsender Ring mit zentraler Abblassung, der von der Zeckenbissstelle zentrifugal fortschreitet.

Zur Klinik der FSME:

- 70% der Infektionen verlaufen symptomlos,
- biphasischer Verlauf: nach grippeähnlichen Symptomen (2-4 Tage) zunächst fieberfreies Intervall (4-5 Tage), dann erneuter Fieberanstieg mit ZNS-Beteiligung: Meningitis (Fieber, Kopfschmerz, Nackensteife), Meningoenzephalitis (Hyperkinesen, Bewusstseinstrübung, Sprachstörungen, Lähmungen; günstige Prognose) bzw. Myelomeningitis (bleibende Lähmungen, Letalität 1%).

Antwort 785

Die Antwort B) ist richtig.

Klinische Symptome bei Mumps:

- 30-50% der Infektionen verlaufen ohne klinische Symptomatik,
- Müdigkeit, Abgeschlagenheit, Kopf-, Hals-, Ohrenschmerzen, subfebrile Temperaturen,
- Organstadium: schmerzhafte Schwellung der Parotis (in 75% d. F. beidseits), mit abstehenden Ohrläppchen und Schmerzen beim Kauen, evtl. Beteiligung der übrigen Speicheldrüsen. (Es gibt auch Mumpserkrankungen ohne erkennbare Parotitis.)
- Komplikationen: Bauchspeicheldrüsenentzündung (Pankreatitis), Hodenentzündung (Orchitis) evtl. mit nachfolgender Sterilität, Thyreoiditis. Nahezu alle Drüsen im Körper können befallen sein (‚Adenopathie': Erkrankung der Drüsen). Relativ häufig ist die Beteiligung des Zentralnervensystems: Hirnhautentzündung (= Meningitis: 25%) mit guter Prognose, Hirnentzündung (= Enzephalitis, selten) mit ernster Prognose; Schwerhörigkeit (nach Erkrankung Gehörtest durchführen).

Antwort 786

Die Antwort E) ist richtig.

Die Mononukleose ist eine Virusinfektion des Heranwachsenden mit EB-(Epstein-Barr)-Virus, die zur Hyperplasie und Hypertrophie des lymphatischen Gewebes mit charakteristischen Blutbildveränderungen (mononukleäre Zellen) führt.

Klinik:

- Fieber über 7-10 Tage,
- Angina tonsillaris und Pharyngitis,
- Lymphknotenschwellung (generalisiert, 50% d.F; cervico-occipital),
- typisches Blutbild,
- oft wird eine Milzschwellung beobachtet (gefürchtet: Milzruptur), gelegentlich (5%) Leberbeteiligung mit Gelbsucht (Ikterus).

Antwort 787

Die Antwort C) ist richtig.

Es handelt sich am ehesten um das Krankheitsbild des Gasbrands. Diese schwere Wundinfektion ist durch hochgradige Toxämie und ein ausgedehntes lokales Ödem mit unterschiedlich ausgeprägter Gasbildung charakterisiert. Der Erreger ist das Bakterium Clostridium perfringens, die Inkubationszeit beträgt 5-48 Stunden.

Klinisch zeigt die Wundinfektion eine Ödembildung unter plötzlich sich verstärkendem Wundschmerz, gelbbraune bis blauschwarze Verfärbung, trübbraune bis blutige Absonderung und Gasentwicklung. Auf Druck entweichen Gasblasen unter hörbarem Knistern (Krepitationen); wenig Eiter, Rötung und Hitze, kaum Temperaturerhöhung, jedoch beschleunigter Puls, meist fad-süßlicher Wundgeruch (Mischinfektion mit Fäulniserregern).

Antwort 788

Die Antwort C) ist richtig.

Zu 1: Der Botulismus (botulus, lateinisch Wurst) ist keine Infektionskrankheit, sondern eine Vergiftung (Intoxikation) durch Nahrungsmittel, in denen sich das Bakterium Clostridium botulinum vermehrt und Toxin (Gift) gebildet hat. Botulismustoxin ist extrem giftig (0,1µg tötet einen Menschen).

Zu 2 und 3: Klinik:

- Zu Beginn Magen-Darm-Symptomatik: Übelkeit, Erbrechen, Obstipation (nicht obligat),
- Schwindel,
- Augensymptomatik: Ptosis (hängendes Oberlid), Akkomodationslähmung, Doppelbilder,
- Sprach-, Schluck- und Atemstörungen,
- Versiegen der Tränen- und Speichelsekretion,
- paralytischer Ileus (Darmverschluss) und Harnverhalt,
- keine Schmerzen, keine Sensibilitätsstörungen, voll erhaltenes Bewusstsein,
- Tod durch zentrale Atemlähmung oder Herzstillstand,

Botulinus-Toxin hemmt die Freisetzung von Acetylcholin aus den cholinergen Nervenendigungen (Ganglien, Parasympathikus, motorische Endplatte) und führt somit zu 'Nervenlähmungen'.

Zu 4 und 5: Clostridium botulinum ist ein anaerob (unter Sauerstoffabschluss) lebender Sporenbildner, der sich ubiquitär (überall) in der Erde findet.

Antwort 789

Die Antwort B) ist richtig.

Unter Konfabulation (lat. confabulari vertraulich plaudern) versteht man die Erzählung meist zufälliger Einfälle ohne Bezug zur jeweiligen Situation oder Frage, durch die Gedächtnislücken überspielt werden. Konfabulation kommt z. B. vor bei Hirnatrophie, organischer Psychose, v.a. bei Korsakow-Syndrom.

Antwort 790

Die Antwort C) ist richtig.

Zu 1: Bei einem 'Bruch' (Hernie) treten Eingeweide oder Organteile (Bruchinhalt) durch eine sackartiger Ausstülpung des parietalen Bauchfells (Bruchsack) durch anatomisch vorgebildete Bauchwandlücken oder -schwachstellen (Bruchpforte) aus der Bauchhöhle nach außen. Die häufigste Form ist der Leistenbruch (Hernia inguinalis), bei dem die Bruchpforte oberhalb des Leistenbands durch den Leistenkanal und evtl. bis in den Hodensack (Hernia scrotalis, Skrotalhernie) läuft.

Zu 2: Bei einer Hodentorsion dreht sich infolge einer abnormen Beweglichkeit der Hoden (selten: beide Hoden) und der Samenstrang um die Längsachse. Klinisch zeigt sich das Krankheitsbild als plötzliche, meist einseitige starke Skrotalschmerzen mit Ausstrahlung in Leiste und Unterbauch mit rascher Schwellung, Ödembildung und evtl. Rötung einer Hodensackhälfte. Außerdem findet sich eine starke Druckempfindlichkeit des verdrehten Hodens mit Schmerzverstärkung bei Anheben des Hodens, der Kremasterreflex fehlt.

Therapie: organerhaltende Detorsion innerhalb von 4-6 Std., evtl. äußerlich manuell, meist jedoch operativ (beidseitige Orchidopexie), Notfall!

Zu 3: Als Varikozele (Krampfaderbruch) werden Krampfaderbildungen der Hodenvenen (Vv. testiculares) bezeichnet. Sie treten häufig zwischen dem. 15. und 25. Lebensjahr auf, meist links, da hier die V. testicularis rechtwinklig in die V. renalis einmündet (die rechte V. testicularis mündet spitzwinklig in die V. cava inferior). Bei Kindern vor der Pubertät und älteren Männern muss auch an eine symptomatische Varikozele infolge einer Einflussstauung durch einen retroperitonealen Tumor (Wilms-Tumor bzw. Nierenzellkarzinom) gedacht werden. Durch Überwärmung des Skrotums und Hodens können Varikozelen zur Infertilität des Mannes führen.

Zu 4: Bösartige Hodentumoren sind die häufigsten malignen Tumoren bei jungen Männern. Klinisch zeigen sie sich als schmerzlose Hodenvergrößerung und Schweregefühl des Hodens, bei hormonaktiven Hodentumoren (Chorionkarzinom, Leydig-Zelltumor) evtl. auch mit Gynäkomastie (Vergrößerung der männlichen Brustdrüse) oder Pubertas praecox (vorzeitige Geschlechtsentwicklung).

Zu 5: Die Entzündung der Prostata, chronisch oder akut, wird meist durch eine urogene oder hämatogene Infektion ausgelöst. Klinisch zeigen sich eine erschwerte Blasenentleerung (Dysurie), häufige Entleerung kleiner Harnmengen (Pollakisurie), Schmerzen beim Stuhlgang, bei der akuten Prostatitis evtl. mit hohem Fieber und Harnverhaltung.

Antwort 791

Die Antwort E) ist richtig.

Klinik eines Gebärmutterkrebses:

- Fluor (evtl. fötide, gelblich oder braun),
- zyklusunabhängige Blutabgänge (Metrorrhagien),

- Kontaktblutungen beim Geschlechtsverkehr, bei hartem Stuhlgang oder einer vaginalen Untersuchung .

Später:

- Stenose der Harnleiter,
- Stauungserscheinungen in den Beinen (Kompression der großen Beckengefäße),
- unerträgliche Schmerzen im Becken und in der Kreuzbeinregion (Invasion in die Nervengeflechte),
- schließlich stirbt die Patientin an septischer Pyelonephritis, an Urämie oder sie verblutet durch Arrosion größerer Gefäße.

Antwort 792

Die Antwort E) ist richtig.

Die Hände werden desinfiziert, die Geräte sollten sterilisiert sein.

Antwort 793

Die Antwort D) ist richtig.

Die Klinik spricht für eine Hodenentzündung (Orchitis) des linken Hodens im Rahmen einer Allgemeininfektion. Die Speicheldrüsenschwellung deutet auf eine Parotitis epidemica (Mumps). Nach der Pubertät ist diese die häufigste Ursache einer Orchitis/Epididymitis. Typische Symptome einer Orchitis sind plötzlich einsetzende Schmerzen mit Ausstrahlung in Leistenregion und Rücken, Schwellung, hohes Fieber und Rötung der Skrotalhaut. Als Komplikation kann es bei einer Parotitis epidemica mit begleitender Orchitis (die nach der Pubertät einsetzt) zur Sterilität kommen.

Antwort 794

Die Antwort B) ist richtig.

Kommt es zu einer plötzlichen Unterbrechung des Blutkreislaufs, so tritt innerhalb von 5-10 Sekunden Schwindel auf. Nach 10 Sekunden erlischt das Bewusstsein, nach ca. einer halben Minute beginnen generalisierte Krämpfe. Atemstillstand tritt nach mehreren Zügen von Schnappatmung nach ca. 60 Sekunden ein. Nach 3-5 Minuten werden die Pupillen lichtstarr (nach Aussage anderer Autoren beginnt die Weitstellung der Pupillen bei einem Kreislaufstillstand schon nach ca. 90 Sekunden).

Antwort 795

Die Antwort D) ist richtig.

Die Schenkelhalsfraktur ist eine häufige Unfallfolge beim Hinstürzen älterer Frauen. Klinisch zeigen sich Spontan-, Zug- und Druckschmerz und bei nicht stabiler Fraktur eine Beinverkürzung in typischer Außenrotationsstellung.

Antwort 796

Die Antwort D) ist richtig.

Leitsymptome des Schocks:

- Blutdruckabfall mit kleiner Blutdruckamplitude,
- Tachykardie,
- ‚Schockindex' = Puls : systolischen Blutdruck (Ist der Index größer als 1 besteht Schockgefahr!),
- kühle, feuchte, blass-zyanotische oder marmorierte Haut ('kaltschweißig'),
- Oligurie,
- Unruhe, Angst, Bewusstseinstrübung.

Der anaphylaktische Schock ist das lebensbedrohliche Maximalstadium der Allergie vom Typ I welches unmittelbar (Sekunden bis Minuten) nach Allergenkontakt eintritt. Durch Freisetzung gefäßaktiver Substanzen kommt es zu Kapillarlähmung, Venenspasmus und Hypotonie, zur Abnahme des Herzminutenvolumens, zu Bronchospasmus mit Atemnot, Angioödem, Kehlkopfödem, Krämpfen und evtl. zum Herz- und Atemstillstand. Übelkeit und Erbrechen können vorkommen.

Antwort 797

Die Antwort B) ist richtig.

Dem Heilpraktiker ist nach § 24 des Infektionsschutzgesetzes die Behandlung sexuell übertragbarer Erkrankungen verboten. Die Behandlung der primären Geschlechtsorgane ist ihm - bis auf diese Einschränkung - durch die Aufhebung des Gesetzes zur Bekämpfung der Geschlechtskrankheiten seit 01.01.2001 erlaubt.

Antwort 798

Die Antwort B) ist richtig.

Ärzten, Zahnärzten (Geburtshilfe auch Hebammen) sind folgende Behandlungsmethoden vorbehalten:

- Leichenschau, Ausstellung der Totenscheine sowie von Leichenpässen (3. DVO zum Gesetz über die Vereinheitlichung des Gesundheitswesens),
- Geburtshilfe (Hebammengesetz),
- Behandlung übertragbarer Krankheiten, die im Infektionsschutzgesetz vom 20.7.2000 in den § § 6, 7 und 34 genannt werden (insbesondere auch Behandlung sexuell übertragbarer Krankheiten),
- Verordnung von Betäubungsmitteln (Betäubungsmittelgesetz vom 2.3.74),
- Verschreibung rezeptpflichtiger Arzneimittel (Arzneimittelgesetz v. 24.08.76),
- Gesetzlich angeordnete oder empfohlene Schutzimpfungen dürfen nur von Ärzten durchgeführt werden (ergibt sich indirekt aus § § 20, 21 und 22 des Infektionsschutzgesetz),
- Ausübung der Zahnheilkunde (Gesetz über die Ausübung der Zahnheilkunde vom 31.3.1952)
- Heilbehandlungen nach der Reichsversicherungsordnung (RVO),
- Untersuchungen und Blutproben bei strafbaren Handlungen (§ § 81a und 81c Strafprozessordnung)
- Medizinische Leistungen zur Rehabilitation im Rahmen des Gesetzes über die Angleichung der Leistungen zur Rehabilitation vom 7.8.1974.

Antwort 799

Die Antwort C) ist richtig.

Differentialdiagnose des Ikterus:

- Hämolytischer Ikterus (prähepatischer Ikterus): z. B. hämolytische Anämien,
- Hepatozellulärer Ikterus (hepatischer oder Parenchymikterus):
  - Familiäre Hyperbilirubinämiesyndrome (Gilbert-Meulengracht-Syndrom, Crigler-Najjar-Syndrom),
  - infektiöse Hepatitis (Viren, Bakterien, Malaria),
  - chronische Hepatitis und Leberzirrhose,
  - toxische Hepatitis (Alkohol, Knollenblätterpilze u. a.),
  - medikamentös bedingte Hepatitis (Drogenhepatitis),
  - Stauungsleber (z. B. durch Rechtsherzinsuffizienz).
- Cholestatischer (Verschluss-) Ikterus: Folge eines gestörten Galleflusses (z. B. Gallenstein im Ductus choledochus).

Antwort 800

Die Antwort A) ist richtig. (An einigen Gesundheitsämtern wurde nach unseren Informationen auch die Antwort D) als richtig gewertet ...

Pro Jahr kommen in Deutschland zwischen 1000 und 1500 Kindesmisshandlungen zur Anzeige, die Dunkelziffer liegt vermutlich weit darüber. Etwa 100 Kinder sterben jährlich an den Folgen solcher Gewalttaten. Besonders gefährdet sind Säuglinge und Kleinkinder unter zwei Jahren. Sie schreien und trotzen besonders viel und sind aggressiven Reaktionen hilflos ausgeliefert.

Die Meldung einer Kindesmisshandlung erfolgt bei der Kriminalpolizei (zuständig für Sicherheit und Ordnung). Dort sind Beamte und nicht – wie beim Jugendamt – möglicherweise Angestellte.

Entgegen einer verbreiteten Ansicht muss die Misshandlung dabei nicht erwiesen sein, sondern es reicht ein begründeter Verdacht desjenigen, der den Vorfall meldet. Die juristische Wertigkeit der gesetzlich nicht eindeutig verankerten Schweigepflicht des Heilpraktikers (Berufsordnung) ist im Einzelfall strittig (vgl. Antwort zu Frage **669**). Der Heilpraktiker ist aus verschiedenen Gründen zur Geheimnisoffenbarung berechtigt: 1) Er handelt im wohlverstandenen Interesse des Patienten, also des Kindes (Geschäftsführung ohne Auftrag). 2) Erstattet er keine Anzeige, macht er sich nach § 138 Strafgesetzbuch (Nichtanzeige geplanter Straftaten) schuldig ..."Wer die Anzeige leichtfertig unterlässt, obwohl er von dem Vorhaben oder der Ausführung der rechtswidrigen Tat glaubhaft erfahren hat, wird mit Freiheitsstrafe bis zu einem Jahr oder mit Geldstrafe bestraft ...".

Antwort 801

Die Antwort D) ist richtig.

Die Primärinfektion mit Herpes-simplex-Virus (HSV Typ 1) führt – insbesondere bei Kleinkindern – zur Entzündung der Mundschleimhaut (Gingivostomatitis herpetica, Stomatitis aphthosa, sog. Mundfäule). Klinisch ist das Krankheitsbild durch Fieber, multiple Bläschen und Aphthen, regionale Lymphadenitis und starke Schmerzen gekennzeichnet. Es kommt zu einer spontanen Abheilung innerhalb von 2-3 Wochen.

Zu C: Bei Masern finden sich die sog. Koplik-Flecken im Mund: kleine weißliche Stippchen der Wangenschleimhaut mit leicht gerötetem Hof in Höhe der oberen und unteren Backenzähne im Prodromalstadium der Erkrankung. Sie bilden sich nach 2-3 Tagen zurück.

Zu E: Bei Candidiasis (Soor) der Mundschleimhaut finden sich abwischbare weiße Beläge im Mund oder der Speiseröhre (meist Schluckbeschwerden).

Antwort 802

Die Antwort E) ist richtig.

Als Invagination wird die Einstülpung eines Darmabschnitts in einen anderen, am häufigsten des Ileums in das Caecum bzw. das Colon ascendens bezeichnet. Als idiopathische Invagination kommt sie bevorzugt bei männlichen Säuglingen und Kleinkindern bis zum 3. Lebensjahr vor (abnorme Darmbeweglichkeit), bei älteren Kindern und Erwachsenen meist im Zusammenhang mit Tumoren, Polypen oder Divertikeln des Darms.

Klinik einer Invagination:

Plötzlich anfallsweise krampfartige Bauchschmerzen, welche mit symptomarmen Intervallen abwechseln, kontinuierliche Verschlechterung des Allgemeinbefindens, Blut- und Schleimabgang, Erbrechen, Ileus mit Erbrechen, bei der rektalen Untersuchung Blut am Fingerling, tastbarer walzenförmiger Tumor (meist im rechten Unterbauch).

Antwort 803

Die Antwort D) ist richtig.

Ein Kind hat sein Geburtsgewicht am Ende des 5. Lebensmonats verdoppelt und mit 12 Monaten ca. verdreifacht, wiegt dann also etwa 10 kg.

ANTWORTEN MC 13

Antwort 804
Die Antwort A) ist richtig.

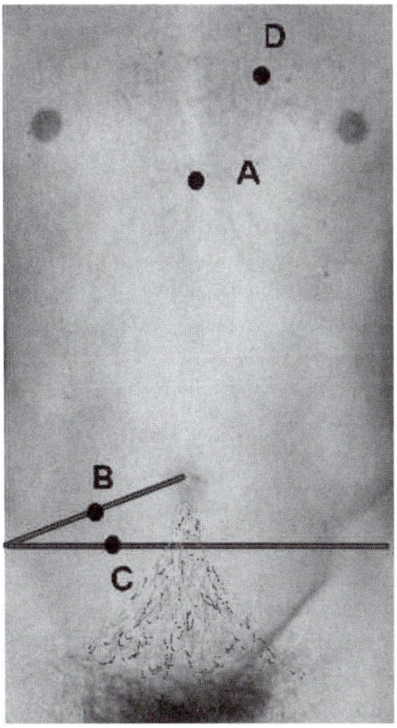

Der mit A) bezeichnetet Punkt zeigt den Schwertfortsatz des Brustbeins (Processus xiphoideus).
Zu B: Der McBurney-Punkt ist ein schmerzhafter Druckpunkt bei Entzündung des Wurmfortsatzes (Appendizitis). Er liegt in der Mitte der Verbindungslinie zwischen der Spina iliaca anterior superior (vorderer oberer Darmbeinstachel) und Nabel.
Zu C: Auch der Lanz-Punkt ist ein schmerzhafter Druckpunkt bei Entzündung des Wurmfortsatzes (Appendizitis). Drittelt man eine, die beiden vorderen oberen Darmbeinstachel verbindende Linie, so findet sich der Lanz-Punkt unter dem rechten Drittelpunkt.
Zu D: Der Erb-Punkt findet sich am linken Rand des Brustbeins im 3. Zwischenrippenraum (3. ICR = Intercostalraum, parasternal, links). Bei der Auskultation des Herzens mit dem Stethoskop ist über dem Erb-Punkt ist die Aortenklappe (die auch im 2. ICR rechts abgehört wird) gut zu hören.
Zu E: Als Hirsutismus wird eine verstärkte, dem männlichen Behaarungstyp entsprechende Scham-, Körper- und Gesichtsbehaarung bei Frauen verstanden (Ursachen: vermehrte Androgenbildung in den Nebennierenrinden durch Tumor oder Hyperplasie, vermehrte Androgenbildung in den Ovarien, Medikamente). Abgebildet ist hier eine normale männliche Sexualbehaarung, bei dem die Schambehaarung Richtung Nabel zieht (und nicht horizontal begrenzt ist, wie beim weiblichen Behaarungstyp).

Antwort 805
Die Antwort C) ist richtig.
Beim paralytischen Ileus sind keine Darmgeräusche mehr zu hören (‚Totenstille über dem Abdomen'), eventuell ist das Pulsieren der Hauptschlagader (Aorta) im Hintergrund zu hören: (‚Ticken der Totenuhr').
Zu A: Beim mechanischen Ileus sind die Darmgeräusche lebhafter und häufiger pro Minute (Hyperperistaltik), spritzend, ‚hoch gestellt' und metallisch klingend.
Zu B: Ein Strömungsgeräusch über der Aorta spricht am ehesten für ein Aortenaneurysma.

Antwort 806
Die Antwort B) ist richtig.
Als Reizkolon (auch: irritables Kolon, Colon irritabile, spastisches Kolon, Reizdarmsyndrom, Kolonneurose) wird eine funktionelle (nicht organisch bedingte) abdominelle Störung bezeichnet, die durch Bauchschmerzen, das Gefühl des Aufgeblähtseins (Flatulenz) und Stuhlunregelmäßigkeiten (Wechsel von Obstipation und Diarrhoe) gekennzeichnet ist. Es geht häufig mit anderen Beschwerden (z. B. Migräne, Herzrasen) einher und

wird zu den psychosomatischen Erkrankungen gerechnet.
Sehr häufiges Krankheitsbild! Nahezu 50% aller Patienten mit Magen-Darm-Beschwerden haben ein Reizdarmsyndrom, Frauen doppelt so häufig wie Männer. In den Industrieländern leiden 10-20% an der Erkrankung (eine der häufigsten Ursachen krankheitsbedingter Arbeitsausfälle). Ein Reizdarm-Syndrom tritt typischerweise zwischen dem 20. und 40. Lebensjahr erstmals in Erscheinung. In der Regel besteht kein Gewichtsverlust, Blutbild und Blutsenkungsreaktion zeigen Normalwerte, der Haemoccult-Test auf Blut im Stuhl ist negativ.

Antwort 807
Die Antwort C) ist richtig.
Die Halsvenenstauuung (und die Stauung der Unterzungenvenen) sind sichtbare Venenzeichen einer Rechtsherzinsuffizienz.
Zu D: Ein lauter (oder paukender) 1. Herzton findet sich bei der Mitralstenose.
Zu E: Der Blutrückstau in die Lungen (mit den typischen auskultatorisch zu hörenden, feinen basalen Rasselgeräuschen der Lungenstauung) ist typisch für eine beginnende Linksherzinsuffizienz. (Das Endstadium der Linksherzinsuffizienz ist das Lungenödem).

Antwort 808
Die Antwort D) ist richtig.
Zu 5: Unter Lungenarterienembolie versteht man den thromboembolischen Verschluss der arteriellen Lungenstrombahn durch Einschwemmung eines Blutgerinnsels (selten von Luft, Gewebeteilen oder Fett) aus dem venösen Anteil des großen Körperkreislaufes. Meist stammt das thrombotische Material aus (Unter-) Schenkel- bzw. Beckenvenen, seltener aus dem Einzugsbereich der Vena cava superior. Ein Bluthochdruck, der sich ja auf der arteriellen, nicht auf der venösen Kreislaufseite zeigt, ist kein Risikofaktor für eine Lungenembolie.

Folgen und Komplikationen eines länger bestehenden Bluthochdrucks können sein:

- Hypertensive Krise,
- Hypertensiver Notfall: kritischer Blutdruckanstieg mit Vitalgefährdung durch Organschäden (Hochdruckenzephalopathie, Schlaganfall, akute Linksherzinsuffizienz mit Lungenödem, Angina-pectoris-Anfall, Herzinfarkt). Notarztindikation!
- Gefäßsystem: in 50-60% d. F. frühzeitige Atherosklerose (Stadium abzulesen am Augenhintergrund, z. B. Kaliberunregelmäßigkeiten, Blutungen, Papillenödem)
- Herz (Todesursache bei 2/3 der Hypertoniker):
  - Druckhypertrophie, die zur Linksherzinsuffizienz führt,
  - Koronare Herzkrankheit (als Angina pectoris, Herzinfarkt, Herztod, Linksherzinsuffizienz).
- Gehirn (Todesursache bei 15% der Hypertoniker):
  - Infarkt aufgrund der Atherosklerose,
  - hypertone Massenblutung,
  - akute Hochdruckenzephalopathie (durch Versagen der Autoregulation der Hirngefäße erfolgt druckpassive Erweiterung der Hirnarteriolen, dadurch Hirnödem).
- Nieren:
  Die atherosklerotische Schrumpfniere führt zur Einschränkung der Nierenfunktion (Frühsymptom: Mikroalbuminurie) und evtl. über den Renin-Angiotensin-Aldosteronmechanismus (RAAS) zu einer renalen Fixierung des Bluthochdrucks.
- Bauchaortenaneurysma (Aneurysma = abnorme Ausweitung der Wand eines arteriellen Blutgefäßes) bei 10% der männlichen Hypertoniker > 65 Jahre (Rupturgefahr)

Antwort 809
Die Antwort E) ist richtig.
Eine schmerzlos vergrößerte, sicht- oder prallelastisch tastbare Gallenblase bei gleichzeitigem schmerzlosem Ikterus (also ohne Koliken) ist ein Zeichen für einen chronischen Verschluss des Ductus chole-

dochus infolge einer Tumorkompression. Häufig findet sich dieses - als Courvoisier-Zeichen bekannte - Symptom bei Karzinomen des Pankreaskopfes.

Antwort 810

Die Antwort D) ist richtig.

Für den schizophrenen Patienten sind seine Wahnideen unmittelbare Gewissheit. Er hält an diesen Wahnideen unbeirrbar und unzugänglich für alle Gegengründe ('unkorrigierbar') fest. Es ist deshalb sinnlos, dem Patienten seine Wahnideen ausreden zu wollen. Es ist deshalb eher sinnvoll die Gespräche behutsam von krankhaften Gedanken weg zu anderen Themen lenken, die mit seiner Krankheit wenig zu tun haben.

Zu 4: In der akuten Phase einer schizophrenen Psychose ist in der Regel eine stationäre Aufnahme erforderlich, abhängig von der Schwere der Symptomatik und der potentiellen Gefahr, die mit dieser Symptomatik verbunden ist. Bei Selbst- oder Fremdgefährdung und bei mangelnder Behandlungseinsicht kann eine Intensivmaßnahme nach dem Unterbringungsgesetz notwendig werden:

Auszug aus: Gesetz über die Unterbringung psychisch Kranker und deren Betreuung (Unterbringungsgesetz – UnterbrG) in der Fassung der Bekanntmachung vom 5. April 1992 (GVBl S. 60), berichtigt durch Bekanntmachung vom 25.11.1992 (GVBl S. 851).

Artikel 1

Voraussetzungen der Unterbringung

(1) Wer psychisch krank oder infolge Geistesschwäche oder Sucht psychisch gestört ist und dadurch in erheblichem Maß die öffentliche Sicherheit oder Ordnung gefährdet, kann gegen oder ohne seinen Willen in einem psychiatrischen Krankenhaus oder sonst in geeigneter Weise untergebracht werden. Unter den Voraussetzungen des Satzes 1 ist die Unterbringung insbesondere auch dann zulässig, wenn jemand sein Leben oder in erheblichem Maß seine Gesundheit gefährdet. Die Unterbringung darf nur angeordnet werden, wenn die Gefährdung nicht durch weniger einschneidende Mittel, insbesondere durch Hilfen nach Art. 3, abgewendet werden kann.

...

Artikel 7

Vorbereitendes Verfahren

(1) Die Kreisverwaltungsbehörde führt die Ermittlungen von Amts wegen durch. Ergeben sich gewichtige Anhaltspunkte für das Vorliegen der Voraussetzungen des Art. 1 Abs. 1, so hat sie ein schriftliches Gutachten eines Arztes am Gesundheitsamt darüber einzuholen, ob die Unterbringung aus medizinischer Sicht geboten ist oder ob und durch welche Hilfen nach Art. 3 die Unterbringung vermieden werden kann. Das nötigenfalls unter Beiziehung eines Arztes für Psychiatrie zu erstellende Gutachten muss auf den gegenwärtigen Gesundheitszustand des Betroffenen abstellen und auf einer höchstens 14 Tage zurückliegenden persönlichen Untersuchung des Betroffenen beruhen. Zu diesem Zweck kann die Kreisverwaltungsbehörde den Betroffenen zu dem Arzt vorladen und, soweit erforderlich, durch die Polizei vorführen lassen; wird durch die Vorführung dem Betroffenen die Freiheit entzogen, hat die Kreisverwaltungsbehörde unverzüglich eine richterliche Entscheidung herbeizuführen

...

Artikel 10

Sofortige vorläufige Unterbringung

(1) Sind dringende Gründe für die Annahme vorhanden, dass die Voraussetzungen für eine Unterbringung nach Art. 1 Abs. 1 vorliegen und kann auch eine gerichtliche Entscheidung ... nicht mehr rechtzeitig ergehen, um einen für die öffentliche Sicherheit oder Ordnung drohenden Schaden zu verhindern, so kann die Kreisverwaltungsbehörde die sofortige vorläufige Unterbringung anordnen ...

(2) In unaufschiebbaren Fällen des Absatzes 1 kann die Polizei den Betroffenen ohne Anordnung der Kreisverwaltungsbehörde in eine Einrichtung im Sinne des Art. 1 Abs. 1 einliefern ...

Antwort 811

Die Antwort C) ist richtig.

Hauptsymptome einer Depression sind gedrückte Stimmung, Interessen- und Freudlosigkeit und Antriebsstörung. Als weitere Symptome finden sich Denk- und Konzentrations- und Aufmerksamkeitsstörung, vermindertes Selbstwertgefühl, Schuldgefühl, motorische Hemmung oder Unruhe, Suizididee oder suizidales Verhalten, Schlafstörung, Appetitminderung oder -steigerung.

Zu 2 und 5: Das Gefühl, von außen gelenkt zu werden (wahnhafte Fremdbeeinflussungserlebnisse) und Gedankenlautwerden sind typische Symptome der Schizophrenie.

Antwort 812

Die Antwort D) ist richtig.

In Deutschland werden jährlich mindestens 2000 Fälle von bakterieller Meningitis gemeldet. Darunter sind etwa 800 Meningokokkeninfektionen (ca. 50% in der Altersgruppe 0-5 Jahre).

Leitsymptome einer Hirnhautentzündung sind:

- Fieber,
- Kopfschmerz und
- Nackensteifigkeit (Brudzinski-Zeichen positiv).

Als weitere Symptome treten auf:

- Schläfrigkeit (Somnolenz), Aktivitätsverlust (Stupor), Erregungszustände (selten),
- Licht- und Geräuschempfindlichkeit,
- Überstrecken des Kopfes und Lordose der Wirbelsäule (Opisthotonus),
- evtl. Hirnnervenlähmung, Hirndrucksteigerung, Lähmungen, Krampfanfälle, gesteigerte Reflexe.

Antwort 813

Die Antwort C) ist richtig.

Eine Hirnerschütterung (Commotio cerebri) ist eine, aufgrund einer mechanischen Gewalteinwirkung akut auftretende, voll rückbildungsfähige Hirnfunktionsstörung ohne nachweisbare Substanzschäden am Hirngewebe. Es kommt zu einer sofort einsetzenden, maximal 1 Stunde andauernden Bewusstseinsstörung, meist einer Bewusstlosigkeit.

Die Hirnprellung oder Hirnquetschung (Contusio cerebri) ist eine gedeckte oder offene Hirnverletzung, die zu einer Hirnsubstanzverletzung führt.

Blutungen aus Ohr und Nase sprechen für eine zusätzliche Schädelbasisfraktur. Oft findet sich dann - durch die Verletzung der Dura mater - eine Öffnung der Liquorräume nach außen mit Liquorrhö.

Zu D: Bei einer Blutung in den Subarachnoidalraum findet sich keine Blutung nach außen.

Antwort 814

Die Antwort C) ist richtig.

Chronisches Nierenversagen und Herzmuskelschwäche zeigen keinen erkennbaren Bezug zur Entwicklung eines Diabetes mellitus.

Die Klassifikation des Diabetes mellitus (WHO und American Diabetes Association, 1997) umfasst folgende ursächliche Gruppen:

1. Typ-1-Diabetes (frühere Bezeichnung: juveniler Diabetes oder insulinabhängiger Diabetes mellitus = IDDM): Eine Autoimmunreaktion führt zu einer irreversiblen Zerstörung der Betazellen des Pankreas. Dies verursacht einen absoluten Insulinmangel.

A. immunologisch bedingt,
B. idiopathisch.

2. Typ-2-Diabetes (frühere Bezeichnung: Altersdiabetes oder nicht insulinabhängiger Diabetes mellitus (NIDDM): Pathogenetisch umfasst der Typ-2-Diabetes sowohl Formen mit vorwiegender Insulinresistenz am peripheren (Post-)Rezeptor und relativem Insulinmangel als auch Formen mit schwerem pankreatischem Insulinsekretionsdefekt mit milder Insulinresistenz.

3. Andere spezifische Formen:

A. Genetische Defekte in der B-Zellfunktion

1) Chromosom 12, HNF-1□ (frühere Bezeichnung: MODY 3),

2) Chromosom 7, Glukokinase (früher: MODY 2),
3) Chromosom 20, HNF-4a ((früher: MODY 1),
4) mitochondrale DNA,
5) andere.

B. Seltene genetische Defekte der Insulinwirkung,

C. Krankheiten des exokrinen Pankreas (z. B. Pankreatitis, Trauma, Pankreaskarzinom, zystische Fibrose, Hämatochromatose u. a.),

D. Endokrinopathien (Vermehrung von Hormonen, die als Gegenspieler des Insulin wirken z. B. bei Akromegalie, Cushing-Syndrom, Phäochromozytom, Hyperthyreose, Somatostatinom, Glukagonom, Conn-Syndrom),

E. Medikamenten- und Chemikalien induziert (z. B. Glukokortikoide, Schilddrüsenhormone),

F. Infektionen (z. B. kongenitale Röteln, Zytomegalie),

G. Seltene immunologisch bedingte Formen (z. B. Anti-Insulin-Rezeptor-Antikörper),

H. Andere genetische Syndrome, die manchmal mit Diabetes vergesellschaftet sind (Down-, Klinefelter-, Turner-Syndrom, Chorea Huntington, Friedreich-Ataxie).

Antwort 815

Die Antwort E) ist richtig.

Zu 1: Die Wahrscheinlichkeit eines Gichtanfalles nimmt zwar mit erhöhtem Harnsäurespiegel zu, eine Hyperurikämie ist im akuten Gichtanfall jedoch nicht obligat.

Zu B: Als allgemeine Entzündungszeichen finden sich während des akuten Gichtanfalles z. B. Fieber, Leukozytose und eine Erhöhung der Blutsenkungsgeschwindigkeit.

Zu 3: Harnsäuresteine der Niere sind eine typische Komplikation einer chronischen Gicht ('Uratnephrolithiasis'). Uratsteine geben im Röntgenbild keinen Steinschatten und können Harnwegsinfekte verursachen oder unterhalten.

Zu 4 und 5: Fasten verursacht - wie fettreiche Kost -, eine vermehrte Produktion von Ketonkörpern, die die renale Harnsäureausscheidung hemmen. 'Fasten' und 'Feste' sind also nichts für Gichtkranke.

Antwort 816

Die Antwort D) ist richtig.

Die Manie ist eine Form der affektiven Psychose mit inadäquat gehobener (heiterer oder gereizter) Stimmung, Antriebssteigerung, Steigerung der Wahrnehmungsintensität, Denkstörungen (Ideenflucht, Assoziationsreichtum, unstillbarem Rededrang), Störungen vegetativer Funktionen (Blutdruckanstieg, Tachykardie, herabgesetztes oder gesteigertes Hungergefühl, Schlafstörungen), materiellem Verschwendungsverhalten und oft erheblicher Einschränkung der sozialen bzw. beruflichen Leistungsfähigkeit; evtl. zusätzlich Halluzinationen bzw. Wahnideen (bes. als Größenwahn).

Zu 2: Der manische Patient hat zwar eine Schlafstörung, diese äußert sich aber in einem verminderten Schlafbedürfnis. Das Schlafdefizit wird vom Maniker nicht als negativ empfunden.

Antwort 817

Die Antwort A) ist richtig.

Tonsillitiden werden meist durch Viren verursacht (ca. 80%; meist Adeno- oder Parainfluenzaviren). Seltener sind bakterielle Infektionen mit beta-hämolysierenden Streptokokken der Gruppe A (eigentliche Angina tonsillaris und Scharlach), Staphylo- oder Pneumokokken. Differentialdiagnostisch muss auch an Syphilis, Tuberkulose, Diphtherie, Mononukleose (Pfeiffersches Drüsenfieber) Herpangina, orale Candidose und Angina Plaut-Vincent gedacht werden.

Bei Windpocken und Mumps gehört eine Angina tonsillaris nicht zum Krankheitsbild.

Antwort 818

Die Antwort D) ist richtig.

Im Regelfalle finden sich die vier nur wenige Millimeter großen Nebenschilddrüsen an der Rückseite der Schilddrüse, jeweils zwei oben und zwei unten. Sie produzieren Parathormon, welches zusammen mit Kalzitonin und Vitamin D den Kalzium- und Phosphathaushalt des Körpers reguliert. Das Parathormon wirkt als Gegenspieler (Antagonist) des Kalzitonins:

- Es fördert die Kalziumaufnahme im Darm.
- Es führt zu vermehrter Phosphatausscheidung über die Niere.
- Es setzt Kalzium und Phosphat aus dem Knochen frei.

Der Kalziumspiegel im Blut steigt unter Parathormonwirkung an, der Phosphatspiegel fällt ab.
Eine Unterfunktion der Nebenschilddrüsen führt somit zur Verminderung des Kalziumblutspiegels (Hypokalzämie)
Dies führt zur Übererregbarkeit des Nervensystems und zu Krämpfen (Tetanie).
Eine Überfunktion der Nebenschilddrüsen führt zur vermehrten Phosphatausscheidung über die Niere und zu einem vermehrten Kalziumabbbau im Knochen. Nierensteine und brüchige Knochen sind die Folge.

Antwort 819
Die Antwort C) ist richtig.
Vgl. Antwort zu Frage **414**.
Zu 2 und 5: Pulslosigkeit und kaltes, blasses Beines sind typische Befunde bei einer akuten oder chronischen arteriellen Verschlusskrankheit.

Antwort 820
Die Antwort D) ist richtig.
Ursachen einer Eisenmangelanämie können sein:

- Mangelnde Zufuhr: Säuglinge, Kleinkinder, Vegetarier,
- Tagesverlust Männer: 1 mg, Frauen: 2 mg, Schwangere: 3 mg,
- (empfohlene tgl. Zufuhr: Männer 12 mg, menstruierende Frauen 15 mg, Schwangere 30 mg),
- mangelnde Resorption im Dünndarm durch Säuremangel im Magen (Anazidität), nach operativer Entfernung des Magens oder Malassimilation,
- erhöhter Bedarf bei Wachstum, Schwangerschaft (Gravidität), Stillperiode, Sportler
- Eisenverluste: chronische Blutungen sind die häufigste Ursache eines Eisenmangels (80%)
- (Blutungen aus Verdauungstrakt, genitale Blutung bei Frauen u. a.)
  Merke: Eine Eisenmangelanämie ist solange eine chronische Blutungsanämie, bedingt durch einen bösartigen Tumor, bis das Gegenteil bewiesen ist.

Antwort 821
Die Antwort C) ist richtig.
Zu 1 und 2: Die Rechtsherzinsuffizienz verursacht durch Zunahme des hydrostatischen, das Nephrotische Syndrom durch Abfall des onkotischen Drucks jeweils eine beidseitige Beinschwellung.
Zu 3: Das Erysipel (auch: Wundrose) ist eine bakterielle Infektionskrankheit, die meist durch beta-hämolysierende Streptokokken der Gruppe A verursacht wird.

Antwort 822
Die Antwort C) ist richtig.
Sichtbare Zeichen einer gastrointestinalen Blutung:

Obere GI-Blutung:

- Bluterbrechen (Hämatemesis): Erbrechen von kaffeesatzartigem oder hellrotem Blut (Kaffeesatz: Hämatinbildung durch Einwirkung von Salzsäure auf Hämoglobin); ohne Salzsäure im Magen (Achlorhydrie) oder bei massiver Blutung (Ausspülen der Salzsäure) fehlt der kaffeesatzartige Aspekt. Da Blut auch aus dem Nasen-Rachenraum, evtl. auch aus der Lunge stammen kann, muss Bluterbrechen nicht zwangsläufig auf eine GI-Blutung hindeuten.
- Teerstuhl: teerartiger, schwarzer, klebriger, glänzender Stuhl bei Blutungen > 100 ml aus dem Magen oder aus oberen Darmabschnitten und langsamer Darmpassage (Hämatinbildung); (mer-

ke: auch Blutungen aus tieferen Darmabschnitten können bei einer trägen Darmpassage durch bakteriellen Abbau eine Schwarzfärbung des Stuhls bewirken, ebenso Eisentabletten.)

- Bei massiver Blutung auch roter Blutstuhl (Hämatochezie): roter Blutstuhl ist typisch für eine untere GI-Blutung, tritt aber auch bei massiver oberer GI-Blutung mit schneller Darmpassage und Ausspülen der Salzsäure (keine Hämatinbildung) auf.

Untere GI-Blutung:

- Roter Blutstuhl (Hämatochezie): Kolonblutungen zeigen homogene dunkelrote Blubeimischungen zum Stuhl oder dunkelrote, geleeartige Blutspuren, bei Rektumblutungen sind Streifen hellroten Blutes dem Stuhl aufgelagert.

Antwort 823

Die Antwort D) ist richtig.
Vgl. Antwort zu Frage **526**.

Antwort 824

Die Antwort D) ist richtig.
Gegen Scharlach, eine Infektion mit Toxin-bildenden beta-hämolysierende Streptokokken der Gruppe A und gegen AIDS (Endstadium einer Infektion mit HI-Virus) gibt es keine Impfungen. Die Impfungen gegen Masern, Mumps und Poliomyelitis sind öffentlich empfohlen und gut wirksam.

Antwort 825

Die Antwort A) ist richtig.
Zu 3: Verlaufsmöglichkeiten der HBV-Infektion:

- Asymptomatische Infektion mit Viruselimination (65%),
- akute Hepatitis mit Heilung und Viruselimination (25%),
- Tod an fulminanter Hepatitis (0,1-1%),
- Viruspersistenz (= chronischer Virusträger und infektiös) (10%).

Personen mit Viruspersistenz können klinisch gesund sein (70-90%) oder eine chronische Hepatitis entwickeln (10-30%): Von einer chronischen Hepatitis wird gesprochen, wenn die akute Hepatitis nach 6 Monaten nicht ausgeheilt ist. Bei der chronischen Hepatitis werden 2 Verläufe unterschieden:

- CPH = chronisch persistierende Hepatitis,
- CAH = chronisch aktive (aggressive) Hepatitis.

Zu 4 und 5: Hepatitis B ist eine Viruserkrankung. Das Virus wird in Deutschland hauptsächlich durch Sexualkontakt übertragen (30%-50%). Andere Übertragungswege sind der Kontakt mit Blut oder Blutprodukten oder während der Geburt von der infizierten Mutter auf das Kind.

Antwort 826

Die Antwort C) ist richtig.
Die Schilderung des Patienten spricht für ein sog. Kaudasyndrom, einer Verletzung der Cauda equina.
Die Cauda equina ist eine aus den unteren drei Lendenwurzeln und allen Sakral- und Kokzygealwurzeln gebildetes Nervenfaserbündel, das vom Ende des Rückenmarks etwa in Höhe des 2. Lendenwirbels nach kaudal sich verjüngend den untersten Teil des Wirbelkanals durchläuft.
Nach Läsion der Cauda equina treten schlaffe Lähmung mit Schmerzen und Sensibilitätsstörungen (Reithosenanästhesie) an den unteren Extremitäten, oft auch Blasen- und Mastdarmstörungen auf. Als Ursachen kommen Bandscheibenvorfall, LWS-Frakturen und Rückenmarktumoren in Frage.
Das Kaudasyndrom ist ein Notfall und eine absolute Indikation zur Operation.

Antwort 827

Die Antwort B) ist richtig.
Zu 1: Etwa 80 Prozent aller Typ-2-Diabetiker sind adipös. Jeder zweite Mann und jede dritte Frau über 50 Jahren muss im Laufe des Lebens mit der Manifestation eines Diabetes rechnen, falls eine Adipositas besteht. Übergewichte erkranken an einem Diabetes ca. 10-60x häufiger als Normalgewichtige (je nach Ausmaß des Übergewichts).

Zu 3: Diese Aussage trifft für den Typ-1-Diabetes-mellitus zu. Beim Typ-2-Diabetes werden pathogenetisch zwei Formen unterschieden:

1. Gestörte (aber nicht erloschene!) Insulinsekretion (Sekretionsstarre)

2. Herabgesetzte Insulinwirkung (Insulinresistenz) durch einen Rezeptordefekt und gestörte Glukoseverwertung in der Zelle (Postrezeptordefekt).

Antwort 828

Die Antwort E) ist richtig.

95% der akuten Herzinfarktereignisse gehen mit Herzrhythmusstörungen einher. Die Mehrzahl der Todesfälle durch Herzinfarkt wird innerhalb der ersten 24 Stunden durch Kammerflimmern verursacht (Defibrillation lebensrettend!).

Antwort 829

Die Antwort C) ist richtig.

Die Harnfarbe ist normalerweise hell- bis dunkelgelb, bedingt durch im Harn gelöste Farbstoffe wie Urochrome, Urobilinogen, Koproporphyrine u. a.; bei Diabetes insipidus und nach reichlichem Trinken wird die Harnfarbe heller, nach starkem Wasserverlust durch Schwitzen und geringer Flüssigkeitszufuhr wird die Harnfarbe dunkler.

Eine Rotfärbung des Urins kann vielfältige Ursachen haben: Blut im Urin (Hämaturie), Hämoglobin im Urin (Hämoglobinurie), Myoglobin im Urin (Myoglobinurie; z. B. bei schweren Muskelquetschungen, 'Crush-Syndrom'), Porphyrinurie, Genuss bestimmter Nahrungsmittel oder Einnahme bestimmter Medikamente (z. B. Pyrazolon haltige Schmerzmittel).

Zu 4 und 5: Eine Proteinurie zeigt sich nicht durch eine typische Urinverfärbung. Bei Diabetes mellitus wird sehr viel Harn ausgeschieden ('osmotische Diurese') und der Urin ist hell (hat aber - im Gegensatz zum sonstigen 'hellen' Urin - ein hohes spezifisches Gewicht).

Antwort 830

Die Antwort D) ist richtig.

Der Hämatokrit ist der prozentuale Anteil der zellulären Bestandteile am Gesamtblutvolumen.

Bei Wasserverlust erhöht sicher der zelluläre Anteil am Gesamtblutvolumen (deshalb führen Schwitzen und Durchfälle zu einem Anstieg des Hämatokritwertes). Als Polyglobulie wird eine Vermehrung der Erythrozyten im Blut bezeichnet. Krankheiten oder Zustände, die zu Sauerstoffmangelzuständen führen (z. B. Höhenpolyglobulie, Herzerkrankungen, chronische Lungenerkrankungen, gestörte Sauerstofftransportfunktion des Hämoglobins) sowie eine vermehrte Erythropoetinbildung (z. B. bei Nierentumoren) führen zu einer Polyglobulie und zeigen einen erhöhten Hämatokritwert.

Zu 1 und 5: Schwangerschaft und Eisenmangel führen zu unterschiedlich ausgeprägten Anämieformen und gehen aufgrund der verringerten Erythrozyten-Zellzahl zu einem Absinken des Hämatokritwerts.

Antwort 831

Die Antwort C) ist richtig.

Die Glukose-Resorption im Darm wird durch Insulin nicht verbessert.

Das lebensnotwendige Insulin hat die Aufgabe, die Verwertung der Glukose in den Geweben des Körpers zu verbessern. Insulin

- steigert den Transport der Glukose durch die Zellmembran der Muskelfasern und
- fördert den Abbau der Glukose,
- steigert die Glykogenbildung (Glykogen = Speicherform der Glukose) in Muskel und Leber,
- steigert die Eiweiß- und Fettbildung aus Kohlenhydraten,
- fördert im Fettstoffwechsel die Aufnahme freier Fettsäuren, die dann als Depotfett in Form von Triglyzeriden gespeichert werden.

Antwort 832
Die Antwort C) ist richtig.
Vgl. die Antwort auf Frage **783**.

Antwort 833
Die Antwort B) ist richtig.
Die 'kalkspritzerartigen' weißen Flecken der Wangenschleimhaut mit leicht gerötetem Hof in Höhe der oberen und unteren Backenzähne im Prodromalstadium der Masern werden als Koplik-Flecken bezeichnet.
Zu C und D: Beim typischen Verlauf von Scharlach ist die Zunge zunächst dick weißlich belegt, dann charakteristisch himbeerfarben (Himbeer- oder Erdbeerzunge). Der feinfleckige (stecknadelkopfgroße) Hautausschlag bei Scharlach ist hochrot, zusammenfließend; beginnt im Bereich von Achsel und Leisten und steigt in Richtung Hals auf. Später blasst er dann ab und wird von einer intensiven Schuppung (vor allem an Händen und Fußsohlen) abgelöst.
Zu E: Eine Schwellung der 'nuchalen' Lymphknoten (Nackenlymphknoten) ist typisch für das Krankheitsbild der Röteln.

Antwort 834
Die Antwort D) ist richtig.
Die Polymyalgia rheumatica ist eine ätiologisch noch weitgehend ungeklärte entzündliche Multiorganerkrankung. Es erkranken meist ältere Menschen >65 Jahre. Klinik: nächtliche und morgendliche symmetrische Schulterschmerzen, proximal betonte Muskelschmerzen (Myalgien; Beckengürtel, Extremitäten), Morgensteifigkeit bis zur Gehunfähigkeit, Müdigkeit und Depressivität; laborchemisch fällt eine stark erhöhte Blutsenkung auf. Therapeutisch spricht die Polymyalgia rheumatica rasch auf Glukokortikoide an. Die Erkrankung hat eine enge Beziehung zur Arteriitis temporalis Horton, die innerhalb 24 Stunden zu beidseitiger Erblindung führen kann.
Eine Behandlung mit physikalischer Therapie ist bei diesen Krankheitsbildern nicht indiziert.

Antwort 835
Die Antwort B) ist richtig.
Vitamin B12 kommt insbesondere in tierischen Lebensmitteln (Leber, Niere, Muskelfleisch, Fisch, Eier, Milch und Milchprodukte) vor; in geringen Mengen auch in vergorenen pflanzlichen Produkten (z. B. Sauerkraut, Bier) sowie in Wurzeln von Pflanzen. Mangelerscheinungen sind sehr selten und kommen erst nach 5-10-jähriger Vitamin-B12-freier Ernährung bei sich streng vegetarisch Ernährenden und Alkoholkranken vor.
Gefährdet sind auch Säuglinge und Kleinkinder bei extrem einseitiger (z. B. veganischer) Ernährung.
Zu A: Vitamin A (oder Vorstufen) kommen in tierischen Produkten (z. B. Fischleberöl, Leber, Eier, Milch und Milchprodukte), in Salzwasserfischen sowie als Carotinoide in Gemüse und Obst vor. Vitamin-A-Mangel ist zwar weltweit der häufigste Vitaminmangelzustand, in den Industriestaaten aber eher selten.
Zu C: Folsäure wird v. a. mit der Nahrung aufgenommen (Blattgemüse, Leber, Hefe, Milch). Folsäure zählt zu den kritischen Nährstoffen fast aller Bevölkerungsgruppen. Zu den Risikogruppen zählen besonders vegan ernährte Säuglinge und Kleinkinder, Kinder in der Pubertät, Schwangere, Stillende und Alkoholkranke.
Zu D: Vitamin C kommt in pflanzlichen und tierischen Lebensmitteln vor; bei Fehl- oder Mangelernährung (z. B. bei Alleinstehenden und Älteren, bei Extremdiät oder Alkoholkrankheit), erhöhtem Bedarf (z. B. inf. Schwangerschaft, Dialyse, Nikotinkonsum) und Malabsorption kann es zu Krankheitsbild des Skorbut kommen.
Zu E: Vitamin K kommt in Nahrungsmitteln, besonders in Gemüse, weniger in Obst, Getreide, Milch und Fleisch vor. Ernährungsbedingte Mangelerscheinungen sind sehr selten.

Antwort 836
Die Antwort C) ist richtig.
Das diabetische Fußsyndrom ist in der Praxis sehr wichtig:
15% der Diabetiker entwickeln ein diabetisches Fußsyndrom. Gangrän und Amputationen sind beim Diabetiker 30-50mal häufiger als bei Nichtdiabetikern. 25% aller Aufwendungen für Diabetiker werden durch diabetische Fußprobleme verursacht, 50% aller Krankenhaustage bei Diabetikern entfallen auf die Behandlung des diabetischen Fußsyndroms! Jede Verletzung am Fuß eines Diabetikers ist eine Notfallsituation und bedarf einer optimalen Therapie! Keine instrumentellen Manipulationen an Diabetikerfüßen (Fußpflege)!
3 Typen:

- Neuropathischer diabetischer Fuß (70%): warmer Fuß, rosiges Aussehen, tastbare (!) Fußpulse (Mikroangiopathie!), vermindertes Vibrationsempfinden (gestörte Tiefensensibilität; Stimmgabelversuch). Ausgelöst durch falsche Fußpflege, enges Schuhwerk oder kleinste Traumen, bildet sich ein schmerzloses neuropathisches Geschwür (sog. Malum perforans) an druckbelasteten Regionen (Fußballen, Ferse).
- Ischämischer Fuß: peripherer arterielle Verschlusskrankheit (Makroangiopathie; pAVK; siehe auch dort): Fußpulse nicht tastbar, erhaltene Tiefensensibilität (Stimmgabel), kühler Fuß, Nekrosen bzw. Gangrän der Zehen. Sind die Füße warm und die Fußpulse tastbar, so besteht keine AVK.
- Kombinierte Form aus neuropathischen und ischämischen diabetischem Fuß (ungünstigste Prognose)

Antwort 837
Die Antwort E) ist richtig.
Zu 2: Die progressive Muskelrelaxation (PMR) ist eine Entspannungstechnik, die auf der Wahrnehmung des Unterschieds zwischen willkürlich angespannter und entspannter Muskulatur aufbaut. Bei der Form nach Jacobson werden in sechs Schritten wichtige Muskelgruppen der Willkürmotorik nach dem Anspannen entspannt. Das Verfahren findet Anwendung in der Verhaltenstherapie z. B. zur Behandlung von Angststörungen durch systematische Desensibilisierung.

Antwort 838
Die Antwort B) ist richtig.
Die Hepatitis-B-Impfung ist eine von der WHO und der STIKO für alle Säuglinge, Kleinkinder, Kinder und Jugendliche empfohlene Impfung.

Antwort 839
Die Antwort D) ist richtig.
Die beste Desinfektionswirkung hat Alkohol (Ethanol) als sog. Spiritus dilutus bei einer Konzentration von 70%. Diese absolut gängige und allgemein übliche Konzentration fehlt in der Antwortauswahl, so dass hier der 80% Alkohol anzukreuzen ist. 100%iger Alkohol hat keine gute Desinfektionswirkung.

Antwort 840
Die Antwort C) ist richtig.
Dyspnoe, Husten, meist zäher Auswurf, verlängerter Ausatmung (Exspirium), trockene Rasselgeräusche (auch: kontinuierliche Nebengeräusche: Giemen, Pfeifen und Brummen), hypersonorer Klopfschall und Tachykardie kennzeichnen klinisch den Asthma-bronchiale-Anfall.
Zu 4: Feuchte Rasselgeräusche (auch: diskontinuierliche Nebengeräusche) finden sich als feines Rasseln (auch: feucht, feinblasig) bei Lungenentzündung und Stauungslunge (z. B. im Rahmen einer Linksherzinsuffizienz) sowie bei Lungenfibrose und chronischer Bronchitis. Als grobes Rasseln (auch: feucht, grobblasig) bei Lungenödem, Bronchiektasen, nicht abgehustetem Sekret und als sog. ‚Todesröcheln' bei schwerstkranken Patienten.

Antwort 841
Die Antwort C) ist richtig.
Die fulminante Lungenembolie mit totaler Verlegung der zentralen Pulmonalarterienäste ist ein Krankheitsbild, das

unter dem Bild einer akuten Rechtsherzinsuffizienz zum Tode führt.
Zu 1: Bei Pumpversagen des linken Herzens kommt es durch den Rückstau in die Lunge zur chronischen pulmonalen Hypertonie mit sich dann entwickelnder Rechtsherzbelastung.
Zu 2, 4 und 5: Chronische Erkrankungen der Lunge führen über den sog. Euler-Liljestrand-Reflex zu einem Druckanstieg in der Arteria pulmonalis: Die Minderung des Sauerstoffpartialdrucks in den krankheitsbedingt minderbelüfteten Alveolen führen zu einer reflektorische Verengung der pulmonalen Kapillaren im minderbelüfteten Gebiet (Prinzip: Keine Perfusion, wenn keine Ventilation). Dadurch kommt es zu einer Umleitung der Perfusion in gut belüftete Areale (um den Preis einer pulmonalen Hypertonie).

Antwort 842
Die Antwort D) ist richtig.
Diese Frage testet euer räumliches und gymnastisches Vorstellungsvermögen ...

Antwort 843
Die Antwort B) ist richtig.
Das durchschnittliche Geburtsgewicht beträgt bei Mädchen ca. 3350g und bei Jungen ca. 3500g.
Ein Kind hat sein Geburtsgewicht am Ende des 5. Lebensmonats verdoppelt und mit 12 Monaten ca. verdreifacht.

Antwort 844
Die Antwort D) ist richtig.
Zu 4: Der Hauptbildungsort von Erythrozyten beim Erwachsenen ist das Mark der kleinen und platten Knochen (myeloisches System) sowie das lymphatische System.

Antwort 845
Die Antwort C) ist richtig.
Nach 10-jähriger Krankheitsdauer haben ca. 50% der Patienten mit Diabetes mellitus eine Polyneuropathie.
Bei der peripheren sensomotorische Neuropathie zeigt sich als Frühsymptom eine Vibrationsempfindungsstörung (Messung mittels Stimmgabel), später distal betonte, symmetrische Parästhesien (‚burning feet'), Areflexie (Achillessehnenreflexe nicht auslösbar), gestörtes Kalt/Warm-Empfinden, Schmerzempfindungsstörungen. Im weiteren Verlauf evtl. motorische Störungen (Muskelparesen). Die Nervenleitgeschwindigkeit ist vermindert.

Antwort 846
Die Antwort B) ist richtig.
Erysipel (auch: Wundrose):
Erreger:
Beta-hämolysierende Streptokokken der Gruppe A.
Reservoir:
Mensch.
Übertragungsweg:
Direkter Kontakt, verschmutzte Gegenstände.
Inkubationszeit:
Stunden bis 2 Tage.
Klinik:
Es kommt zu Entzündung der Haut und des Unterhautzellgewebes (mit Ausbreitung auf dem Lymphweg). Die häufigsten Eintrittspforten sind z. B. Ulcus cruris, Fußpilz, Rhagaden am Naseneingang.

- Schüttelfrost, hohes Fieber,
- scharf begrenzte, schmerzhafte, ödematöse Rötung mit flammenförmigen Ausläufern, oft mit Bläschen und Blasen, Gangrän oder Vordringen in die Subkutis,
- Komplikationen: Rezidive, Verstopfung der Lymphbahnen (mit Elephantiasis), Sepsis.

Antwort 847
Die Antwort E) ist richtig.
Vgl. Antwort zu Frage **722**.

Antwort 848
Die Antwort B) ist richtig.
Zu 2: Östrogenmangel und Immobilisation (z. B. Bettruhe) sind Ursachen für die Entwicklung einer Osteoporose.
Zu 3: Radiologisch zeigen sich Verminderung der Knochenmasse in der Osteodensitometrie. (Diese Knochendichtemessung lässt jedoch keine Rückschlüsse auf die auslösende Ursache zu).

Zu 4: Langdauernde Anwendung von Kortison (viele Monate) kann über einen Abbau der Knochengrundsubstanz über Hemmung der enteralen Kalzium-Resorption und über gesteigerte Kalziumausscheidung über die Nieren zu einer Osteoporose führen.
Zu 5: Östrogene hemmen die Knochenresorption. Östrogenmangel in der Menopause fördert die Entwicklung einer Osteoporose.

Antwort 849
Die Antwort B) ist richtig.
Das Stadium I der Borreliose ist gekennzeichnet durch unspezifische Allgemeinsymptome (Kopfschmerz, Gelenk- und Muskelschmerz, Magen-Darm-Beschwerden, evtl. Fieber) und das Erythema migrans, die sog. ‚wandernde Röte' der Haut, meist von der Zeckenbissstelle ausgehend. Das erscheinungsfreie Intervall zwischen Zeckenbiss und Beginn des Erythems beträgt mindestens 3 Tage und höchstens 6 Wochen. Rötung sofort nach einem Zeckenbiss spricht für eine Überempfindlichkeitsreaktion, nicht für eine Lyme-Borreliose.
Zu A: Je nach Gebiet sind ca. 5-60% der Zecken mit B. burgdorferi durchseucht. Eine grundsätzliche Antibiotikaprophylaxe nach einem Zeckenbiss wird zurzeit nicht empfohlen.
Zu C: Erreger ist das Bakterium Borrelia burgdorferi.
zu D) Monate bis Jahre nach Infektion kommt es - oft ohne vorausgehende Frühsymptome - zum Stadium III der Infektion mit Mono- oder Oligoarthritis (Lyme-Arthritis), Akrodermatitis chronica atrophicans, chronischer Enzephalomeylitis; zu isolierten Hirnnervenausfällen, akuter Ataxie, akuter Hemiplegie, Myelitis u. a.
Zu E: Der laborchemische Nachweis der Borrelien im Menschen bereitet den Medizinern immer noch große Probleme. Die Labordiagnose wird meist indirekt mittels Antikörper-Serologie (Immunfluoreszenz, ELISA, Western Blot) versucht. Diese ist jedoch kaum standardisiert und deshalb oft wenig aussagekräftig. Im ELISA können je nach verwendeten Antigenen bei einem beträchtlichen Teil der Patienten gar keine Antikörper nachgewiesen werden, zudem bereitet auch die Unterscheidung zwischen aktiver und zeitlich weit zurückliegender Infektion erhebliche Schwierigkeiten. Ein negativer serologischer Befund schließt deshalb eine Lyme-Borreliose nicht aus.

Antwort 850
Die Antwort B) ist richtig.
Zu 1: Salmonella Typhi ist der Erreger des Typhus abdominalis. Dieses Krankheitsbild wird aus Ländern mit schlechteren Hygienebedingungen meist von Urlaubern nach Deutschland eingeschleppt und kommt ca. 100 x pro Jahr in Deutschland vor. Die Serovare Salmonella Typhi und Salmonella Paratyphi A, B und C (Erreger des Paratyphus) werden als typhöse Salmonellen von über 2400 anderen Serovaren abgegrenzt, die Lokalinfektionen des Darms (Enteritis) verursachen und deshalb als enteritische Salmonellen bezeichnet werden. In Deutschland rechnet man mit bis zu 1 Million Infektionen mit enteritschen Salmonellen jährlich.
Zu 2: Enteritis-Salmonellen gelangen mit kontaminierter Nahrung in den Magen-Darm-Trakt: (‚Salmonellen isst und trinkt man'.)
Zu 3: Roseolen der Bauchhaut sind ein typischer Befund bei Typhus abdominalis (also nicht bei Salmonellen-Enteritis) und bei Fleckfieber. Es handelt sich um kleinfleckige Hautrötungen.
Zu 4: Bei Typhus und Parathypus sind Antibiotika indiziert. Bei den enteritischen Salmonellen sind Antibiotika nicht indiziert.
Zu 5: Endotoxine sind für den Menschen toxisch wirkende Substanzen, die beim Absterben und Auflösen vieler Bakterien (z. B. Salmonellen) freigesetzt werden. Sie sind wichtige natürliche Komponenten der Zellhülle. Bereits in sehr niedrigen Konzentrationen führen sie im menschli-

chen Körper zu Blutdruckabfall, Fieber und Diarrhöen.

Antwort 851
Die Antwort B) ist richtig.
Stickstoff, Sauerstoff und Argon sind Bestandteile der Atemluft.
Zu 2: Stickstoff (Symbol N) bildet als farb-, geruch- und geschmackloses Gas 78,1 Vol% der Atemluft.
Zu 3: Unsere Atmosphäre wird zu ungefähr einem Prozent von Edelgasen gebildet, davon sind ca. 0,94% Argon. Es ist also das wichtigste atmosphärische Edelgas. Geringe Mengen sind auch in vulkanischem Gestein eingeschlossen, und es ist in gewissem Umfang im Meerwasser gelöst. Argon wird überwiegend als Schutzgas beim Schweißen und bei der Herstellung von Titan und Zirkonium verwendet. Es wird als Füllgas für Leuchtstoffröhren eingesetzt. (Argon erhöht die Lichtausbeute normaler Glühlampen.)

Antwort 852
Die Antwort C) ist richtig.
Jeder Notfall erfordert die sofortige Alarmierung des Notarztes. Ein Bewusstloser wird in stabiler Seitenlage gelagert (wegen des Schocks am besten in 15 Grad Kopftieflage). Ein ateminsuffizienter, zyanotischer Patient sollte mit dem Ambu-Beutel beatmet werden.
Zu 2: Eine orale Flüssigkeitszufuhr ist beim Bewusstlosen kontraindiziert (Aspirationsgefahr; eine Flüssigkeitsinfusion wäre dagegen aufgrund des Schockzustandes sehr sinnvoll).

Antwort 853
Die Antwort B) ist richtig.
Der Nervus trigeminus (V. Hirnnerv) teilt sich in 3 Hauptäste: Nervus ophthalmicus (tritt aus dem Foramen supraorbitale aus), Nervus maxillaris (tritt aus dem Foramen infraorbitale aus), Nervus mandibularis (tritt aus dem Foramen mentale aus). Am Foramen infraorbitale wird der Maxillarisast des N. trigeminus geprüft.

Antwort 854
Die Antwort D) ist richtig.
Zu 5: Als Polyp wird jede Geschwulst bezeichnet, die ins Darmlumen vorragt. Histologisch werden Adenome, hyperplastische Polypen, entzündliche Polypen und Hamartome unterschieden.
Von besonderer Wichtigkeit sind die Adenome: Adenome bauen sich aus Schleimhautepithel auf. Aus ihnen entwickeln sich häufig Karzinome: Adenom-Karzinom-Sequenz. Adenome können also karzinomatös entarten. Je mehr Adenome vorliegen, umso größer ist dieses Risiko.
Zu 2: vgl. Antwort zu Frage **822**.

Antwort 855
Die Antwort D) ist richtig.
Zu 1 und 2: Zink ist ein essentielles Spurenelement und Bestandteil vieler Hormone und Enzyme.
Zu 3: Der Tagesbedarf liegt bei ca. 15 mg.
Zu 4 und 5: Infolge verminderter Resorption im Darm (Darmresektion, Malassimilation, M. Crohn) oder infolge verminderter Zufuhr (Fehlernährung, parenterale Ernährung) kann es zu Mangelerscheinungen unter dem Bild einer sog. Zinkmangeldermatitis kommen: Krustenbildung in Gesicht und Anogenitalbereich, Blasenbildung und Paronychie ('Nagelumlauf': Entzündung des Nagelwalls) an Fingern und Zehen und diffuser Haarausfall (Alopezie).

Antwort 856
Die Antwort D) ist richtig.
zu 1, 3, 4 und 5: Bilirubin ist ein Abbauprodukt des Hämoglobins (Blutfarbstoff der roten Blutkörperchen), fällt also beim Untergang von Erythrozyten an. Hämoglobin wird zunächst zerlegt in Häm und Globin (Eiweiß). Das Häm wird weiter abgebaut zu Biliverdin, dann zu indirektem, nicht wasserlöslichem, an Albumin gebundenem, unkonjugiertem Bilirubin. Dieses wird zur Leber transportiert und dort zu direktem, wasserlöslichem, konjugiertem Bilirubin umgewandelt, mit der

Galle in den Dünndarm ausgeschüttet bzw. in der Gallenblase zwischengespeichert und eingedickt (Blasengalle).
Eine Gelbsucht wird an den Konjunktiven (Bindehaut) und Skleren (Sklera = Lederhaut des Auges) erkennbar, wenn das Gesamtbilirubin im Serum einen Wert von 2 mg/dl überschreitet (Norm bis 1,2 mg/dl).
Zu 2: Enterohepatischer Kreislauf der Gallensäuren: Die Leber bildet aus Cholesterin Gallensäuren, die über die Gallengänge ins Duodenum gelangen. Die Gallensäuren werden zu 95% im unteren Dünndarm wieder resorbiert. Sie gelangen mit dem Pfortaderblut erneut in die Leber und werden nun wieder in die Galle abgegeben. Die Gallensäuren haben eine wichtige Aufgabe bei der Fettverdauung (‚Emulgierung der Fette' durch die Gallensäuren). Durch sie wird die Angriffsmöglichkeit der Fett spaltenden Lipase deutlich verbessert.

Antwort 857
Die Antwort E) ist richtig.
Patienten mit 'Akutem Abdomen' oder Abdominal-Trauma werden in Rückenlage mit angezogenen Beinen, Knierolle und Kopfpolster gelagert.

Antwort 858
Die Antwort C) ist richtig.
Vgl. zur Klinik der Diphtherie auch die Antwort zu Frage **237**.

Antwort 859
Die Antwort D) ist richtig.
Erkältungskrankheiten (Infekte der oberen Luftwege, 'grippale Infekte') werden nahezu ausschließlich durch Viren verursacht. 40% durch Rhinoviren, 10-15% durch Respiratory-Syncytial-Viren, 10% durch Coronaviren; weitere Infektionserreger sind Parainfluenza-, Adeno-, Reo-, Entero- und Influenzaviren.
Vgl. zu Influenzaviren Antwort zu Frage **382**.

Antwort 860
Die Antwort C) ist richtig.
Zu 3 und 5: Nach § 24 des Infektionsschutzgesetzes ist dem Heilpraktiker die Behandlung von Gonorrhö und Syphilis verboten: *'Die Behandlung von Personen, die an einer der in § 6 Abs. 1 Satz 1, Nr. 1, 2 und 5 oder § 34 Abs. 1 genannten übertragbaren Krankheiten erkrankt oder dessen verdächtig sind oder die mit einem Krankheitserreger nach § 7 infiziert sind, ist insoweit im Rahmen der berufsmäßigen Ausübung der Heilkunde nur Ärzten gestattet. Satz 1 gilt entsprechend bei sexuell übertragbaren Krankheiten und für Krankheiten oder Krankheitserreger, die durch eine Rechtsverordnung ... in die Meldepflicht einbezogen sind ...'*
Syphilis und Gonorrhö sind sexuell übertragbare Krankheiten. Der direkte oder indirekte Erregernachweis von Treponema pallidum, dem Erreger der Syphilis, ist zudem nach § 7,3 des Infektionsschutzgesetzes mit nichtnamentlicher Meldepflicht belegt (keine Meldepflicht für Heilpraktiker aber Behandlungsverbot).
Zu 4: Das Hebammengesetz bestimmt, was Geburtshilfe ist und wer sie leisten darf. Für Heilpraktiker fällt dieser Bereich unter das Behandlungsverbot (Ausnahme: Notfälle).

Antwort 861
Die Antwort C) ist richtig.
Zu 2: Tuberkulose ist im § 6 Infektionsschutzgesetz aufgelistet, Malaria (Plasmodium sp.) im § 7,3 des Infektionsschutzgesetzes. Für im § 6 erwähnte Krankheiten besteht für den Heilpraktiker Meldepflicht bei Verdacht Erkrankung und Tod (bei Tuberkulose für Erkrankung und Tod) und Behandlungsverbot, für Erkrankungen mit Erregern, die im § 7 erwähnt sind, besteht Behandlungsverbot.
Zu 1 und 4: HIV und Hepatitis C darf der Heilpraktiker zwar nicht behandeln, Depression und Fußpilz darf er jedoch behandeln. (Die Sachlage scheint uns nicht so einfach, wie sie hier dargestellt wird: wird die Depression z. B. durch

ZNS-Manifestationen von HIV ausgelöst, besteht u. E. eigentlich Behandlungsverbot.)

Antwort 862

Die Antwort D) ist richtig.

Ein Vitamin-D-Mangel führt nicht zur Strumabildung.

Zu 1: Bei der Hashimoto-Thyreoiditis kommt es zu einer Fibrosierung des Schilddrüsenparenchyms unter gleichzeitiger Ausbildung einer derben Struma ohne Knoten und Hypothyreose.

Zu 4: Die Vitamin-D-Mangel-Erkrankung. (Rachitis, Englische Krankheit, Glisson-Krankheit) ist eine im Kleinkindesalter, selten bei älteren Kindern auftretende, durch Mangel an Calciferolen bedingte Störung des Kalzium- und Phosphatstoffwechsels mit typischen Skelettveränderungen. Ursächlich ist eine unzureichende photochemische Umwandlung von Calciferolvorstufen in der Haut zu Colecalciferol durch mangelnde UV-Bestrahlung oder unzureichende Zufuhr bzw. Resorption.

Klinisch zeigt sich die Rachitis meist im 2.-3. Lebensmonat mit Unruhe, Schreckhaftigkeit, Schwitzen (besonders am Kopf), Hinterkopfglatze, im 3.-4. Monat Muskelhypotonie, schlaffe Bauchdecken (sog. Froschbauch), Obstipation, evtl. Zeichen einer Tetanie und Krämpfe sowie typische (schmerzhafte) Skelettveränderungen: abnorme Weichheit des Schädelknochens (sog. Kraniotabes), Abflachung des Hinterhaupts (sog. Caput quadratum) Auftreibungen der metaphysären Wachstumszonen und becherförmige Erweiterungen der distalen Enden der Röhrenknochen, an den Rippen tast- und später sichtbarer sog. rachitischer Rosenkranz infolge Auftreibung an den Knorpel-Knochen-Grenzen, Skelettdeformierungen (u. a. Beckendeformierung, Kyphose, sog. Glockenthorax mit Harrison-Furche durch Einziehungen des Zwerchfellansatzes, Hühnerbrust, Beinverkrümmungen); verzögerter (Milch-)Zahndurchbruch mit Schmelzdefekten u. a.

Zu 5: Der M. Basedow (Immunogene Hyperthyreose) ist eine systemische Autoimmunerkrankung. Sie wird verursacht durch Autoantikörper (TRAK = TSH-R-Ak = TSH-Rezeptor-Autoantikörper), die die Schilddrüse zur Produktion von Schilddrüsenhormon anregen. 2/3 der Fälle manifestieren sich nach dem 35 Lebensjahr, w:m = 5:1.

Drei Erscheinungsformen:

- Ohne Struma,
- mit diffuser Struma,
- mit Knotenstruma.

Die immunogene Hyperthyreose ist in ca. 40% d. F. mit klassischen Augensymptomen, der sog. endokrinen Orbitopathie (Exophthalmus: „Glotzauge, Glanzauge"), verbunden.

Antwort 863

Die Antwort E) ist richtig.

Zu 1 und 3: Der Natrium- und Kaliummangel ist oft durch Missbrauch von Abführmitteln und Entwässerungstabletten (Diuretika) bedingt.

Vgl. auch Antwort zu Frage **36**.

ANTWORTEN MC 14

Antwort 864
Die Antwort B) ist richtig.
Es ist keine der Aussagen ganz richtig. Wir wollen nicht kleinlich sein, aber die Hepatitis-Serologie und ihre klinische Bewertung ist kompliziert, eine saubere Terminologie unabdingbar (zumal es sich hier um eine für den Heilpraktiker-Anwärter sehr schwere Prüfungsfrage handelt): Entweder überprüft man Anti-Hbs oder Anti-HBs-Antigen oder HBs-Antikörper. (Anti-HBs-Antikörper wären Antikörper gegen HBs-Antikörper, also wieder etwas anderes).
Bei einer Hepatitis-B-Impfung wird mit einem gentechnisch gewonnenen Impfstoff aktiv immunisiert. Die Grundimmunisierung besteht aus zwei bzw. drei Impfungen und einer Boosterung nach 6 bzw. 12 Monaten, eine Auffrischung sollte nach ca. 5 Jahren erfolgen.
Der Impferfolg wird 6 Wochen nach abgeschlossener Impfung durch Bestimmung von Anti-HBs (auch: HBs-Antikörper oder Anti-HBs-Antigen) überprüft.
Die äußere Hülle des Hepatitis-B-Virus wird vom Hepatitis-B-Oberflächen-(surface)-Antigen (HBsAg) gebildet.
Alle verwendeten Hepatitis-B-Impfstoffe enthalten das gereinigte - nicht infektiöse - HBsAg-Oberflächen-Protein (die nicht infektiöse Hülle des Hepatitis-B-Virus) und sind frei von (infektiöser) Virus-DNA. Bei einem Impferfolg bildet die körpereigene Abwehr nun Antikörper gegen dieses HBs-Oberflächen-Antigen. Diese Antikörper werden dann als Anti-HBs-Ag oder Anti-HBs-Antigen bezeichnet.
Ein Impfschutz besteht bei einer Anti-HBs-Ag Serumkonzentration größer 100 IU/ml.

Um die Sachlage noch etwas komplizierter zu machen, hier noch ein paar Informationen zur HBV-Serologie:
Wie schon erwähnt, wird die äußere Hülle des HBV vom Hepatitis-B-Oberflächen-(surface)-Antigen (HBsAg) gebildet. Innerhalb der Hülle liegt das Core-Antigen (HBcAg), das nur in der Leberzelle nachweisbar ist. Im Serum befindet sich eine veränderte Form des Core-Polypeptids, das sog. HBe-Antigen (sekretorische Form des HBc-Antigens). Solange das Virus in der Leber repliziert wird, findet sich auch HBV-DNA im Serum, die z. B. mittels PCR (Polymerase Chain Reaction) nachgewiesen werden kann.
In der Routinediagnostik lassen sich also neben der Virus-DNA folgenden Antigenstrukturen nachweisen (Ag = Antigen):
HBs-Ag (Surface-Antigen),
HBc-Ag (Core-Antigen),
HBe-Ag (Sonderform des HBc-Antigens).
Als korrespondierende Antikörper zu diesen Antigenen lassen sich nachweisen:
Ani-HBs,
Anti-HBc,
Anti-HBe.
HBe-Ag ist im Akutstadium der Erkrankung - und bei einem Teil der chronischen Virusträger - im Blut nachweisbar und gilt neben HBs-Ag als wichtiger Hinweis auf Infektiosität.
Der Nachweis von Anti-HBs kann mit der Elimination des Virus gleichgesetzt werden.
Von chronischer Hepatitis B spricht man definitionsgemäß, wenn die akute Hepatitis nach 6 Monaten nicht ausgeheilt ist, erkennbar an einer Persistenz des Oberflächenantigens (HBs-Ag) und einer Persistenz der Marker der Virusreplikation (HBe-Ag, HBV-DNA). Anti-HBe und Anti-HBs entstehen hierbei nicht ('fehlende Serokonversion').

Antwort 865
Die Antwort B) ist richtig.
Das Prodromalstadium der Masern dauert etwa Dauer 3-5 Tage und ist gekennzeichnet durch Grippe-ähnliche Erscheinungen der oberen Atemwege mit Schnupfen

(Rhinitis), Bindehautentzündung (Konjunktivitis), und Rachenentzündung (Pharyngitis) mit Angina, Bronchitis; häufig Koplik-Flecke der Mundschleimhaut; Fieberabfall;

Das unter erneutem Fieberanstieg (39-40 °C) folgende Exanthemstadium der Masern dauert ca. 3 Tage. Das Exanthem beginnt hinter den Ohren mit Ausbreitung über Hals, Gesicht, Schultern, Rumpf und Extremitäten. Es zeigt rosa- bis violettrote Farbe, kann klein- oder grobfleckig, disseminiert ('verstreut') oder konfluierend (zusammenfließend) sein und juckt in der Regel nicht.

Im dann folgenden Rekonvaleszenzstadium der Masern kommt es zu einer feinen, kleieförmigen Schuppung der Haut (im Gegensatz zum Scharlach ohne Beteiligung der Hände und Füße).

Antwort 866

Die Antwort C) ist richtig.

Ursachen für eine Reizung bzw. Kompression des Nervus ischiadicus oder seiner Wurzeln im Bereich L4/L5/S1 sind u. a: Bandscheibenvorfall, Rückenmarktumoren, Tumoren des kleinen Beckens, Schwangerschaft, Wirbelsäulenerkrankungen, Neuritiden bei Infektionskrankheiten (z. B. Lepra, Zoster), Traumen, Hüftgelenkluxation, unsachgemäße intramuskuläre Injektion, Polyneuropathie (z. B. bei Diabetes mellitus).

Klinisch zeigen sich Schmerzen in der Lendengegend, die in das betroffene Bein bis zum Fußaußenrand ausstrahlen, evtl. mit Verstärkung beim Niesen, Husten oder Pressen. Die Schmerzen führen zu einer typischen Schonhaltung des Patienten mit leicht angewinkeltem und außenrotiertem Bein. Es finden sich Bewegungseinschränkungen sowie lokale Druck- und Klopfempfindlichkeit über den Dornfortsätzen mit Verspannung der paravertebralen Muskulatur, Sensibilitätsstörungen und motorische Lähmungen.

Zu B: Vgl. Antwort zu Frage **826**.

Zu D: Vgl. Antwort zu Frage **22**.

Zu E: Vgl. Antwort zu Frage **121**.

Antwort 867

Die Antwort A) ist richtig.

Bei chronisch-tophöser Gicht kommt es zu massiven extraartikulären Uratablagerungen. Diese Gichttophi (Singular: Tophus) finden sich v. a. am Ohrknorpel, den Augenlidern, Nasenflügeln, Schleimbeuteln und den Streckseiten der Ellenbogengelenke, Tophi in den Gelenken mit irreversiblen Gelenkdestruktionen kommen vor. Aufgrund wirksamer Medikamente sind Gichttophi heute selten geworden.

Zu B: Hellgelbe Platten im Bereich der Augenlider durch Cholesterinablagerungen werden als Xanthelasmen bezeichnet. Xanthelasmen in jungem Alter sind praktisch immer Folge einer Hyperlipoproteinämie vom Typ II. (In höherem Alter bilden sie sich häufig unabhängig von einer Fettstoffwechselstörung und sind harmlos).

Zu C: Der Darwin-Höcker (Tuberculum auriculare, Apex auriculae) ist ein - nur bei manchen Menschen auftretender - Höcker am Innenrand der Helix der Ohrmuschel.

Zu D: Das Cholesteatom ('Perlgeschwulst') ist ein chronische Knocheneiterung (Entzündung) der Epithelschicht von Gehörgang und Trommelfell. Der äußere Gehörgang ist mit Plattenepithelzellen ausgekleidet, das Mittelohr dagegen mit Schleimhautzellen. Diese beiden Strukturen sind durch das (geschlossene) Trommelfell voneinander getrennt. Wird das Trommelfell durchlässig (z. B. durch eine chronische Mittelohrentzündung), kommt es häufig zu einer Zerstörung der Schleimhautauskleidung des Mittelohres. Als Ersatz für die zerstörten Schleimhautzellen kann dann das Plattenepithel des äußeren Gehörganges in die Paukenhöhle des Ohres einwachsen. Auf der Plattenepithel-Oberfläche entstehen Abbauprodukte, die aus der engen Paukenhöhle nicht aus dem Ohr nach draußen gelangen können. Dieses Sekret sammelt sich im Mittelohr an. Es entsteht ein Druck, durch den die benachbarten Knochen (manchmal auch Innenohrstrukturen) zerstört werden. Bei diesen destruktiven Sekretgebilden spricht man von einem Cholesteatom. Ein Cholesteatom enthält große Mengen an Cholesterin und ist entsprechend gelblich gefärbt.

Zu E: Rheumaknoten treten bei ca. 30% der Patienten mit chronischer Polyarthritis (rheumatoider Arthritis) auf. Es handelt sich um bis zu hühnereigroße, derbe, verschiebliche subkutane Knoten besonders an Druckstellen (Streckseiten der Unterarme, Hinterkopf).

Antwort 868

Die Antwort C) ist richtig.

Zu 1 und 3: Das enteropathische hämolytisch-urämische Syndrom (HUS) ist eine gefürchtete Komplikation nach Infektion mit enterohämorrhagischen Escherichia-coli-Bakterien. Es tritt vor allem im Kleinkindesalter auf.

Zu 2: Bei der Infektion sind u. a. Infektketten von Mensch zu Mensch von Bedeutung. Deshalb findet sich EHEC auch in Gemeinschaftseinrichtungen wie Altenheimen und Kindergärten.

Zu 4 und 5: Das hämolytisch-urämische Syndrom (HUS) führt zur hämolytischen Anämie und zum Nierenversagen. Diese schwere Komplikation tritt unabhängig von der Schwere des vorangegangenen Verlaufes der EHEC-Infektion in etwa 5-10 % der symptomatischen EHEC-Infektionen auf. Die Letalität bei HUS ist besonders im Kindesalter hoch, oft kommt es zum akuten Nierenversagen mit Dialysepflicht, seltener zum irreversiblen Nierenfunktionsverlust mit chronischer Dialyse.

Antwort 869

Die Antwort E) ist richtig.

Vgl. Antwort auf Frage **561**.

Antwort 870

Die Antwort E) ist richtig.

Eine Schleimhautentzündung des Magens (Gastritis) und Dünndarms (Enteritis) wird als infektiöse Gastroenteritis bezeichnet. Als Erreger finden sich Enteritis-Salmonellen, Campylobacter, Yersinien, Kolibakterien, Shigellen u. a.

Die Entzündung führt zu einer Hypersekretion der Darmschleimhaut mit Flüssigkeits- und Elektrolytverlust; Klinik: Inkubationszeit mehr als 6 Std.; plötzlicher Beginn, starkes Erbrechen, Bauchschmerzen, Durchfall mit häufigen dünnen (bis wässrigen) Stühlen, evtl. auch (hohes) Fieber; Spontanremissionen meist innerhalb von 24 Std.

Zu A: Bei Appendizitis finden sich u. a. (lokale) Abwehrspannung und Druckschmerz; laborchemisch ist die BSG erhöht und es findet sich meist eine Leukozytose.

Zu B: Bei einer Extrauteringravidität finden sich ein Ausbleiben der Menstruation sowie einseitige, wehenartige Schmerzen, evtl. Blutungen.

Zu C: Leitsymptome des M. Crohn sind Bauchschmerzen und Durchfälle (meist ohne Blut). Im akuten Schub ähnelt das Krankheitsbild der Appendizitis mit Abwehrspannung, Druckschmerz und Leukozytose (vgl. Antwort zu Frage **760**).

Zu D: Der typische Schmerz einer akuten Pankreatitis wäre der heftige dumpfe Dauerschmerz im Oberbauch mit gürtelförmiger Ausstrahlung.

Antwort 871

Die Antwort C) ist richtig.

Vgl. Antwort auf Frage **163**.

Zu 1: Männer sind nur geringfügig häufiger betroffen als Frauen (1,4 : 1).

Zu 3: In Europa und den USA (anscheinend nicht in anderen Teilen der Welt) zeigt das Krankheitsbild des M. Hodgkin 2 Gipfel: um das 30. und um das 60. Lebensjahr.

Zu 4: Eine Milzvergrößerung kann in allen Stadien des M. Hodgkin vorkommen und gilt dann als zusätzlicher Risikofaktor (der evtl. in einem niedrigeren Ausbreitungsstadium eine kombinierte Chemo- und Strahlentherapie erforderlich macht).

Antwort 872
Antwort B) ist richtig.
Bei der Atelektase ist der Stimmfremitus abgeschwächt bis aufgehoben, perkutorisch findet sich eine Dämpfung, auskultatorisch ein abgeschwächtes bis aufgehobenes Atemgeräusch, keine Atemnebengeräusche.
Zu A: Untersuchungsbefund Lungenödem: diskontinuierliches Atemnebengeräusch: grobes Rasseln (evtl. auch ohne Stethoskop zu hören).
Zu C: Untersuchungsbefund Pneumothorax: aufgehobener Stimmfremitus, hypersonorer Klopfschall, aufgehobenes Atemgeräusch und keine Atemnebengeräusche.
Zu D: Untersuchungsbefund Bronchitis: Meist nur Husten mit oder ohne Auswurf, evtl. auskultatorisch kontinuierliche Nebengeräusche (trockene Rasselgeräusche; Giemen und Burmmen), bei peribronchitischer Infiltration evtl. diskontinuierliche Nebengeräusche als feinblasig klingende Rasselgeräusche (dann eher verschärftes Atemgeräusch).
Zu E: Über großen Lungenkavernen ist evtl. ein sog. "amphorisches Atemgeräusch" zu hören. Es ist das - wie beim Blasen in einen Krug hohl klingende (= amphorophone) - Atemgeräusch mit hohen metallischen Obertönen. Man findet dieses Atemgeräusch auch über großen Abszess- oder Tumorzerfallshöhlen.

Antwort 873
Antwort D) ist richtig.
Zusammensetzung der Nahrung:
- Eiweiß 10-15% der Gesamtkalorien (fettarmes Fleisch, Fisch, pflanzliche Eiweiße), bei diabetischer Nephropathie eiweißarme Diät.
- Fett 30% der Gesamtkalorien (hohen Anteil ungesättigter Fettsäuren anstreben). Bei zusätzlichen Fettstoffwechselstörungen (häufig) kann der Fettanteil auf < 25% gesenkt werden.
- Kohlenhydrat: 50-60%, Berechnung nach Kohlenhydratportionen (bzw. Broteinheiten = BE = 12g Kohlenhydratäquivalent = 25g Brot) oder nach Äquivalenzwerten (Austauschtabellen), keine schnell resorbierbaren Zucker (Mono- oder Disaccaride).

Zu A: Der Typ-1-Diabetes ist ein Insulinmangel-Diabetes. Die Patienten benötigen Insulin, keine oralen Antidiabetika.
Zu B: Diabetikern wird ausdrücklich körperliche Aktivität empfohlen. Diese erhöht die Empfindlichkeit der Muskeln für Insulin (d. h. es wird weniger Insulin benötigt).
Zu C: Blutzuckerkontrollen müssen oft mehrmals pro Tag durchgeführt werden.
Zu E: Der Typ-1-Diabetiker sollte keine großen Mahlzeiten, sondern mehrere kleine Mahlzeiten zu sich nehmen.

Antwort 874
Die Antwort C) ist richtig.
Vgl. auch Antwort zu Frage **36**.
Die Bulimie (Bulimia nervosa; auch Essbrechsucht ist eine psychogene Essstörung, bei der exzessive, meist hochkalorische Nahrungsmengen in kurzer Zeit zugeführt (Essanfall) und anschließend Maßnahmen ergriffen werden, um das Körpergewicht in einem (sub)normalen Rahmen zu halten (z. B. periodisches Fasten, exzessive körperliche Aktivität, selbst induziertes Erbrechen oder Missbrauch von Abführmitteln und Wassertabletten. Frauen sind 10x häufiger betroffen als Männer. Das Erkrankungsalter liegt zwischen 12-35 Jahren. Psychogene Essstörungen sind chronische Erkrankungen, die selten spontan ausheilen.
Zu 3: Bulimie-Patientinnen sind meist normal- bis untergewichtig. Ein Body-mass-Index von über 30 wäre eine Patientin mit Fettsucht vom Typ I (siehe unten).
Der Body-mass-Index (BMI) zeigt das Verhältnis des Körpergewichtes zur Körpergröße. Der Body-mass-Index wird nach der folgenden Formel berechnet: BMI = Körpergewicht (kg) geteilt durch Körpergröße zum Quadrat (m^2).
Die Klassifizierung des BMI wird von WHO (Weltgesundheitsorganisation) in Abhängigkeit von der Sterblichkeitsrate festgelegt. Der Normal-BMI ist der Be-

reich mit dem geringsten relativen Sterblichkeitsrisiko. BMI-Einteilung:

- Unter 18,5 Untergewicht,
- 18,5 bis 25 Normalgewicht,
- 25 bis 30 Übergewicht,
- 30 bis 35 Fettsucht Typ I,
- 35 bis 40 Fettsucht Typ II,
- über 40 Fettsucht Typ III.

Antwort 875

Die Antwort E) ist richtig.

Zu 4: Harnleitersteine klemmen oft am Blaseneingang ein und verursachen dann Unterbauchschmerzen.

Zu 5: Eine Entzündung von 'sackartigen Ausstülpungen im S-förmigen Darm' (Sigma) ist eine Divertikulitis. Die meisten Divertikel findet man im Sigma. Deshalb verursachen - oft bei älteren Patienten - linksseitige Unterbauchschmerzen ('Appendizitis des alten Mannes').

Antwort 876

Antwort D) ist richtig.

Vgl. zur kindlichen Entwicklung die Antworten zu den Fragen **370** und **410**.

Zu 2: Ein Säugling sitzt ab dem ca. 7. Monat ohne Hilfe.

Antwort 877

Die Antwort D) ist richtig.

Die Pfortader (Vena portae hepatis) ist eine große Vene, die das gesamte aus der Bauchhöhle zurückfließende venöse Blut sammelt; den Stamm bilden die Vv. gastricae (die auch das Blut aus dem unteren Ösophagusbereich zurückführen), die V. mesenterica superior und die V. lienalis, in die die V. mesenterica inferior mündet.

Zu 1: Der Magen drainiert über die V. gastroepiploica dextra, die Vv. gastricae breves und die V. gastroepipolica sinistra in die V. mesenterica superior und die V. lienalis.

Zu 2: Die V. lienalis führt das venöse Blut der Milz zur Leber ab.

Zu 3: Das Blut der Nebennieren fließt meist über nur je eine V. suprarenalis ab. Die rechte Nebennierenvene mündet meist direkt, die linke über die Nierenvene, in die untere Hohlvene.

Zu 4: Der obere Teil des Rektums drainiert über die V. rectalis superior in die V. mesenterica inferior.

Zu 5: Die Vv. pancreaticae und Vv. pancreaticoduodenales drainieren das Blut aus dem Pankreas und münden in der V. mesenterica superior, die V. pancreatica magna und Vv. pancreaticae dorsales et inferiores münden in die V. lienalis.

Antwort 878

Die Antwort A) ist richtig.

Die verbrannte Körperoberfläche sollte schnellstmöglich für ca. 15 Minuten bzw. bis zu Beginn des Fröstelns mit Kaltwasser (ca. 16-20 Grad Celsius) behandelt werden.

Zu B: Die stabile Seitenlage ist die Lagerung für bewusstlose Patienten.

Zu C: Im Notfall (und ein drohender Schock bei Verbrennung ist ein Notfall) keine orale Therapie (Gefahr der Aspiration bei Intubation, Operation, Reanimation usw). Eine Infusion mit Kochsalzlösung oder Ringerlaktat wäre natürlich sinnvoll.

Antwort 879

Die Antwort C) ist richtig.

Zu 1: Das Gefäßsystem der Niere ist durch die Hintereinanderschaltung von 2 Kapillarsystemen gekennzeichnet. Zunächst von den Vasa afferentia zu den Glomeruli, der Blutrückfluss sammelt sich wieder in den Vasa efferentia, ehe eine erneute Aufzweigung in Kapillaren erfolgt.

Zu 2: Der Glomerulus ist Teil des Nephrons. Das Nephron, die kleinste funktionelle Einheit der Niere, besteht aus Glomerulus, Bowman-Kapsel, proximalem Tubulus, Henle-Schleife, distalem Tubulus und den Sammelrohren.

Die Harnbereitung im Nephron erfolgt in drei Stufen:

1. glomeruläre Filtration: aus dem durchfließenden Blut werden im Glomerulus v. a. Zellen und Proteine zurückgehalten und das Plasmafiltrat (Primärharn) den Tubuli (Harnkanälchen) zugeführt;

2. tubuläre (Rück-)Resorption der meisten gelösten Stoffe in Tubulus und Sammelrohren (werden dem Blut wieder zugeführt), gleichzeitig Verminderung der Flüssigkeit durch Resorption von Wasser;
3. tubuläre Sekretion bestimmter Substanzen in die im Tubulus verbleibende Flüssigkeit (Wasserstoffionen, Ammoniak, Kalium und organische Säuren). Die entstehende Flüssigkeit ist der Endharn.

Zu 3: Der entscheidende Faktor für die Urinkonzentrierung ist ein aktiver (ATP-verbrauchender) Natrium- und Chlorid-Transport aus dem für Wasser undurchlässigen aufsteigenden Schenkel der Henle-Schleife der Niere.

Zu 4: Sekretion nennt man den aktiven Transport von Stoffen aus dem Blut in den proximalen Tubulus. Sezerniert werden vor allem organische Säuren und Basen.

Zu 5: In der Niere wird die Durchblutung (und damit die Filtration) in einem weiten Bereich (zwischen 80 und 200 mmHg des mittleren arteriellen Durchströmungsdrucks) durch eine Autoregulation sehr präzise dem Bedarf angepasst. Steigt der Durchströmungsdruck so steigt auch proportional der periphere Strömungswiderstand, so dass Durchblutung und Filtrationsdruck nahezu konstant bleiben. (Die Frage ist deshalb etwas unglücklich gestellt, da sicher der eine oder andere davon ausgegangen ist, dass hier nach dieser Autoregulation der Niere gefragt sein könnte, die den Blutdruck in der Niere - und damit den Filtrationsdruck - trotz großer Blutdruckschwankungen konstant hält.

Antwort 880

Die Antwort C) ist richtig.

Die Empfehlungen für Säuglinge, Kinder und Jugendliche der Ständigen Impfkommission (STIKO) beinhalten Impfungen gegen (Stand 7/2003):

- Diphtherie,
- Tetanus,
- Pertussis,
- Hepatitis B,
- Poliomyelitis,
- Haemophilus-influenzae-Typ-B
- Masern,
- Mumps,
- Röteln.

(Für Erwachsene über 60 Jahre zusätzlich Influenza und Pneumokokken).

Zu 4: Der BCG-Impfstoff (Abk. für Bacille-Calmette-Guérin), ein abgeschwächter Lebendimpfstoff gegen Tuberkulose, wird von der STIKO nicht empfohlen.

Antwort 881

Die Antwort B) ist richtig.

Zur Herstellung von 2 Litern einer gebrauchsfertigen 0,5%igen Desinfektionslösung muss man 10 ml Desinfektionsmittel abmessen.

Antwort 882

Die Antwort B) ist richtig.

Ursachen für akute arterielle Verschlüsse im Bein sind zu 70% Embolien. Emboliequelle ist in 90% das Herz, vor allem der linke Vorhof, insbesondere bei Vorhofflimmern und Mitralklappenfehlern. Eine weitere Ursache bilden Thrombosen auf dem Boden einer arteriellen Verschlusskrankheit.

Antwort 883

Die Antwort E) ist richtig.

Getreide ist ein wichtiger Kohlenhydratlieferant, zusätzlich enthält es Eiweiß, (wenig) Fett, Mineralstoffe (unter anderem Eisen, Kalium, Magnesium), Vitamine (Thiamin/B1, Riboflavin/B2, Pyridoxin/B6, Niacin, Vitamin E) und Spurenelemente (z. B. Selen, Mangan, Kupfer, Chrom) und Ballaststoffe (Bestandteile pflanzlicher Lebensmittel, welche die menschlichen Verdauungsenzyme nicht abbauen können).

Der überwiegende Anteil der Kohlehydrate im Getreide besteht aus Stärke, welche nur langsam aufgespalten wird und somit für einen gleichmäßigen Blutzuckerspiegel sorgt.

Das Eiweiß im Getreide sollte aufgrund seiner geringen biologischen Wertigkeit (d.h. verschiedene essentielle Aminosäuren sind darin nicht enthalten) durch z. B. Milchprodukte aufgewertet werden.

Die im Getreide vorhandenen Fette sind reich an ungesättigten Fettsäuren und enthalten kein Cholesterin.

Antwort 884
Die Antwort B) ist richtig.
Vgl. Antwort zu Frage **36**.
Zu 1: Durch die Nahrungsverweigerung kommt es zu einer Amenorrhoe (Ausbleiben der Menstruation).
Zu 2: Die Patienten mit Anorexia nervosa haben in der Regel keinen hohen Leidensdruck.

Antwort 885
Die Antwort C) ist richtig.
Im Sinne des § 2 IfSG gilt als 'Ansteckungsverdächtiger', eine Person, von der anzunehmen ist, dass sie Krankheitserreger aufgenommen hat, ohne krank, krankheitsverdächtig oder Ausscheider zu sein.

Antwort 886
Die Antwort D) ist richtig.
Die Arteriitis temporalis (auch: Arteriitis cranialis, senile Riesenzellarteriitis, Horton-Riesenzellarteriitis, Horton-Magath-Brown-Syndrom) ist eine mit einer sehr hohen Blutsenkungsgeschwindigkeit (BSG) einhergehende, abakterielle, autoimmune Entzündung der Arteria temporalis (Schläfenarterie), aber auch der Arteria ophthalmica (dies führt zur Erblindung) und anderer intrakranieller Gefäße.
Ätiologie:
Unklar, (autoimmun?).
Klinik:

- Fast nur jenseits des 5. Lebensjahrzehntes auftretend,
- allgemeines Krankheitsgefühl, hohe BSG (oft über 100 mm in der ersten Stunde),
- Kopfschmerz im Bereich der druckschmerzempfindlichen, hart-verdickten Schläfenarterie,
- zunächst einseitig, später beidseitig,
- in der Hälfte der (unbehandelten) Fälle Übergreifen auf die A. ophthalmica mit rasch einsetzendem irreversiblen Sehverlust bis zur beidseitigen Erblindung.

Vorsicht! Wird häufig als Migräne verkannt (Erblindungsgefahr!) Plötzlicher Kopfschmerz und hohe Blutsenkungsreaktion bei älteren Menschen bedarf sofortiger Abklärung.
Diagnose:
Anamnese, Klinik, Labor, Histologie aus der Temporalarterie (rasche Diagnostik ist wichtig!).
Therapie
Langzeit-Kortikoid-Therapie (merke: hier schützt Kortison vor beidseitiger Erblindung! Keine therapeutischen ‚Basteleien'!)
Zu 2: Vgl. auch Antwort zu Frage **834**.

Antwort 887
Die Antwort A) ist richtig.
Vgl. Antwort zu Frage **41**.
Zu 5: Eine wirksame Impfung gegen die durch das Bakterium Borrelia burgdorferi ausgelöste, durch Zecken übertragene Borreliose gibt es zurzeit nicht.

Antwort 888
Die Antwort B) ist richtig.
Die Belegzellen des Magens produzieren Salzsäure und Intrinsic-Faktor (vgl. auch Antwort zu Frage **13**).
Zu 2: Pepsinogen wird von den Hauptzellen gebildet.
Zu 3: Die Nebenzellen bilden den Magenschleim.

Antwort 889
Die Antwort A) ist richtig.
Eine Nüchtern-Plasma-Glukose von größer oder gleich 126 mg/dl definiert einen Diabetes mellitus. Bei Nüchtern-Plasma-Glukose werden von größer oder gleich 110 und kleiner als 126 mg/dl spricht man von einer gestörten Glukose-Homöostase (IFG = impaired fasting glucose). Der Normalwert der Nüchtern-Plasma-Glukose beim Gesunden ist kleiner als 110 mg/dl.
Zu C: Akute Stress-Situationen, Schmerzen, akute Krankheiten u. Ä. führen i.d.R. zu einem Anstieg des Blutzuckers. (Adrenalin und Noradrenalin sind Gegenspieler des Insulins. Ihre Ausschüttung in Stress-

situationen führt über eine verminderte Insulinwirkung zum Anstieg des Blutzuckers).
Zu D: Der Normalwert des Oralen-Glukose-Toleranz-Test nach 2 Stunden ist kleiner als 140 mg/dl. Ist der Wert nach 2 Stunden größer oder gleich 200 mg/dl so definiert das den Diabetes mellitus.
Zu E: Die normale Nierenschwelle für Glukose liegt bei 150-180 mg/dl Glukose im Blut. Erst bei dieser Blutkonzentration tritt Glukose in den Urin über.

Antwort 890
Die Antwort C) ist richtig.
Vgl. Antwort zu Frage **213**.
Zu 1: Ätiologisch sind symptomatische (Epilepsie als Ausdruck einer identifizierbaren Grunderkrankung), kryptogene (mutmaßlich symptomatische Epilepsie ohne Nachweis der Grunderkrankung) und idiopathische (Epilepsie aus vermuteter oder nachgewiesener genetischer Disposition) Epilepsien zu unterscheiden. Die Ursache der meisten primär generalisierten Epilepsien ist unbekannt (idiopathische Epilepsien). Häufige Ursachen symptomatischer Epilepsien sind kortikale Entwicklungsstörungen, Tumoren, Enzephalitiden, Schädelhirntrauma, zerebrovaskuläre Prozesse, metabolische Erkrankungen, perinatale Schäden, immunologische Erkrankungen, seltener sind Vaskulitiden sowie Intoxikationen.
Zu 2: Während des generalisierten Krampfanfalls kommt es in der tonischen Phase zum Atemstillstand mit Zyanose (nicht zu einer Hyperventilation).
Zu 3: Anfälle können durch verschiedene Umstände ausgelöst werden, z. B. durch: Schlafentzug, Flackerlicht im Fernsehen oder in einer Disco, Höreindrücke, etwa durch Musik, Beschleunigtes Atmen (Hyperventilation), Entzug von Alkohol und Medikamenten. Wenn die Anfälle vorwiegend durch Lichtreize ausgelöst werden, spricht man von einer fotogenen Epilepsie oder Foto-Epilepsie. Besonders flimmernde Hell-Dunkel-Kontraste, wie sie von Fernsehgeräten oder Monitoren von Computern, besonders auch bei Video-Spielen vorkommen, können Anfälle hervorrufen. Gefahren können auch von sonnenbeschienenen Schnee- und Wasserflächen ausgehen oder beim Rad- oder Autofahren entlang einer sonnenbeschienenen Baumreihe, auch vom Flackerlicht in einer Diskothek. Auch allein das Betrachten kontrastreicher Streifen- oder Schachbrettmuster kann - selten - anfallsauslösend sein.
Zu 4: Das Wort 'Aura' kommt aus dem Griechischen und bedeutet soviel wie ‘Lufthauch’. Als Auren werden veränderte Wahrnehmungen der Sinne und Gefühle bezeichnet. Sie stellen oft den Beginn (!) eines Anfalls dar und werden deshalb auch Vorgefühle genannt. Während einer Aura sind die Patienten noch bei Bewusstsein. Patienten beschreiben ihre Auren oft als seltsame Gefühle, schwer zu beschreibende Phänomene. Die Auren sind individuell sehr unterschiedlich, für den Einzelnen aber charakteristisch. Es kann sich dabei handeln um: ein ‘aufsteigendes’ Gefühl vom Bauch, Brust, Rücken, Beinen; ein Kribbeln im Arm oder Bein; Sehen von Licht- oder Farberscheinungen; Veränderungen der Perspektive, Gesichtsfeldeinschränkungen; Hören von Musik, Stimmen, Geräuschen; Halluzination von Szenen, Imaginationen; Zeitlupenempfindung, ‘Käseglockengefühl’; Geruchs- und Geschmacksempfindungen; Fremdheit von Bekanntem, scheinbare Vertrautheit oder Wiedererkennen von unbekannten Dingen oder Situationen (Deja-vu); Stimmungsveränderungen mit Glücks- oder Angstempfinden.

Antwort 891
Die Antwort B) ist richtig.
Vgl. auch Antwort zu Frage **549**.
Zu A: Die Krätze (Scabies) ist eine parasitologische Infektionskrankheit, hervorgerufen durch Acarus siro (Sarcoptes scabiei), die Krätzmilbe.
Zu C: Typische Prädilektionsstelle der Krätze sind Finger, Interdigitalfalten, Beugeseiten der Handgelenke, vordere

Achselfalten, Brustwarzenhof, Penis. Rücken und Kopf bleiben meist frei.

Antwort 892
Die Antwort A) ist richtig.
Unserer Meinung nach verläuft die Heberden Arthrose durchaus ab und zu in Schüben. Dann wäre eine Antwortkombination 1, 4 und 5 richtig. Da es diese Antwortkombination nicht gibt, haben wir uns für A) entschieden.
Die Heberden-(Poly)arthrose ist eine familiär gehäuft auftretende Osteoarthrose mit meist symmetrischer Verdickung der distalen Interphalangealgelenke der Finger II-V; diese erbsengroßen, knorpelig-knöchernen Verdickungen nennt man Heberden-Knoten.
Zu 3: Es handelt sich um eine Arthrose, keine Arthritis, die laborchemischen Entzündungsparameter sind bei degenerativen Erkrankungen nicht erhöht.
Zu 4: Die Krankheit selbst verläuft häufig schubweise und während der Schübe sind einzelne Gelenke zeitweise schmerzhaft.
Zu 5: Von der Polyarthrose der Hand sind typischerweise Frauen in der Postmenopause betroffen. (Frauen erkranken ca. 10-mal häufiger als bei Männern).

Antwort 893
Die Antwort C) ist richtig.
Eine Wahnwahrnehmung ist dadurch gekennzeichnet, dass einer realen Sinneswahrnehmung eine abnorme Bedeutung beigelegt wird. Der Gegenstand oder das auslösende Verhalten werden auch von Gesunden wahrgenommen, aber nur für den Kranken haben sie eine wahnhafte Bedeutung. Wahnwahrnehmungen finden sich beim Krankheitsbild der Schizophrenie.
Zu A: Eine Halluzination ist ein Wahrnehmungserlebnis ohne entsprechenden Außenreiz. Der Wahrnehmung liegt also kein reales Objekt zugrunde und ein adäquater Sinnesreiz fehlt. Vorkommen: Delir, organische Psychose, Schizophrenie u. a.
Zu B: Gedankenabreißen und Sperrung des Denkens sind typische Symptome der Schizophrenie. Es handelt sich dabei um den plötzlichen Abbruch eines sonst flüssigen Gedankenganges ohne erkennbaren Grund.
Zu D: Als Illusion oder illusionäre Verkennung wird eine Sinnestäuschung mit gestörter Wahrnehmung realer Objekte bezeichnet. Die realen Objekte werden subjektiv umgedeutet oder verkannt, der Bezug zu einem normalen Sinnesreiz ist aber erhalten (im Gegensatz zur Halluzination).
Zu E: Kontamination bedeutet Verunreinigung, Verschmutzung, Verseuchung und ist eine allgemeine Bezeichnung für die Verunreinigung von Umwelt, Räumen, Gegenständen und Personen mit Schadstoffen.

Antwort 894
Die Antwort D) ist richtig.
Zu 1, 2 und 3: Der Sinusknoten, der autonome Schrittmacher des Herzens, ist eine Anhäufung spezifischer Herzmuskelzellen die zu spontaner Erregungsbildung in der Lage sind.
Zu 5: Bei Übernahme des AV-Knotens kommt es zu einer Erniedrigung der Herzfrequenz (von ca. 72 Schläge pro Minute auf ca. 40-60 Schläge pro Minute).

Antwort 895
Die Antwort B) ist richtig.
Die Klinik des Patienten deutet am ehesten auf ein Lungenödem mit Schocksymptomatik hin. Die richtige Lagerung des Lungenödem-Patienten ist Oberkörper hoch und Beine tief.

Antwort 896
Die Antwort E) ist richtig.
Ein Bewusstloser ohne Atmung muss beatmet werden. Deshalb ist der Patient in Rückenlage zu lagern und zu beatmen. Da die Vitalfunktion Atmung schon ausgefallen ist, ist auch mit einem Ausfall der Herz-Kreislauf-Funktion zu rechnen. Deshalb Lagerung auf hartem Untergrund in Reanimationsbereitschaft.

Antwort 897

Die Antwort D) ist richtig.

Die Klinik der Patienten deutet auf ein Vena-cava-Kompressionssyndrom (auch: Vena-cava-inferior-Syndrom, Rückenlage-Schock-Syndrom, aortokavales Kompressionssyndrom). In der Schwangerschaft kommt es durch Druck des Uterus zu einer Kompression der V. cava. inferior mit Reduzierung des venösen Blutrückstroms zum Herzen und Verminderung des Herzminutenvolumens. Die Patienten muss in linker Seitenlage gelagert werden.

Antwort 898

Die Antwort A) ist richtig.

Antwort 899

Die Antwort C) ist richtig.

Haemophilus influenzae, ein gramnegatives Stäbchenbakterium, verursacht bei abwehrgeschwächten Patienten und bei Kindern unter 5 Jahren Infekte der Luftwege, bei Kleinkindern auch invasive Infekte (Meningitis, Sepsis). Gefürchtet ist die, vor allem bei Kindern vor dem 5. Lebensjahr, durch Haemophilus-influenzae-Typ-B hervorgerufene Entzündung des Kehldeckels (Epiglottitis) und des Kehlkopfes (Gefahr: Tod durch Ersticken innerhalb weniger Stunden.)

Zu D: Es gibt eine von der STIKO empfohlene Schutzimpfung (Hib). Diese Impfung hat aber nichts zu tun mit der Grippe (Influenza-)Schutzimpfung im Herbst. Die Grippeimpfung richtet sich gegen das Influenza-Virus, ein zur Familie der Orthomyxoviridae gehörendes RNA-Virus.

Zu E: Übertragungsweg von Haemophilus influenzae: Viele Personen tragen der Erreger auf der Rachenschleimhaut, erkranken normalerweise jedoch nicht, können sich aber plötzlich ‚endogen' an den in ihrer Mundhöhle heimischen Bakterien infizieren. Für Kinder unter 2 Jahren besteht ein 500fach höheres Erkrankungsrisiko, wenn diese in engeren Kontakt mit Hib-Trägern kommen. Die Übertragung erfolgt als Tröpfchen- und Kontaktinfektion, aerogene Übertragung ist wahrscheinlich.

Antwort 900

Die Antwort C) ist richtig.

Die Agranulozytose ist eine durch Medikamente (Analgetika, Thyreostatika, Sulfonamide) verursachte, rückbildungsfähige, allergische (autoimmune) Granulozytopenie (< 500 /µl).

Klinik:

Nach Medikamenteneinnahme können die Granulozyten bis auf null absinken. Die körpereigene Abwehr bricht zusammen: plötzlicher Beginn mit rezidivierenden Fieberschüben und Schüttelfrost, evtl. Sepsis. An den Schleimhäuten im Mund, im Darm und am After entstehen große, weiß bedeckte Geschwüre (z. B. Tonsillengeschwüre).

Therapie:

auslösendes Medikament absetzen, keimarme Räume, Infektionsprophylaxe, Antibiotika, Granulozyten-stimulierende-Faktoren (GM-CSF, G-CSF)

Prognose:

kann nach Absetzen des auslösenden Medikamentes innerhalb einer Woche ausheilen, durch sich häufende, nicht beherrschbare Infekte in schweren Fällen auch zum Tode führen.

Antwort 901

Die Antwort D) ist richtig.

'Nephrotisches Syndrom' ist ein Sammelbegriff für einen bei vielen primären und sekundären Nierenerkrankungen auftretenden Symptomenkomplex aus:

- Große Proteinurie (> 3,5 g pro Tag),
- Hypoproteinämie,
- hypalbuminämische Ödeme (wenn Serumalbumin < 2,5 g/l),
- Hyperlipoproteinämie mit Erhöhung von Cholesterin und Triglyzeriden.

Antwort 902

Die Antwort C) ist richtig.

Als Pulsdefizit wird eine Differenz zwischen peripher palpabler Pulsfrequenz (Palpation an der A. radialis) und auskultatorisch über dem Herz zu hörender (oder im EKG abzuleitender) Herzfrequenz bezeichnet (vgl. auch Antwort zu Frage 7).

Antwort 903

Die Antwort B) ist richtig.

Als Lumbago (Hexenschuss) wird ein meist plötzlich auftretender intensiver Schmerz im Bereich der Lenden, evtl. nach thorakal ausstrahlend, mit Schonhaltung und schmerzbedingter Bewegungseinschränkung, muskulärem Hartspann der Rückenmuskulatur und Druckschmerzhaftigkeit der Dornfortsätze bezeichnet.

Als Auslöser für die Schmerzen kommen u. a. Bandscheibenschäden, Wirbelsäulenaffektionen, Rückenmarktumoren und Bauchtumoren in Frage.

Antwort 904

Die Antwort A) ist richtig.

Der M. Bechterew beginnt häufig mit Morgensteifigkeit und (meist nächtlichen) Rückenschmerzen in der Iliosakralregion (Sakroiliitis).

Vgl. auch Antwort zu Frage **121**.

Antwort 905

Die Antwort C) ist richtig.

Nach einer Inkubationszeit von ca. 3 Wochen entwickelt sich an der Eintrittstelle aus einer schnell zerfallenden Papel das typischerweise etwa münzgroße, verhärtete, schmerzlose Primärulkus (harter Schanker), der syphilitische Primäraffekt (Abk. PA). Gleichzeitig schwellen die lokalen Lymphknoten innerhalb einer Woche an. Der PA (selten mehrere) kann an jeder Körperstelle ohne oder mit Begleitödem auftreten, ist jedoch meist an den Genitalien oder im Mundbereich lokalisiert.

Zu A: Schon wenige Stunden nach der Infektion finden sich Erreger im Blut.

Zu B: Ca. 6 Wochen nach der Infektion kommt es zum weiteren Anschwellen regionaler Lymphknoten (derb, schmerzlos, beweglich, deutlich voneinander abgrenzbar): syphilitischer Primärkomplex. Ab der 8. bis 12. Wochen nach der Infektion Allgemeinerscheinungen (Kopf- und Gliederschmerzen, BSG-Beschleunigung, Fieber, allgemeines Krankheitsgefühl); generalisierte Lymphknotenschwellung; makulöses, nicht juckendes Exanthem (Roseola).

Zu D: Die Ausbildung eines derb-elastischen, kaum schmerzhaften gummiähnlichen Granuloms (Gumma, Syphilom, Gummigeschwulst) findet sich erst im Spätstadium der Syphilis (ca. 5 Jahre nach Infektion).

Zu E: Hauterscheinungen sind vor allem Symptome der späten Frühsyphilis (bis ca. zwei Jahre nach Infektion.): anfangs generalisierte, später eher umschriebene, meist makulo-papulöse Hautausschläge; fleckenförmige Psoriasis-ähnliche Ausschläge an Handtellern und Fußsohlen; nässende, breitbasig aufsitzende, wuchernde, treponemenreiche Papeln perianal und -genital, die hochinfektiösen Condylomata lata und Schleimhauteffloreszenzen (Plaques muqueuses); syphilitisches Leukoderm (fleckenförmige Depigmentierung der Haut v. a. am Hals: sog. Collier de Venus).

Antwort 906

Die Antwort E) ist richtig.

Vgl. Antwort zu Frage **214**.

Zu 1: Rückenschmerzen im Nacken-Schulter- und Gürtelbereich sind - wenig bekannte - Frühsymptome eines M. Parkinson. Hier sind Fehldiagnosen (‘Schulter-Arm-Syndrom’, ‘Rheuma’, Arthrose usw.) häufig.

Antwort 907

Die Antwort E) ist richtig.

Vgl. Antwort zu Frage **734**.

Die hygienische Händedesinfektion durch Einreiben der Hände mit einem alkoholischen Desinfektionsmittel (30-60 Sekunden) dient der möglichst vollständigen Abtötung der auf die Haut gelangten Anflugkeime (sog. transiente Hautflora).

Antwort 908

Die Antwort E) ist richtig.

Zu 1: Gesetzliche Bestimmungen bei Rotaviren. Nach § 34 Abs. 1 dürfen Kinder unter 6 Jahren, *„die an einer infektiösen Gastroenteritis erkrankt oder dessen verdächtig sind“*, Gemeinschaftseinrichtun-

gen nicht besuchen. Nach § 7 des Infektionsschutzgesetzes (IfSG) ist der direkte oder indirekte Nachweis von Rotaviren meldepflichtig, sofern der Nachweis auf eine akute Infektion hinweist.
Nach § 6 Abs. 1 Ziff. 2. IfSG sind Krankheitsverdacht und Erkrankung meldepflichtig, „*wenn die erkrankte Person eine Tätigkeit im Sinne des § 42 ausübt oder wenn zwei oder mehr gleichartige Erkrankungen auftreten, bei denen ein epidemiologischer Zusammenhang wahrscheinlich ist.*"
Zu 2: Weltweit lösen Rotaviren mehr als 70 % der schweren Durchfallerkrankungen bei Kindern aus und sind damit die häufigste Ursache von Darminfektionen in dieser Altersgruppe. In den westlichen Industrieländern erkranken am häufigsten Säuglinge und Kinder im Alter von 6 Monaten bis zu 2 Jahren. In Entwicklungsländern haben Rotavirus-Erkrankungen eine besondere Bedeutung, weil sie maßgeblich zur Mortalität im Kindesalter beitragen. Es wird geschätzt, dass in Afrika, Asien und Lateinamerika jährlich etwa 500 Millionen Kinder erkranken und etwa 600 000 bis zu einer Million durch Rotavirus-Infektionen sterben.

Im Erwachsenenalter treten Erkrankungen – meist milder verlaufend – vor allem als Reisediarrhoe, bei Eltern erkrankter Kinder oder im Rahmen von Ausbrüchen in Altenheimen in Erscheinung.
Zu 3: Rotaviren werden fäkal-oral besonders durch Schmierinfektion, aber auch durch kontaminiertes Wasser und Lebensmittel übertragen. Obwohl sich die Viren im Respirationstrakt nicht vermehren, können sie in der akuten Phase der Erkrankung auch in Sekreten der Atemwege ausgeschieden werden, so dass auch eine aerogene Übertragung ('Tröpfcheninfektion') möglich ist.
Zu 5: Eine Ansteckungsfähigkeit besteht während des akuten Krankheitsstadiums und solange das Virus mit dem Stuhl ausgeschieden wird. In der Regel erfolgt eine Virusausscheidung nicht länger als 8 Tage, in Einzelfällen (z. B. Frühgeborene, Immundefiziente) wurden jedoch auch Virusausscheidungen bis zu 30 Tagen beobachtet.

Antwort 909

Die Antwort D) ist richtig.
Vgl. Antwort zu Frage **33** und **108** (2).
Polyneuropathien beginnen, distal betont, als strumpf- und handschuhförmige Sensibilitätsstörungen meist symmetrisch an der unteren Extremität (oft fehlt zuerst der Achillessehnenreflex, noch bevor sensible oder motorische Schäden nachweisbar sind).

Antwort 910

Die Antwort D) ist richtig.
Zu 1: Schmerzsymptomatik bei Ulcus duodeni und Ulcus ventriculi:
Ulcus duodeni:

- Spät-, Nacht- und Nüchternschmerzen im mittleren Oberbauch (Epigastrium),
- Besserung der Beschwerden nach Nahrungsaufnahme,
- typische periodische Neigung zu Rezidiven (Frühjahr/Herbst).

Ulcus ventriculi: Sofortschmerz nach Nahrungsaufnahme oder nahrungsunabhängige Schmerzen.
Zu 4: Eine HP-Besiedlung der Magenschleimhaut findet sich bei 95% der Patienten mit Ulcus duodeni, 70% der Patienten mit Ulcus ventriculi und bei 50% Gesunder > 50 Jahre.
Merke: Aus dem Grundleiden Helicobacter-pylori-Gastritis kann sich bei genetischer Disposition und durch von außen einwirkende (exogene) Faktoren ein Ulkus entwickeln (nur ca. 25% der mit Helicobacter pylori Infizierten entwickeln ein Duodenal- oder Magengeschwür).
Zu 5: Komplikationen bei Ulcus ventriculi und Ulcus duodeni:
Akut und oft ohne Vorboten (bei 1/3 der Patienten Komplikation = erstes Symptom):

- Blutung: (20% aller Ulkuspatienten),
- Perforation (5%): Durchbruch" z. B. in die Bauchhöhle: (akuter Bauch = akutes Abdomen),
- Penetration: Durchdringung" in ein anderes Organ (z. B. Bauchspeicheldrüse).

Spätkomplikationen:

- Magenausgangsverengung durch Narbenbildung (Erbrechen, Gewichtsabnahme),
- karzinomatöse Entartung beim chronischen Ulcus ventriculi in 3% d. F.

Antwort 911

Die Antwort D) ist richtig.

Zu 1: Bei der rheumatoiden Arthritis reagiert die Synovialis auf die Entzündung mit der Bildung von schnell wuchernden Zellverbänden. Diese Zellverbände greifen auf den Knorpelüberzug des Gelenkes über und fressen sich in den Knorpel hinein. Sie greifen außerdem die Zellen des Knochens an, der an den Knorpelrändern am Ansatz der Gelenkkapsel freiliegt. Zwar bilden sich diese Zellwucherungen nach etwa einer Woche wieder zurück und sterben ab. Aber ein kleiner Teil bleibt übrig und wandelt sich in Faserzellen um. Aus diesen Faserzellen bildet sich eine Schicht, die auf dem zerstörten Knorpel liegt. Diese Faserschicht wird Pannus genannt.

Zu 3: Im zweiten Stadium der Borreliose, die Wochen bis Monate nach dem Zeckenbiss auftritt, kann es zu verschiedenen Organbeteiligungen kommen. Bei der Gelenkbeteiligung (Lyme-Arthritis) tritt meist eine Entzündung eines oder einiger weniger Gelenke (Mono- und Oligoarthritis) auf, wobei die Kniegelenke besonders häufig betroffen sind.

Zu 4: Eine Harnsäureerhöhung (Hyperurikämie) kann zu Gicht führen. Ein Leberschaden ist keine typische Folge der Harnsäureerhöhung.

Zu 5: Im Spätstadium der Krankheit ist die Wirbelsäule stark verkrümmt und versteift, die typische gebückte Haltung des Bechterew Patienten ist erkennbar. Die Atmung ist eingeschränkt und es sind häufig weitere Gelenke (v. a. Hüft- und Schulterversteifung) betroffen.

Antwort 912

Die Antwort D (und E) ist richtig.

Diese Frage ist nicht eindeutig zu beantworten, da sowohl Aussage D) als auch Aussage E) richtig sind.

Zu A: Bei einer Pyramidenbahnläsion (Schädigung des 1. Motoneurons) bzw. einer zentralen ('spastischen') Lähmung kommt es zu einer einseitigen Steigerung der Reflexe (Hyperreflexie), meist mit Verbreiterung der reflexogenen Zone.

Zu B und C: Eine schlaffe Lähmung findet sich bei bestimmten Muskelerkrankungen und bei Schädigungen des peripheren Nervs (2. motorisches Neuron).

Zu D: Beim positiven Babinski-Zeichen führt das Bestreichen des lateralen Fußrands zur Dorsalextension der Großzehe und der Plantarflexion und Spreizung der 2.-5. Zehe. Das positive Babinski-Zeichen ist im ersten Lebensjahr physiologisch, später ist es ein Zeichen für eine Schädigung des 1. motorischen Neurons ('Pyramidenbahn').

Zu E: Der Bauchdeckenreflex ist ein Eigenreflex, der Bauchhautreflex ist ein Fremdreflex. Oft werden - wie hier - Bauchdecken- und Bauchhautreflex fälschlich als dasselbe angesehen.

- Bauchdeckenreflex (Abk.: BDR) Bauchmuskelkontraktion als Reaktion auf eine passive Dehnung (Eigenreflex), z. B. durch Schlag gegen den Rippenbogen oder Beckenkamm bzw. das Schambein oder ein dem Bauch flach aufgelegtes Lineal.
- Bauchhautreflex (Abk.: BHR) reflektorische Anspannung der Bauchmuskeln (mit Nabelverziehung zur gleichen Seite), ausgelöst durch eine mechanische Reizung der Bauchhaut (evtl. auch Thorax- oder Oberschenkelhaut); polysynaptischer Fremdreflex. Das Fehlen oder die Abschwächung (v. a. einseitig) dieses Fremdreflexes ist ein Hinweis

auf Pyramidenbahnläsion (z. B. bei Multiple Sklerose).

Antwort 913
Die Antwort D) ist richtig.
Vgl. Antwort auf Frage **730**.
Zu 4: Hautdehnungsstreifen (Striae distensae, Striae cutis atrophicae) sind zunächst blau-rötliche, später gelblich-weiße Streifen besonders an Bauch, Hüften und Mammae. Ursache für diese Streifen ist eine Schädigung der elastischen Fasern, meist unter dem Einfluss von Glukokortikoiden; (Kortikoidbehandlung, Cushing-Syndrom) aber auch bei Infektionskrankheiten, Operationen, Adipositas, in der Pubertät und Schwangerschaft (Striae gravidarum).

Antwort 914
Die Antwort A) ist richtig.
Zu B: Nach den Ilcor-Richtlinien (Jahr 2000) erfolgt die Reanimation sowohl bei der Ein- als auch bei der Zwei-Helfer-Methode im Wechsel 2x Beatmung und 15x Herzdruckmassage.
Zu C: Bei der Basis-Herz-Lungen-Wiederbelebung (HLW), d.h. die Herzdruckmassage, sowie die Beatmung ohne professionelle Hilfsmittel, kann eine zerebrale Durchblutung von maximal 30 Prozent, sowie eine myokardiale Durchblutung von maximal 10 Prozent erzeugt werden. Damit gilt die Basis-Herz-Lungen-Wiederbelebung auch nicht als eigentliche ‚Wiederbelebung' sondern als Mittel einen Minimalkreislauf aufrecht zu erhalten, damit irreversible Schädigung im Bereich des ZNS und des Myokards hinausgezögert werden können.
Zu D: Druckpunkt bei der Herzdruckmassage:

- Säuglinge: 1-querfingerbreit unterhalb der Verbindungslinie zwischen den Brustwarzen (Intermamillarlinie).
- Kleinkinder: 1-2 fingerbreit über dem Sternumende.

Kompressionstiefe bei Säuglingen und Kleinkindern: 2-3 cm.

- Schulkinder: untere Sternumhälfte, Kompressionstiefe 3-5 cm.

Zu E: Wird innerhalb der ersten 4 Minuten mit Basis-HLW-Maßnahmen begonnen steigt die Überlebenschance des Patienten auf das Zwei- bis Achtfache. Auch bei frühzeitiger und richtig durchgeführter Basis-Herz-Lungen-Wiederbelebung ist der Tod meistens nur für einen kurzen Zeitraum hinauszuzögern. Als nächste Stufe müssen schnellstmöglich erweiterte HLW-Maßnahmen oder ACLS (Advanced Cardiac Life Support) durchgeführt werden. Die erweiterte-HLW besteht aus Intubation, Sauerstoffgabe, wenn nötig Defibrillation und/oder Medikation.

Antwort 915
Die Antwort C) ist richtig.
Oxyuriasis: (auch: Enterobiasis):
Erreger: Enterobius vermicularis (Madenwurm): Entwicklungskreislauf: Weibchen (10 mm) wandern aktiv durch den Anus aus (spät abends) und setzen 5000-10000 Eier im Bereich um den Anus ab. Dann sterben die Weibchen ab. Innerhalb von 6 Stunden reifen die Eier heran.
Reservoir:
Mensch.
Übertragungsweg:

- Durch Selbstinfektion (Hand-Mund),
- aerogen (Wäschestaub u. Ä. wird eingeatmet oder verschluckt),
- direkte Infektion von Mensch zu Mensch,
- Retroinfektion (?): Larven schlüpfen perianal aus und wandern aktiv in den Darm zurück.

Klinik: Vornehmlich erkranken Kinder im Schulalter, nur bei 25% der Befallenen treten Symptome auf:

- Afterjucken (vor allem nachts),
- Nervosität, Entwicklungsstörungen,
- bei Mädchen: Fluor vaginalis.

Diagnose: Anamnese, Klinik, mikroskopischer Nachweis mittels Klebestreifen (Eier am Klebestreifen).
Therapie: Chemotherapie.
Vorbeugung: Hygiene (vor allem Hände), Auskochen der Wäsche und Reinigung kontaminierter Gegenstände in heißem Wasser.

Antwort 916

Die Antwort C) ist richtig.

Vgl. zum Krankheitsbild des M. Crohn die Antwort zu Frage **760**.

Colitis ulcerosa:

Die Colitis ulcerosa ist eine chronisch entzündliche Dickdarmerkrankung mit kontinuierlicher Ausbreitung und mit Ausbildung von Ulzerationen der oberflächlichen Schleimhautschichten.

Die Erkrankung beginnt meist im Rektum und breitet sich in Richtung Dünndarm im Kolon aus. Das Rektum ist stets befallen, ein Befall des ganzen Kolons findet sich in 20-50% d. F.

Klinik:

- Leitsymptom: blutig-schleimige Durchfälle,
- Bauchschmerzen, evtl. krampfartig, schmerzhafter Stuhldrang (Tenesmen),
- evtl. subfebrile Temperaturen,
- Labor: evtl. Anämie, Leukozytose, BSG-Erhöhung, evtl. Thrombozytose (Merke: eine Thrombozytose kann auch auf Prozesse im Magen-Darm-Trakt hindeuten).

Komplikationen:

- Wachstumsstörungen im Kindesalter,
- außerhalb des Magen-Darm-Traktes gelegene Symptome (seltener als bei M. Crohn):
  - Haut: z. B. Erythema nodosum,
  - Augen: Uveitis (Entzündung der mittleren Augenhaut = Uvea), Episkleritis (Entzündung des lockeren Bindegewebes zwischen Sklera = Lederhaut und Bindehaut),
  - Gelenke: Arthritis, ankylosierende Spondylitis (M. Bechterew),
  - Leber: z. B. sklerosierende Cholangitis.
- Malabsorptionssyndrom mit Gewichtsverlust,
- massive Blutung,
- toxische Dickdarmerweiterung (= Kolondilatation) mit septischen Temperaturen, Bauchfellentzündung (Peritonitis), Perforationsgefahr!
- Karzinomrisiko (korreliert mit der Dauer und dem Ausmaß der Kolonerkrankung, nach 15 Krankheitsjahren ca. 3faches Krebsrisiko, häufiger als bei M. Crohn).

Verlauf:

- Chronisch-rezidivierender Verlauf (85%): Auftreten der Symptome wechselt mit beschwerdefreien Intervallen (Remission). 5-10% der Patienten bleiben nach einer Krankheitsattacke viele Jahre beschwerdefrei.
- Chronisch-kontinuierlicher Verlauf (10%): keine kompletten Remissionen, unterschiedlich starke Beschwerden, nie beschwerdefrei.
- Akuter schwerer (fulminanter) Verlauf (5%): plötzlicher Krankheitsbeginn mit krampfartigen Schmerzen und starken Durchfällen, septischen Temperaturen, Schock, Letalität 30%.

Diagnose:

Anamnese, Klinik, Inspektion und Austastung des Rektums, Spiegelung des Rektums (Rektoskopie) und des Kolons (Koloskopie) mit Gewebeentnahme zur histologischen Untersuchung, Labor (Anämie?, Entzündungszeichen u. a.), Sonografie (Wandverdickungen des Kolons, evtl. Röntgen (Kolonkontrasteinlauf), Leukozytenszintigrafie (Nachweis entzündlicher Dickdarmbereiche), bakteriologische Stuhluntersuchung (Ausschluss einer infektiösen Kolitis)

Th.:

Konservativ.

- Diät (wie bei M. Crohn, siehe oben),
- Medikamente (Sulfasalazin, Mesalazin, Olsalazin, Glukokortikoide),
- psychosomatische Hilfe und Selbsthilfegruppen.

Chirurgisch:

- Bei Versagen der konservativen Therapie, bei lokalen oder systemischen Komplikationen wird der gesamte Dickdarm entfernt (Proktokolektomie). Damit wird das Organ der Erkrankung beseitigt, der Patient ist „geheilt". (Auch hier unterscheidet sich der M.

Crohn von der Colitis ulcerosa). Nicht warten, bis der Patient in einen immer schlechteren Allgemeinzustand rutscht!

- Akute Operationsindikation bei fulminantem Verlauf (Sepsis, toxisches Megakolon, Perforation, schwere Blutung)

Antwort 917

Die Antwort D) ist richtig.

Der Morbus Alzheimer ist die häufigste Form der Demenz (=Verlust von intellektuellen und kognitiven Hirnfunktionen), wobei die mit steigendem Lebensalter zunimmt und Frauen häufiger betroffen sind. In den westlichen Ländern sind 5% der Bevölkerung über 65 Jahren und 20% der Bevölkerung über 80 Jahren betroffen. Die Ursache ist unbekannt, genetische Faktoren und die Ablagerung eines bestimmten Proteins im Gehirn werden derzeit wissenschaftlich untersucht. Typisch ist der chronisch-fortschreitende Verlauf beginnend mit Gedächtnisstörungen, der im Endstadium zu vollkommener Pflegebedürftigkeit führt. Zur Diagnose müssen andere, evt. behandelbare Formen der Demenz ausgeschlossen werden. Eine Heilung ist zurzeit nicht möglich, gute Betreuung und neu entwickelte Medikamente können den Verlauf jedoch verzögern.

Zu 2 und 4: Je nach Beginn der Erkrankung werden 2 Typen der Alzheimer-Erkrankung unterschieden:

- Demenz bei Alzheimer-Krankheit, mit spätem Beginn (Typ 1) = Demenz bei Alzheimer-Krankheit mit Beginn nach dem 65. Lebensjahr, meist in den späten 70er Jahren oder danach, mit langsamer Progredienz und mit Gedächtnisstörungen als Hauptmerkmal.
- Demenz bei Alzheimer-Krankheit, mit frühem Beginn (Typ 2) = Demenz bei Alzheimer-Krankheit mit Beginn vor dem 65. Lebensjahr. Der Verlauf weist eine vergleichsweise rasche Verschlechterung auf, es bestehen deutliche und vielfältige Störungen der höheren kortikalen Funktionen.

Antwort 918

Die Antwort C) ist richtig.

Antwort 919

Die Antwort A) ist richtig.

Bei der Achalasie handelt es sich um eine Öffnungsstörung des unteren Speiseröhrenverschlusses (mangelnde reflektorische Erschlaffung des unteren Speiseröhrensphinkters), hervorgerufen durch den Untergang parasympathischer Nervenfasern des Plexus myentericus (Auerbach-Plexus).

Ätiologie:

- Primäre Achalasie (am häufigsten): unbekannt, (Varicella-Zoster-Virus?),
- sekundäre Achalasie: Kardiakarzinom, paraneoplastisch (z. B. Bronchialkarzinom) u. a.

Klinik:

- Krankheitsbeginn zwischen dem 3.-5. Lebensjahrzehnt,
- Schluckbeschwerden (Dysphagie): tief hinter dem Brustbein lokalisierte Schmerzen beim Schlucken, Völlegefühl; Zwang etwas „hinterher zu trinken“,
- Hervorwürgen („Regurgitation”) unverdauter Speisen.

Komplikationen: Lungenprobleme durch Aspiration, Gewichtsabnahme, bei langem Verlauf: karzinomatöse Entartung.

Diagnose:

Anamnese, Klinik, typisches Röntgenbild mit Kontrastmittel („Oesophagusbreischluck”: zeigt deutliche Weitstellung der Speiseröhre vor der Verengung im Gebiet des unteren Sphinkters: sog. „Sektglasform”), Ösophagoskopie (Speiseröhrenspiegelung) mit Gewebeentnahme (Biopsie), Druckmessung (Manometrie) im unteren Ösophagus.

Therapie:

Evtl. medikamentöser Therapieversuch mit Nifedipin (senkt Speiseröhrendruck); erfolgreicher: Dehnungsbehandlung mittels Ballonkatheter (Ballondilatation), lokale endoskopische Injektion von Botulismustoxin in den unteren Ösophagussphinkter; falls nicht erfolgreich: operative

oder endoskopische Muskeldurchtrennung (Myotomie).
Erhöhte Gefahr eines Speiseröhrenkarzinoms erfordert regelmäßige endoskopische Kontrollen.
Zu 5: Bösartige Erkrankungen - wie z. B. ein Kardiakarzinom oder ein Karzinom des unteren Ösophagus - müssen selbstverständlich in die Differentialdiagnose einbezogen werden.

Antwort 920
Die Antwort E) ist richtig.
Der Myokardinfarkt ist definiert als irreversibler Untergang von Herzmuskelgewebe (Myokardnekrose), meist aufgrund einer koronaren Herzkrankheit mit hochgradiger Stenose einer Koronararterie. (Die Angina pectoris ist eine reversible Sauerstoffunterversorgung des Herzens aufgrund einer koronaren Herzkrankheit.)
Zu C: Ca. 20 % der Infarkte laufen schmerzlos ('stumm') ab, vor allem bei Diabetikern und alten Menschen.

Antwort 921
Die Antwort C) ist richtig.
Zu 1: Ursachen für eine chronische Bronchitis:

- Zigarettenrauchen: Jeder zweite Raucher über 40 Jahre hat eine chronische Bronchitis. 90% aller Bronchitiker sind Raucher oder Exraucher.
- Luftverschmutzung (SO2, Staub), Arbeitswelt-, Umweltverschmutzung, feucht-kaltes Klima,
- rezidivierende bronchopulmonale Infekte,
- Antikörpermangelsyndrom, Alpha-1-Proteaseinhibitor-Mangel, Defekt im Flimmerepithel.

Zu 2: Die chronische Bronchitis ist die häufigste chronische Lungenkrankheit, Männer sind 3-mal häufiger betroffen als Frauen.
Zu 3: Das Lungenemphysem ist eine Spätkomplikation der chronisch obstruktiven Bronchitis. Weitere Spätkomplikationen: Respiratorische Insuffizienz, Cor pulmonale.
Zu 4: Die chronische Bronchitis führt zunächst zu einer Rechtsherzinsuffizienz.
Zu 5: Eine chronische Bronchitis ist dann anzunehmen, wenn bei einem Patienten in zwei aufeinander folgenden Jahren während mindestens 3 Monaten pro Jahr Husten und Auswurf (= produktiver Husten) bestanden (WHO-Definition).

Antwort 922
Die Antwort D) ist richtig.
Zu 1: Asthma kann durch exogene oder endogene Reize ausgelöst werden. Auch körperliche Anstrengung und psychische (psychosomatische) Faktoren können Anfall auslösend wirken (Auslösung eines Asthma-Anfalls beim Anblick eines Fotos des Allergens, z. B. Foto einer Blumenwiese).
Zu 2: Ca. 5% der erwachsenen Bevölkerung und 7-10% der Kinder leiden unter Asthma bronchiale.
Zu 4: Unter Asthma bronchiale wird eine anfallsweise Atemnot durch reversible Atemwegsverlegung (Obstruktion) auf dem Boden einer Entzündung und eines hyperreaktiven Bronchialsystems verstanden. Sie geht mit Bronchospasmus, vermehrter Absonderung eines zähen Schleims und mit Wandödem der Bronchien/ Bronchiolen einher.

Antwort 923
Die Antwort E) ist richtig.
Zu 1: Neue epidemiologische Studien scheinen zu zeigen, dass die Häufigkeit von Karies nur noch in den Ländern mit der Höhe des Zuckerkonsums in direkter Beziehung steht, in denen die Mundhygiene schlecht ist und keine Fluoridprophylaxe zur Anwendung kommt. Ob hier die Fluoridprophylaxe oder die bessere Mundhygiene die entscheidende Rolle spielt wird unterschiedlich gesehen. So hat Belgien gerade (2002) fluorhaltige Produkte, darunter auch Zahnpflegemittel aus dem freien Verkauf verbannt. Die belgische Gesundheitsministerin bezeichnete Fluor als 'schleichendes Gift'. Es härte zwar den Zahnschmelz, entziehe Zähnen und Knochen aber Kalk und mache sie so

brüchiger ... Fluor könne sich negativ auf die Nerven und das Immunsystem auswirken und bei Kindern zu andauernder Müdigkeit, einem niedrigen Intelligenzquotienten, Lethargie und Depression führen.
Deutsche Zahnärzte haben sich gegen eine entsprechende Änderung in Deutschland ausgesprochen. Gerade bei Kindern und Jugendlichen seien die Erfolge in der Karies-Vorbeugung auf den Einsatz von Fluoriden zurückzuführen ...
Eine eindeutige abschließende Wertung der 'flächendeckenden Fluorversorgung' auf der Basis naturwissenschaftlicher Argumente scheint allem Anschein nach zurzeit noch nicht möglich zu sein. Diese Frage ist nicht sonderlich geglückt. Sie prüft nicht Kenntnisse, sondern Meinungen.
Zu 2: Jede Form von Kohlenhydraten, die von Mikroorganismen der Zahnplaque unter Freisetzung von Säuren verwertet werden kann, ist potentiell kariogen. Dies gilt nicht nur für Mono- und Disaccaride, wie Glukose, Fruktose, Saccarose (Zucker), Laktose und Invertzucker (Honig), sondern auch für Stärke, insbesondere, wenn diese mechanisch und thermisch vorbehandelt wurde. Demnach weisen nicht nur zuckerhaltige Lebensmittel, sondern auch viele der zuvor unverdächtigen Lebensmittel (Kartoffelchips, Kekse, Plätzchen, Frühstückszerealien, Brot, gekochter Reis) deutlich kariogene Eigenschaften auf. Fruchtsäfte, die einen natürlich hohen Gehalt an Säuren aufweisen (z. B. Zitrussäfte, Johannisbeersäfte) verursachen erosive Zahnschäden.
Zu 4: Verminderter Speichelfluss ist ein wichtiger Faktor bei der Kariesentstehung.

Antwort 924
Die Antwort D) ist richtig.
Als Stimmfremitus wird das tastbare Vibrieren (Schwirren) der Brustwand bezeichnet, welches der Untersucher mit aufgelegten Händen palpiert, während der Patient mit tiefer Stimme '99' sagt.
Da Gewebe besser leitet als Luft, ist der Stimmfremitus immer dann erhöht, wenn es in den Alveolen zu einer verstärkten Gewebeneubildung oder -ansammlung kommt.
Beim Pleuraerguss sind der Stimmfremitus, das Atemgeräusch und der Klopfschall abgeschwächt.
Zu E: Giemen und Brummen sind als kontinuierliche Nebengeräusche (alte Terminologie: trockene Rasselgeräusche) bei Asthma bronchiale (in- und exspiratorisch), chronischer Bronchitis (exspiratorisch) und bei Tumoren und Asthma cardiale zu hören.

ANTWORTEN MC 15

Antwort 925
Die Antwort D) ist richtig.
Als Mitralklappenprolaps wird die Vorwölbung eines oder beider Mitralklappensegel in den linken Vorhof während der Systole bezeichnet. Der Mitralklappenprolaps ist die häufigste Klappenveränderung im Erwachsenenalter (4-10%). Der Klappenfehler hat meist keine hämodynamische Bedeutung und damit meist auch keinen Krankheitswert.
Klinik:

- Patienten meist beschwerdefrei,
- evtl. Rhythmusstörungen, Schwindel, Synkopen Brustschmerzen (pektanginöse Beschwerden), nur selten Beschwerden aufgrund einer sich entwickelnden Mitralinsuffizienz,
- Auskultation: ein oder zwei Zusatztöne während der Systole („systolische Klicks"), häufig ein spätsystolisches Geräusch.

Antwort 926
Die Antwort E) ist richtig.
Übermäßiger Alkoholkonsum ist ein häufiger Auslöser von Gichtanfällen.
So begünstigt Alkohol u. a. die Bildung von Milchsäure. Die daraus resultierende Übersäuerung des Blutes setzt die Löslichkeitsgrenze der Harnsäure herab und erleichtert die Auskristallisation von Harnsäurekristallen.
Alkohol hemmt außerdem die Harnsäureausscheidung über die Niere und stimuliert in der Leber die körpereigene Harnsäuresynthese.
Biere, vor allem dunkle Biere, enthalten Purine (Grundgerüst der Harnsäure). Ein halber Liter Bier enthält ca. 170 mg Harnsäureäquivalent, die im Körper den Harnsäurespiegel erhöhen.

Antwort 927
Die Antwort B) ist richtig.
Beim primären Glaukom mit verschlossenem Kammerwinkel (Winkelblockglaukom) zeigt sich in der Regel eine akute Form mit anfallartiger starker Erhöhung des Augeninnendrucks auf 50-80 mmHg infolge eines Winkelblocks (sog. Glaukomanfall, ca. 5% der Glaukome).
Klinisch klagt der Patient im Frühstadium über das Sehen von Nebeln und Regenbogenfarben und über sehr starke Kopfschmerzen mit Übelkeit und Erbrechen (Vagusreiz).
Palpatorisch ist der Augenbulbus steinhart. Weitere Befunde: Bindehauthyperämie, Hornhautödem, lichtstarre Pupille.

Antwort 928
Die Antwort A) ist richtig.
Das Basaliom wird als „semimaligne" bezeichnet: Es wächst infiltrierend und destruierend wie ein bösartiger Tumor, metastasiert aber im Gegensatz zu diesem nicht.

Antwort 929
Die Antwort E) ist richtig.
Die Abbildung zeigt ein weiches Fibrom (Fibroma pendulans bzw. Fibroma molle). Es handelt sich um eine Ausstülpung von Dermis und Epidermis. Weiche Fibrome können multiple als gestielte kleine Papeln im Bereich von Achseln, Hals und Leistenbeuge (besonders bei übergewichtigen Patienten) oder als bis zu einigen Zentimetern großer, meist solitärer Tumor (siehe Zeichnung) auftreten.

Antwort 930
Die Antwort E) ist richtig.
Meldepflicht besteht für den Heilpraktiker für alle im § 6 des Infektionsschutzgesetzes erwähnte Erkrankungen, also für Hepatitis A, Masern, Meningokokken-Meningitis oder Sepsis und behandlungsbedürftige, geschlossene Tuberkulose (vgl. Antwort zu Frage **783**).
Für den Einzelfall einer Salmonellenenteritis besteht dagegen keine Meldepflicht für den Heilpraktiker, wenn die Person keine Tätigkeit im Sinne des § 42 Abs. 1

(Lebensmittelbereich) ausübt. Der entsprechende Gesetzestext des § 6 lautet:
Namentlich ist zu melden ...
der Verdacht auf und die Erkrankung an einer mikrobiell bedingten Lebensmittelvergiftung oder an einer akuten infektiösen Gastroenteritis, wenn

a) eine Person betroffen ist, die eine Tätigkeit im Sinne des § 42 Abs. 1 ausübt,
b) zwei oder mehr gleichartige Erkrankungen auftreten, bei denen ein epidemischer Zusammenhang wahrscheinlich ist oder vermutet wird ...

Antwort 931
Die Antwort B) ist richtig.
Als toxisches Megakolon wird eine akute massive Dilatation (Erweiterung) des Kolons mit schwerster, lebensbedrohlicher Kolitis bezeichnet. Das toxische Megakolon ist eine gefürchtete Komplikation der Colitis ulcerosa, findet sich aber auch bei M. Crohn und bei Colitis pseudomembranacea.
Zu A, C, D und E: Diese Aussagen treffen für das Krankheitsbild des Morbus Crohn zu.

Antwort 932
Die Antwort A) ist richtig.
Als Wahn wird eine inhaltliche Denkstörung bezeichnet, die im Gegensatz zur allgemein akzeptierten Realität steht und für den Patienten aufgrund subjektiver Gewissheit unkorrigierbar ist. (Unerschütterliche Überzeugung ohne zureichende Begründung: „pathologischer Spezialfall des Glaubens").
Der Wahninhalt (das Wahnthema) ist in der Regel kulturell und sozial bedingt und beeinflusst.
Zu B: Wahn kann u. a. bei Schizophrenie, wahnhafter Depression, organischer Psychose, progressiver Paralyse bei Zuständen mit Angst und Isolation vorkommen.
Zu E: In Abhängigkeit von der Grunderkrankung werden Wahnvorstellungen z. B. mit Neuroleptika oder Psychotherapie behandelt.

Antwort 933
Die Antwort C) ist richtig.
Einige Laborwerte bei Eisenmangelanämie: Hypochrome (MCH <30 pg) und mikrozytäre (MCV <82 fl) Erythrozyten, Retikulozytenzahl normal oder gering erhöht; im Plasma Hämoglobin, Eisen und Ferritin vermindert, Transferrin (EBK) erhöht.

Antwort 934
Die Antwort C) ist richtig.
Bei einer Arthrose bessert sich der Schmerz, der nach längerer Ruhe beim Beginn einer Bewegung auftritt, nach einiger Zeit. Dies bezeichnet man als 'Anfangsschmerz' oder 'Anlaufschmerz'.
Der Anlaufschmerz ist typisch für die Arthrose. Die Patienten klagen außerdem über Ermüdungs- und Belastungsschmerz. Schmerzen werden bevorzugt durch bestimmte Bewegungen und Belastungen, z. B. Bergab- bzw. Treppabgehen ausgelöst (im Unterschied zur Arthritis, wo das Schmerzmaximum in Ruhe und nachts zu finden ist.

Antwort 935
Die Antwort C) ist richtig.
Schuldwahn, als depressiver Wahngedanke, findet sich (wie auch Versündigungs- und Verarmungswahn) bei Kranken, die an einer endogenen Depression leiden.
(Vgl. zur Manie auch die Antwort auf Frage **134**).

Antwort 936
Die Antwort B) ist richtig.
Das durch Zecken übertragene Krankheitsbild der Lyme-Borreliose wird durch Bakterien der Gattung Borrelia übertragen (Borrelia burgdorferi).

Antwort 937
Die Antwort C) ist richtig.
Als Pathogenität wird die Fähigkeit von Mikroorganismen - aber auch von chemischen und physikalischen Schadstoffen und anderen Umwelteinflüssen - bezeichnet, pathologische Zustände (Erkrankungen) hervorzurufen.

Antwort 938

Die Antwort C) ist richtig.

Verlaufsformen der Angina pectoris:

- Stabile Angina pectoris: Anfälle, die durch ganz bestimmte Mechanismen ausgelöst werden (z. B. körperliche Anstrengung) und gut auf Nitrate ansprechen.
- Instabile Angina pectoris (Präinfarktsyndrom, Infarktrisiko ca. 20%): jede Erstangina, zunehmende Schwere, Dauer und Häufigkeit der Schmerzanfälle, Ruheangina, zunehmender Nitratbedarf.

Antwort 939

Die Antwort D) ist richtig.

Klinik des Asthma bronchiale:

- Leitsymptom: anfallsweise auftretende Atemnot unter dem Bild eines exspiratorischen Stridors (= während der Ausatmung auftretenden Atemgeräusches; merke: ein inspiratorischer Stridor deutet auf eine Verlegung der oberen Luftwege),
- quälender Hustenreiz,
- Atemnot mit Orthopnoe (aufrechtes Sitzen mit Anspannung der Atemhilfsmuskulatur),
- verlängerte Ausatmung (Exspirium)
- Tachykardie (schnelle Herzfrequenz),
- Auswurf: Das Sputum ist zäh, spärlich, glasig,
- Perkussion: hypersonorer Klopfschall, Zwerchfelltiefstand; Auskultation: trockene Rasselgeräusche (bzw. kontinuierliche Nebengeräusche): Giemen, Pfeifen, Brummen; Vorsicht: im Endstadium, bei völliger Lungenüberblähung „trügerische Ruhe" über der Lunge, es sind dann kaum noch Lungengeräusche zu hören („silent chest")

Antwort 940

Die Antwort A) ist richtig.

Vgl. zum Krankheitsbild des Morbus Crohn auch die Antwort auf Frage **760**).

Bei Morbus Crohn findet sich eine Entzündung aller (auch der tiefen) Wandschichten des gesamten Magen-Darm-Traktes (vom Mund bis zum Anus). Am häufigsten finden sich die entzündeten Darmareale am Ende des Dünndarms (terminales Ileum) und am Beginn des Kolons. Im Gegensatz zur Colitis ulcerosa, die meist vom Rektum aus kontinuierlich fortschreitet, zeigt der M. Crohn einen segmentalen diskontinuierlichen Befall mit zwischengeschalteten unveränderten Darmstücken.

Zu B: Als typische Komplikationen des Morbus Crohn zeigen sich außerhalb des Magen-Darm-Traktes gelegene („extraintestinale") Symptome:

- Haut: z. B. Erythema nodosum,
- Augen: Uveitis (Entzündung der mittleren Augenhaut = Uvea), Episkleritis (Entzündung des lockeren Bindegewebes zwischen Sklera = Lederhaut und Bindehaut),
- Gelenke: Arthritis, ankylosierende Spondylitis (M. Bechterew),
- Leber: z. B. sklerosierende Cholangitis.

Zu C, D und E: Diese Aussagen gelten für das Krankheitsbild der Colitis ulcerosa (vgl. Antwort auf Frage **916**).

Antwort 941

Die Antwort E) ist richtig.

Im späten Stadium der HIV-Erkrankung, besonders wenn die durch das Virus angegriffenen CD-4-Zellen unter den kritischen Wert von 200/µl fallen, werden die Patienten anfällig für sekundäre Infektionen. Etwa 80% sterben an den Folgen der oft durch opportunistische Keime hervorgerufenen Zweitinfektionen.

Die hier genannten Krankheiten definieren schon das Endstadium der HIV-Infektion, also AIDS.

Antwort 942

Die Antwort A) ist richtig.

Legionellen sind Erreger der Legionellose (Legionärskrankheit), einer schweren Lungenentzündung (Pneumonie). Legionellen sind weltweit verbreitet. In Deutschland treten ca. 6000-7000 Legionellenpneumonien pro Jahr auf. Etwa 1% der Bevölkerung werden in Deutschland jährlich infiziert, nur in ca. 10% d. F.

kommt es zu klinischen Symptomen. Sie ist eine der häufigsten Pneumonien!

Erreger:
Legionellen (gramnegative Stäbchen, viele Arten; 90% aller Erkrankungen durch Legionella pneumophila). Sie leben im Wasser oder in feuchter Erde und werden durch infizierte Wasseranlagen (Duschköpfe, Warmwasseranlagen, Inhalationsgeräte, Befeuchtungsanlagen) übertragen.

Übertragungsweg:
aerogen (z. B. über Wasser-Aerosole), keine Übertragung von Mensch zu Mensch.

Inkubationszeit:
2-10 Tage.

Klinik:
Breites Spektrum! Von asymptomatischem (90%) über harmlosen, grippeähnlichen Verlauf („Pontiac-Fieber") zu hochfieberhaften Pneumonien (Legionärskrankheit) mit Schüttelfrost, Kopf- und Muskelschmerzen, Husten, Luftnot; evtl. gastrointestinale Beschwerden (Diarrhoe), Hyponatriämie.

Antwort 943
Die Antwort D) ist richtig.
ADHS beginnt vor dem 7. Lebensjahr. 3-5% der Schulkinder (vor allem Jungen) sind betroffen. Die Störung ist gekennzeichnet durch eine Kombination von Aufmerksamkeitsstörung mit überaktivem, impulsivem Verhalten, häufig auch mit Störung des Sozialverhaltens. Das Unfallrisiko ist erhöht.

Antwort 944
Die Antwort E) ist richtig.
Komplikationen der Divertikulitis:

- Gedeckte Perforation (Durchbruch) mit Abszessbildung,
- freie Perforation mit Bauchfellentzündung (Peritonitis),
- Verengung (Stenose),
- evtl. Darmverschluss (Ileus),
- Blutungen,
- Fisteln.

Vgl. auch Antwort auf Frage **99**.

Antwort 945
Die Antwort C) ist richtig.
Die Tuberkulose ist eine weltweit verbreitete bakterielle Infektionskrankheit, die chronisch verläuft u. v. a. in den Atemorganen lokalisiert ist, jedoch grundsätzlich alle Organe befallen kann.
Die Übertragung erfolgt durch Tröpfcheninfektion über die Atemwege, seltener oral (Milch), noch seltener über Haut und Augen.
Zu 4: Die Inkubationszeit (vom Eindringen der Erreger bis zur Tuberkulinkonversion) beträgt 4-12 Wochen.
Zu 5: Die Tuberkulose ist in Europa immer noch eine der häufigsten bakteriellen Infektionskrankheiten (ca. 30 pro 100 000 Einwohner). Im Moment verschärft sich die Situation, da in Amerika, den GUS-Staaten und Russland Tuberkulose-Bakterien mit einer Multiresistenz gegen Antituberkulotika (Kasachstan- und New-York-Stämme) auftreten und sich weiter verbreiten .

Antwort 946
Die Antwort C) ist richtig.
Es handelt sich um eine Hyperventilationstetanie. Darunter versteht man eine über die physiologischen Bedürfnisse des Körpers hinaus gesteigerte Atemtätigkeit, die zur vermehrten Abatmung von CO_2 (= Hypokapnie) und zur Verschiebung des pH-Wertes in den alkalischen Bereich (= Alkalose) führt. Das Krankheitsbild ist recht häufig und hat meist psychogene Ursachen

Ätiologie:

- Psychogen: Angst, Aufregung, Panik, Aggression, Depression u. a.
- Somatogen: hohes Fieber, Schädel-Hirn-Trauma, Hirnentzündung (Enzephalitis) u. a.

Klinik:

1. Akuter Hyperventilationsanfall: Hyperventilation mit Symptomen einer Tetanie: Pfötchenstellung, Muskelkrämpfe, Kribbeln, Ameisenlaufen, Gefühlsstörungen („Parästhesien"), thorakales Engegefühl, Gefühl von Atemnot.

(Pathophysiologie: „Normokalzämische Tetanie“: unphysiologisch starke Abatmung von CO_2 führt zur Alkalose und zur Veränderung in der Eiweißbindung des Kalziums. Trotz normalen Kalziumspiegels kommt es zu Hypokalzämie-Symptomen. Kalziumgabe ist also nicht indiziert!)

2. Chronische Hyperventilation:
   - Neuromuskuläre Symptome: Parästhesien, Hypästhesien (verminderte Berührungsempfindung), Schwindel, Kopfschmerz, Zittern,
   - kardiovaskuläre Symptome: Thoraxschmerz, Tachykardie, kalte Fingerspitzen (Akren),
   - respiratorische Symptome: Seufzen, Gähnen, Hüsteln, unregelmäßige Atmung, Luftnot,
   - psychische Symptome: Nervosität, Aufregung, Angst, Depression, Schlafstörungen,
   - gastrointestinale Symptome: Luftschlucken (Aerophagie) mit Meteorismus.

Diagnose:
Anamnese, Klinik, (Blutgasanalyse).
Therapie:
Häufige psychogenen, akuten Hyperventilation:

- Aufklärung und Beruhigung des Patienten,
- bei Hyperventilationstetanie: „Tütenatmung“.
  (Der Patient atmet in eine Plastiktüte: Das vermehrt ausgeatmete CO_2 wird aus der Plastiktüte rückgeatmet, der CO_2-Spiegel im Blut steigt an. Dadurch normalisieren sich Alkalose und Eiweißbindung des Kalziums.)
- Atemschule, autogenes Training, psychosomatische Therapie.

Zu A: Klaustrophobie ist die Angst vor Aufenthalt in geschlossenen Räumen.
Zu B: Soziophobie (auch: Sozialphobie) ist die massive, irrationale Angst vor dem Kontakt zu Menschen beziehungsweise vor Situationen, in denen die Betroffenen prüfend beobachtet, kritisch bewertet und negativ beurteilt werden könnten. Das Krankheitsspektrum reicht von der Furcht vor öffentlichem Sprechen bis zur Aufgabe fast aller zwischenmenschlichen Beziehungen.

Antwort 947
Die Antwort C) ist richtig.
Zur Bildung der Schilddrüsenhormone ist eine ausreichende Jodzufuhr mit der Nahrung Voraussetzung. Ist zu wenig Jod im Körper vorhanden, können von der Schilddrüse nicht genug Schilddrüsenhormone produziert werden. Da die Schilddrüsenhormone eine wichtige Aufgabe bei der Gehirnentwicklung übernehmen, führt Jodmangel (und damit Schilddrüsenhormonmangel) zu irreversiblen Hirnschäden (Krankheitsbild: Kretinismus).
Durch Neugeborenen-Screening (TSH-Bestimmung) werden Schilddrüsenunterfunktionen heute normalerweise frühzeitig erkannt und können durch Gabe von Schilddrüsenhormonen erfolgreich therapiert werden.
Zu A: Bei Schilddrüsenautonomie existieren in der Schilddrüse autonome Areale, die sich der Regelkreissteuerung durch Hypothalamus und Hypophyse entziehen. Sie sind mit Jodid nicht zu therapieren, Jodidgabe ist sogar gefährlich, weil die Schilddrüse dann im Überschuss T3/T4 produziert und der Patient eine Hyperthyreose entwickeln würde.
Zu B: Jodmangel ist der entscheidende Faktor bei der Entstehung der endemischen Struma.
Zu D: Deutschland (vor allem Süddeutschland) ist ein Jodmangelgebiet: Ca. 15-30% der Bundesbürger haben eine Schilddrüsenvergrößerung (Struma, „Kropf“).
Zu E: Der Jodbedarf schwangerer Frauen liegt bei etwa 260 µg pro Tag, das sind ca. 50 µg mehr als der normale Tagesbedarf. Die Anpassung an den vermehrten Jodbedarf während der Schwangerschaft ist ab der zwölften Schwangerschaftswoche besonders wichtig, da zu dieser Zeit die Schilddrüse des Kindes ihre Funktion aufnimmt und nun eigenes Jod zur Herstel-

lung von Schilddrüsenhormonen benötigt. Eine unzureichende Jodaufnahme während der Schwangerschaft führt zur Entstehung eines Kropfes beim Kind und zu einer vergrößerten Schilddrüse bei der Mutter.
In der nachfolgenden Stillzeit sollte die Mutter ebenfalls auf eine hinreichende Jodaufnahme achten, da in dieser Zeit die Jodversorgung des Kindes über die Muttermilch besonders wichtig ist. Bei Jodmangel des Kindes aufgrund jodarmer Muttermilch drohen geistige und körperliche Entwicklungsstörungen.

Antwort 948
Die Antwort D) ist richtig.
Untersuchungsbefunde bei Pneumonie:
Stimmfremitus: verstärkt,
Klopfschall: gedämpft,
Bronchophonie: verstärkt,
Rasselgeräusche: ohrnah, feinblasig.
Zu C: Als Stridor wird ein pfeifendes Atemgeräusch bei der Einatmung (= inspiratorischer Stridor) oder bei der Ausatmung (= exspiratorischer Stridor) bezeichnet. Ein inspiratorischer Stridor deutet auf eine Verlegung der oberen Luftwege hin (Epiglottitis, Pseudokrupp, Krupp, Trachealenge, Fremdkörper u. a.). Ein exspiratorischer Stridor findet sich z. B. bei Asthma bronchiale. Die typische Lungenentzündung zeigt keinen Stridor.

Antwort 949
Die Antwort D) ist richtig.
Vgl. zur Händedesinfektion die Antwort auf Frage 734.
Zu 2: Methicillin-resistente Staphylococcus-aureus-Stämme (MRSA) sind durch besondere Resistenzeigenschaften gekennzeichnet. Durch eine Änderung in den Penicillin-Bindeproteinen sind sie resistent gegen Betalaktam-Antibiotika und meist auch gegen verschiedene andere klinisch bedeutsame Antibiotika. Wie andere Staphylococcus-aureus-Stämme können MRSA Haut und Schleimhäute vorübergehend, längerfristig oder dauernd besiedeln, ohne dass daraus zwangsläufig eine Infektion resultieren muss. Treten jedoch Infektionen mit MRSA auf, so sind diese meist schwer behandelbar und damit eine ernste Gefahr für die von einer solchen Infektion betroffenen Patienten.
Wie andere Staphylokokken werden auch MRSA im Krankenhaus übertragen („nosokomiale“ Infektion). Die Häufigkeit von MRSA ist regional aber auch von Krankenhaus zu Krankenhaus und von Abteilung zu Abteilung unterschiedlich. Gehäuftes Auftreten kann ein Hinweis auf unzureichende hygienische Maßnahmen sein.
Die hygienische Händedesinfektion ist die wichtigste Maßnahme zur Reduktion des Infektionsrisikos durch MRSA und andere Erreger von Krankenhausinfektionen.

Antwort 950
Die Antwort C) ist richtig.
Nach dem Heilpraktikergesetz bedarf es der Erlaubnis, die Heilkunde in Deutschland auszuüben, wenn man nicht als Arzt approbiert ist. Jede berufs- oder gewerbsmäßige Tätigkeit zur Feststellung, Heilung oder Linderung von Krankheiten, Leiden oder Körperschäden beim Menschen fällt unter den Regelungsbedarf des Heilpraktikergesetzes.
Die medikamentöse Therapie einer Depression mit Johanniskrautpräparaten bedarf also der Erlaubnis nach dem Heilpraktikergesetz.

Antwort 951
Die Antwort D) ist richtig.
Zu 1 und 3: Aus dem durchfließenden Blut werden im Glomerulus vor allem Zellen und Proteine zurückgehalten und das Plasmafiltrat (Primärharn) in die Tubuli (Harnkanälchen) abgepresst.
Zu 2: Die Niere wird täglich von ca. 1700 Liter Blut durchströmt, das sind 70 Liter pro Stunde bzw. a. 1,2 Liter pro Minute.
Zu 4 und 5: Aldosteron aus der Nebennierenrinde, ANP (atriales natriuretisches Peptid) aus den Herzvorhöfen und ADH aus dem Hypophysenhinterlappen wirken an der Niere und regeln den Wasser- und Elektrolythaushalt und beeinflussen da-

durch das Blutvolumen bzw. den Blutdruck.

Antwort 952

Die Antwort B) ist richtig.

Die Fallbeschreibung spricht für eine vagovasale Synkope. Die vagovasale Synkope (auch: neurokardiogene Synkope) ist die häufigste Form der kurzzeitigen Bewusstlosigkeit bei im allgemeinen gesunden Personen.

Angst, Schmerz und Stress lösen eine Reflexkaskade aus, die zu einer Verminderung der Sympathikus- und einer Zunahme der Parasympathikusaktivität führt. Dies führt zum plötzlichen Blutdruckabfall und zur Bradykardie.

Klinisch klagt der Patient über Schwindel, Schwarzwerden vor Augen, Herzklopfen, Schwitzen, Blässe und Übelkeit.

Zu C: Adams-Stokes-Anfall auch Morgagni-Adams-Stokes-Anfall (MAS):

Eine länger dauernde Pause (= Asystolie) zwischen Beginn des totalen Herzblocks (Überleitungsblockade zwischen Sinusknoten und AV-Knoten) und Einsetzen des Kammerersatzrhythmus (= präautomatische Pause) führt zum MAS-Anfall:

Je nach Dauer der Asystolie äußert sich dieser in Blässe und Schwindel (Asystoliedauer: 3-5 Sekunden), Bewusstseinsverlust (10-15 s), Krämpfen (Fehldiagnose: Epilepsie; 20-30 s), Atemstillstand (30-60 s), irreversiblen Hirnschäden oder Tod (> 3 Minuten). Im Anfall sind die Pupillen weit, die Reflexe abgeschwächt oder nicht auslösbar. Jeder Anfall kann tödlich enden (Therapie: Herzschrittmacher).

Zu E: Die TIA oder transitorische ischämische Attacke ist ein reversibles Stadium der zerebralen Durchblutungsstörung und gilt als Vorläufer der Apoplexie: Bei der TIA zeigen sich neurologische Defizite aufgrund einer Hirnminderdurchblutung (z. B. Lähmungen, Sprachstörungen, Sehstörungen) mit vollständiger Rückbildung innerhalb von 24 Stunden.

Antwort 953

Die Antwort D) ist richtig.

Es gibt ca. 1700 registrierte Fälle von Kindesmisshandlung pro Jahr in Deutschland, bei einer sehr hohen Dunkelziffer. Betroffen sind vor allem Säuglinge und Kleinkinder. Es finden sich multiple Verletzungen, vor allem Frakturen und Hämatome in unterschiedlichen Stadien der Heilung, Verbrühungen, subdurale Hämatome („Schütteltrauma"), Schädelnahtsprengung, psychische und psychosomatische Störungen, Angst, Apathie, Enkopresis (Einkoten, Kotschmieren), Enuresis („Einnässen") und psychomotorische Retardierung.

Zu A: Vgl. zum Hyperkinetisches Syndrom Antwort auf Frage **943**).

Antwort 954

Die Antwort C) ist richtig.

Bei Heroinabhängigkeit (physisch und psychisch) führt Abstinenz zu einem schweren Entzugssyndrom mit Schwindel, Durchfall, Erbrechen, Schweißausbrüchen, Blutdruckanstieg, Schlaflosigkeit und Schmerzen, das ca. 36-72 Std. nach der letzten Injektion seinen Höhepunkt erreicht und 5-8 Tage anhalten kann.

Zu 1: Heroin führt zu einer Tonuserhöhung des Parasympathikus. Unter Heroin werden die Pupille deshalb eng. Beim Heroinentzug kommt es dagegen ca. 12 Stunden nach der letzten Heroingabe zur Pupillenerweiterung (Mydriasis).

Zu 5: Heroingabe führt zu einer starken Atemdepression (nicht das Absetzen von Heroin).

Antwort 955

Die Antwort E) ist richtig.

Der Missbrauch von Alkohol kann zu körperlichen, psychischen und sozialen Folgeschäden führen.

Körperliche Schäden: z. B. Fettleber, Alkoholhepatitis, Leberzirrhose, Zieve-Syndrom (= Fettleber, akute hämolytische Anämie, Hyperlipoproteinämie), Pankreatitis, Ösophagitis, Gastritis, Mallory-Weiss-Syndrom (= Schleimhauteinrisse

im ösophagogastralen Übergang), Kardiomyopathie, Kleinhirnrindenatrophie, Wernicke-Enzephalopathie, hirnorganische Krampfanfälle, Polyneuropathie.
Soziale Folgen: Probleme am Arbeitsplatz, Isolation, familiäre Konflikte, zivil- bzw. strafrechtliche Konsequenzen.
Psychische Folgen: Abhängigkeit, Persönlichkeitsveränderungen.
Zu 2: Libido = Sexualtrieb.
Zu 3: Palmarerythem und Spider naevi gelten als sog. Leberhautzeichen. Sie finden sich u. a. bei Patienten mit Leberzirrhose und chronischer Hepatitis.
Zu 4: Als Polyneuropathie wird die Erkrankung peripherer Nerven aus nichttraumatischer Ursache bezeichnet. Häufigste Formen sind die diabetische und die alkoholische Polyneuropathie.

Antwort 956
Die Antworten A) und C) sind hier richtig. Die Frage ist falsch gestellt, da es 2 richtige Antworten gibt:
Zu A: Der Erreger des Keuchhustens ist Bordetella pertussis, ein gramnegatives Stäbchenbakterium.
Zu C: Bei Säuglingen kommen anfallsweise auftretende, lebensgefährliche Atemnotzustände („Apnoeanfälle“) vor. Aufgrund von Apnoeanfällen und Bronchopneumonien hat der Keuchhusten im Säuglingsalter eine Letalität von ca. 5%.
Zu B: Die Ansteckungsgefahr ist im ersten Stadium (Stadium catarrhale) am größten und klingt dann nach dem 2. Stadium der Erkrankung (Stadium convulsivum) im 3. Stadium der Erkrankung (Stadium decrementi) ab.
Zu D: Die Pertussisimpfung wird von der STIKO allgemein empfohlen.
Zu E: Die Inkubationszeit beträgt 7-14 Tage.

Antwort 957
Die Antwort D) ist richtig.
Komplikationen bei Masern:
- Otitis media,
- Laryngotracheitis mit (Pseudo)krupp,
- Pneumonie, meist primär, selten durch bakterielle Sekundärinfektion (Staphylokokken) mit Abszedierung, Pleuraempyem u. a.
- Enzephalitis mit 8-14 Tage nach Exanthemausbruch auftretenden zentralnervösen Symptome, oft mit bleibenden Ausfallerscheinungen (Lähmungen, Sprachstörungen u. a.),
- Retinopathia pigmentosa (selten; Pigmentdegeneration der Netzhaut),
- subakute sklerosierende Panenzephalitis (seltene, erst nach Jahren auftretende schwere Masernkomplikation),
- Aktivierung chronischer Infektionen (Tuberkulose u. a.)

Zu 5: Eine Pankreatitis ist eine typische Komplikation bei Parotitis epidemica (Mumps).

Antwort 958
Die Antwort C) ist richtig.
Manifestation des Milzbrands:
- Hautmilzbrand nach einer Inkubationszeit von 2-7 Tagen (gelegentlich nach einigen Stunden) an der Infektionsstelle mit Bildung eines Bläschens (Pustula maligna) und des Milzbrandkarbunkels (Carbunculus contagiosus) mit anschließendem entzündlichen Ödem und Eiterung, Fieber und lokaler Lymphknotenschwellung.
- Lungenmilzbrand durch Streuung vom Karbunkel aus oder durch Einatmen der Sporen mit atypischer Bronchopneumonie und schwerem septischem Krankheitsbild.
- Darmmilzbrand durch Verschlucken der Erreger (selten) oder durch Verzehr von Fleisch kranker Tiere mit hämorrhagischer Entzündung des Darms, Allgemeininfektion mit Schwellung und brandiger Verfärbung der Milz, Fieber, Herzinsuffizienz, Kräfteverfall.

Zu A: Sporen sind Dauerformen von Bacillus anthracis die sich bei ungünstigen Lebensbedingungen ausbilden. Sie haben eine hohe Resistenz gegen physikalische und chemische Einflüsse.
Zu D und E: Bacillus anthracis ist ein grampositives, Sporen bildendes Bakteri-

um. Es muss deshalb mit Antibiotika, nicht mit Antimykotika behandelt werden.

Antwort 959

Die Antwort E) ist richtig.

Beim Karpaltunnelsyndrom handelt es sich um eine chronische Kompression des N. medianus im Karpaltunnel (Handwurzelkanal). Neben hauptsächlich nächtlich auftretenden Schmerzen (Brachialgia paraesthetica nocturna) zeigen sich eine Daumenballenatrophie, Sensibilitätsstörungen an der Hohlhand und an den Fingern I-III und der Radialseite des Fingers IV. Das Krankheitsbild betrifft hauptsächlich Frauen zwischen dem 40. und 50. Lebensjahr (m:w=1:10) oft im Rahmen anderer Erkrankungen (Amyloidose, Diabetes mellitus, rheumatische Arthritis).

Antwort 960

Die Antwort C) ist richtig.

Zu 1: Schaumbildung von farblosem Urin ist verdächtig auf das Vorliegen einer Proteinurie.

Dunkelbrauner Urin mit gelbem Schüttelschaum ist ein Hinweis für Bilirubin (direkt, konjugiert) im Harn.

Zu 2: Trüber Urin ist ein Hinweis auf Eiter im Urin (Pyurie) und damit auf eine Harnwegsinfektion. Differentialdiagnostisch käme noch die Phosphaturie („Milchpisser") in Frage: Phosphate fallen in alkalischem Harn aus und bilden eine milchige Trübung sowie einen weißen Bodensatz.

Zu 3: Weißlich-lehmfarben ist die Beschreibung für acholischen Stuhl (fehlende Sekretion von Galle in den Darm bei intrahepatischem oder extrahepatischem Gallestausyndrom). Eine weißlich-lehmfarbene Urinverfärbung ist uns nicht bekannt.

Zu 4: Durch Konzentration des Harns (vermehrte Rückresorption des Primärharns zurück in den Körper) oder durch gesteigerte Harnausscheidung wird die Konzentration des Urins bedarfsweise modifiziert. Vermehrte Flüssigkeitszufuhr führt normalerweise zur Ausscheidung eines weniger konzentrierten Urins.

Zu 5: Blut im Urin ist solange ein Hinweis auf einen bösartigen Tumor (Hypernephrom, Blasenkarzinom u. Ä.) bis das Gegenteil bewiesen ist. Selbstverständlich können auch Blasen- oder Nierensteine Ursache einer Hämaturie sein.

Antwort 961

Drei Antworten sind hier richtig.

Die Antworten C, D und (E?) sind richtig.

Zu A: Bei Endokarditis werden die Bakterien von den befallenen Herzklappen in den Blutkreislauf geschleudert, es kommt zur Bakteriämie und Sepsis.

Zu B: Bei Endocarditis lenta finden sich bakterielle Mikroembolien und petechiale Einblutungen. Außerdem vor allem an Händen und Zehen sog. Osler-Knötchen: ca. 12-24 Stunden bestehende, schmerzhafte kleine rote Knötchen an den Fingerkuppen. Ursächlich sind auch hier bakterielle Mikroembolien bei Arteriolitis mit Gefäßwandnekrosen und Blutungen.

Zu C: Die Temperaturen sind bei akuter Endokarditis meist über 39°C, bei Endocarditis lenta weniger hoch, meist um 38°C.

Zu D: Durch bakterielle Mikroembolien in die Niere kommt es bei Endokarditis zur Herdnephritis mit Hämaturie und Proteinurie.

Zu E: In dieser allgemeingültigen Form halten wir diese Aussage für falsch. Sowohl bei akuter Endokarditis als auch bei Endocarditis lenta kann sich u. E. - wie bei anderen septischen Erkrankungen auch - eine Milzvergrößerung zeigen.

Antwort 962

Die Antwort B) ist richtig.

Zu 1: Die Bauchspeicheldrüse liegt sekundär retroperitoneal hinter dem Magen.

Zu 2: Die Langerhans-Inselzellen des Pankreas zeigen verschiedene Zelltypen, die unterschiedliche Hormone ins Blut abgeben (inkretorische bzw. endokrine Drüse):

- Zelltyp A: Glukagon,
- Zelltyp B: Insulin,
- Zelltyp D: Somatostatin,

- Zelltyp PP: Pankreatisches Polypeptid (hemmt exokrine Pankreassekretion und den Gallefluss).

Zu 3: Als exokrine oder sekretorische Drüse gibt die Bauchspeicheldrüse neben alkalischen Verdauungssäften auch Enzyme ins Darmlumen ab:

- Protein spaltende Enzyme (Proteasen): Trypsin, Chymotrypsin, Peptidasen, Elastase u. a.
- Fett spaltende Enzyme (Esterasen): Lipase, Lecithinase A und B, Phosphatase u. a.
- Kohlenhydrat spaltende Enzyme (Carbohydrasen): Amylase und Maltase.

Zu 4: Glukagon aus den Langerhans-Inselzellen wirkt als Antagonist des Insulins und lässt den Blutzuckerspiegel steigen.

Antwort 963

Die Antwort C) ist richtig.

Zu 1: Magnesium wirkt hauptsächlich als Antagonist des Kalziums. Es beeinflusst den Austausch von Ionen (wie Natrium, Chlor, Kalium) durch die Zellmembran und aktiviert alle Reaktionen, an denen ATP beteiligt ist. Magnesium kann mit ATP einen Komplex bilden, der die meisten zellulären Prozesse mit Energie versorgt. Es unterstützt die Übertragung von Nervenimpulsen und spielt eine wichtige Rolle bei der Muskelkontraktion.

Zu 2: Kalium wird benötigt zur Aufrechterhaltung des zellulären Ruhepotentials (Membranpotential) und es ist an den elektrischen Vorgängen in erregbaren Geweben (Nerven- und Muskelgewebe) beteiligt. Kaliummangel führt zu Störungen der Erregungsleitung und der Muskelkontraktion. Kalium ist für die Aufrechterhaltung des osmotischen Drucks in der Zelle verantwortlich und am Eiweißaufbau und bei der Kohlenhydratverwertung beteiligt.

Zu 3: Natrium kommt fast ausschließlich im Extrazellulärraum (50%) und im Knochen (50%) vor. Die extrazelluläre Natriumkonzentration beträgt ca. 142 mmol/l. Es ist damit das wichtigste Elektrolyt des Extrazellulärraums.

Zu 5: Der Natriumgehalt im Serum wird hormonell beeinflusst von Aldosteron (holt an der Niere Natrium in den Körper zurück und scheidet Kalium aus), von ADH (sorgt für verstärkte Wasserrückresorption an der Niere) und von ANP (atriales natriuretisches Peptid; wirkt antagonistisch zu Aldosteron).

Antwort 964

Die Antwort E) ist richtig.

Die Infektion mit Poliomyelitis-Viren verläuft in 90-95% der Fälle inapparent (symptomlos).

Antwort 965

Die Antwort A) ist richtig.

Zu 1 und 2: Die typische Influenza-Grippe beginnt schlagartig mit hohem Fieber, Frösteln, Rachenentzündung, Kopf-, Glieder-, Kreuzschmerzen, Heiserkeit, Husten, evtl. Erbrechen und Leibschmerzen u. a.

Zu 3: Durch Antigendrift und Antigenshift verändern die Influenza-Viren ständig ihr immunologisches Aussehen, so dass fast jährlich „neue" Grippeviren auftauchen. Die Immunität hält nur für wenige Monate an und ist immer nur gegen die typenspezifische Virusvariante gerichtet (deshalb muss auch die Grippeschutzimpfung jährlich erneuert werden).

Zu 4: Grippe-Patienten sind 1 bis 2 Tage vor Beginn der ersten Krankheitszeichen und danach noch für etwa eine Woche ansteckend.

Antwort 966

Die Antwort D) ist richtig.

Antwort 967

Die Antwort D) ist richtig.

Als Pyramidenbahn (oder 1. motorisches Neuron) wird die Gesamtheit derjenigen absteigenden Leitungsbahnen des Zentralnervensystems bezeichnet, die in der Großhirnrinde entspringen und bis zu den Vorderhornzellen des Rückenmarks ziehen. Bei Schädigungen der Pyramidenbahn zeigen sich eine Vielzahl typischer neurologischer Symptome („Pyramiden-

bahnzeichen“), z. B. pathologische Reflexe (Babinski, Gordon, Oppenheim), pathologische Mitbewegungen und das Erlöschen von Fremdreflexen (z. B. Bauchhautreflex).
Zu A: Die Schädigung des peripheren Nerven führt zu einer schlaffen Lähmung.
Zu B: Bei einer spastischen Lähmung sind die Muskeleigenreflexe gesteigert.
Zu C: Eine schlaffe Lähmung kann auch durch Schädigung des die Muskulatur versorgenden peripheren Nerven entstehen.
Zu E: Der Patellarsehnenreflex (PSR) ist ein typischer Eigenreflex.

Antwort 968
Die Antwort B) ist richtig.
Das einzige wichtige Blutzucker senkende Hormon ist das Insulin. Antagonistisch zum Insulin wirken viele Hormone: So führen z. B. Glukagon, Adrenalin, Schilddrüsenhormon, Wachstumshormon und Glukokortikoide (Kortisol) zu einem Blutzuckeranstieg.

Antwort 969
Die Antwort E) ist richtig.
Zu 1: Anders als das tödliche Kammerflimmern führt das Vorhofflimmern (350-600/min) zunächst nicht zu einer schweren Funktionsstörung des Herzens. Da die Herzkammern zu ca. 80% passiv gefüllt werden, fehlen durch den Ausfall der Vorhofkontraktion nur ca. 20% der Kammerfüllung, so dass sich zunächst kein lebensgefährliches Krankheitsbild entwickelt.
Zu 2 und 3: Der unrhythmische Herzschlag (absolute Arrhythmie) und das Fehlen der Vorhofkontraktion führen zur Bildung von Thromben und arteriellen Embolien.
Zu 4: Als Herzbeuteltamponade (Perikardtamponade) wird die Flüssigkeitsansammlung im Herzbeutel bezeichnet. Sie kann entzündlich (Perikarditis), traumatisch oder Infarkt bedingt (Herzwandruptur) sein. Sie führt zu einer Behinderung der diastolischen Ventrikelfüllung und zu einem verminderten Schlagvolumen. Symptome: obere Einflussstauung, Dyspnoe, Tachykardie.
Zu 5: Vorhofflimmern kann akut oder chronisch sein. Chronisches Vorhofflimmern kann paroxysmal auftreten (wiederholte Episoden, die spontan aufhören und wieder in einen Sinusrhythmus umspringen) oder persistieren. (Ca. ein Viertel der Fälle paroxysmalen Vorhofflimmerns entwickeln sich zu chronischen Formen).

Antwort 970
Die Antwort C) ist richtig.
In der Gallenflüssigkeit sorgen Gallensäuren und Phospholipide für die Emulgierung von Fetten und für die Aktivierung der Lipasen der Bauchspeicheldrüse.
Zu 1: Die Salzsäure des Magens wirkt bakteriostatisch bzw. bakterizid, sie spielt eine Rolle bei der Spaltung von Zucker und bei der Aktivierung von Pepsinogen zu Pepsin.
Zu 3: Der Intrinsic-Faktor wird in den Belegzellen der Magenschleimhaut produziert, bildet mit Vitamin B12 (Extrinsic-Faktor, Cobalamin) einen gegen das Pepsin des Magens resistenten Komplex und ermöglicht dadurch dessen Resorption im Endstück des Ileums.
Zu 4: Kohlenhydrate werden bei der Verdauung u. a. durch Amylase (Mundspeichel, Pankreassekret) in Monosaccaride gespalten.

Antwort 971
Die Antwort E) ist richtig.

Antwort 972
Die Antwort E) ist richtig.
In Abhängigkeit von Blutdruckhöhe, Erkrankungsdauer und Ausmaß der Gefäßsklerose zeigen sich beim Hypertoniker typische Veränderungen des Augenhintergrunds, der sog. Fundus hypertonicus.

Antwort 973
Die Antwort A) ist richtig.
Zu 1: Rote Blutkörperchen haben eine durchschnittliche Lebenszeit von ca. 120 Tagen.
Zu 3: Rote Blutkörperchen werden im Knochenmark gebildet.

Zu 4: Die roten Blutkörperchen nehmen in der Lunge Sauerstoff auf und geben Kohlendioxid ab.

Zu 5: Täglich werden im Knochenmark ca. 200 Milliarden neuer roter Blutkörperchen gebildet, das sind ca. 8,3 Milliarden pro Stunde, ca. 138 Millionen pro Minute oder 2,3 Millionen pro Sekunde.

Antwort 974

Die Antwort B) ist richtig.

Zu 1: Die Blutmenge eines Erwachsenen beträgt ca. $^{1}/_{14}$ (6-8%) seines Körpergewichtes. Bei einem 70 kg schweren Menschen ca. 5 Liter.

Zu 3: Die Blut-Hirn-Schranke ist eine selektiv durchlässige Membran zwischen Blut und Hirnsubstanz, durch die der Stoffaustausch mit dem Zentralnervensystem kontrolliert wird. Sie wirkt als Schutzeinrichtung, die schädliche Stoffe von den Nervenzellen abhält.

Zu 4: Blut besteht aus Blutplasma (ca. 55% des Gesamtbluts) und Blutzellen (ca. 45% des Gesamtbluts).

Zu 5: Im menschlichen Organismus sind keine echten Blutspeicher nachweisbar. Die Blutverteilung wird über regionale Änderungen des Gefäßtonus geregelt. Die Milz spielt - wenn überhaupt - nur eine sehr untergeordnete Rolle.

Antwort 975

Die Antwort C) ist richtig.

Als sichere Frakturzeichen gelten:

- Fehlstellung,
- abnorme Beweglichkeit,
- Crepitatio (Knochenreiben),
- sichtbare Knochenfragmente.

Als unsichere Frakturzeichen gelten:

- Schwellung,
- Hämatom,
- Schmerz,
- aufgehobene oder eingeschränkte Funktion.

Antwort 976

Die Antwort D) ist richtig.

Als Schubladenphänomen wird die abnorm weite Verschieblichkeit des Unterschenkels gegen den Oberschenkel bei einem Kreuzbandriss bezeichnet. Durch die Ruptur der Kreuzbänder, die der vorderen und hinteren Stabilisierung des Kniegelenks dienen, kann sich die Tibia auf dem Femur nach vorn bzw. hinten verschieben.

Antwort 977

Die Antwort D) ist richtig.

Die Osteoporose ist eine Erkrankung des Skelettsystems mit Verlust bzw. Verminderung von Knochensubstanz und -struktur und erhöhter Frakturanfälligkeit.

Die Ursache der primären Osteoporose ist bis heute weitgehend ungeklärt, als Teilfaktoren der postmenopausalen und der Altersosteoporose sind Östrogen- und Bewegungsmangel (Immobilisation) bekannt.

Sekundäre Osteoporosen treten bei einer Vielzahl unterschiedlicher Grunderkrankungen auf:

- Endokrin, metabolisch (Cushing-Syndrom, Hyperparathyroidismus = Überfunktion der Nebenschilddrüse, Hyperthyreose, Hypogonadismus, Akromegalie, Diabetes mellitus, Homocystinurie, Mangelernährung),
- iatrogen, medikamentös (Glukokortikoide, Heparine, Schilddrüsenhormone u. a.),
- myelogen, onkologisch (Plasmozytom, Mastozytose, lymphoproliferative Erkrankungen, diffuse Knochenmarkkarzinose),
- parainfektiös, immunogen (rheumatoide Arthritis, Enteritis regionalis Crohn)
- Inaktivität, Immobilisation (Bettruhe, Paraplegie, Hemiplegie),
- hereditäre Bindegewebeerkrankungen (Osteogenesis imperfecta, Marfan-Syndrom, Ehlers-Danlos-Syndrom),
- komplexe Osteopathien (renale Osteopathie, intestinale Osteopathie).

Antwort 978

Die Antwort A) ist richtig.

Vitamin-A-Mangel ist weltweit der häufigste Vitaminmangelzustand (in Industriestaaten eher selten); Risikogruppen sind

Frühgeborene, junge Frauen und Männer >65 Jahre.
Klinik: Störung der Dunkeladaptation bis zur Nachtblindheit als Frühsymptom, Wachstumsstörungen, Haut- und Schleimhautveränderungen, Störungen der Knochenbildung, der Fortpflanzung (Atrophie der Testes und Ovarien) und Fehlbildungen beim Fetus.
Zu B: Blutgerinnungsstörungen können ihre Ursache in einem Mangel an Vitamin K haben. Vitamin K ist an der Aktivierung verschiedener Blutgerinnungsfaktoren beteiligt (II, VII, IX, X).
Zu C: Ursache für Skorbut ist ein Mangel an Vitamin C (Ascorbinsäure). Klinik: Frühsymptome sind verminderte Leistungsfähigkeit, Müdigkeit, Reizbarkeit, Gelenk- und Gliederschmerzen, Infektanfälligkeit und hypochrome mikrozytäre Anämie.
Infolge der gestörten Bindegewebesynthese kommt es zur Brüchigkeit der Blutgefäße mit allgemeinen Blutungen, Ausfallen der Zähne und Gingivitis sowie verzögerter Wundheilung.
Bei Säuglingen und Kleinkindern kommt es außerdem Störungen des Knochenwachstums (Möller-Barlow-Krankheit).
Zu D: Als Osteomalazie wird die erhöhte Weichheit und Verbiegungstendenz der Knochen durch mangelhaften Einbau von Mineralstoffen in die normal oder überschießend gebildete Knochenmatrix (Osteoid) bezeichnet. Eine Ursache kann Vitamin-D-Mangel (Vitamin D = Calciferole) sein, die sog. Rachitis.
Zu E: Als Perniziöse Anämie wird eine Vitamin-B12-Mangelanämie (Cobalaminmangel) aufgrund einer Typ A-Gastritis verstanden. Die Autoimmungastritis führt zu einem Untergang der Belegzellen. Aufgrund des Fehlens des Intrinsic-Faktors kann Cobalamin (Vitamin-B12) im terminalen Ileum nicht resorbiert werden und es kommt zu Blutbildungsstörungen mit megaloblastärer Anämie.

Antwort 979
Die Antwort A) ist richtig.
Unter Pseudokrupp versteht man die Kombination aus den Symptomen bellender Husten, Heiserkeit und einem ziehenden Geräusch bei der Einatmung durch Schwellung der Schleimhaut im Kehlkopfbereich. Fieber kann, muss aber nicht auftreten. In der Regel entstehen die Pseudokrupp-Symptome im Rahmen einer Virusinfektion der oberen Luftwege.
Der eher harmlose Pseudokrupp muss von der akuten bakteriellen Epiglottitis unterschieden werden: Diese geht meist mit hohem Fieber, einer ausgeprägten Schluckstörung und starkem Krankheitsgefühl einher und kann durch das komplette Zuschwellen der Atemwege zum Tode führen.
Zu 4: Rezidive sind typisch für das Krankheitsbild des Pseudokrupp.
Zu 5: Heiserkeit ist typisch für Pseudokrupp.

Antwort 980
Die Antwort B) ist richtig.

Antwort 981
Die Antwort C) ist richtig.
Zu A: Die Milzruptur ist eine gefürchtete Komplikation der Mononukleose.
Zu B: Ein grobfleckiges konfluierendes Exanthem, hinter den Ohren beginnend, ist typisch für das Krankheitsbild der Masern.
Zu D: Ein Exanthem mit juckenden Papeln, Vesikeln und verschorften Erosionen, Verlauf in Schüben (sog. Sternenhimmel) ist typisch für das Krankheitsbild der Windpocken (Varizellen).
Zu E: Die retroaurikuläre (oder nuchale) Lymphknotenvergrößerung ist typisch für das Krankheitsbild der Röteln.

Antwort 982
Die Antwort D) ist richtig.

Antwort 983
Die Antwort A) ist richtig.
Bei der Bulimia nervosa handelt es sich um eine psychogene Essstörung, bei der exzessive, meist hochkalorische Nah-

rungsmengen in kurzer Zeit zugeführt (Essanfall) und anschließend Maßnahmen ergriffen werden, um das Körpergewicht in einem (sub)normalen Rahmen zu halten (z. B. zeitweilige Hungerperioden, exzessive körperliche Aktivität, selbst induziertes Erbrechen oder Missbrauch von Laxanzien und Diuretika.

Antwort 984

Die Antwort D) ist richtig.

Als Zwangshandlung wird eine zwanghafte, ohne bzw. gegen den eigenen Willen impulsartig ausgeführte Handlung, die als Ichfremd erlebt wird und bei deren versuchter Unterlassung starke Anspannung und Angst auftreten (z. B. Waschzwang, Zählzwang).

Zu 4: Durch das Ausüben der Zwangshandlung wird Anspannung und Angst reduziert, nicht gefördert.

ANTWORTEN MC 16

Antwort 985
Die Antwort D) ist richtig.
Die akute bakterielle Lobärpneumonie (Erreger: meist Streptococcus pneumoniae) beginnt akut mit Schüttelfrost, gefolgt von schnellem Temperaturanstieg (Febris continua) um 39-40°C.
Oft besteht ein starker Hustenreiz mit zunächst uncharakteristischen, ab dem 2. Tag rostbraunem Auswurf mit Fibringerinnseln („Pflaumenkompott-ähnlich“). Das Allgemeinbefinden ist meist deutlich beeinträchtigt, die Patienten schwitzen stark, häufig tritt ein Herpes labialis auf. Auskultatorisch zunächst inspiratorisches Knisterrasseln (Crepitatio indux), zunehmende perkutorische Dämpfung mit verstärktem Stimmfremitus und Bronchophonie, später auskultatorisch Bronchialatmen und mittelblasige Rasselgeräusche.
Aufgrund der bakteriellen Entzündung steigt das CRP (C-reaktive Protein) als unspezifischer Entzündungsindikator an.

Antwort 986
Die Antwort B) ist richtig.
Zu 2 und 4: Der Radiusperiostreflex (oder Brachioradialreflex) und der Achillessehnenreflex (ASR) sind typische Eigenreflexe. Bei Muskeleigenreflexen (MER; auch: Muskeldehnungsreflex) ist Reizort (Rezeptor) und Erfolgsorgan, welches auf den Reiz antwortet, derselbe Muskel. Der Reflex wird auf Rückenmarks- oder Stammhirnhöhe nur einmal umgeschaltet (= monosynaptischer Reflexbogen).
Es besteht keine (oder nur sehr geringe) Ermüdbarkeit.
zu 2, 4 und 5: Der Reizort (Rezeptor) der Fremdreflexe liegen meistens in der Haut. Die Erfolgsorgane sind meist die benachbarte Muskulatur. Der Reflex wird auf Rückenmark- oder Stammhirnhöhe mehrmals umgeschaltet (= polysynaptischer Reflexbogen) und umgreift mehrere Rückenmarksegmente. Fremdreflexe zeigen eine deutliche Ermüdbarkeit.
Einige Fremdreflexe: Kornealreflex, Bauchhautreflex (Ausfall z. B. bei Multipler Sklerose), Kremasterreflex, Analreflex, Plantarreflex, Pupillenreflex, Würgereflex u. a.

Antwort 987
Die Antwort D) ist richtig.
Bewusstlose Personen sind in der stabilen Seitenlage zu lagern.

Antwort 988
Die Antwort B) ist richtig.
Bei einer Thrombophlebitis handelt es sich um eine akute Thrombose oberflächlicher Venen mit Entzündung der Gefäßwand.
Therapie: Kühlende Umschläge mit Alkohol oder Heparinsalbe, Kompressionsverband. Anders als bei der tiefen Beinvenenthrombose sollte bei der oberflächlichen Thrombophlebitis keine Ruhigstellung des Patienten erfolgen!
Ist der Patient bettlägerig wird das betroffenen Bein - sowohl bei der tiefen, als auch bei der oberflächlichen Thrombose - hochgelagert.
(Tieflagerung bei arteriellen Thrombosen und Embolien).

Antwort 989
Die Antwort B) ist richtig.
3 klinische Stadien des Keuchhustens::

- Stadium catarrhale (1-2 Wochen): Prodromalstadium: ähnelt einem grippalen Infekt. Der Patient ist hochinfektiös!
- Stadium convulsivum (2-6 Wochen): Typische krampfartige Hustenanfälle mit inspiratorischem Ziehen; am Ende des Hustenanfalls wird zähes, klares Sputum ausgeworfen.
- Stadium decrementi (mehrere Wochen): Hustenanfälle gehen langsam zurück.

Zu 3: Zungenbiss tritt als typisches Symptom beim generalisierten tonisch-klonischen Krampfanfall (Grand-mal-

Anfall) auf. Der Zungenbiss ist kein Symptom des Keuchhustens.

Zu 4: Als Folge des Presshustens kann es zu Hernien, Rektumprolaps und Bindehauteinblutungen kommen.

Zu 5: Die Wirksamkeit des azellulären Pertussis-Impfstoffes liegt bei etwa 85%. (Eine Schwedische Untersuchung ergab sogar nur eine Effektivität von nur 54 - 64%). Erkranken geimpfte Kinder, so soll die Krankheit bei ihnen leichter verlaufen.

Antwort 990

Die Antwort E) ist richtig.

Als Hyperurikämie wird die erhöhte Harnsäurekonzentration im Blut bezeichnet. Eine erhöhte Harnsäurekonzentration im Blut kann zur Gicht führen.

Harnsäure ist das Endprodukt des Purinstoffwechsels. Purine sind für das Leben von zentraler Bedeutung. Purine spielen eine wichtige Rolle als Basis der Gene (DNA), im Energiehaushalt (ATP), bei der Proteinbiosynthese (GTP, cAMP, cGMP, RNS) und als Koenzyme (NAD, NADP, FAD).

Wichtige Purinbasen sind z. B. Adenin und Guanin.

Ursächlich für die erhöhte Harnsäurekonzentration im Blut können Krankheitsbilder sein, die entweder zu einer erhöhten Harnsäureproduktion führen (erhöhter Zellabbau z. B. bei Leukämie, Polycythaemia vera, Hämolyse, zytostatischer oder Strahlentherapie) oder die Harnsäureausscheidung über die Niere verringern (z. B. Niereninsuffizienz, Alkoholkonsum, Medikamente, Fasten).

Die häufigste und bekannteste Störung des Purinstoffwechsels ist eine erbliche renale tubuläre Ausscheidungsstörung der Niere für Harnsäure. Die verringerte Ausscheidungskapazität der Niere bei sonst regelrechter Nierenfunktion führt zu einer Hyperurikämie und bei etwa jedem 10. Patienten zum klinischen Bild der Gicht.

Zu 1: Milchprodukte und Proteine enthalten keine oder wenig Purine.

Zu 3 und 5: Größere Mengen an Alkohol (112-135 g/Tag) führen zu einem Anstieg der Laktatkonzentration im Blut, hemmen so die Harnsäureausscheidung über die Niere und führen zur Hyperurikämie. Eine fettreiche Kost verursacht, wie das Fasten, eine vermehrte Produktion von Ketonkörpern, die ebenso die renale Harnsäureausscheidung hemmen.

Antwort 991

Die Antwort C) ist richtig.

Eine umschrieben Aussackung der Herzwand (meist über dem Spitzenbereich des linken Ventrikels nach Herzinfarkt auftretend), wird als Herzwandaneurysma bezeichnet.

Komplikationen: Perforation in den rechten Vorhof oder Ventrikel, Thrombenbildung, Embolie, Rhythmusstörungen, Herzklappenschäden, Herzinsuffizienz.

Zu 4: Eine Lungenembolie ist eine Embolie in den kleinen venösen Lungenkreislauf. Der Embolus kommt aus dem großen venösen Körperkreislauf (z. B. aus den tiefen Beinvenen). Ein Embolus aus dem linken Ventrikel geht in die Aorta und in den arteriellen Körperkreislauf.

Antwort 992

Die Antwort C) ist richtig.

Posttraumatische Belastungsstörung

Antwort 993

Die Antwort D) ist richtig.

Die Ornithose ist eine von Vögeln auf den Menschen übertragbare, meist als Lungenentzündung verlaufende Erkrankung.

Erreger:

Chlamydia psittaci (gramnegatives Stäbchenbakterium).

Meldepflicht:

Für den Erreger besteht Meldepflicht nach § 7 des Infektionsschutzgesetzes für den direkten oder indirekten Nachweis, soweit der Nachweis auf eine akute Infektion hindeutet. (Der Heilpraktiker ist für Erreger des § 7 nicht meldepflichtig, hat aber Behandlungsverbot.

Reservoir:

Die natürlichen Wirte und Überträger sind Vögel: Wellensittiche, Papageien, Tauben u. a. (auch Mäuse, Katzen, Hunde, Rinder,

Schafe und andere Säugetierarten erkranken an Ornithose).
Übertragungsweg:
Die Ornithose ist eine Zoonose. Der Mensch infiziert sich i. d. R. durch Inhalation Chlamydien-haltigen Staubes (Vogelkot). Übertragungen von Mensch zu Mensch sind möglich aber selten.
Pathogenese:
Die Erreger gelangen in den tiefen Respirationstrakt, dringen in die Epithelzellen der Bronchiolen ein, vermehren sich dort und gelangen dann in die Blutbahn.
Inkubationszeit:
10 Tage (1-3 Wochen)
Klinik:

- Leichte Fälle verlaufen „grippeartig", andere unter dem Bild einer schweren Lungenentzündung,
- allgemeines Krankheitsgefühl („grippeartig"): schwere Kopf- Kreuz- und Muskelschmerzen,
- rasch ansteigendes Fieber, Schüttelfrost, Fieberkontinua über 1-2 Wochen
- Nasenbluten, Milzvergrößerung, gelegentlich Exanthem, welches an Roseolen erinnert,
- trockener Husten, atypische Lungenentzündung,
- als Komplikation Herz-Kreislaufkomplikationen (Myokarditis), Thrombophlebitis (häufig), bakterielle Superinfektion, selten: enzephalitische Verlaufsformen (Apathie, Benommenheit).

Diagnose:
Anamnese (Taubenzüchter, Hausvögel, Arbeiter auf Geflügelfarmen u. a.), Klinik (Perkussion und Auskultation oft ohne pathologischen Befund!! = atypische Lungenentzündung), Röntgenbild, Labor: Leukopenie, Erreger- oder Antigennachweis, Antikörpernachweis
Therapie:
Antibiotikum, sorgfältige Überwachung von Herz und Kreislauf, Infektionsquelle sanieren.
Prognose:
Die Erkrankung kann sich über mehrere Wochen hinziehen. Besteht das Fieber länger als 3 Wochen, ist die Prognose schlecht (Letalität unbehandelt 20-30%). Die Erkrankung hinterlässt in den meisten Fällen eine Immunität.
Vorbeugung:
Veterinärmedizinische Überwachung (Geflügelfarmen u. Ä.), strenge Einfuhrkontrollen bei Vögeln.

Antwort 994
Die Antwort E) ist richtig.
(Vgl. zur Alkoholkrankheit auch die Antwort zu Frage **296**).
Zu 2: Alkoholmissbrauch kann zum sog. Zieve-Syndrom führen: Einer Trias aus akuter hämolytischer Anämie, Fettleber und Hyperlipoproteinämie.
Fehlernährung kann zum Folsäuremangel mit hyperchromer makrozytärer Anämie führen.
Blutungen aus Einrissen am ösophagogastralen Übergang (Mallory-Weiss-Syndrom) bzw. aus Magen- oder Duodenalulzerationen können zu einer Eisenmangelanämie führen.
Zu 4: Alkoholmissbrauch kann über eine chronische Pankreatitis zu einem Insulinmangel führen („pankreopriver" Diabetes mellitus).

Antwort 995
Die Antwort E) ist richtig.
(Vgl. zur Heberden-Arthrose auch die Antwort auf Frage **892**).

Antwort 996
Die Antwort B, C, E ist richtig.
(Vgl. zum Typhus abdominalis auch die Antwort auf Frage **378**).
Zu B: Ca. 2 bis 5 % der Erkrankten werden Dauerausscheider.
Zu C: Es gibt eine orale Schluckimpfung (Lebendimpfstoff) und eine Injektionsimpfung (Totimpfstoff) gegen Typhus.
Zu D: Die mittlere Infektionsdosis, die zu einer Erkrankung führt sind 10^5 Keime, abhängig von der Abwehrlage des Patienten (Alter, Immunitätslage, Grundleiden) und dem übertragenden Vehikel (Wasser oder Lebensmittel).

Antwort 997
Die Antwort C) ist richtig.
Sowohl arterielle als auch venöse Blutungen werden in der ersten Hilfe durch einen Druckverband und Hochlagerung der Extremität behandelt.

Antwort 998
Die Antwort E) ist richtig.
Das Heilpraktikergesetz ist ein Verbotsgesetz, das heißt, der Heilpraktiker darf im Grundsatz alles behandeln, was ihm nicht ausdrücklich verboten ist. Für keine der genannten Erkrankungen gibt es ein gesetzliches Behandlungsverbot für den Heilpraktiker.
Zu 3: Ringelröteln (auch: Erythema infectiosum acutum oder Fünfte Krankheit) ist eine meist bei Kindern zwischen dem 6. und 15. Lebensjahr auftretende Virusinfektion mit Parvovirus B19. Für die Ringelröteln besteht kein Behandlungsverbot für den Heilpraktiker.
(Für die durch das Rötelnvirus hervorgerufene Rötelerkrankung bzw. die Rötelnembryopathie besteht nach § 7 und § 24 des Infektionsschutzgesetzes ein Behandlungsverbot für den Heilpraktiker).

Antwort 999
Die Antwort A) ist richtig.
(Vgl. zur aktiven und passiven Impfung auch die Antwort auf Frage **312**).
Zu 1: bei einer aktiven Impfung werden dem Patienten abgeschwächte oder abgetötete Erreger, Antigenstrukturen von Erregern bzw. inaktivierte Toxoide verabreicht.
Zu 2: Bei einer passiven Impfung werden dem Patienten Antikörper verabreicht.
Zu 3: Unter Expositionsprophylaxe werden alle Maßnahmen zur Verringerung der Infektionsgefahr durch die Umwelt verstanden (z. B. persönliche Hygiene, Lebensmittelhygiene, Desinfektion, Isolierung Erkrankter und deren Kontaktpersonen bzw. Quarantäne.
Zu 4: Eine Postexpositionsprophylaxe wird nach Erregerkontakt bzw. Erregerübertragung verabreicht (z. B. passive Impfung mit Hepatitis-B-Antikörpern nach Verletzung an einer infizierten Injektionsnadel).
Zu 5: Als Chemoprophylaxe wird die Anwendung von Chemotherapeutika vor erfolgter Infektion verstanden (z. B. die Antibiotikaprophylaxe der Endokarditis nach Rheumatischem Fieber bzw. die Chemoprophylaxe der Malaria).

Antwort 1000
Die Antwort C) ist richtig.
Die Wirkung des Östrogens:
Follikelreifung, Auslösung der ovulatorischen Ausschüttung von LH (luteinisierendem Hormon), Eitransport durch Förderung der Eileiterbeweglichkeit, Proliferation des Endometriums in der ersten Zyklushälfte, Zusammensetzung der Uterus- und Zervixsekrete und Beschaffenheit des Vaginalepithels, außerdem viele extragenitale Wirkungen: z. B. Anstieg von Triglyzeriden, HDL und LDL, Förderung des Epiphysenschlusses und Hemmung des Knochenabbaus.
Die Wirkung des Progesterons (Gelbkörperhormon):
Progesteron wirkt antagonistisch zu Östrogenen und Aldosteron, funktionell antagonistisch zu Kortisol und hat eine katabole Wirkung.
Zusammen mit Östrogenen reguliert Progesteron den Menstruationszyklus; erhöht die Körpertemperatur in der zweiten Hälfte des Menstruationszyklus um ca. 0,6 °C, fördert die Proliferation der Uterusschleimhaut sowie die Implantation und Weiterentwicklung der befruchteten Eizelle; in der Schwangerschaft verhindert es die Reifung weiterer Follikel und stimuliert die Entwicklung der Milchdrüsen.

Antwort 1001
Die Antwort A) ist richtig.
Die Pfortader (Vena portae hepatis) ist die große Vene, die das gesamte aus der Bauchhöhle zurückfließende venöse Blut sammelt.
Zu 3: Die retroperitoneal gelegene Niere drainiert in die Vena cava inferior.
Zu 5: Die Venae uterinae drainieren in die Vena iliaca interna.

Antwort 1002
Die Antwort E) ist richtig.
Zu 3: Die Prostatitis ist eine akute oder chronische unspezifische Entzündung der Prostata durch urogene oder hämatogene Infektion oder (sehr selten) durch Übergreifen einer Entzündung der Nachbarorgane. Klinik: Dysurie (Schmerzen beim Wasserlassen), Pollakisurie (häufige Entleerung kleiner Harnmengen), Unterbauchschmerzen, Schmerzen beim Stuhlgang; bei akuter Prostatitis evtl. hohes Fieber und Harnverhaltung.
Zu 5: Divertikulitis

Antwort 1003
Die Antwort C) ist richtig.
Ein Ganglion (Überbein) ist eine einzeln oder multipel vorkommende, von Sehnenscheiden oder Gelenkkapseln ausgehende Gallertzyste (Hyaluronsäure, Muzin). Sie kommt vor allem an der Streckseite des Handgelenks und des Fußrücken vor.
Klinik: langsames Wachstum mit Hervortreten bei bestimmten Gelenkstellungen, verbunden mit Schmerzen.
Therapie: Punktion oder operative Entfernung.

Antwort 1004
Die Antwort C) ist richtig.
Zu 1: Die Glukokortikoide der Nebennierenrinden wirken antagonistisch zum Insulin und bewirken dadurch einen Anstieg des Blutzuckers.
Zu 2: Glukokortikoide erhöhen die Salzsäure-, Pepsinogen- und Trypsinogensekretion im Magen-Darm-Trakt.
Zu 3: Glukokortikoide steigern den Blutdruck durch eine mineralkortikoide (Aldosteron-ähnliche) Wirkung (verstärkte Rückresorption von Natrium und Wasser bei gleichzeitig erhöhter Kaliumausscheidung).
Zu 4: Glukokortikoide vermindern die Knochendichte und führen – als mögliche Nebenwirkung - zur Osteoporose.

Antwort 1005
Die Antwort A) ist richtig.
Sowohl Heißluftverfahren als auch die Begasung mit Ethylenoxid stellen keine gängigen Verfahren zur Sterilisation dar. Es bleibt deshalb rätselhaft, warum gerade diese beiden Verfahren hier geprüft werden.
Ethylenoxid C_2H_4O ist eine bei +10 °C siedende Flüssigkeit. Aufgrund der niedrigen Sterilisationstemperatur wird das Gas mit CO_2 in Kartuschen oder Gasflaschen zur chemischen Sterilisation thermolabiler Materialien (speziell aus Kunststoff) in keimdichten, gasdurchlässigen Folien eingesetzt. Die Sterilisationsmethode ist jedoch gefährlich, da das Gas giftig und brennbar ist und in der Luft explosive Gemische bildet (Gefahrenstoff). Zudem reizt es die Atemwege, wirkt allergisierend, toxisch und kanzerogen (Krebs auslösend).
Zu D: Heißluftsterilisation wird durch Heißluft bei 180 °C für 30 Minuten erzielt.

Antwort 1006
Die Antwort E) ist richtig.
Ursachen der oropharyngealen Dysphagie:

- Neuromuskuläre Störung:
  Morbus Parkinson, multiple Sklerose, Poliomyelitis, Myasthenia gravis, amyotrophe Lateralsklerose, Bulbärparalyse, Apoplexie, Hirntumor u. a.
- Organische Störung:
  Tumor im Halsbereich, Zenker Divertikel, Struma, zervikale Osteophyten der Wirbelsäule.

Ursachen der ösophagealen Dysphagie:

- Organische Störung:
  Ösophaguskarzinom, entzündliche Stenose (bei Refluxösophagitis, nach Verätzungen), ösophageales Divertikel, Kardiakarzinom, Aortenaneurysma, extraösophagealer Tumor u. a., Entzündung: Ösophagitis (bedingt beispielsweise durch Reflux, Soor, CMV).
- Neuromuskuläre Störung:
  Achalasie, Ösophagospasmus, Sklerodermie, Chagas-Krankheit,

- Fremdkörper, Speisebolus,
- Medikamentös induzierte Ösophagitis: ausgelöst durch im Ösophagus liegen gebliebene Tabletten wie KCl, Tetrazykline, Chinidin.

Zu 4: Ca. 30% der Patienten, die einen Schlaganfall erlitten haben leiden an einer Dysphagie.

Antwort 1007

Die Antwort D) ist richtig.

Zu 1: Als Nasenflügelatmen wird die heftige Bewegung der Nasenflügel bei Atemnot und Lungenentzündung (insbesondere bei bakterieller Pneumonie) bezeichnet.

Zu 2: Als frühkindliche Reflexe treten in der Zeit der ersten Lebenswochen und -monate physiologisch eine Vielzahl von Reflexen und Bewegungsautomatismen auf. (Reflexe der Nahrungsaufnahme, des Lage- und Bewegungssinns, Halte- bzw. Stellreflexe, positiver Babinski-Reflex u. a.) Mit zunehmender Ausreifung der ZNS-Strukturen verschwinden dies Reflexe spätestens bis zum Ende des zweiten Lebensjahres (oft schon nach wenigen Wochen und Monaten).

Zu 3: Überwiegt bei der Einatmung die Rippenhebung, so spricht man von kostaler oder thorakaler Atmung (Brustatmung), bei Überwiegen der Zwerchfellkontraktion von abdominaler Atmung (Bauchatmung). Bei Kindern überwiegt die Bauchatmung.

Zu 4: Atemfrequenz beim Kind:
- Neugeborene (= Säuglinge bis 28. Tag): 45-35 pro Minute,
- Säuglinge (Kinder bis 1 Jahr): 40-30 pro Minute,
- Klein- und Schulkinder: 30-25 pro Minute.

Zu 5: Herzfrequenz beim Kind:
- Neugeborene: 140-120 pro Minute,
- Säuglinge: 130-110 pro Minute,
- Klein- und Schulkinder: 120-100 pro Minute.

Antwort 1008

Die Antwort D) ist richtig.

Zu 2: 3-5% der Schulkinder sind betroffen, vor allem Jungen.

Zu 3: Der Beginn des ADHS liegt vor dem 7. Lebensjahr.

Antwort 1009

Die Antwort B) ist richtig.

Zu A: Erythrozyten werden in der Regel nach 120 Tagen abgebaut.

Zu B: Als MCV wird das mittlere korpuskuläre Volumen des einzelnen Erythrozyten bezeichnet. Es errechnet sich aus Hämatokrit (l/l) durch Erythrozytenzahl (10^{12}/l). Abweichungen von der Norm finden sich bei vielen Anämieformen (makrozytäre, normozytäre, mikrozytäre Anämien). MCV ist bei der Alkoholkrankheit erhöht.

Zu C: Er wird im Knochenmark gebildet.

Zu D: Er nimmt in der Lunge Sauerstoff (O_2) auf und gibt Kohlendioxid (CO_2) ab.

Zu E: Sauerstoffmangel führt u. a. zur Erythropoetinausschüttung in der Niere und dadurch zur vermehrten Bildung von Erythrozyten im Knochenmark.

Antwort 1010

Die Antwort E) ist richtig.

Beim Blutdruckmessen nach Riva-Rocci (RR) wird durch das Aufpumpen einer aufblasbaren Oberarmmanschette der Blutstrom durch die Ellenbeugenarterie (A. cubitalis) unterbunden.

Beim langsamen Öffnen der Stauung fließt wieder Blut durch das noch verengte Gefäß. Das durch die Wirbelbildung an der noch verengten Ellbeugenarterie hervorgerufene Strömungsgeräusch wird mit dem Stethoskop in der Ellenbeuge abgehört.

Zu 1: Aufgrund des unterschiedlichen Oberarmumfanges benötigt man zur Blutdruckmessung bei Kindern, Jugendlichen und Erwachsenen unterschiedlich breite Blutdruckmanschetten.

Antwort 1011

Die Antwort D) ist richtig.

Zu 1: Als Dekubitus wird eine durch äußere (längerfristige) Druckeinwirkung hervorgerufene trophische Störung der Haut mit Gewebsuntergang (Nekrose) bezeichnet.

Antwort 1012

Die Antwort C) ist richtig.

Vgl. auch Antwort auf Frage **916**.

Die Colitis ulcerosa ist eine meist in Schüben verlaufende Entzündung der Dickdarmschleimhaut, die sich vom Rektum ausgehend kontinuierlich nach proximal ausdehnt. Sie ist bei ca. 40-50 % nur auf das Rektum und Sigmoid beschränkt, bei 30-40 % befällt sie das linksseitige, bei 20 % das gesamte Kolon (Pankolitis).

Zu 2: Im Gegensatz zum M. Crohn ist die Colitis ulcerosa auf den Dickdarm beschränkt.

Zu 3: Anale Fisteln sind ein typisches Symptom des Morbus Crohn (differentialdiagnostisch sollte man noch an das Rektumkarzinom denken).

Antwort 1013

Die Antwort C) ist richtig.

Zu 1: Als sichere Todeszeichen gelten:

- Totenflecke (Livores),
- Totenstarre (Rigor mortis),
- Fäulnis (Autolyse).

Zu 3: Die Totenstarre beginnt ca. 2 Stunden nach Eintritt des Todes an den Kiefergelenken, dann absteigend. Nach ca. 6-8 Stunden völlige Totenstarre. Lösung der Totenstarre durchschnittlich nach 76 Stunden mit Eintritt der Fäulnis in derselben Reihenfolge.

Antwort 1014

Die Antwort A) ist richtig.

Zu 2: Nitro-Präparate führen zu einem sog. „venösen Pooling“, d. h. Blut versackt im venösen System des großen Kreislaufs. Das entlastet zwar das Herz, kann aber bei einem systolischen Druck von unter 100 mmHg den Patient in einen Volumenmangelschock bringen.

Zu 3: Die Seitenlage ist die Lagerung für einen bewusstlosen Patienten.

Zu 4: Beim Herzinfarktpatienten (und auch sonst im Notfall) sind intramuskuläre Injektionen ein Kunstfehler: Sie verhindern eine spätere therapeutische Auflösung des Thrombus in den Herzkranzgefäßen („Lyse“), verfälschen Laborwerte (Creatinkinase) und die Wirkstoffe werden in Schocksituationen schlecht resorbiert und benötigen bis zum Wirkungseintritt zu lange Zeit.

Antwort 1015

Die Antwort B) ist richtig.

Die Patientin klagt über die klassischen Symptome einer Schilddrüsenüberfunktion (Hyperthyreose). Die körperlichen Befunde mit Tachykardie, Extrasystolie und Struma untermauern diese Diagnose.

Die Immunogene Hyperthyreose (Morbus Basedow) ist das einzige hier genannte Krankheitsbild mit erhöhten Schilddrüsenhormonwerten im Blut.

Zu 1: Beim Morbus Cushing handelt es sich um eine Nebennierenrinden-Überfunktion mit Hyperkortisolismus.

Zu 2: Vitamin-D-Mangel führt zum Krankheitsbild der Rachitis.

Zu 3: Euthyreote Struma heißt „Schilddrüsenvergrößerung bei normaler Stoffwechsellage der Schilddrüse“. Die Schilddrüsenhormonwerte im Blut sind bei euthyreoter Struma definitionsgemäß normal, eine Hyperthyreose liegt nicht vor. Eine euthyreote Struma kann die geschilderte Klinik also nicht erklären.

Zu 4: Eine Überproduktion von Parathormon aus den Nebenschilddrüsen führt zum Hyperparathyroidismus. Klinische Symptome:

Erkrankung der Nieren (Nephrolithiasis, Nephrokalzinose), des Magen-Darm-Trakts (rezidivierende Ulcera ventriculi und Ulcera duodeni) Pankreatitis, Knochenprobleme und Kalkablagerungen in verschiedenen Organen (Lunge, Magen, Konjunktiven, Kornea.

Antwort 1016
Die Antwort C) ist richtig.
(Vgl. zum Krankheitsbild der Schizoprhenie die Antwort zu Frage **647**).
Denkstörung (vgl. Antwort **603**),
Ichstörung,
Halluzination,
Wahnvorstellung.
Zu 3: Funktionelle Syndrome sind Störungen ohne nachweisbare biochemische oder strukturelle Normabweichungen (Ausschlussdiagnose bei lang dauernden Beschwerden bei unauffälligem klinischen Befund).

Antwort 1017
Die Antwort D) ist richtig.
Die Übertragung der bakteriellen Legionelleninfektion erfolgt durch Inhalation erregerhaltiger Tröpfchen (kontaminierte Aerosole). Eine Übertragung von Mensch zu Mensch ist nicht bekannt.

Antwort 1018
Die Antwort D) ist richtig.
Vgl. zum Krankheitsbild der Manie die Antwort auf Frage **134**.
Zu 4: Während manischer Episoden sind die Patienten oft inadäquat heiter (oder gereizt und streitsüchtig), im Antrieb gesteigert, haben ein vermindertes Schlafbedürfnis und Denkstörungen (z. B. Ideenflucht).

Antwort 1019
Die Antwort D) ist richtig.
Bei Scharlach tritt in unregelmäßigem Abstand nach Ablauf der Krankheit (6 Tage bis 6 Wochen) eine groblamellöse Schuppung an Rumpf und besonders an Handtellern und Fußsohlen auf .
Zu C: Ein großfleckiges konfluierendes Exanthem am ganzen Körper ist typisch für Masern.

Antwort 1020
Die Antwort D) ist richtig.
Als Herzneurose bezeichnet man eine neurotische Form der somatoformen Funktionsstörung, die mit innerer Unruhe, Herzschmerz und der Furcht, herzkrank zu sein, gedrückter Stimmung, Selbstunsicherheit und Ängstlichkeit bis hin zur Vernichtungsangst einhergeht.
Sie tritt meist zwischen dem 18. und dem 40. Lebensjahr auf, auslösende Faktoren sind oft Trennungssituationen (z. B. Todesfall, Ehescheidung).

Antwort 1021
Die Antwort C) ist richtig.
Patienten mit Verdacht auf Wirbelsäulen- oder Beckenfraktur werden flach auf den Rücken.
Zu A: Patienten im Volumenmangelschock: Flachlagerung in Kopftieflage.
Zu B: Bewusstlose, nicht intubierte Patienten: stabile Seitenlage.
Zu D: Patient mit Atemnot: Oberkörperhochlagerung.
Zu E: Patient mit „Akutem Abdomen“: Oberkörper erhöht (Kissen unter den Kopf bzw. Rückenlehne), Knie angewinkelt (Knierolle), sog. Fowler-Lagerung.

Antwort 1022
Die Antwort D) ist richtig.
Zu 1: Im Gegensatz zur arteriellen Hypertonie schädigt eine arterielle Hypotonie die Gefäßwand nicht sondern schützt sie vor arteriosklerotischen Veränderungen.
Zu 2, 3 und 4: Ausdauersport und physikalische Maßnahmen gelten als Standardtherapie der primären arteriellen Hypotonie, medikamentöse Therapie erfolgt in der Regel nicht.
Zu 5: Eine Unterfunktion der Nebennierenrinde (M. Addison) führt über den Ausfall von Kortison und Aldosteron zu einer verminderten Rückresorption von Natrium und Wasser und damit zu einem Volumenmangel mit (sekundärer) Hypotonie (hyperkaliämische Hypotonie).

Antwort 1023
Die Antwort C) ist richtig.
Im Alter (75./80. Lebensjahr) vermindert sich die Vitalkapazität der Lunge (bis -45%) und die Diffusionskapazität der Lunge.
Die Nierendurchblutung nimmt ab (-50%) und die glomeruläre Filtrationsrate sinkt (-30%).

Das Gehirngewicht nimmt ab (-45%) und die zerebrale Durchblutung wird vermindert (-20%). Eine „immer deutliche“ Verminderung der kognitiven Leistungsfähigkeit muss damit aber nicht verknüpft sein.

Antwort 1024

Die Antwort B) ist richtig.

Harnwegsinfektionen werden vor allem durch bakterielle Infektionserreger hervorgerufen.

Der häufigste Erreger von Harnwegsinfektionen ist mit ca. 70% Escherichia coli.

Antwort 1025

Die Antwort C) ist richtig.

Vgl. Antwort auf Frage **880**.

Antwort 1026

Die Antwort C) ist richtig.

Zu 1: 70% aller Kolonkarzinome kommen im sigmorektalen Bereich vor, ca. 10% im Colon ascendens, 6% im Colon transversum und 14% im Colon descendens.

Zu 3: Hellrotes Blut im Stuhl kann auf ein Kolonkarzinom hindeuten, muss aber nicht. Auch Ulzera, Divertikel, Polypen, Analfissuren, Hämorrhoiden u. a. können zu hellrotem Blut im Stuhl führen.

Zu 4: Das Kolonkarzinom metastasiert u. a. hämatogen und zwar primär in die Leber, sekundär in die Lunge.

Antwort 1027

Die Antwort C) ist richtig.

Eine Neurose ist eine psychische oder psychosoziale Persönlichkeitsstörung ohne nachweisbare organische Grundlage (bei der im Gegensatz zur Psychose der Realitätskontakt wenig oder gar nicht gestört ist).

Phobien gehören zu den sog. Angstneurosen, die durch bestimmte Gegenstände oder Situationen ausgelöst wird und meist mit der Einsicht in die Unbegründetheit verbunden ist. Als Folge einer Phobie können Vermeidungsverhalten, zunehmende Einengung des Handlungsspielraums und Selbstmordgefährdung auftreten.

Zu 1: Agoraphobie: „Platzangst“; Angst sich auf öffentlichen Plätzen und Straßen aufzuhalten, öffentliche Verkehrsmittel zu benutzen oder einen schützenden Raum (Wohnung) zu verlassen.

Zu 2: Die Hysterie ist eine neurotische psychogene Störung mit körperlichen Symptomen ohne fassbare organische Schädigung. Es kommt u. a. zu motorischen u./o. sensorischen Ausfällen (z. B. Beinlähmung, Sehstörung), Krämpfen und Schmerzen.

Zu 3: Die Manie ist eine Form der affektiven Psychose mit inadäquat gehobener (heiterer oder gereizter Stimmung. Sie kommt häufig im Rahmen einer manisch-depressiven Erkrankung vor.

Zu 4: Die Klaustrophobie ist die Angst vor Aufenthalt in geschlossenen Räumen, besonders solchen ohne Fluchtmöglichkeit (Aufzug) oder vor dicht gedrängten Menschenmassen (Sportstadion, Kino).

Zu 5: Als Demenz wird eine meist über Monate und Jahre fortschreitende degenerative Veränderung des Gehirns mit Verlust von einmal früher erworbenen kognitiven Fähigkeiten bezeichnet.

Antwort 1028

Die Antworten A,B,E sind richtig.

Die chronisch lymphatische Leukämie (CLL) ist die häufigste Leukämieform älterer Menschen.

Es handelt sich um eine autonome Überproduktion immuninkompetenter B-Lymphozyten (T-Zell-Lymphome sind mit ca. 3% selten) im peripheren Blut, Lymphknoten, Milz und Knochenmark.

Das Krankheitsbild betrifft meist Männer im höherem Alter (um 65 Jahre).

Die chronisch lymphatische Leukämie gehört zu den Non-Hodgkin-Lymphomen vom niedrigen Malignitätsgrad.

Klinik:

- Symptomloser Beginn; Leistungsminderung, Nachtschweiß,
- Lymphknotenschwellung: derb und schmerzlos im Brust- und Bauchraum,
- evtl. Leber- und Milzvergrößerung,

- Hauterscheinungen: knotige Hautinfiltrationen, Pruritus (Hautjucken), Ekzeme, Mykosen, Herpes zoster (bei allen Hauterscheinungen im höheren Alter stets an CLL denken!)

Diagnose:
Anamnese, Klinik, Blutbild, Knochenmarksbefund
Lab: Leukozyten 20.000-100.000/µl Blut, Knochenmark: Markinfiltration durch Lymphozyten
Therapie:
„So spät wie möglich und so schonend wie möglich." Chemo- und Strahlentherapie, Splenektomie, Knochenmarktransplantation (selten zu erwägen aber einziger Therapieansatz mit Hoffnung auf Heilung), gutartigste der Leukämien.

Antwort 1029
Die Antwort D) ist richtig.
Vgl. zu den klinischen Zeichen eines akuten peripheren arteriellen Gefäßverschlusses die Antwort auf Frage **750**).

Antwort 1030
Die Antwort E) ist richtig.
Risikopersonen für die Entwicklung einer Tuberkulose (6-A-Regel):

- Alte,
- Alleinstehende,
- Abwehrgeschwächte(z. B. AIDS-Kranke und Diabetiker),
- Alkoholiker,
- Asylanten.

Zu 2: Die Silikose (Quarzstaublunge) ist eine Form der Pneumokoniose (Staublungenerkrankungen durch organische oder anorganische Stäube). Sie geht mit einer Lungenfibrose einhergeht und ist prädisponierend für die Entstehung einer Tuberkulose.

Antwort 1031
Die Antwort A) ist richtig.
Vgl. zur Behandlung von Verbrennungen die Antwort auf Frage **301**.

Antwort 1032
Die Antwort C) ist richtig.
Wegen der Gefahr des Auslösens einer Lungenembolie ist eine akute tiefe Beinvenenthrombose eine Kontraindikation für die manuelle Lymphdrainage.

Antwort 1033
Die Antwort D) ist richtig.
Vgl. auch Antwort zu Frage **603**.
Formale Denkstörungen:

- Denkzerfahrenheit (Denkdissoziation), Ideenflüchtigkeit: ein Gedanke steht beziehungslos neben dem anderen, sprunghafter, dissoziierter Gedankengang,
- Gedankensperre, Gedankenabreißen, Denkhemmung: plötzlicher Abbruch eines sonst flüssigen Gedankenganges ohne erkennbaren Grund.

Zu 4: Die Halluzination oder Trugwahrnehmung gehört nicht zu den formalen sondern zu den inhaltlichen Denkstörungen. Man versteht darunter eine Sinnestäuschung, bei der der Wahrnehmung kein reales Objekt zugrunde liegt und ein adäquater Sinnesreiz fehlt.

Antwort 1034
Die Antwort B) ist richtig.
Beim Krankheitsbild der Hypothyreose und der akuten Pankreatitis tritt in der Regel kein Juckreiz auf.
Vgl. zur Differentialdiagnose des Juckreizes auch die Antwort auf Frage **668**.

Antwort 1035
Die Antwort C) ist richtig.
Primäre (immer schon vorhandene) und sekundäre (spontan und situativ auftretende) Erektionsstörungen werden voneinander unterschieden.
Während vorübergehende Erektionsstörungen meist psychisch bedingt sind, ist die längerfristig bestehende Erektionsstörungen meist organischen Ursprungs.
Risikofaktoren: Diabetes mellitus, Hyperlipidämie, Hypertonie, Nikotinkonsum.
Pathogenese der organisch bedingten Störungen:

- Arteriell (60-70 %, mangelnde Blutzufuhr, z. B. bei Arteriosklerose oder diabetischer Mikroangiopathie),
- venös (20-30 %, mangelnde Abdichtung der Schwellkörper durch Myozytendegeneration),
- neurogen (10 %, z. B. bei Multipler Sklerose, diabetischer Polyneuropathie, Nervenverletzung bei Tumorchirurgie im kleinen Becken),
- hormonell (1-5 %, z. B. bei Testosteronmangel oder Prolaktinerhöhung),
- häufig multifaktorielle Genese.

Zu 3: Betarezeptorenblocker sind Arzneimittel, welche die sympathomimetisch wirkenden Neurotransmitter Noradrenalin und Adrenalin an den zellulären Betarezeptoren des jeweiligen Erfolgsorgans hemmen. Wie auch andere Medikamentengruppen (Diuretika, Lipidsenker, Antidepressiva, Antiphlogistika) kann auch die Einnahme von Betarezeptorenblocker Ursache von Potenzstörungen bzw. erektiler Dysfunktion sein.

Zu 5: Die medikamentöse Therapie der Erektionsstörungen kann mit erheblichen Nebenwirkungen einhergehen. So kann es z. B. bei der Anwendung von Sildenafil (Viagra®) zu Kopfschmerzen, plötzlicher Hautrötung (Flush), Magenproblemen, Sehstörungen, Schwindelgefühl und Muskelschmerzen kommen. Todesfälle bei Patienten mit kardiovaskulären Risikofaktoren wurden beschrieben (ob sie direkt auf das Medikament zurückzuführen sind, ist umstritten).

Antwort 1036

Die Antwort E) ist richtig.

Zu 1: Der klassische Schmerz einer akuten Pankreatitis strahlt gürtelförmig in den Rücken aus. Durch eine entzündliche Durchwanderung in Richtung Pleura kann es aber auch zu Brustschmerzen und atemabhängigen Schmerzen einer Pleuritis kommen.

Zu 2: Beim Herpes zoster können die z. T. sehr heftigen, brennenden Schmerzen dem Exanthem vorausgehen, es begleiten oder längere Zeit überdauern (postzosterische Neuralgie). Je nach dem Dermatom, in dem die Zosterneuralgie auftritt, kann es auch zu Brustschmerzen kommen.

Zu 3: Die hypertone Krise kann aufgrund des vermehrten Sauerstoffbedarfs des Herzmuskels zu Angina-pectoris-Beschwerden führen.

Zu 5: Brustschmerzen, die durch eine Magenüberblähung bedingt sind, werden als Roemheld-Syndrom (auch: gastrokardialer Symptomenkomplex) bezeichnet.

Es handelt sich um eine vor allem bei Männern vorkommende Verlagerung des Herzens nach oben rechts infolge eines Zwerchfellhochstands (meist links) durch geblähten Magen oder Darm.

Klinisch zeigen sich Herzbeschwerden (evtl. bis zu Angina pectoris), Extrasystolen, Magenschmerzen und Übelkeit.

Antwort 1037

Die Antwort E) ist richtig.

Die Toxoplasmose ist eine durch Protozoen ausgelöste Zoonose.

- Die Infektion des Menschen erfolgt durch: Aufnahme von Zysten mit Nahrungsmitteln (rohes oder ungenügend gekochtes Fleisch),
- Aufnahme der befruchteten Eizelle bei Kontakt mit Katzenkot,
- pränatal (diaplazentar) bei Erstinfektion während der Schwangerschaft.

Antwort 1038

Die Antwort D) ist richtig.

Klinik der arteriellen Hypertonie:

- Hypertoniker fühlen sich oft gesund (sie „stehen unter Druck" und „treiben die Welt um"). Beschwerden können lange Zeit fehlen.
- Typisch sind frühmorgendliche (Hinterkopf-)Schmerzen,
- Schwindel,
- Ohrensausen,
- Nervosität,
- Herzklopfen,
- Brustschmerzen vor dem Herzen („Präkordialschmerz"),
- Nasenbluten,
- Atemnot bei Belastung.

Komplikationen:

- Hypertensive Krise,
- Hypertensiver Notfall: kritischer Blutdruckanstieg mit Vitalgefährdung durch Organschäden (Hochdruckenzephalopathie, Schlaganfall, akute Linksherzinsuffizienz mit Lungenödem, Angina-pectoris-Anfall, Herzinfarkt). Notarztindikation!
- Gefäßsystem:
  In 50-60% d. F. frühzeitige Atherosklerose (Stadium abzulesen am Augenhintergrund, z. B. Kaliberunregelmäßigkeiten, Blutungen, Papillenödem)
- Herz (Todesursache bei 2/3 der Hypertoniker):
  - Druckhypertrophie, die zur Linksherzinsuffizienz führt,
  - koronare Herzkrankheit (als Angina pectoris, Herzinfarkt, Herztod, Linksherzinsuffizienz).
- Gehirn (Todesursache bei 15% der Hypertoniker):
  - Infarkt aufgrund der Atherosklerose,
  - hypertone Massenblutung,
  - akute Hochdruckenzephalopathie (durch Versagen der Autoregulation der Hirngefäße erfolgt druckpassive Erweiterung der Hirnarteriolen, dadurch Hirnödem).
- Nieren
  Die atherosklerotische Schrumpfniere führt zur Einschränkung der Nierenfunktion (Frühsymptom: Mikroalbuminurie und evtl. über den Renin-Angiotensin-Aldosteronmechanismus zu einer renalen Fixierung des Bluthochdrucks.
- Bauchaortenaneurysma (Aneurysma = abnorme Ausweitung der Wand eines arteriellen Blutgefäßes), bei 10% der männlichen Hypertoniker > 65 Jahre (Rupturgefahr).

Zu 5: Schmerzen im Bereich der Schläfenarterie sind ein typisches Symptom der Arteriitis temporalis Horton:

Antwort 1039

Die Antwort C) ist richtig.

Fett, Nikotin und Alkohol und liegende Körperhaltung verstärken die Symptomatik einer Refluxösophagitis.

Antwort 1040

Die Antwort A) ist richtig.

Bei der geschilderten Fallbeschreibung handelt es sich um das lebensgefährliche Bild eines anaphylaktischen Schocks.

Zu 1: Der Patient benötigt (neben den vom Notarzt sofort injizierten Notfallmedikamenten Adrenalin und Glukokortikoid) einen peripheren Verweilkatheter und die Zufuhr von Elektrolytlösung (Ringerlaktat). Sie legen also einen Zugang, infundieren Ringerlaktat und überwachen die Vitalfunktionen des Patienten.

Zu 2, 3 und 4: Alle genannten Maßnahmen würden den Blutdruck des Patienten senken und die Schocksymptomatik dadurch verschlechtern.

Zu 5: Eine Herzdruckmassage ist nur beim klinisch toten Patienten indiziert.

Antwort 1041

Die Antwort A) ist richtig.

Vgl. zum Karpaltunnelsyndrom die Antwort auf Frage **131**.

Antwort 1042

Die Antworten A, D und E sind richtig.

Bei Endometriose befindet sich Schleimhaut, die ähnlich aufgebaut ist wie die Gebärmutterschleimhaut (Endometrium), außerhalb der Gebärmutterhöhle. Etwa 10% aller Frauen im gebärfähigen Alter sind von dieser chronischen Krankheit betroffen.

Hauptsymptom ist die schmerzhafte Regelblutung. Weitere Beschwerden sind von Ausmaß und Ort des Auftretens der Endometriose abhängig.

Klinik:

Die Beschwerden, die durch eine Endometriose verursacht werden, sind immer an den hormonellen Zyklus der Frau gebunden, d.h. sie treten nur im geschlechtsreifen Lebensalter auf. Mit dem Eintreten der Frau in die Wechseljahre bei nachlassender Hormonproduktion verschwinden die Beschwerden völlig. Die Symptome hängen in erster Linie vom Ausmaß und der Lokalisation, also der örtlichen Verteilung, der Endometrioseherde ab. Je nach dem Ort des Auftretens unterscheidet man eine Endometriosis externa uteri, also eine außerhalb des Endometriums der Gebärmutter vorkommende Endometriose, sowie eine Endometriosis interna uteri, also eine Endometriose innerhalb der Gebärmutter (z. B. Gebärmuttermuskulatur).

- Dysmenorrhoe (schmerzhaften Regelblutung),
- regelmäßig wiederkehrende Schmerzen im Unterbauch,
- Dauerschmerz (insbesondere dort, wo das Blut nicht abfließen kann),
- verlängerte und verstärkte Regelblutung (Menorrhagie; vor allem. bei Endometrioseherden in der Uterusmuskulatur),
- Sterilität und Eileiterschwangerschaften bei Endometriose der Eileiter (mitunter als einziges Symptom der Endometriose),
- zystische Auftreibungen des Ovars (sog. „Schokoladenzysten"),
- Kreuzschmerzen sowie Schmerzen beim Geschlechtsverkehr (Dyspareunie) bei Endometrioseherden in der freien Bauchhöhle,
- Blut im Urin bzw. Blutauflagerungen auf dem Stuhl bei Blasen- oder Enddarmendometriose.

Antwort 1043
Die Antwort D) ist richtig.
Der Weg des Lichtes durch das Auge: Hornhaut, vordere Augenkammer, Linse, Glaskörper, Netzhaut.

Antwort 1044
Die Antwort E) ist richtig.
Die klinische Fallbeschreibung lässt am ehesten an einen manischen Patienten denken.
Differentialdiagnostisch müssen jedoch alle aufgeführten Erkrankungen in Erwägung gezogen werden.

Die Lehrbücher

Innere Medizin

Dr. Dr. Hildebrand/ HP Lovric
Lehrbuch für Heilpraktiker
Bd.1: Innere Medizin **Bd. 1**

Das erfolgreiche Lehrbuch von Kreativität & Wissen, ständig aktualisiert, kompetent, mit d. prüfungsrelevanten Themen aus der **Inneren Medizin**, mit den **meldepflichtigen Infektionskrankheiten**
ca. 460 Seiten, Abbildungen, Lerntexte, Tabellen
aktuelle Auflage 32.- Euro

Nebenfächer

Dr. Dr. Hildebrand/HP Lovric
Lehrbuch für Heilpraktiker
Bd. 2: Nebenfächer **Bd. 2**

Der neue Standard in der HP-Ausbildung.
Neurologie, Psychiatrie, Orthopädie, Dermatologie, HNO, Augenheilkunde, Rechtskunde, Hygiene
Ca. 420 Seiten, Abbildungen, Lerntexte, Tabellen
aktuelle Auflage 36.- Euro

Original-Multiple-Choice-Fragen

zum Lehrbuch Bd. 1

Innere Medizin

Dr. Dr. Hildebrand/HP Lovric
Multiple-Choice-Fragen für Heilpraktiker
Innere Medizin

Über 970 Original-MC-Fragen zur Inneren Medizin. Zur Vorbereitung auf die **schriftlichen Überprüfungen** der Gesundheitsämter und zur **effektiven Lernkontrolle**. Ständig aktualisierte und erweiterte Fragensammlung zum Fachgebiet der Inneren Medizin. Multiple-Choice-Fragen der schriftl. Überprüfungen der Gesundheitsämter (Gedächtnisprotokolle) mit kommentierten Antworten
aktuelle Auflage 37.- Euro

zum Lehrbuch Bd. 2

Nebenfächer

Dr. Dr. Hildebrand/HP Lovric
Multiple-Choice-Fragen für Heilpraktiker
Nebenfächer

Über 970 Original-MC-Fragen zu den Nebenfächern. Zur Vorbereitung auf die **schriftliche Überprüfung** der Gesundheitsämter und zur effektiven **Lernkontrolle**. Ständig aktualisierte und erweiterte Fragensammlung. Multiple-Choice-Fragen der schriftl. Überprüfungen der Gesundheitsämter, (Gedächtnisprotokolle) mit kommentierten Antworten
aktuelle Auflage 37.- Euro

16-Original-Überprüfungen
der Gesundheitsämter (1997-2003)

Ausgewertete Gedächtnisprotokolle aus amtlichen überregionalen Multiple-Choice-Überprüfungen der Gesundheitsämter, mit komment. Antworten. Aus den Fragensammlungen der Gesundheitsämter Baden-Württemberg, Bayern, Berlin, Bremen, Hamburg, Hessen, Nordrhein-Westfalen, Rheinland-Pfalz,Saarland, Sachsen-Anhalt
ständig aktualisierte Auflage 39.- Euro

Original-Textfragen

zum Lehrbuch Bd. 1

Innere Medizin

Dr. Dr. Hildebrand/ HP Lovric
Origin.-Überprüfungsfragen f. Heilpraktiker
(Innere Medizin)

Über 1000 Original-(Text-)Fragen aus mündlichen Überprüfungen, geordnet nach Themen der Inneren Medizin (zum Lehrbuch Bd. 1). (mit ausführlich kommentierten Antworten) ca. 380 Seiten
aktuelle Auflage 37.- Euro

IN KARTEIKARTENFORM (Innere Medizin)

Teil 1 (450 Fragen Innere Medizin)
Teil 2 (450 Fragen Innere Medizin)
Teil 1 und 2 zusammen (mit Karteibox)
Entspricht den Fragen im Buch "Original-Überprüfungsfragen für Heilpraktiker (Innere Medizin)".
Je Stapel ŕ 450 Fragen: 43.- Euro
Sonderpreis beide Teile (mit Karteibox!): 82.- Euro

zum Lehrbuch Bd. 2

Nebenfächer

Dr. Dr. Hildebrand/HP Lovric
Origin.-Überprüfungsfragen f. Heilpraktiker
(Nebenfächer)

1000 Original-(Text-)Fragen aus mündlichen Überprüfungen zum Lehrbuch Bd. 2 (Nebenfächer). Zur Lernkontrolle und Vorbereitung auf die mündliche Prüfung (mit ausführlich kommentierten Antworten), ca. 320 Seiten
aktuelle Auflage 37.- Euro

IN KARTEIKARTENFORM (Nebenfächer)

Teil 1 (450 Fragen Nebenfächer)
Teil 2 (450 Fragen Nebenfächer)
Teil 1 und 2 zusammen (mit Karteibox)
Entspricht den Fragen im Buch "Original-Überprüfungsfragen für Heilpraktiker (Nebenfächer)".
Je Stapel ŕ 450 Fragen: 43.- Euro
Sonderpreis beide Teile (mit Karteibox!): 82.- Euro

Preise verstehen sich inkl. MWST. Änderungen vorbehalten! Stand: Oktober 2003